电离辐射防护基础

Basis for Ionizing Radiation Protection

陈 志 编著

清华大学出版社

北 京

内 容 简 介

本书着眼于电离辐射防护的基本原理,分别讨论了放射性及其衰变规律、电离辐射的来源、电离辐射与物质的相互作用、电离辐射防护所涉及的基本物理量和单位,探讨电离辐射及辐射场的性质、对人体健康的影响及危害、外照射和内照射的防护方法与屏蔽技术、监测与管理体系、电离辐射安全技术等相关问题。

本书可作为核相关专业的研究生和本科生教材,也可作为管理部门电离辐射安全与防护培训的教材,以及科研人员的参考用书。

图书在版编目(CIP)数据

电离辐射防护基础/陈志编著. —北京:清华大学出版社,2020.10(2024.2 重印)
ISBN 978-7-302-56530-7

Ⅰ.①电… Ⅱ.①陈… Ⅲ.①电离辐射－辐射防护－教材 Ⅳ.①R14

中国版本图书馆 CIP 数据核字(2020)第 182638 号

责任编辑:鲁永芳
封面设计:常雪影
责任校对:赵丽敏
责任印制:曹婉颖

出版发行:清华大学出版社
    网 址:https://www.tup.com.cn,https://www.wqxuetang.com
    地 址:北京清华大学学研大厦 A 座   邮 编:100084
    社 总 机:010-83470000   邮 购:010-62786544
    投稿与读者服务:010-62776969,c-service@tup.tsinghua.edu.cn
    质量反馈:010-62772015,zhiliang@tup.tsinghua.edu.cn
印 装 者:三河市龙大印装有限公司
经 销:全国新华书店
开 本:185mm×260mm 印 张:19.5   字 数:470 千字
版 次:2020 年 12 月第 1 版   印 次:2024 年 2 月第 5 次印刷
定 价:69.00 元

产品编号:081546-01

前言
PREFACE

核能与核技术的广泛应用和迅速发展，给人类带来了巨大的利益，并呈现出广阔的前景。但电离辐射对人体会产生一定的辐射损伤，过量的辐射照射会对人体造成危害。由于历史条件和技术水平的限制，人们在早期的相关研究与实践中为此付出了一定的代价。随着对辐射损伤认识的逐步深入和新技术的发展，辐射安全的重要性得到了进一步的确认，相关的研究也取得了很大进展。经验表明，凡是应用核能和核技术及从事电离辐射研究的单位，都必须把辐射安全和防护问题放在首位。做好辐射防护工作，制定并实施科学的管理条例和有效的防护措施，是使核能和核技术得到广泛应用的保障。

本书是作者在长期从事电离辐射防护教学和研究的基础上撰写而成，主要内容着眼于辐射防护的基本理论，探讨电离辐射的产生、常用量与单位、射线与物质的相互作用、辐射及辐射场的性质、对人体健康的影响及危害、外照射和内照射的防护方法与屏蔽技术、监测与管理体系、电离辐射安全技术等问题，希望能为各相关领域的科研教学人员和广大社会公众了解电离辐射防护知识、增强自我防护意识、加强核技术应用安全管理提供有益的帮助和参考。

本书在编写过程中得到了清华大学工程物理系桂立明教授的大力帮助和支持。中国科学技术大学李裕熊教授生前也对本书框架提出了宝贵的意见和建议，在此谨以本书表达对李教授深深的怀念。李珏忻、何丽娟、丁思远、齐雅平、李师、徐航、谭秋云、李传冰等老师和同学在本书素材与书稿校核等方面给予了大力的帮助和支持，在此向他们表示诚挚的感谢。

由于编者水平所限，书中不足之处在所难免，恳请读者不吝指正。

作　者

2020 年 7 月

目录
C O N T E N T S

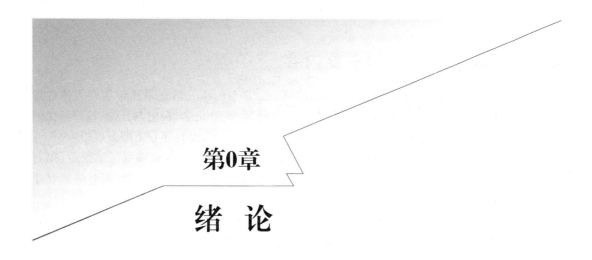

第0章

绪 论

电离辐射防护是随着原子核科学技术发展起来的重要应用性学科,它是研究核辐射对人体的危害,以及如何预防和减少这种危害的综合性交叉学科。电离辐射防护涉及的学科种类很多,本书将侧重于电离辐射防护的基本原理与实践方法。

0.1 电离辐射防护的意义与基本任务

在发展和利用核能及核技术的过程中,由于电离辐射对人体有损伤作用,过量的电离辐射照射会造成对人体的危害,因此,对电离辐射的安全与防护问题必须给予特别的重视。由于历史条件和技术水平的限制,人们在早期的相关研究与实践中付出了一定的代价。随着对电离辐射造成的人体危害认识的逐步深入和新技术的发展,电离辐射安全的重要性得到了进一步的确认,相关的研究也取得了很大进展。做好电离辐射防护工作,制定并实施科学的管理条例和有效的防护措施,对核能与核技术的广泛应用具有重要的意义。

电离辐射防护的基本任务是在保护环境、保障从事辐射工作人员及其后代的安全与健康、保护公众利益的前提下,允许进行可能会产生电离辐射照射的必要活动,从而提高电离辐射防护措施的效益,促进核科学技术、核能和其他辐射应用事业的发展。因此,电离辐射防护的目的是防止有害的确定性效应,限制随机性效应的发生率,使其合理地达到尽可能低的水平。

国际放射防护委员会(International Commission on Radiological Protection,ICRP)自成立以来,提出了一系列电离辐射防护标准方面的建议书,要求各国必须以这些建议书为蓝本并根据本国国情和实际制定相关国家标准,使 ICRP 的统一标准得以贯彻执行。

0.2　电离辐射防护的主要内容

　　电离辐射防护是核科学领域中的一个重要分支,是专门研究防止电离辐射对人体危害的综合性边缘学科。涉及的学科非常多,如原子核物理学、核化学、辐射剂量学、核辐射探测技术、核电子学、放射生物学、放射卫生学、辐射评价方法学等,而且还在不断发展中。

　　本书根据实际需要,主要讲述有关基础知识和实践方法,包括电离辐射场的性质、辐射与物质相互作用、辐射对人体的影响、辐射防护标准、辐射安全的技术实施、辐射防护管理等,旨在向核技术与核工程专业的学生介绍与辐射防护有关的基本概念、常用量与单位、辐射防护标准和一些有关的基本计算方法等。

　　另外,本书中辐射的含义仅指电离辐射,不包括非电离辐射。

第1章

原子与原子核

1.1 原子

1.1.1 物质结构

世界上所有物质都是由分子或原子构成的,而原子由带正电的原子核和带负电的核外电子构成。原子是个空心球体,绝大部分质量集中在原子核上,电子几乎不占质量,通常可忽略不计。原子核由带正电荷的质子和不带电荷的中子构成。原子中,质子数与电子数相等,因此正负抵消,原子不显电性。原子和原子核是物质结构的两个层次,但也是互相关联又完全不同的两个层次。

20世纪50年代逐步形成了研究物质结构的3个分支学科,即原子物理、原子核物理和粒子物理。它们各自有独立的研究领域和对象,但又有紧密的关联。对研究对象而言,本书将重点论述原子核物理这一领域。

1.1.2 原子结构

按照现代的观点,原子仅作为物质结构的一个层次。研究原子的组成、组成物的运动规律及其相互作用的规律,其表征量为物质的物理、化学性质和光谱特性。原子非常小,其大小是由核外运动的电子所占的空间范围来表征的,直径大约为千万分之一毫米。原子的中心是一个原子核,核外不同层次的轨道上运动着电子。电子在核外轨道上的排布遵循一定的规则,根据泡利不相容原则,最内层的轨道(K层)只能容纳2个电子,第二层(L层)最多

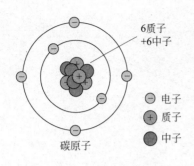

6质子
+6中子

— 电子
+ 质子
● 中子

碳原子

图 1-1 碳原子结构示意图

可容纳 8 个电子,第三层(M 层)最多可容纳 18 个电子,更外层的轨道最多可容纳 32 个及 50 个电子,等等。这些电子绕着原子核的中心运动,就像太阳系的行星绕着太阳运行一样。原子在化学反应中是最小的微粒,在化学变化中无法再分解。不管是什么原子,核电荷数、质子数和电子数相等,电量相等,电性相反,整个原子呈电中性(即不显电性)。每个电子带有的电荷 e 称为元电荷,电子电荷是负电荷 $-e \approx 1.602 \times 10^{-19}$ 库仑(C)。如图 1-1 所示为碳原子结构示意图。

1.2 原子核

原子核是研究物质结构的另一个更深的层次,主要研究原子核的组成、性质、核力、核模型、核的蜕变及核能的利用等,其表征为原子核的放射性。

1932 年查德威克(J. Chadwick)发现中子(据此获 1935 年诺贝尔物理学奖)。在发现中子之前,当时人们知道的基本粒子只有两种:电子和质子。在查德威克发现中子后,海森伯(W. Heisenberg)很快提出:原子核由质子和中子组成(氢原子核只有一个质子),并得到实验支持。中子和质子统称为核子。电子的质量为 9.1091×10^{-31} kg,质子和中子的质量分别是电子的 1836 倍和 1839 倍。

原子核的直径为 $10^{-16} \sim 10^{-14}$ mm,远远小于原子的直径,体积只占原子体积的几千亿分之一,但却集中了 99.95% 以上原子的质量,原子核密度高达 10^8 t/cm³。物质的许多化学及物理性质、光谱特性基本上只与核外电子有关,而放射性现象则主要归因于原子核。

1.2.1 原子核的分类

通常用 A 表示核的质量数,Z 表示核的质子数,N 表示核的中子数。把具有相同质子数 Z 和中子数 N 的一类原子核称为一种核素。核素的表示方法如图 1-2 所示。

图 1-2 中 X 是该核素的元素符号,元素符号 X 和质子数 Z 具有唯一、确定的关系,所以用符号 ^{A}X 足以表示一个特定的核素,如 $^{16}_8$O、$^{17}_8$O、$^{18}_8$O 为 3 个核素,可表示为 ^{16}O、^{17}O、^{18}O。

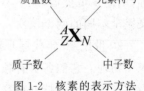

质量数   元素符号

$$^A_Z\mathbf{X}_N$$

质子数   中子数

图 1-2 核素的表示方法

1.2.2 核素

在其核内具有一定数目的中子和质子,以及特定能态的一种原子核或原子称为核素。已经发现的天然存在和人工制造的核素有 2000 多个,其中天然存在的核素约有 332 个,其余的都是人工制造的。

可以根据核素中质子数与中子数的异同对核素进行分类,具体如下。

(1) 质子数相同,中子数不同的核素称为同位素,如 $^{235}_{92}$U 和 $^{238}_{92}$U 是 U 的两种同位素。

（2）中子数相同，质子数不同的核素称为同中子素，如$^2_1$H 和$^3_2$He 是同中子素。

（3）质量数相同，质子数不同的核素称为同量异位素，如$^{40}_{19}$K（钾）和$^{40}_{20}$Ca（钙）。

（4）质子数和中子数均相同，而能量状态不同的核素称为同质异能素，如^{60m}Co 和^{60}Co，^{60m}Co 的能量状态比^{60}Co 的能量状态高。

在这里需要注意以下两个方面。

（1）两种独立核素的判断。

① $^{208}_{86}$Rn 和$^{208}_{82}$Pb：质量数相同而原子核内质子数不同的两种独立核素。

② $^{90}_{38}$Sr 和$^{91}_{39}$Y：原子核内含有不同质子数和相同中子数的两种独立核素。

③ $^{60}_{27}$Co 和$^{60m}_{27}$Co：原子核内含有相同的质子数和中子数而核所处的能态不同的两种独立核素。

（2）核素与同位素的区别。

具有相同原子序数但质量数不同的核素称为某元素的同位素，也就是核内质子数相同而中子数不同的物质，如上述的$^{235}_{92}$U 和$^{238}_{92}$U 是 U 的两种同位素。

1.2.3　核素的稳定性及不稳定性

原子核的稳定性与原子核内的质量数 A 有关。A 太大的核不稳定。现在自然界中存在的较重的核素是铀-235、铀-238 和少量的钚-244，而它们都是不稳定的。原子核的稳定性与核的中子数 N 和质子数 Z 的比例存在着密切的关系。

（1）对于 $A<40$ 的核，N 和 Z 大致相等时，原子核稳定。

（2）对于 $A>40$ 的核，$N/Z>1$ 时，原子核才稳定，像 Pb-208 这样的重核，$N/Z\approx1.6$ 时，原子核还可以是稳定的。

实验还发现：在稳定的核素中，质子数和中子数都是偶数的原子核（偶偶核）最多，表明原子核中的中子和质子有各自成对的趋势，这与核内质子和中子的奇偶性也有关（偶偶核最稳定，奇偶核或偶奇核次之，奇奇核最不稳定）。当原子核中的中子数或质子数分别为 2、8、20、28、50、82、126 等幻数时，原子核显示出特别的稳定性。

不稳定核素指其原子核会自发地转变成另一种原子核或另一种状态并伴随一些粒子和碎片的发射，又称为放射性核素，这个转变过程称为放射性衰变。实验证明：原子序数大于或等于 84（$^{209}_{84}$Po）的所有元素都是不稳定的，具有天然放射性；而原子序数小于 84（$^{209}_{83}$Bi）的元素主要以稳定的同位素形式存在，仅有少量的同位素是不稳定的。

1.2.4　核素图

人们把核素排在一张核素图上，如图 1-3 所示。核素图与元素周期表的不同之处在于：核素图除了电荷数（核内质子数）Z 以外，还必须考虑中子数 N，即核素图是必须含有 $N-Z$ 的两位图。在图 1-3 中，每一格代表一个特定的核素。其中，黑色或带有斜线条的核素为稳定核素，百分数为该核素的丰度；白底的核素表示不稳定的放射性核素，各种 α、β^-、β^+ 表示核素的衰变方式，箭头表示衰变后的子核，时间表示半衰期。核素图共包含 332 个天然核素（其中 270 多个为稳定核素）和 1600 多个人工放射性核素。

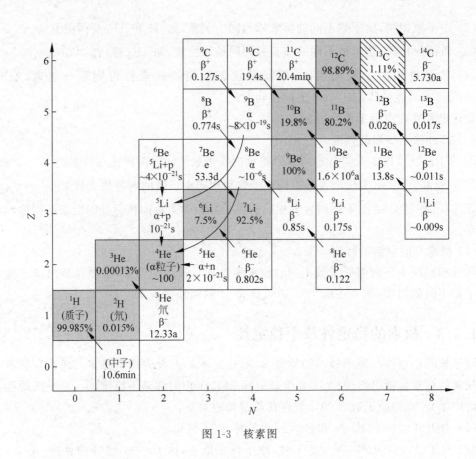

图 1-3　核素图

1.2.5　能量单位

在核物理中,常用电子伏(eV)作为能量单位。1eV 是指一个电子在真空中通过电位差为 1V 的电场所获得的动能。

$$1\text{eV} = 1.6021892 \times 10^{-19}\text{J}$$

其他能量单位换算如下:

$$1\text{keV} = 10^3\text{eV}$$

$$1\text{MeV} = 10^6\text{eV}$$

$$1\text{GeV} = 10^9\text{eV}$$

第2章

放射性及其衰变规律

2.1　放射性

　　放射性可定义为在不稳定原子核内自发地发生核衰变,并生成新元素。衰变的机制是发射 α 粒子、β 粒子和正电子及轨道电子俘获等,这些反应中有可能会伴随 γ 辐射。能自发地放射各种射线的核素称为放射性核素。核素的放射性仅由其核的因素决定,而与放射性核素的化学和物理形态无关。因此,原子的放射性不会被任何方式改变,并且不同的放射性核素有不同的放射性。

　　已发现的天然存在的核素又可分为两类,一类是稳定核素,如 $_{20}^{40}$Ca、$_{83}^{209}$Bi 等,这类核素有 270 个;另一类是不稳定核素,这类核素有 62 个。不稳定核素是指其原子核会自发地转变成另一种原子核或另一种状态并伴随一些粒子和碎片的发射,不稳定核素又称为放射性原子核,如 $_{80}^{210}$Po(发射 α 粒子)、$_{88}^{222}$Ra(发射 α、β 粒子)、$_{79}^{198}$Au(发射 β 粒子)等。原子核衰变有多种形式,如 α 衰变、β 率变、γ 衰变,还有自发裂变及发射中子、质子的衰变过程。

2.2　放射性衰变

　　放射性元素在无外界影响下,原子核自发地发生转变,发射粒子而蜕变为新的子核,从不稳定的原子核自发地放出射线,从而最终衰变成稳定的元素,这种现象称为放射性衰变,也称核衰变。放射性衰变的具体模式取决于放射性转换过程中的可用能。可用能由两个因素决定:一是核子不稳定性的特殊类型,即考虑特定核素的中子质子比是否过高或过低;二是母核、子核和发射粒子间的质量与能量的关系。

　　放射性衰变也存在一定规律,即它并不是整个物质一下全都发生衰变,而是在某一瞬间内,衰变的原子核数目和已有的放射性原子核数成正比。也就是说,只有一定数量的原子核参与衰变,其他原子核则随后继续衰变。

　　因此,在研究放射性衰变时,不仅要知道衰变时放出什么样的射线(或粒子)和生成什么新元素,还应知道它们随时间的变化规律,即在单位时间内放射出多少粒子和多少原子核发生了衰变。

2.3　放射性衰变基本规律

　　放射性核素的衰变都有其固有的衰变速度。衰变后的子体核素,有些是稳定的,有些仍是不稳定的。

　　由于微观世界的统计性,不能预测某一原子核的具体衰变时刻,但可以统计得到放射源中总的放射性原子核数目的减少规律。衰变是一个统计过程,具体到每个放射性原子核的衰变来说,就是服从一定规律进行衰变的一个随机事件,可以用衰变概率表示。

2.3.1　单一放射性的指数衰减规律

　　一定数量的某种放射性核素并不是在某一时刻突然全部衰变完,而是随着时间的增加而逐渐减少。放射性核素在时间间隔 t 到 $t+\Delta t$ 内衰变的原子核数目为 ΔN,与 Δt 的大小关系及在 t 时刻没有衰变的原子核数目 N 成正比,即

$$\Delta N(t) = -\lambda N(t)\Delta t \tag{2-1}$$

式中:$\Delta N(t)$ 代表原子核数目 $N(t)$ 的变化,因为 $N(t)$ 随时间 t 的增加而减少,所以 $\Delta N(t)$ 应为负值,式(2-1)右边有负号;λ 是一个比例常数,称为衰变常数。可以将式(2-1)变为下式:

$$\lambda = -\Delta N(t)/[N(t)\Delta t] \tag{2-2}$$

由此可知,λ 的物理意义为单位时间内一个核素衰变的概率,s^{-1}。

　　衰变规律的推导过程如下:

$$\Delta N(t) = -\lambda N(t)\Delta t$$
$$\Rightarrow dN = -\lambda N dt$$
$$\Rightarrow \frac{dN}{N} = -\lambda dt$$
$$\Rightarrow \ln N = -\lambda t + N_0$$
$$\Rightarrow N = N_0 e^{-\lambda t} \tag{2-3}$$

式中,N_0 表示 $t=0$ 时刻放射性原子核的总数。式(2-3)说明,$N(t)$ 是按照指数规律衰减的。

　　实验表明,任何放射性物质在单独存在时都服从相同的指数衰减规律。用加热、加压、加电磁场、机械运动等物理或者化学手段都不能改变指数衰减规律,也不能改变其衰变常数 λ。这说明,放射性衰变是由原子核内部运动规律决定的,是一个普遍规律。

　　以 $^{222}_{86}Rn$(氡射气)的 α 衰变为例,把一定量的氡射气单独存放,实验发现,在大约 4d 后

氡射气的数量减少了 1/2,8d 后减少到原来的 1/4,12d 后减少到原来的 1/8,30d 后就不到原来量的 1/100 了,其衰变规律如图 2-1 所示。由此可见氡的衰变服从指数规律。

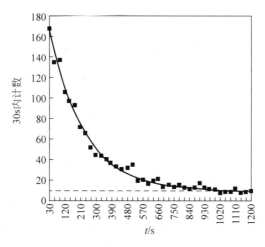

图 2-1　$^{222}_{86}$Rn 的衰变规律图

指数衰变规律不但适用于单一放射性衰变,如 α 衰变、β 衰变等,而且对同时存在分支衰变的衰变过程也是适用的,这是一个普遍规律。但是各种不同的核素衰变的快慢各不相同,这反映在衰变常数 λ 上也是各不相同。所以说衰变常数反映了不同核素的个性。如前面所提到的,放射性指数衰变规律是一种统计规律,是由大量全同原子核参与衰变而得到的。对于单个的原子核衰变,只能说它具有一定的衰变概率,而不能确切地知道它何时发生了衰变。

2.3.2　衰变常数、半衰期和平均寿命

1. 衰变常数

在式(2-3)中,λ 是单位时间内一个原子核发生衰变的概率,单位为时间的倒数,如秒分之一(s^{-1})、分分之一(min^{-1})、小时分之一(h^{-1})、天分之一(d^{-1})、年分之一(a^{-1})等。λ 越大,衰变越快;λ 越小,衰变越慢。每种放射性核素都有确定的衰变常数,与该种核素的形成方式和形成时间无关。

如果一种核素同时有几种衰变模式,这种核素的总衰变常数 λ 是各个分支衰变常数 λ_i 之和。

$$\lambda = \sum_i \lambda_i \tag{2-4}$$

【例 2-1】　1μg 的 Ra 每秒发射 $3.7×10^4$ 个 α 粒子。若每个 α 粒子代表 Ra 发生一次放射性衰变,试计算 Ra 的衰变常数。

解:

由已知条件可知,ΔN 为 $3.7×10^4$,Δt 为 1s,每微克 Ra 的数目为

$$N = \frac{6.02×10^{23} \text{ 个原子 /mol}}{A\text{g/mol}} × W\text{g}$$

式中,A 为原子质量,W 为 Ra 样品的质量。

$$N = \frac{6.02 \times 10^{23} \text{ 个原子 /mol}}{2.26 \times 10^2 \text{ g/mol}} \times 10^{-6} \text{g} = 2.66 \times 10^{15} \text{ 个原子}$$

所以衰变常数为

$$\lambda = \frac{\frac{\Delta N}{N}}{\Delta t} = \frac{3.4 \times 10^4 \text{ 个原子 } / 2.66 \times 10^{15} \text{ 个原子}}{1 \text{s}} = 1.27 \times 10^{-11} \text{s}^{-1}$$

换算成以年为单位,衰变速率常数为

$$\lambda = 1.27 \times 10^{-11} \text{s}^{-1} \times 8.64 \times 10^4 \frac{\text{s}}{\text{d}} \times 3.65 \times 10^2 \frac{\text{d}}{\text{a}}$$

$$= 4.02 \times 10^{-4} \text{a}^{-1}$$

2. 半衰期

半衰期 $T_{1/2}$ 是用来表征放射性衰变快慢的参数。它表征放射性核素衰变掉 1/2 所需要的时间,称为该放射性核素的半衰期,单位可以为秒(s)、分(min)、小时(h)、天(d)、年(a)等。根据定义,则有

$$N(T_{1/2}) = N(0)/2$$

用指数衰减公式代入,即得

$$T_{1/2} = \ln 2 / \lambda \approx 0.693 / \lambda \tag{2-5}$$

可见,$T_{1/2}$ 与 λ 成反比,半衰期越长,衰变常数越小,衰变越慢,反之亦然。半衰期 $T_{1/2}$ 与何时作为时间起点无关,即从任何时间开始算起这种原子核的数量减少 1/2 的时间都一样。半衰期是放射性核素的特征值(单位为 s)。不同的放射性核素有不同的半衰期。

【例 2-2】 假设 ^{226}Ra 的衰变常数为 $4.38 \times 10^{-4} \text{a}^{-1}$,试计算 Ra 的半衰期。

解:

$$T = \frac{0.693}{\lambda} = \frac{0.693}{4.38 \times 10^{-4} \text{a}^{-1}} = 1.6 \times 10^3 \text{a}$$

3. 平均寿命

尽管特定放射性核素的半衰期是独一无二的,但其相似的性质是统计性质,且当原子数目很大时才有效。(1μg 的 Ra 含有 2.79×10^{15} 个原子。)放射性核素的任何原子在任何时候都可能从零开始进行无限衰变。在某些领域,使用放射性同位素的平均寿命测定内部存在的放射性材料更为方便。

平均寿命(τ)是指某种放射性核素平均生存的时间,用于衡量衰变的快慢。平均寿命的定义是单个原子寿命的总和除以初始的原子总数。

平均寿命可以计算如下:如果当 $t=0$ 时放射性核素的数目为 $N(0)$,那么当 $t=t$ 时放射性核素的数目就减为 $N(t) = N(0)e^{-\lambda t}$。所以在 $t \to t + dt$ 这段很短的时间内,发生衰变的核数为 $-dN(t) = \lambda N(t)dt$,这些核的寿命为 t,它们的总寿命为 $t\lambda N(t)dt$。有的原子核在 $t=0$ 时就衰变,而有的要在 $t \to \infty$ 时才衰变,因此放射性核素的总寿命为

$$\int_0^{\infty} t\lambda N(t) dt \tag{2-6}$$

于是,任一核素的平均寿命 τ 为

$$\tau = \frac{\int_0^\infty t\lambda N(t)\,\mathrm{d}t}{N(0)} = \frac{1}{\lambda}\int_0^\infty (\lambda t)\,\mathrm{e}^{-\lambda t}\,\mathrm{d}(\lambda t) = \frac{1}{\lambda} \tag{2-7}$$

式中，$N(0)$ 为 $t=0$ 时存在的放射性原子数目。所以，原子核的平均寿命是衰变常数的倒数。由于 $T_{1/2} = 0.693/\lambda$，于是有

$$\tau = \frac{T_{1/2}}{0.693} = 1.44 T_{1/2} \tag{2-8}$$

平均寿命比半衰期长一点，是 $T_{1/2}$ 的 1.44 倍。当 $t=\tau$ 时，即得

$$N(t=\tau) = N_0 \mathrm{e}^{-1} \approx 37\% N_0 \tag{2-9}$$

可见，放射性核素的平均寿命 τ 表示经过 τ 时间后，剩下的核素数目约为原来的 37%。指数衰变规律在辐射防护、放射性核素应用和生产等方面都有重要用途。

2.3.3 放射性活度

^{238}U 和它的子核 ^{234}Th，每克含有的原子数相同，约为 2.5×10^{21} 个。但它们的半衰期差异很大：^{238}U 的半衰期为 4.5×10^9 a，^{234}Th 的半衰期为 24.1d(或 6.63×10^{-2} a)。因此，^{234}Th 的衰变比 ^{238}U 快 6.8×10^{10} 倍。另一个转换速率差别很大的例子是 ^{35}S 和 ^{32}P。这两个放射性核素每克的原子数相同，但半衰期分别为 87d 和 14.3d。因此 ^{32}P 比 ^{35}S 衰变快 6 倍。当使用放射性材料时，辐射是个重要的问题。因此，1/6g 的 ^{32}P 的活度等同于 1g ^{35}S 的活度，15mg ^{234}Th 的活度等同于 1g ^{238}U 的活度。这些例子表明当考虑的主要问题是放射性时，g 就不是有效的数量单位了。从根本意义上讲，放射性的数量单位必须基于放射性物质在单位时间内发生放射性衰变的数量。

一个放射源的强弱不仅取决于放射性原子核的数量多少，还与这种核素的衰变常数有关。因此，放射源的强弱用单位时间内发生衰变的原子核数来衡量。一个放射源在单位时间内发生衰变的原子核数量称为它的放射性活度，用符号 A 表示。如果一个放射源在 t 时刻含有 $N(t)$ 个放射性原子核，放射性核素的衰变常数为 λ，则这个放射源的放射性活度为

$$A(t) = \frac{\mathrm{d}N(t)}{\mathrm{d}t} = \lambda N(t) \tag{2-10}$$

代入 $N(t)$ 的指数规律，得到

$$A(t) = \lambda N(t) = \lambda N_0 \mathrm{e}^{-\lambda t}$$

即

$$A(t) = A_0 \mathrm{e}^{-\lambda t} \tag{2-11}$$

式中，A_0 为放射源初始的活度。可见一个放射源的活度也随时间增加呈指数衰减。

国际计量大会规定，放射性活度的标准国际单位为贝克勒尔，是放射性物质每秒发生一次衰变的数量，符号为 Bq，定义为

$$1\text{Bq} = 1/\text{s} \tag{2-12}$$

需要强调的是：尽管贝克勒尔是根据每秒衰变的原子核数定义的，但不能测量衰变速率。放射性活度仅仅是指单位时间内原子核衰变的数目，而不是衰变过程中发射出的粒子数目及粒子能量。例如，一个纯 β 发射体，1Bq 会导致每秒发射一个 β 粒子。对于更复杂的

放射性核素,如^{60}Co(图 2-2),1Bq 会导致每秒发射一个 β 粒子和两个 γ 射线,辐射总量为 $3s^{-1}Bq^{-1}$。

在很多情况下,贝克勒尔是一个很小的表示活度的单位。因此,通常用贝克勒尔的倍数来表示,即

$$1kBq = 10^3 Bq$$

$$1MBq = 10^6 Bq$$

$$1GBq = 10^9 Bq$$

$$1TBq = 10^{12} Bq$$

历史上,放射性活度曾用居里(Ci)为单位,规定一个放射源每秒有 3.7×10^{10} 次衰变为一个居里,即

$$1Ci = 3.7 \times 10^{10} s^{-1}$$

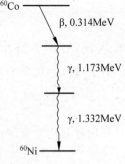

图 2-2　^{60}Co 的衰变机制

所以

$$1Ci = 3.7 \times 10^{10} Bq \tag{2-13}$$

在辐射防护和其他领域,居里是一个表示活度的较大单位,因此通常使用如下换算单位:

$$1mCi = 10^{-3} Ci$$

$$1\mu Ci = 10^{-6} Ci$$

$$1nCi = 10^{-9} Ci$$

$$1pCi = 10^{-12} Ci$$

【例 2-3】 一个 ^{60}Co 源在 50a 前活度为 40Ci,已知 ^{60}Co 的半衰期是 5.27a,试估算它现在的活度。

解:

$$A = 40/2^{50/5.27} = 0.0557Ci = 55.7mCi(估算可取整)$$

即其活度为 50mCi 左右 (0.039~0.078Ci)。

【例 2-4】 ^{192}Ir 的半衰期为 74d,经过 300d 后,试计算其活度大约相当于原来的百分比。

解:

$$1/2^{(300/74)} \approx 1/2^4 = 1/16 = 6.25\%$$

即其活度大约相当于原来活度的 6%。

【例 2-5】 10a 前制备了质量为 $W = 2 \times 10^{-5} g$ 的 $^{137}_{55}$Cs 源,试计算它现在的活度。

解:

$^{137}_{55}$Cs 的原子质量 $A = 136.907$,所以 10a 前制备的 $W = 2 \times 10^{-5} g$ 的 $^{137}_{55}$Cs 相应的核子数为

$$N(0) = \frac{N_A}{A}W = 8.797 \times 10^{16} \text{个}$$

式中: N_A 是阿伏伽德罗常量, $N_A \approx 6.022 \times 10^{23}$; Cs 的半衰期 $T_{1/2} = 30.23a$; 衰变常数应该是

$$\lambda = 0.693/T_{1/2} = 0.0229a^{-1}$$

根据式(2-3),当 $t = 10a$ 时, ^{137}Cs 的核子数目为

$$N(t) = N(0)\mathrm{e}^{-\lambda t} = 8.797 \times 10^{16} \times \mathrm{e}^{-0.229 \times 10} \text{ 个} \approx 7.00 \times 10^{16} \text{ 个}$$

放射性活度为

$$A(t) = \lambda N(t) = 5.08 \times 10^{7} \mathrm{Bq}$$

而

$$A(0) = \lambda N(0) = 6.39 \times 10^{7} \mathrm{Bq}$$

所以经过 10a，该放射源的放射性活度减弱了约 1/5。

2.3.4 放射性比活度

比活度（specific activity，SA）是单位质量放射源的放射性活度，即 $SA = A/m$，式中 m 是放射源的质量，单位为 $\mathrm{Bq/g}$。

物质的放射性比活度可以说明相对的危险性。如果物质的比活度高，即使质量或体积很小，也可能是危险源。反之，如果物质的比活度低，即使质量或体积很大，也可能不构成危险源。

无载体同位素（不含同种元素的其他同位素的放射性同位素）的比活度的计算如下。

如果 λ 是衰变常数，单位为 s^{-1}，那么每秒发生衰变的数量和 N 个原子的贝克勒尔总和为 λN。

如果研究的核素为 $W\mathrm{g}$，则原子数目为

$$N = \frac{6.02 \times 10^{23} \mathrm{atoms/mol}}{a\,\mathrm{g/mol}} \times W\mathrm{g}$$

式中，a 为核素的原子质量。单位质量的活度或比活度为

$$\lambda N = \frac{\lambda \times 6.02 \times 10^{23}}{a} \mathrm{Bq/g} \tag{2-14}$$

式(2-14)给出了比活度和同位素质量之间的重要关系，因此可利用同位素半衰期代替式(2-5)中的 λ，再代入式(2-14)，则有

$$\begin{cases} \lambda N = \dfrac{0.693}{T} \times \dfrac{6.02 \times 10^{23}}{a} \\[2mm] SA = \dfrac{4.18 \times 10^{23}}{a \times T} \mathrm{Bq/g} \end{cases} \tag{2-15}$$

需注意的是，只有当 λ 和 T 的时间单位为 s 时，式(2-14)和式(2-15)才有效。计算比活度更简单的方法是 $1\mathrm{g}\ ^{226}\mathrm{Ra}$ 的活度是 $3.7 \times 10^{10}\mathrm{Bq}$，因此 $^{226}\mathrm{Ra}$ 的比活度是 $3.7 \times 10^{10}\mathrm{Bq/g}$。与 $^{226}\mathrm{Ra}$ 相比，每个放射性核素的比活度为 SA_i，则有

$$\frac{SA_i}{3.7 \times 10^{10}\mathrm{Bq/g}} = \frac{\dfrac{4.18 \times 10^{23}}{A_i \times T_i}}{\dfrac{4.18 \times 10^{23}}{A_{\mathrm{Ra}} \times T_{\mathrm{Ra}}}}$$

$$SA_i = \frac{A_{\mathrm{Ra}} \times T_{\mathrm{Ra}}}{A_i \times T_i} \times 3.7 \times 10^{10}\mathrm{Bq/g} \tag{2-16}$$

式中：A_{Ra} 为 $^{226}\mathrm{Ra}$ 的原子质量，等于 226；A_i 为所求比活度的放射性同位素原子质量；T_{Ra} 和 T_i 分别为镭和放射性核素 i 的半衰期。式(2-16)的使用条件是半衰期的时间单位一样。类似地，以 $\mathrm{Ci/g}$ 为单位，求比活度，则有

$$SA_i = \frac{A_{Ra} \times T_{Ra}}{A_i \times T_i} Ci/g \tag{2-17}$$

【**例 2-6**】 ^{14}C 和 ^{35}S 的半衰期分别为 5730a 和 87d，试求二者的比活度。

解：

$$SA(^{14}C) = 3.7 \times 10^{10} \times \frac{226 \times 1600a}{14 \times 5730a} Bq/g$$

$$= 1.7 \times 10^{11} \frac{Bq}{g}(4.5Ci/g)$$

$$SA(^{35}S) = 3.7 \times 10^{10} \times \frac{226 \times 1600a \times 365d/a}{35 \times 87d} Bq/g$$

$$= 1.6 \times 10^{15} \frac{Bq}{g}(4.3 \times 10^4 Ci/g)$$

以上计算为同位素 ^{14}C 和 ^{35}S 无载体的比活度。通常情况下，当采用放射性同位素标记混合物时，放射性同位素是有载体的，不论是从原子质量还是从数量来说，放射性同位素都是标记元素的一部分。

【**例 2-7**】 $Hg(NO_3)_2$ 溶液用 ^{203}Hg 标记，其比活度为 $1.5 \times 10^5 Bq/mL(4\mu Ci/mL)$。若溶液中汞的浓度是 5mg/mL，试求：

（1）汞的比活度；

（2）$Hg(NO_3)_2$ 中的 ^{203}Hg 所占百分比；

（3）$Hg(NO_3)_2$ 的比活度。

解：

（1）汞的比活度为

$$SA(Hg) = \frac{1.5 \times 10^5 Bq/mL}{5mgHg/mL} = 0.3 \times 10^5 Bq/mgHg$$

（2）被标记的 Hg 的质量分数为

$$\frac{SA(Hg)}{SA(^{203}Hg)}$$

根据式(2-16)计算 ^{203}Hg 的比活度为

$$SA(^{203}Hg) = 3.7 \times 10^{10} \times \frac{226 \times 1600a \times 365d/a}{203 \times 46.5d}$$

$$= 5.2 \times 10^{14} \frac{Bq}{g}(1.4 \times 10^4 Ci/g)$$

因此，^{203}Hg 的质量分数为

$$SA(Hg) = \frac{0.3 \times 10^8 Bq/gHg}{5.2 \times 10^{14} Bq/g^{203}Hg} = 5.8 \times 10^{-8} \frac{^{203}Hg}{Hg}$$

（3）因为只有一小部分的 Hg 被 ^{203}Hg 标记，所以标记的 $Hg(NO_3)_2$ 的分子质量为 324.63，$Hg(NO_3)_2$ 的浓度为

$$\frac{324.63mgHg(NO_3)_2}{200.61mgHg} \times \frac{5mgHg}{mL} = 8.1 \frac{mgHg(NO_3)_2}{mL}$$

因此，$Hg(NO_3)_2$ 的比活度为

$$\frac{1.5 \times 10^5 \text{Bq/mL}}{8.1 \text{mgHg(NO}_3)_2} = 1.9 \times 10^4 \text{Bq/mgHg(NO}_3)_2 \left[0.5 \frac{\mu\text{Ci}}{\text{mg}}\text{Hg(NO}_3)_2 \right]$$

【例 2-8】 市场上被 ^{14}C 标记的乙醇 $CH_3—C^*H_2—OH$ 的比活度是 $3.7 \times 10^7 \text{Bq/mol}$，实验要求最小的比活度是 $1/(\text{min} \cdot \text{mL})$ 内发生 10^7 次衰变，试判断该乙醇是否可以满足实验要求。（乙醇密度为 0.789g/cm^3）

解：

根据式(2-16)计算得 ^{14}C 的比活度为 $1.71 \times 10^{11} \text{Bq/g}$（注：$4.61 \times 3.7 \times 10^{10} = 1.71 \times 10^{11}$）。所以 $3.7 \times 10^7 \text{Bq}$ ^{14}C 的质量为

$$\frac{3.7 \times 10^7 \text{Bq}}{1.71 \times 10^{11} \text{Bq/g}} = 2.2 \times 10^{-4} \text{g}$$

0.22mg ^{14}C 含有的放射性原子的数量为

$$\frac{6.02 \times 10^{23} \text{atoms/mol}}{14 \text{g/mol}} \times 2.2 \times 10^{-4} \text{g} = 9.5 \times 10^{18} \text{atoms}$$

因为 1mol 含有阿伏伽德罗常量个分子，且每个乙醇分子只有一个被标记的碳原子，为

$$\frac{9.5 \times 10^{18}}{6.02 \times 10^{23}} = 1.58 \times 10^{-5}$$

所以，在实际应用中，计算被标记乙醇分子质量时可以忽略因碳同位素而增加的质量，乙醇的分子质量为 46.078，计算可得每毫升乙醇的活度为

$$3.7 \times 10^7 \text{Bq/mol} \times 0.789 \text{g/mL} \div 46.078 \text{g/mol} \times 60/\text{min} = 3.8 \times 10^7/(\text{min} \cdot \text{mL})$$

即每分钟每毫升乙醇有 3.8×10^7 次衰变，所以市场上买的乙醇可用。

2.3.5 递次衰变规律

许多放射性核素并非是一次衰变就达到稳定的核素，它们的子核仍有放射性，会接着衰变……直到衰变的子核为稳定核素为止，这样就产生了多代连续放射性衰变，称为递次衰变或级联衰变，即

$$A \xrightarrow{\text{衰变方式,半衰期}} B \xrightarrow{\text{衰变方式,半衰期}} \cdots \rightarrow N(\text{稳定}) \tag{2-18}$$

式(2-18)表明递次衰变中各级衰变的衰变方式、半衰期和衰变产物。

例如，

$$^{214}_{84}\text{Po} \xrightarrow{\alpha,1.64 \times 10^{-4}\text{s}} {}^{210}_{82}\text{Pb} \xrightarrow{\beta^-,21a} {}^{210}_{83}\text{Bi} \xrightarrow{\beta^-,5.01\text{d}} {}^{210}_{84}\text{Po} \xrightarrow{\alpha,138.4\text{d}} {}^{206}_{82}\text{Pb}(\text{稳定})$$

1. 两次连续衰变规律

对于两次连续衰变，其表达式为 $A \rightarrow B \rightarrow C$（稳定），其中 A 和 B 均为放射性核素，C 为稳定核素，初始条件如下：A 和 B 的衰变常数分别为 λ_1 和 λ_2，当 $t = 0$ 时，A 的数目为 N_{10}，B 的数目为 0，C 的数目为 0。

(1) 对于 A：其是单一放射性衰变，服从简单的指数规律，即

$$N_1(t) = N_{10}e^{-\lambda_1 t}$$

当 t 时刻时，A 的数目的变化为

$$-\mathrm{d}N_1(t) = \lambda_1 N_1(t)\mathrm{d}t$$

（2）对于 B：一方面，不断从 A 获得（增加），即 $\lambda_1 N_1(t)\mathrm{d}t$；另一方面，不断衰变为 C（减少），即 $-\lambda_2 N_2(t)\mathrm{d}t$。这样 B 的数目变化为

$$\mathrm{d}N_2(t) = \lambda_1 N_1(t)\mathrm{d}t - \lambda_2 N_2(t)\mathrm{d}t \tag{2-19}$$

将 $N_1(t)$ 等条件代入式（2-19），解此微分方程，得

$$N_2(t) = N_{10}\frac{\lambda_1}{\lambda_2 - \lambda_1}(\mathrm{e}^{-\lambda_1 t} - \mathrm{e}^{-\lambda_2 t}) \tag{2-20}$$

由式（2-20）可知，子体 B 的变化规律不仅与它本身的衰变常数 λ_2 有关，还与母体 A 的衰变常数 λ_1 有关，它的衰变规律不再是简单的指数规律。

（3）对于 C：假设 C 是稳定的，那么它的变化仅由 B 的衰变决定，即

$$\mathrm{d}N_3(t) = \lambda_2 N_2(t)\mathrm{d}t$$

解此方程，得

$$N_3(t) = N_{10}\frac{\lambda_1\lambda_2}{\lambda_2 - \lambda_1}\left[\frac{1}{\lambda_1}(1 - \mathrm{e}^{-\lambda_1 t}) - \frac{1}{\lambda_2}(1 - \mathrm{e}^{-\lambda_2 t})\right] \tag{2-21}$$

在式（2-21）中，当 $t \to \infty$ 时，$N_3(t) \to N_{10}$，母体 A 全部衰变成子体 C。子体 C 是稳定的，不再发生衰变。

2. 多次连续衰变规律

对于多次连续衰变，其表达式为 A→B→C→…→N（稳定），参照两次连续衰变的规律，子体 C 也不稳定，直到 N 为稳定核素，则子体 C 数目的变化量由它本身的衰变及子体 B 的衰变决定，即

$$\mathrm{d}N_3(t) = \lambda_2 N_2(t)\mathrm{d}t - \lambda_3 N_3(t)\mathrm{d}t \tag{2-22}$$

将 $N_2(t)$ 等条件代入式（2-21），解此方程，得

$$N_3(t) = N_{10}(c_1\mathrm{e}^{-\lambda_1 t} + c_2\mathrm{e}^{-\lambda_2 t} + c_3\mathrm{e}^{-\lambda_3 t}) \tag{2-23}$$

式中，系数 c_1、c_2、c_3 分别为

$$\begin{cases} c_1 = \dfrac{\lambda_1\lambda_2}{(\lambda_2 - \lambda_1)(\lambda_3 - \lambda_1)} \\[2mm] c_2 = \dfrac{\lambda_1\lambda_2}{(\lambda_1 - \lambda_2)(\lambda_3 - \lambda_2)} \\[2mm] c_3 = \dfrac{\lambda_1\lambda_2}{(\lambda_1 - \lambda_3)(\lambda_2 - \lambda_3)} \end{cases} \tag{2-24}$$

对于 n 代连续放射性衰变过程，其中第 $1 \sim n$ 代核素具有放射性，而第 $n+1$ 代核素为稳定核素。

$$A_1 \to A_2 \to \cdots \to A_n \to A_{n+1}（稳定） \tag{2-25}$$

设初始条件为 $N_1(0) = N_{10}$；$N_m(0) = 0$；$m = 2, 3, \cdots, n, n+1$，各衰变常数为 λ_1，$\lambda_2, \cdots, \lambda_n$。

用同样的方法可以求出第 n 个核素随时间的变化规律，即

$$N_n(t) = N_{10}(c_1\mathrm{e}^{-\lambda_1 t} + c_2\mathrm{e}^{-\lambda_2 t} + \cdots + c_n\mathrm{e}^{-\lambda_n t}) \tag{2-26}$$

式中，系数 c_1、c_2、$\cdots$、c_n 分别为

$$\begin{cases} c_1 = \dfrac{\lambda_1\lambda_2\cdots\lambda_{n-1}}{(\lambda_2-\lambda_1)(\lambda_3-\lambda_1)\cdots(\lambda_n-\lambda_1)} \\[2mm] c_2 = \dfrac{\lambda_1\lambda_2\cdots\lambda_{n-1}}{(\lambda_1-\lambda_2)(\lambda_3-\lambda_2)\cdots(\lambda_n-\lambda_2)} \\ \vdots \\ c_n = \dfrac{\lambda_1\lambda_2\cdots\lambda_{n-1}}{(\lambda_1-\lambda_n)(\lambda_2-\lambda_n)\cdots(\lambda_{n-1}-\lambda_n)} \end{cases} \tag{2-27}$$

综上所述,在连续放射性衰变中,母体衰变是单一放射性衰变,服从单一指数衰减规律,其余各代子体的衰变规律不再是简单的指数规律,而是与前面各代子体衰变常数有关。

2.3.6　放射性平衡

对于两次连续衰变规律,母体(核素 1)衰变成子体(核素 2),子体衰变成稳定核素,且母子体处于同一体系中。

对于两代连续 A→B→C(稳定),有

$$\begin{cases} N_1(t) = N_{10}\mathrm{e}^{-\lambda_1 t} \\[2mm] N_2(t) = N_{10}\dfrac{\lambda_1}{\lambda_2-\lambda_1}(\mathrm{e}^{-\lambda_1 t}-\mathrm{e}^{-\lambda_2 t}) \end{cases}$$

具体来看,子体 B 的变化情况,子体 B 的变化只取决于 λ_1 和 λ_2。下面分 3 种情况进行讨论。

1. 暂时平衡

母体 A 的半衰期不是很长,但比子体 B 的半衰期长,即当 $T_{1/2}^{(1)}>T_{1/2}^{(2)}$ 或 $\lambda_1<\lambda_2$ 时,在观察时间内可看出母体 A 放射性的变化,以及子体 B 的核数目在时间足够长之后,将和母体的核数目建立一个固定的比例,此时子体 B 的变化将按母体的半衰期衰减。这时建立的平衡称为暂时平衡。

下面来推导暂时平衡关系。

由

$$\begin{aligned} N_2(t) &= \frac{\lambda_1}{\lambda_2-\lambda_1}N_{10}(\mathrm{e}^{-\lambda_1 t}-\mathrm{e}^{-\lambda_2 t}) \\ &= \frac{\lambda_1}{\lambda_2-\lambda_1}N_1(t)(1-\mathrm{e}^{-(\lambda_2-\lambda_1)t}) \end{aligned}$$

由于 $\lambda_1<\lambda_2$,当 t 足够大时,有

$$\mathrm{e}^{-(\lambda_2-\lambda_1)t}\ll 1$$
$$1-\mathrm{e}^{-(\lambda_2-\lambda_1)t}\approx 1$$

即,当 t 足够大时,有

$$\frac{N_2(t)}{N_1(t)}\approx\frac{\lambda_1}{\lambda_2-\lambda_1} \tag{2-28}$$

子母体放射性活度的关系为

$$\frac{A_2(t)}{A_1(t)} = \frac{\lambda_2 N_2(t)}{\lambda_1 N_1(t)} \approx \frac{\lambda_2}{\lambda_1} \frac{\lambda_1}{\lambda_2 - \lambda_1} = \frac{\lambda_2}{\lambda_2 - \lambda_1} > 1 \tag{2-29}$$

举一个暂时平衡($\lambda_1 < \lambda_2$)的例子：

$$^{200}_{78}\text{Pt} \xrightarrow{\beta^-,12.6\text{h}} {}^{200}_{79}\text{Au} \xrightarrow{\beta^-,0.81\text{h}} {}^{200}_{80}\text{Hg}(\text{稳定})$$

$$T_{1/2}^{(1)} = 12.6\text{h}, \quad T_{1/2}^{(2)} = 0.81\text{h}$$

$$\lambda_1 = \ln2/T_{1/2}^{(1)} = 0.055/\text{h}, \quad \lambda_2 = \ln2/T_{1/2}^{(2)} = 0.866/\text{h}$$

从式(2-28)和式(2-29)可看出，暂时平衡的特点为：母体按自己的衰变常数指数衰减。子体从无到有，但增加速度会减慢。母体数减少，其衰变率减少，即子体生成率减小。子体数增加，衰变率增加。

对于多代连续放射性衰变，则有

$$A_1 \xrightarrow{\lambda_1} A_2 \xrightarrow{\lambda_2} A_3 \xrightarrow{\lambda_3} \cdots \xrightarrow{\lambda_n} A_{n+1}(\text{稳定})$$

只要母体 A_1 的衰变常数 λ_1 最小，就会建立起按 A_1 的半衰期进行衰变的暂时平衡体系。建立平衡之后，各代放射体的数量及活度之比不随时间变化，且各代均按 λ_1 进行衰变。

2. 长期平衡

当母体 A 的半衰期较长(观察时间 $\Delta t \ll T_{1/2}^{(1)}$)，且比子体 B 的半衰期长得多，即 $T_{1/2}^{(1)} \gg T_{1/2}^{(2)}$ 或 $\lambda_1 \ll \lambda_2$ 时，在观察时间内，看不出母体 A 放射性的变化。在相当长时间以后，子体 B 的核数目和放射性活度达到饱和，并且子母体的放射性活度相等。这时建立的平衡称为长期平衡。

下面来推导长期平衡关系。

由

$$N_2(t) = \frac{\lambda_1}{\lambda_2 - \lambda_1} N_{10}(\text{e}^{-\lambda_1 t} - \text{e}^{-\lambda_2 t})$$

$$= \frac{\lambda_1}{\lambda_2 - \lambda_1} N_1(t)(1 - \text{e}^{-(\lambda_2 - \lambda_1)t})$$

由于 $\lambda_1 \ll \lambda_2$，当 t 足够大时，有

$$\text{e}^{-(\lambda_2 - \lambda_1)t} \ll 1$$

所以

$$(1 - \text{e}^{-(\lambda_2 - \lambda_1)t}) \approx 1, \quad \lambda_2 - \lambda_1 \approx \lambda_2$$

即当 t 足够大时，有

$$\frac{N_2(t)}{N_1(t)} \approx \frac{\lambda_1}{\lambda_2} \tag{2-30}$$

子母体放射性活度的关系为

$$\frac{A_2(t)}{A_1(t)} = \frac{\lambda_2 N_2(t)}{\lambda_1 N_1(t)} \approx \frac{\lambda_2}{\lambda_1} \frac{\lambda_1}{\lambda_2} = 1 \tag{2-31}$$

举一个长期平衡($\lambda_1 \ll \lambda_2$)的例子：

$$^{228}_{88}\text{Ra} \xrightarrow{\beta^-,5.76\text{a}} {}^{228}_{89}\text{Ac} \xrightarrow{\beta^-,6.12\text{h}} {}^{228}_{90}\text{Th}$$

$$T_{1/2}^{(1)} = 5.76a, \quad T_{1/2}^{(2)} = 6.12h$$

$$\lambda_1 = \ln2/T_{1/2}^{(1)} = 1.37 \times 10^{-5}/h, \quad \lambda_2 = \ln2/T_{1/2}^{(2)} = 0.113/h$$

综上所述,可以看出长期平衡的特点为:母体在观测时间内数目几乎不变,子体开始时从无到有增加,但会达到饱和。母体数几乎不变,其衰变率不变,即子体生成率不变。子体数增加,衰变率增加,直到等于母体衰变率。

对于多代连续放射性衰变,则有

$$A_1 \xrightarrow{\lambda_1} A_2 \xrightarrow{\lambda_2} A_3 \xrightarrow{\lambda_3} \cdots \xrightarrow{\lambda_n} A_{n+1}(稳定)$$

只要母体 A_1 的衰变常数 λ_1 足够小,就会建立起按 A_1 的半衰期进行衰变的长期平衡体系。各代放射体的数量之比不随时间变化,各代子体的放射性活度都等于母体的放射性活度,且均按 λ_1 进行衰变。

$$\frac{N_i(t)}{N_1(t)} = \frac{\lambda_1}{\lambda_i}, \quad A_i = A_1, \quad i = 2,3,4,\cdots$$

总核数为 N_{10},平衡后总活度为 $n \times A_1$。

3. 不成平衡——逐代衰变

当母体 A 的半衰期比子体 B 的半衰期短,即 $T_{1/2}^{(1)} < T_{1/2}^{(2)}$ 或 $\lambda_1 > \lambda_2$ 时,建立不起平衡,母体 A 按指数规律较快衰减;而子体 B 的数目从零逐步增加,过极大值后较慢衰减,当时间足够长时,子体 B 则按自己的衰变常数 λ_2 衰变。这种情况也称为逐代衰变。

下面来推导不平衡情况。

由

$$N_2(t) = N_{10} \frac{\lambda_1}{\lambda_2 - \lambda_1}(e^{-\lambda_1 t} - e^{-\lambda_2 t})$$

由于 $\lambda_1 > \lambda_2$,当 t 足够大时,有

$$e^{-\lambda_1 t} \ll e^{-\lambda_2 t}$$

$$e^{-\lambda_1 t} - e^{-\lambda_2 t} \approx -e^{-\lambda_2 t}$$

即当 t 足够大时,有

$$N_2(t) \approx N_{10} \frac{\lambda_1}{\lambda_1 - \lambda_2} e^{-\lambda_2 t} \tag{2-32}$$

子体的放射性活度为

$$A_2(t) = \lambda_2 N_2(t) \approx N_{10} \frac{\lambda_1 \lambda_2}{\lambda_1 - \lambda_2} e^{-\lambda_2 t} \tag{2-33}$$

母体的放射性活度为

$$A_1(t) = \lambda_1 N_1(t) = \lambda_1 N_{10} e^{-\lambda_1 t} \to 0 \tag{2-34}$$

举一个逐代衰变($\lambda_1 > \lambda_2$)的例子:

$$^{210}_{83}Bi \xrightarrow{\beta^-,5.01d} {}^{210}_{84}Po \xrightarrow{\alpha,138.4d} {}^{206}_{82}Pb(稳定)$$

$$T_{1/2}^{(1)} = 5.01d, \quad T_{1/2}^{(2)} = 138.4d$$

$$\lambda_1 = \ln2/T_{1/2}^{(1)} = 0.138/d, \quad \lambda_2 = \ln2/T_{1/2}^{(2)} = 0.005/d$$

综上所述，可以看出不成平衡的特点为：母体以衰变常数 λ_1 按指数规律衰减，子体开始时从无到有增加，长时间后以 λ_2 按指数规律衰减。

根据放射性衰变规律，除计算放射性核素的原子数和活度（这方面的用途很多，如用于放射性核素的生产和地质样品年龄的测算中）以外，通过曲线分析还可以求出放射性核素的半衰期。

对于多代连续放射性衰变：

$$A_1 \xrightarrow{\lambda_1} A_2 \xrightarrow{\lambda_2} A_3 \xrightarrow{\lambda_3} \cdots \xrightarrow{\lambda_n} A_{n+1}（稳定）$$

如果上代的核素都比下代的核素衰变得快，则有

$$\lambda_1 > \lambda_2 > \lambda_3 > \cdots > \lambda_n$$

那么，随着时间的流逝，核素衰变将会形成逐代衰变的现象。首先，第一代衰变完；接着，第二代、第三代，…，逐代衰变完，而且各自按自己的衰变常数衰变。

4. 放射性平衡小结

经过足够长时间之后，多代连续放射性衰变过程将出现暂时平衡、长期平衡、逐代衰变等现象。实际中，3 种转变交织在一起。

母核衰变比子核衰变快的，母核按逐代衰变先衰变掉，如果该子核比下一代子核衰变慢，则形成暂时平衡。暂时平衡体系总要衰变掉，总会出现半衰期最长的核素形成长期平衡。地球上目前存在的放射系就是衰变留下的处于长期平衡的多代连续衰变体系。

2.4　放射性衰变基本类型

放射性衰变类型是指不稳定原子核因放射性自发转变为另一种核时发射粒子的类型。

放射性现象发现后，1897 年，卢瑟福（E. Rutherford）在测量铀矿物发射的射线时证明，该射线由两种穿透能力不同的射线组成，其中的软组分（很容易被薄层物质吸收）称为 α 射线，硬组分（不易被物质吸收）则称为 β 射线。1899 年，贝可勒尔（A. H. Becquerel）用磁场偏转法证明 α 射线带有正电荷，β 射线带有负电荷。1900 年，法国科学家维拉尔（P. Villard）又从放射性物质发射的射线中分辨出 γ 射线，其穿透力特别强，不受磁场偏转，类似于 X 射线。1903 年，卢瑟福和索迪（F. Soddy）提出放射性衰变理论以后，特别是在 1913 年索迪等阐明了位移定律和莫塞莱（H. G. J. Moseley）测定了元素的原子序数以后，放射性原子核衰变前后的化学性质与发射粒子之间的联系就完全清楚了。人工放射性现象的发现及大量人工放射性核素的出现，增添了许多放射性衰变的类型，见表 2-1。核反应研究、核探测技术及核稳定性规律理论研究水平的提高，为探测和预言新的衰变类型提供了条件。

一种放射性核素还可以有两种或多种不同的衰变类型，并按一定比例进行衰变，每一种类型的衰变称为分支衰变，各分支衰变的比例称为衰变分支比，如 β^+-EC 衰变、β^--EC 衰变、β^--β^+-EC 衰变、β^--IT 衰变、α-β^- 衰变、α-EC 衰变等。

表 2-1　放射性衰变类型

α 衰变	原子核放射 α 粒子(He)的放射性衰变。一次 α 衰变后,该原子核的原子序数减少 2,质量数减少 4
β⁻ 衰变	原子核发射电子(e)和反中微子(ν̄)的放射性衰变。一次 β⁻ 衰变后,该原子核的原子序数增加 1,质量数不变
β⁺ 衰变	原子核发射正电子(e⁺)和中微子(ν)的放射性衰变。一次 β⁺ 衰变后,该原子核的原子序数减少 1,质量数不变
ν 衰变	从原子核内部放出的一种电磁辐射,常伴随 α 射线或 β 射线产生,p 衰变的母体和子体是同种同位素,只是原子核内部能量状态不同而已
EC 衰变	电子俘获衰变。原子核俘获轨道电子并放射中微子的放射性衰变。一次 EC 衰变后,该原子核的原子序数减少 1,质量数不变
IT 衰变	同质异能跃迁衰变。一种同质异能素变为另一个能量较低的同质异能素的放射性衰变。衰变后,原子核的原子序数、质量数不变,能量降低
n 衰变	原子核发射中子(n)的放射性衰变。一次 n 衰变后,该原子核的原子序数不变,质量数减少 1
p 衰变	质子衰变。原子核发射质子(如 H 或 p)的放射性衰变。一次 p 衰变后,该原子核的原子序数减少 1,质量数减少 1
SF 衰变	自发裂变。处于基态或同质异能态的原子核在没有外加粒子或能量的情况下发生的裂变

2.4.1　α 衰变

从放射性核素放射出 α 粒子的现象称为 α 衰变。α 粒子,即氦的原子核($^4_2$He)。凡是发生了 α 衰变的同位素,在衰变以后,质量数减少了 4,原子序数减少了 2。母核用 X 表示,衰变后新的子核用 Y 表示,则 α 衰变的通式为

$$^A_Z X \longrightarrow ^{A-4}_{Z-2} Y + \alpha + Q \tag{2-35}$$

式中,Q 为衰变时放出的能量,以子核和 α 粒子具有的动能形式表现出来。Q 值可由衰变前后的质量亏损来计算。

例如,

$$^{226}_{88} Ra \longrightarrow ^{222}_{86} Rn + ^4_2 He(\alpha) + Q$$

图 2-3 所示为 α 衰变过程。

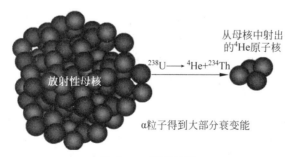

图 2-3　α 衰变过程

2.4.2　β 衰变

在 β 衰变中,有些放射性核素的原子核发射出负电子,有些放射性核素的原子核发射出

正电子,它们分别被称为 β^- 衰变和 β^+ 衰变。另外,有些原子核还能俘获一个核外轨道电子而发生变化。此时,虽然核内没有发射出正负电子,但是俘获核外电子会使核内一个质子转变为中子,可以认为这个过程属于 β 衰变的一种。

1. β^- 衰变

原子核内是不存在电子的,所以 β^- 衰变可以理解为核内一个中子转变为质子,同时发射出一个电子。母核发生 β^- 衰变时,子核的原子序数比母核的原子序数增加 1,衰变过程为

$$n \longrightarrow p + \beta^- + Q + \nu \tag{2-36}$$

式中,p 为质子,ν 为反中微子,β^- 为负电子,n 为中子。这个转变表明 β 衰变发生在具有过剩中子的核素中,即

$$_{Z}^{A}X \longrightarrow _{Z+1}^{A}Y + \beta^- + Q + \nu \tag{2-37}$$

例如,

$$_{15}^{32}P \longrightarrow _{16}^{32}S + \beta^-$$

基于以上分析,人们期望 β 粒子与 α 粒子一样均为单能,但实验尚未证明这一点。事实上,发射出的 β 粒子能量分布连续,出于质能方程考虑,其变化范围是从零到特定 β 衰变的理论预期值。以 ^{32}P 为例,尽管 β 粒子的最大能量可能为 1.71MeV(图 2-4),但大部分 β 粒子的动能要相对小得多。^{32}P 的 β 粒子平均能量是 0.70MeV 或者是最大能量的大约 41%。一般来讲,最活跃的 β 放射性同位素产生 β 辐射的平均能量为其最大能量的 30%~40%。除非特殊说明,无论给定 β 发射体的能量是多少,都指其最大能量。

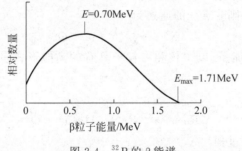

图 2-4　^{32}P 的 β 能谱

像其他几种 β 发射体一样,^{3}H、^{14}C、^{90}Si、^{90}Y 和 ^{32}P 均不发射 γ 射线。这些同位素被认为是纯 β 发射体。那么,与纯 β 发射体相反的是 β-γ 发射体。这种情况下(或大部分情况下),γ 射线发射紧随 β 粒子发射。对于那些不立即发射 γ 射线的放射性核素,如 ^{99m}Tc 和 ^{137}Cs,其 γ 射线发射为同质异能跃迁。同质异能跃迁中,放射性核素的原子序数和原子质量数不变。发射 β 粒子后,子核留在激发态,并通过发射 γ 射线损耗激发能。以 ^{203}Hg 为例,发射 0.21MeV 的 β 粒子和 0.279MeV 的 γ 射线,其衰变纲图如图 2-5 所示。

上述两个粒子(^{32}P 和 ^{203}Hg)都是单一能谱 β 发射体,即只有一种 β 粒子。复杂的 β 发射体是 β 光谱包含不止一种独特 β 粒子的放射性核素。以 ^{42}K 为例,大约 82% 的衰变中,通过发射一种最大能量为 3.55MeV 的 β 粒子而衰变至稳定态的 ^{42}Ca,且 18% 的衰变是发射一个 2.04MeV 的 β 粒子(图 2-6)。然而,这时受激发的 ^{42}Ca 立即发射能量为 1.53MeV 的 γ 射线。^{131}I 是应用较为广泛的放射性核素,其 β-γ 光谱更为复杂,这种同位素通过发射一个 β

粒子衰变成稳定的 ^{131}Xe。但 90.4% 的衰变中，β 粒子属于最大能量为 0.61MeV 的组，而其余 β 粒子所属组的最大能量范围是 0.81(占衰变 0.6%)～0.25MeV(占衰变 1.6%)。在所有例子中，每个 Xe 元素的子核留在激发态，并辐射 γ 射线损耗激发能。因 0.61MeV 的 β 粒子发射而产生的核素通过两个互竞的 γ 射线衰变消耗激发能。这些核素中约 94%(相当于 ^{131}I 衰变的 85.3%)发射 0.364MeV 的 γ 射线，且其余核素受激依次发射两个 γ 射线，一个能量为 0.284MeV，一个能量为 0.080MeV。图 2-7 所示为 ^{131}I 的衰变纲图。

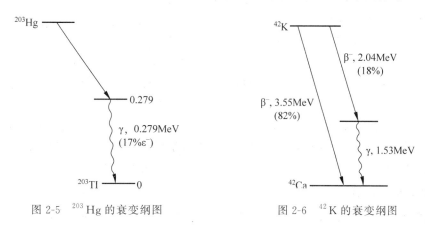

图 2-5　^{203}Hg 的衰变纲图　　　　　图 2-6　^{42}K 的衰变纲图

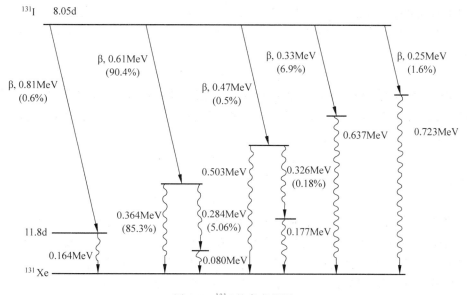

图 2-7　^{131}I 的衰变纲图

不同能量的 β 粒子可以穿透不同深度的组织，所以 β 辐射可能有外照射危害。当然，危害程度由 β 粒子能量决定且每次都需要准确评估。一般来讲，能量小于 200keV 的 β 粒子，如 ^{3}H、^{35}S 和 ^{14}C 穿透能力非常有限，这些核素没有外照射危害。但需注意，当 β 粒子轰击高原子序数的吸收物质时，会引起穿透力极强的 X 射线，即韧致辐射(此反应将在第 4 章详细讨论)。采用设计合理的屏蔽体和合适的预防措施，β 辐射可能不会产生韧致辐射而造成外照射危害。但任何发射 β 的放射性核素在身体的存在量超过安全值都有潜在危害。

2. β^+ 衰变

在所有粒子中,当核素的中子与质子比很低且没有 α 辐射时,可能在某种条件下发射一个正电子而达到稳定。正电子带正电,与 β 粒子电性相反(与带负电荷的 β 粒子电性相反,当需要区分两者时,也把 β 粒子称为负电子)。其他情况下,正电子与负 β 粒子或者负普通电子一样,质量为 0.000548 原子质量单位(amu 或 u),电荷为 $+1.6 \times 10^{-19}$ C。β^+ 衰变时由原子核内发射出 β^+ 粒子,核素发射一个正电子而失去一个正电荷,则子核比母核原子序数少 1。和所有涉及电子的衰变一样,子核质量数不变。可以把 β^+ 衰变看作原子核内一个质子转变成一个中子时发射出 β^+ 粒子和中微子的过程,即

$$p \longrightarrow n + \beta^+ + Q + \nu \tag{2-38}$$

发生 β^+ 衰变时,母核和子核的质量数相同,但是子核的原子序数小一个单位,衰变过程为

$$_Z^A X \longrightarrow _{Z-1}^A Y + \beta^+ + Q + \nu \tag{2-39}$$

需要说明的是,已知的具有 β 放射性的核素有 1000 多种,其中轻核和重核都可能放射出 β 射线。由中子辐照稳定核素所产生的大多数放射性核素具有 β 放射性,因此 β 辐射源通常可以用反应堆中子辐照得到。单能电子可由电子加速器提供。

3. 轨道电子俘获

要使缺中子的原子通过发射正电子达到稳定,其必须比其子核质量大至少两个电子质量。如果不能满足这个条件,要通过轨道电子俘获过程或者选择轨道电子和 K 层电子俘获克服中子缺失问题。在这个放射性衰变中,根据方程,原子核的一个核外电子与核内质子结合成一个中子。轨道电子俘获(EC)为原子核俘获一个核外电子的过程,其结果为核内一个质子转变成一个中子和一个中微子,该过程表示为

$$p + e \longrightarrow n + \nu \tag{2-40}$$

K 层电子比其他层电子更接近原子核,因此 K 层俘获轨道电子的可能性要大于其他层,该机制又称为 K 俘获。K 俘获和正电子发射一样,子核原子序数比母核小 1,原子质量数不变。

轨道电子俘获的过程可表示为

$$_Z^A X + e \longrightarrow _{Z-1}^A Y + \nu + Q \tag{2-41}$$

例如,

$$_{26}^{55} Fe + e \longrightarrow _{25}^{55} Mn + \nu + Q$$

因此可得,所有涉及俘获电子或发射电子的放射性衰变,为了能量守恒必须发射一个中微子。然而,与正电子和负电子衰变不同的是,粒子实际动能和观察到的最大动能二者的差能量被中微子夺走,所以其能谱连续,轨道电子俘获的中微子必定是单能。

每当通过轨道电子俘获发生衰变的原子,其特征子元素——X 射线会在一个外轨道的电子占据俘获电子的轨道时被发射出来。应观察到,子核的特征 X 射线是由原子核俘获轨道电子后发射 X 射线光子产生,从而转变成子核的。当计算内部存在通过轨道电子俘获衰变而产生同位素的吸收辐射剂量时,医学物理学家必须考虑低能特征 X 射线。

2.4.3　γ 衰变

γ 射线是随放射性衰变产生受激原子的原子核发射出的单色电磁辐射。其机制是使受激原子核在不改变原子序数和原子质量数的情况下释放其激发能。保健物理学家评

估辐射危害时要考虑来自放射性物质的所有辐射,而 X 射线与 γ 射线难以区分,所以必须考虑许多核素原子核外出现的特征 X 射线。但是,因为特征 X 射线能量很低,所以主要考虑体内存在放射性核素的情况。医学物理中通常也需要考虑发射正电子的放射性核素所产生的湮灭辐射(由正电子和负电子相互湮灭)所产生的 γ 射线。例如,考虑^{22}Na 的辐射危害,衰变机制中没有显示湮灭过程中两个 0.51MeV(被湮灭的两个粒子能当量)的光子,必须与衰变机制中出现的 1.277MeV 的 γ 射线一起考虑进去。因此,医学物理的一般原则是,当涉及屏蔽、剂量学和辐射危害评估的问题时,要将正电子发射和 γ 辐射一起考虑进去。

γ 射线是由原子核内发射出来的一种辐射,是一种电磁波,其波长很短,比 X 射线短。原子核发生 α、β 等衰变形成的子核,或者某种核反应形成的新核,它们可能处于激发态,当它们退激时可能发射 γ 射线,即原子核由高能态向低能态跃迁时,发射出 γ 射线,这个过程称为 γ 跃迁或者 γ 衰变。

综上所述,γ 衰变的特点为:从原子核中发射出光子,常常在 α 或 β 衰变后,所生成的核仍处于不稳定的较高能态(或激发态),在转化到处于稳定的最低能态(或基态)的过程中,也会产生这种衰变而放出 γ 射线。产生的 γ 射线能量离散且是单能的,可以通过测量光子能量来区分母体的核素类别。

2.5 放射系

经过科学家的科学研究,现在人们已经知道,在自然界中原子序数大于 83(Bi)的元素都是放射性元素。人们根据它们的衰变特性和衰变产物相互间的关系,可把某一种放射性元素的全部衰变产物排列在一起,这样就能组成该放射性元素的放射系。

科学家发现,在自然界中存在 4 个放射系,即钍系、镎系、铀系和锕系。其母核半衰期都很长,和地球年龄(约 45.5 亿年)相近或大于地球年龄,因而经过漫长的地质年代后还能保存下来。每一放射系中的核素主要通过 α 衰变,少数通过 β⁻ 衰变形成亲代联系,且伴随有 γ 跃迁。少数核素有分支放射衰变,但无 β⁺ 衰变或轨道电子俘获。由于 α 衰变质量数改变 4 个单位,β⁻ 衰变质量数不变,每一放射系核素的质量数可以用 4 除,余数恒定,因此系内各核素可用 4 乘适当整数加该系的特定恒定数来表示。可知,α 衰变时放射的是 α 粒子,其质量数和氦核相等,故衰变后的核质量数与原来要差 4 个单位。同时 α 粒子带 2 个单位正电荷,故衰变产物的原子序数要差 2。而 β 衰变时,衰变产物的质量数不变,原子序数要增加 1。由此可知,在衰变链中,各种衰变产物的原子质量都与 4 的正整数倍有关,并且钍系衰变链产物的原子质量符合 $4n$(n 为正整数)规则。镎系符合 $4n+1$ 的规则,铀系符合 $4n+2$ 的规则,锕系符合 $4n+3$ 的规则。

2.5.1 钍系($4n$)

钍是普遍存在的天然放射性核素,自然界储存量是铀的 4 倍。数量最丰富的钍同位素^{232}Th 是该放射性核素长链的第一个核素(表 2-2)。钍系衰变链共经过 10 次连续衰变,包括 6 次 α 衰变和 4 次 β 衰变,最后衰变成的终核是稳定核素^{208}Pb。

表 2-2　钍系（4n）

核　　素	半衰期	能量/MeV		
		α[①]	β	γ（光子/反光子）[②]
$^{232}_{90}$Th	1.39×10^{10} a	3.98		
$^{228}_{88}$Ra(MsTh1)	6.7a		0.01	
$^{228}_{89}$Ac(MsTh2)	6.13h		复杂的衰变纲图	1.59(n.v.)0.966(0.2)
			1.11（最强）	0.908(0.25)
$^{228}_{90}$Th(RdTh)	1.91a	5.421		0.084(0.016)
$^{224}_{88}$Ra(ThX)	3.64d	5.681		0.241(0.038)
$^{220}_{86}$Rn(Th)	52s	6.278		0.542(0.0002)
$^{216}_{82}$Po(ThA)	0.158s	6.774		
$^{212}_{82}$Pb(ThB)	10.64h		0.35,0.59	0.239(0.40)
$^{212}_{83}$Bi(ThC)	60.5min	6.086(33.7%)[③]	2.25(66.3%)[③]	0.04(0.034)
$^{212}_{84}$Po(ThC′)	3.04×10^{-7} s	8.776		
$^{208}_{81}$Tl(ThC″)	3.1min		1.80,1.29,1.52	2.615(0.997)
$^{208}_{82}$Pb(ThD)	稳定			

注：① 仅参考最高能的 α 粒子，其他能量的 α 粒子完整信息可参考文献[100]。

　　② 仅列最突出的 γ 射线。其他 γ 射线信息可参考文献[101]。

　　③ 表示分支。括号内的百分比是所给模式的衰减比率。

2.5.2　镎系（4n＋1）

该放射系是 20 世纪 50 年代中期，用核反应方法人工合成的放射系，其母体是 ^{241}Pu（表 2-3）。此放射系共经过 13 次连续衰变，包括 8 次 α 衰变和 5 次 β 衰变。终核是由半衰期为 3.25h 的铅的同位素 ^{209}Pb 衰变后，最后衰变到稳定的 ^{209}Bi，其中 ^{237}Np 的半衰期最长，为 2.14×10^{6} a，因而以它的称谓命名。一些人工制造出的超铀元素，可衰变为各放射系的母体核素。镎系衰变链的产物能满足 4n＋1 的规则。

表 2-3　镎系（4n＋1）[①]

核　　素	半衰期	能量/MeV		
		α[②]	β	γ（光子/反光子）[③]
$^{241}_{94}$Pu	13.2a		0.02	
$^{241}_{95}$Am	462a	5.496		0.060(0.4)
$^{237}_{93}$Np	2.2×10^{6} a	4.77		
$^{233}_{91}$Pa	27.4d		0.26,0.15,0.57	0.31（很强）[③]
$^{233}_{92}$U	1.62×10^{5} a	4.823		0.09(0.02)
				0.056(0.02)
				0.042(0.15)
$^{229}_{90}$Th	7.34×10^{3} a	5.02		
$^{225}_{88}$Ra	14.8d		0.32	
$^{225}_{89}$Ac	10.0d	5.80		
$^{221}_{87}$Fr	4.8min	6.30		0.216(1)

续表

核　　素	半衰期	能量/MeV		
		α[2]	β	γ(光子/反光子)[3]
$^{217}_{85}$At	0.018s	7.02		
$^{213}_{83}$Bi	47min	5.86(2%)[4]	1.39(98%)[4]	
$^{213}_{84}$Po	4.2×10^{-6}s	8.336		
$^{209}_{81}$Tl	2.2min		2.3	0.12(弱)[5]
$^{209}_{82}$Pb	3.32h		0.635	
$^{209}_{83}$Bi	稳定			

注：① 自然界不存在这个系,它是由人工产生的。
　　② 仅参考最高能的 α 粒子。其他能量的 α 粒子完整信息可参考文献[100]。
　　③ 仅列最突出的 γ 射线。其他 γ 射线信息可参考文献[101]。
　　④ 表示分支。括号内的百分比是所给模式的衰减比率。
　　⑤ 强度尚不确定。

2.5.3　铀系($4n+2$)

铀系的原始核是^{238}U,它共经过 14 次连续衰变,包括 8 次发射 α 粒子的衰变和 6 次发射 β 粒子的衰变,最后衰变成不带放射性的稳定核素^{206}Pb(表 2-4)。居里夫妇所发现的镭及氡都是这个衰变链的中间产物,故也称为铀-镭系。

从铀系衰变链中可以看到一种奇特现象,即存在两种不同半衰期的 Pa,一种是半衰期为 1.18min 的^{234}Pa,另一种是半衰期为 6.7h 的^{234}Pa,但它们的原子序数和原子质量都相同。可以把这种原子序数和原子质量都相同,而衰变特性不同的放射性核素所处的状态称为同质异能态,这种状态在自然界中是比较少见的。

表 2-4　铀系($4n+2$)

核　　素	半衰期	能量/MeV		
		α[1]	β	γ(光子/反光子)[2]
$^{238}_{92}$U	4.51×10^9a	4.18		
$^{234}_{90}$Th(UX$_1$)	24.10d		0.193,0.103	0.092(0.04) 0.063(0.03)
$^{234m}_{91}$Pa(UX$_2$)	1.18min		2.31	1.0(0.015) 0.76(0.0063)
$^{234}_{91}$Pa(UZ)	6.66h		0.5	许多(弱)
$^{234}_{92}$U(UII)	2.48×10^5a	4.763		0.241(0.038)
$^{230}_{90}$Th(I$_0$)	8.0×10^4a	4.685		0.068(0.0059)
$^{226}_{88}$Ra	1.622×10^3a	4.777		
$^{222}_{86}$Em	3.825d	5.486		0.51(很弱)
$^{218}_{84}$Po(RaA)	3.05min	5.998(99.978%)[3]	能量不知(0.022%)[3]	0.186(0.030)
$^{218}_{85}$At(RaA′)	2s	6.63(99.9%)[3]	能量不知(0.1%)[3]	
$^{218}_{86}$Em(RaA″)	0.019s	7.127		

续表

核 素	半衰期	能量/MeV		
		α[①]	β	γ(光子/反光子)[②]
$^{214}_{82}$Pb(RaB)	26.8min		0.65	0.352(0.036)
				0.295(0.020)
				0.242(0.07)
$^{214}_{83}$Bi(RaC)	19.7min	5.505(0.04%)[③]	1.65,3.7(99.96%)[③]	0.609(0.295)
				1.12(0.131)
$^{218}_{84}$Po(RaC′)	1.64×10^{-4}s	7.680		
$^{210}_{81}$Tl(RaC″)	1.32min		1.96	2.36(1)
				0.783(1)
				0.297(1)
$^{210}_{82}$Pb(RaD)	19.4h		0.017	0.0467(0.045)
$^{210}_{83}$Bi(RaE)	5.00d		1.17	
$^{210}_{84}$Po(RaF)	138.40d	5.298		0.802(0.000012)
$^{206}_{82}$Pb(RaG)	稳定			

注：① 仅参考最高能的 α 粒子。其他能量的 α 粒子完整信息可参考文献[100]。

② 仅列最突出的 γ 射线。其他 γ 射线信息参考文献[101]。

③ 表示分支。括号内的百分比是所给模式的衰减比率。

2.5.4 锕系($4n+3$)

锕系衰变的起始核是铀的一种同位素^{235}U,共经过 11 次连续衰变,包括 7 次 α 衰变和 4 次 β 衰变,终核是稳定核素^{207}Pb(表 2-5)。该系成员的质量数 A 都是 4 的整数倍加 3, $A=4n+3$,所以锕系也叫 $4n+3$ 系。母核^{235}U 的半衰期为 7.038×10^8a。子核半衰期最长的是^{231}Pa,其半衰期为 3.28×10^4a,所以锕系建立起长期平衡需要几十万年的时间。

表 2-5 锕系($4n+3$)

核 素	半衰期	能量/MeV		
		α[①]	β	γ(光子/反光子)[②]
$^{235}_{92}$U	7.13×10^8a	4.39		0.18(0.7)
$^{231}_{90}$Th(UY)	25.64h		0.094,0.302,0.216	0.022(0.7)
				0.0085(0.4)
				0.061(0.16)
$^{231}_{91}$Pa	3.43×10^4a	5.049		0.33(0.05)
				0.027(0.05)
				0.012(0.01)
$^{227}_{89}$Ac	21.8a	4.94(1.2%)[①]	0.0455(98.8%)[③]	
$^{227}_{90}$Th(RdAc)	18.4d	6.03		0.24(0.2)
$^{223}_{87}$Fr(AcK)	21min		1.15	0.05(0.40)
				0.08(0.24)
$^{233}_{90}$Ra(AcX)	11.68d	5.750		0.270(0.10)
				0.155(0.055)

续表

核 素	半衰期	能量/MeV		
		α①	β	γ(光子/反光子)②
$^{219}_{86}\text{Em(An)}$	3.825d	5.486		0.267(0.086)
				0.392(0.048)
$^{215}_{84}\text{Po(AcA)}$	1.83×10^{-3} s	7.635		
$^{211}_{82}\text{Pb(AcB)}$	36.1min		1.14,0.5	复杂光谱 0.065~0.829MeV
$^{211}_{83}\text{Bi(AcC)}$	2.16min	6.619(99.68%)③	能量不知(0.32%)③	0.35(0.14)
$^{211}_{84}\text{Po(AcC}'\text{)}$	0.52s	7.434		0.88(0.14)
				0.56(0.005)
$^{207}_{81}\text{Tl(AcC}''\text{)}$	4.78min		1.47	0.87(0.005)
$^{207}_{82}\text{Pb}$	稳定			

注: ① 仅参考最高能的 α 粒子。其他能量的 α 粒子完整信息可参考文献[100]。

② 仅列最突出的 γ 射线。其他 γ 射线信息可参考文献[101]。

③ 表示分支。括号内的百分比是所给模式的衰减比率。

以上放射系具有一些共同特征。第一个共同特征是,每个放射系的第一个元素为超长寿命核素,其半衰期可能要以地质年代为单位来衡量。很明显,每个系的第一个元素必须为超长寿命核素,因为考虑到创造世界的时间,如果是相对短寿命的放射性核素物质,在地球存在的 45 亿年里就已经被完全衰变掉。人造放射系镎系就可以很好地解释这一点。镎系的第一个是超铀元素^{241}Pu,由实验室内通过中子辐照反应堆产生的^{239}Pu 产生。^{241}Pu 的半衰期只有 13 年。由于半衰期短,实际上 100a 足够使大部分^{241}Pu 衰变掉。即使该放射系最长寿命的^{237}Np(半衰期为 2.2×10^6a),如果它和地球上所有其他的元素同时产生,那么相对来说从它产生到消失的时间间隔也足够短。第二个共同特征是,3 个天然放射系都有一个气态核素,因此不同情况下会产生不同的氡同位素的放射性气体。铀系的气体为氡,钍系的气体为钍射气,锕系的气体为锕射气,而镎系没有气体元素。

此外,从衰变链中可以看出,在某些环节上某一放射性核素可以存在两种衰变方式。这些精细结构都是随着测量精度的提高而逐渐被发现的,而且今后人们仍有可能会找到某些更复杂的形式,对衰变链进行补充和修正。

2.6 感生放射性

使用具有一定能量的粒子轰击稳定的核素可以产生人工放射性核素。把稳定的核素吸收一个中子后转变成放射性核素的过程称为活化,把生成的放射性核素称为活化产物。因为核内中子过剩,活化产物要进行 β^- 衰变,活化产物衰变时产生的放射性称为感生放射性。

例如,稳定核素^{59}Co 吸收一个中子产生放射性同位素^{60}Co,是反应堆活化产物的一个重要例子。

用中子轰击或照射稳定同位素^{59}Co,则可产生放射性同位素^{60}Co。^{60}Co 原子再进行 β 衰变,同时发出 γ 射线,变成稳定同位素^{60}Ni。这个过程可写成

$$^{59}\text{Co}+\text{n} \longrightarrow {}^{60}\text{Co}+\gamma$$
$$\longrightarrow {}^{60}\text{Ni}+\beta+\gamma$$

(2-42)

式中，^{60}Co为活化产物，其衰变产生的β、γ射线即感生放射性。

又如，反应堆一回路水中的稳定同位素^{16}O吸收中子，同时发射质子，产生放射性核素^{16}N，^{16}N原子再进行β衰变，并发出γ射线，变成稳定的^{16}O，即

$$^{16}O+n \longrightarrow {}^{16}N+p$$
$$\qquad\qquad\qquad \longrightarrow {}^{16}O+\beta+\gamma \qquad\qquad (2\text{-}43)$$

式中，^{16}N为活化产物，其衰变产生的β、γ射线即感生放射性。

2.7　放射性同位素的应用

放射性同位素的应用是沿着以下3个方向展开的，即利用它的射线、衰变规律和作为示踪原子。

2.7.1　射线

放射性同位素在原子核衰变过程中放出α粒子、β粒子和γ光子，也称为α射线、β射线和γ射线。γ射线由于贯穿本领强，可以用来检查金属内部有没有砂眼或裂纹，所用的设备称为γ射线探伤仪。α射线的电离作用很强，可以用来消除机器在运转中因摩擦而产生的有害静电。生物体内的脱氧核糖核酸(deoxyribo nucleic acid，DNA)承载着物种的遗传密码，但是DNA在射线作用下可能发生突变，所以通过射线照射可以使种子发生变异，培养出新的优良品种。射线还能抑制农作物培育过程中害虫的生长，甚至可直接消灭害虫。人体内的癌细胞比正常细胞对射线更敏感，因此用射线照射可以治疗恶性肿瘤，这就是医生们说的"放疗"。

同天然放射性物质相比，人造放射性同位素的放射性活度容易控制，还可以制成各种所需的形状，特别是它的半衰期比天然放射性物质短得多，因此放射性废料容易处理。由于这些优点，在生产和科研中都是采用人造放射性同位素，而不是采用天然放射性物质。

2.7.2　衰变规律

放射性的应用很广泛，如应用衰变规律包括放射源活度修正、确定放射源活度和制备时间、确定放射源性质、确定远期年代及短寿命核素发生器等。

1. 放射性活度修正

典型应用：已知一个放射源某时的活度，求现在的活度。例如，根据$A(t)=A(0)e^{-\lambda t}$，若放射源已知，则λ已知，根据已知条件$A(0)$和t可以求出现在或某时该放射源的活度。

【例2-9】 单一放射性核素^{137}Cs，20a前制备时的质量为$M=3\times10^{-3}$g。已知^{137}Cs的原子质量$A=136.907$，半衰期$T_{1/2}=30.17$a。试计算该放射源现在的放射性活度。

解：

根据公式$A(t)=\lambda N(t)$，首先计算20a前源制备时的^{137}Cs核数：

$$N(0)=M\frac{N_A}{A}=\frac{3\times10^{-3}\times6.022\times10^{23}}{136.907}=1.32\times10^{19}$$

式中，$N_A \approx 6.022 \times 10^{23}$，为阿伏伽德罗常量。

则 ^{137}Cs 的衰变常数为

$$\lambda = \frac{0.693}{T_{1/2}} = \frac{0.693}{30.17} = 0.023 \mathrm{a}^{-1} = 7.29 \times 10^{-10}\,\mathrm{s}^{-1}$$

20a 前 ^{137}Cs 源的放射性活度为

$$A(0) = \lambda N(0) = 7.29 \times 10^{-10} \times 1.32 \times 10^{19}\,\mathrm{Bq} = 9.62 \times 10^9\,\mathrm{Bq}$$

20a 后 ^{137}Cs 源的放射性活度为

$$A(t) = A(0)\mathrm{e}^{-\lambda t} = 9.62 \times 10^9 \times \mathrm{e}^{-0.023 \times 20}\,\mathrm{Bq} = 6.07 \times 10^9\,\mathrm{Bq}$$

^{137}Cs 源经过 20a，其放射性活度为 6.07×10^9 Bq，减弱为原来的 63%。

2. 确定放射源活度和制备时间

地球上的 1600 多种放射性核素大部分是人工制造的，如核燃料 ^{239}Pu、强中子源 ^{252}Cf 等。可以利用反应堆强中子流照射靶核，靶核俘获中子生成放射性核；也可以利用反应堆中子引起重核裂变，从裂变碎片中提取放射性核素；还可以利用加速器通过带电粒子核反应获得反应生成核。

在人工制备放射源时，带电粒子束或中子束的强度是一定的，则放射性核素的产生率 P 也是恒定的，而放射源在制备过程中同时又在衰变。人工放射性核素放射性活度随时间的变化见表 2-6，其生长曲线如图 2-8 所示。所以在人工制备放射源时，需要确定制备的源的活度和最佳制备时间。

表 2-6　人工放射性核素放射性活度随时间的变化

$t/T_{1/2}$	0.5	1	2	3	4	5	6
A/P	0.293	0.500	0.750	0.875	0.938	0.969	0.985

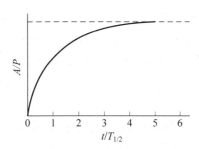

图 2-8　人工放射性生长曲线

放射性核素的变化率为

$$\frac{\mathrm{d}N(t)}{\mathrm{d}t} = P - \lambda N(t) \tag{2-44}$$

利用初始条件 $t = 0$ 时，$N(t) = 0$，解方程得

$$N(t) = \frac{P}{\lambda}(1 - \mathrm{e}^{-\lambda t}) \tag{2-45}$$

则活度为

$$A(t) = P(1 - e^{-\lambda t}) \tag{2-46}$$

由式(2-46)定义饱和因子 S，$S = 1 - e^{-\lambda t}$。

若要 $A(t)$ 达到 P 的 99%，则需要的时间为 $t = 6.65 T_{1/2}$。

3. 确定放射源性质

典型应用：在人工制备放射源时，确定其组成是很重要的，因为这和其放射性活度及辐射的粒子密切相关。

例如，要制备 $^{90}_{38}\text{Sr}$ 放射源，由于有

$$^{90}\text{Sr} \xrightarrow{\beta^-,28.1a} {}^{90}\text{Y} \xrightarrow{\beta^-,64h} {}^{90}\text{Zr}(\text{稳定})$$

这个过程会达到长期平衡。平衡后，原纯 ^{90}Sr 源变为 ^{90}Sr 和 ^{90}Y 共存的源，并以母核的半衰期衰变。这时源活度是纯 ^{90}Sr 源的 2 倍，发射的粒子能量也有变化。

4. 放射性鉴年法——确定远期年代

利用放射性来确定远期年代，通常可采用两种方法：一种是利用 ^{14}C 断代年代法，另一种是利用长寿命核素的衰变。

已知 ^{14}C 具有 β^- 放射性，半衰期为 5730a，主要用于考古学中的年代测定。那么，^{14}C 是从哪里来的呢？宇宙射线与大气中粒子的核发生反应，产生中子，然后中子与空气中的氮发生反应，从而产生 ^{14}C。其反应式如下：

$$n + {}^{14}\text{N} \longrightarrow {}^{14}\text{C} + p \tag{2-47}$$

在大气中，^{12}C 和 ^{14}C 的比例为 $^{12}\text{C} : {}^{14}\text{C} = 1 : (1.2 \times 10^{-12})$，而活生物体内的 ^{12}C 与 ^{14}C 含量之比与大气中相当。可以算得 1g 有生命机体的 C 中含 ^{14}C 约 6×10^{10} 个，每分钟发生衰变的 ^{14}C 约 14 个。当生命结束后，生物体停止与大气中的 C 交换。其体内 ^{14}C 不断衰变，数目不断减少，而其体内 ^{12}C 的数目保持不变。

通过测量 ^{14}C 的 β^- 放射性活度或 ^{14}C 核素数目，都可以测定生物体死亡距今的年代。也可通过加速器质谱(accelerator mass spectrometry，AMS)方法直接测量核素的数目。

将古代样品含量比与现代参考样品含量比比较，可以确定生物体死亡距今的时间为

$$t = \frac{1}{\lambda} \ln \left[\frac{(^{14}\text{C}/^{12}\text{C})_{\text{参考样品}}}{(^{14}\text{C}/^{12}\text{C})_{\text{测量样品}}} \right] \tag{2-48}$$

另外，利用放射性来确定远期年代的方法为地质放射性鉴年法，即利用长寿命核素的衰变性质来确定远期年代。例如，早期利用铀系、钍系等放射系，母体半衰期与地球年龄相当；后来发展利用 ^{40}K、^{87}Rb 等长寿命核素。^{87}Rb 通过 β 衰变变成稳定核素 ^{87}Sr，如下所示：

$$^{87}\text{Rb} \xrightarrow{\beta^-,4.75 \times 10^{10}a} {}^{87}\text{Sr}(\text{稳定}) \tag{2-49}$$

式(2-49)的原理为：设岩石生成时刻 t_0，母核数为 $N_p(t_0)$，子核数 $N_d(t_0)$ 为 0，测量时刻 t_1，母核数为 $N_p(t_1)$，子核数为 $N_d(t_1)$，则有

$$\begin{cases} N_p(t_1) = N_p(t_0) e^{-\lambda(t_1 - t_0)} \\ N_d(t_1) = N_p(t_0) - N_p(t_1) \end{cases} \tag{2-50}$$

令 $\Delta t = t_1 - t_0$，由方程解得

$$\Delta t = \frac{1}{\lambda} \ln \frac{N_p(t_0)}{N_p(t_1)} = \frac{1}{\lambda} \ln \left(1 + \frac{N_d(t_0)}{N_p(t_1)} \right) \tag{2-51}$$

由母核衰变常数 λ、t_1 时刻子核母核数之比，可求出样品年代。

另外，利用天然放射系也可以测定地质年代。例如，铀系有

$$_{92}^{238}\text{U} \longrightarrow _{90}^{234}\text{Th} \longrightarrow \cdots \longrightarrow _{82}^{206}\text{Pb}$$

满足

$$N_d(t_1) + \sum_i N_i(t_1) = N_p(t_0) - N_p(t_1) \tag{2-52}$$

当放射系达到平衡后，则有

$$\sum_i N_i(t_1) \ll N_d(t_1)$$

$$N_d(t_1) = N_p(t_0) - N_p(t_1)$$

$$\Delta t = \frac{1}{\lambda_{238\text{U}}} \ln \left(1 + \frac{N_{206\text{Pb}}(t_1)}{N_{238\text{U}}(t_1)} \right) \tag{2-53}$$

类似地，对于锕系，有

$$_{92}^{235}\text{U} \longrightarrow _{90}^{231}\text{Th} \longrightarrow \cdots \longrightarrow _{82}^{207}\text{Pb}$$

$$\Delta t = \frac{1}{\lambda_{235\text{U}}} \ln \left(1 + \frac{N_{207\text{Pb}}(t_1)}{N_{235\text{U}}(t_1)} \right) \tag{2-54}$$

为了降低系统误差的影响，则有

$$\frac{N_{206\text{Pb}}(t_1)}{N_{207\text{Pb}}(t_1)} = \frac{N_{238\text{U}}(t_1)}{N_{235\text{U}}(t_1)} \frac{e^{\lambda_{238\text{U}} \Delta t} - 1}{e^{\lambda_{235\text{U}} \Delta t} - 1} \tag{2-55}$$

式中，对一般地质样品有

$$\frac{N_{238\text{U}}(t_1)}{N_{235\text{U}}(t_1)} = 138 \tag{2-56}$$

5. 短寿命核素发生器

核医学、放射医学等需要短寿命的放射性核素，这样当该核素进入体内后所造成的剂量小，对人体健康带来的损伤也小，如 $^{99m}\text{Tc}(T_{1/2} = 6.02\text{h})$、$^{113m}\text{In}(T_{1/2} = 104\text{m})$ 等。问题是：如何将生产的这些短寿命放射性核素运输到医院等需要使用它们的地方？通常利用"母牛"柱子，其原理如下：

利用连续衰变系列：

$$\text{母核} \xrightarrow{\text{较长寿命}} \text{子核} \xrightarrow{\text{短寿命}} \cdots$$

寿命较长的核素不断产生短寿命子体，需要时将子体分离出来，而母体继续不断衰变生长出子体。

例如，^{99}Mo—^{99m}Tc"母牛"。

$$^{99}\text{Mo} \xrightarrow{\beta^-, T_{1/2} = 66.02\text{h}} {}^{99m}\text{Tc} \xrightarrow{\text{IT}, T_{1/2} = 6.02\text{h}} {}^{99}\text{Tc} \rightarrow \cdots$$

由于 $T_{1/2}(^{99}\text{Mo}) > T_{1/2}(^{99m}\text{Tc})$，体系可建立暂时平衡。

当 $t=t_m$ 时,子核放射性活度最大,即

$$t_m = \frac{1}{\lambda_2 - \lambda_1}\ln\frac{\lambda_2}{\lambda_1} \approx \frac{1}{\lambda_2}\ln\frac{\lambda_2}{\lambda_1} = \frac{T_{1/2}(\text{Tc})}{\ln 2}\ln\frac{T_{1/2}(\text{Mo})}{T_{1/2}(\text{Tc})} \approx 21\text{h}$$

$$A(^{99m}\text{Tc}) = A(^{99}\text{Mo}) = A_{max} \tag{2-57}$$

2.7.3　作为示踪原子

一种放射性同位素的原子核跟这种元素其他同位素的原子核具有相同数量的质子(中子的数量不同),因此核外电子的数量也相同。由此可知,一种元素的各种同位素具有相同的化学性质。这样,可以用放射性同位素代替非放射性同位素来制成各种化合物。该化合物的原子跟通常的化合物一样参与所有化学反应,却带有放射性标记,用仪器可以探测出来。这种原子称为示踪原子。

棉花在结桃、开花时需要较多的磷肥,把磷肥喷在棉花叶子上也能被吸收。但是,何时吸收率最高、磷在作物体内能存留的时间、磷在作物体内的分布情况等采用通常的方法很难研究。如果用磷的放射性同位素制成肥料喷在棉花叶面,然后每隔一定时间用探测器测量棉株各部位的放射性活度,上面的问题就可以轻易解决。

碘是人体必需的微量元素,是合成甲状腺激素必不可少的重要原料,且在维持机体健康的过程中发挥着重要作用。碘被吸收后会聚集在甲状腺内。给人注射碘的放射性同位素 ^{131}I,然后定时用探测器测量甲状腺及邻近组织的放射性活度,有助于诊断甲状腺的器质性和功能性疾病。

近年来,有关生物大分子的结构及其功能的研究大多数要借助于放射性同位素。

第3章

电离辐射来源

　　人体受到照射的辐射源主要包括两类：天然辐射源和人工辐射源。生活在地球上的人类自古以来每时每刻都受到天然存在的各种电离辐射的照射，这种照射称为天然本底照射。天然本底照射是人类受到的电离辐射照射的最主要来源，约占总照射的 85% 以上。近几十年来，由于医疗照射、核动力生产及放射性核素的应用和科学技术的发展，以及以往所进行过的核试验，人类受到各种人工辐射源的照射，而且这种照射还在不断增加。

3.1　天然辐射源及其辐射水平

　　天然电离辐射遍布人类的生活环境，每个人都不可避免地暴露在天然辐射中。联合国原子辐射效应科学委员会(United Nations Scientific Committee on the Effects of Atomic Radiation, UNSCEAR)报告指出，天然辐射是人类的主要辐射来源。统计数据显示，日常生活中天然辐射占人们所接受辐射剂量的 85%，人工辐射约占 15%。因此对于大多数人来说，天然辐射是主要的电离辐射来源。

　　天然辐射源按起因可分为以下 3 类。

　　(1) 宇宙射线：即来自宇宙空间的高能粒子流，其中有质子、α 粒子、其他重粒子、中子、电子、光子等。

　　(2) 宇生放射性核素：即由宇宙射线与大气中的原子核相互作用而产生的放射性核素，如 ^3H、^{14}C、^7Be 等。

　　(3) 原生放射性核素：即存在于地球地壳中的天然放射性核素，以 ^{238}U、^{232}Th 和 ^{235}U 为起始元素的 3 个天然放射系，以及独立的长寿命放射性核素，如 ^{40}K 等。

　　天然辐射源对世界范围人类造成的照射造成的人均年有效剂量水平约为 2.4mSv，其中内照射所致的有效剂量约比外照射高 1 倍。在引起内照射的各种辐射源中，^{222}Rn 的短寿命子体最为重要，它们造成的有效剂量约为所有内照射辐射源贡献的 70%。外照射中，宇宙射线的贡献略低于原生核素。个人的人均年有效剂量变化范围很大，在任何一个大群体中，约 65% 的人预期年有效剂量为 1～3mSv，约 25% 的人预期年有效剂量小于 1mSv，其余 10% 的人预期年有效剂量大于 3mSv。

3.1.1 宇宙射线

地球大气层处在微弱的电离状态下，这种状态形成的原因是来自宇宙空间的各种来源、各种能量的高能粒子流，即宇宙射线。

宇宙射线分为初级宇宙射线和次级宇宙射线。在地球大气层以外，尚未与大气相互作用的粒子流称为初级宇宙射线。初级宇宙射线由各种元素的裸核组成，主要是质子(占87%)和 α 粒子(占 10%)，还有重带电粒子、中子、中微子、X 射线、γ 射线、电子和反物质等。平均能量为 10^{10} eV，最高能量可达 10^{19} eV。由于大气层、电离层和磁层的存在，初级宇宙射线很难直接到达地面，均在海拔 50km 以上。

初级宇宙辐射与大气作用产生的各种射线称为次级宇宙射线。由于大气层的吸收屏蔽作用，宇宙射线粒子的注量率在不同纬度和海拔有所不同，海平面的剂量率要比海拔高的地方低。次级宇宙射线的致电离主要成分是 μ 介子、电子、光子，中子相对较少，海平面高度中子的剂量贡献更小，随海拔增加而上升。在人类活动的范围内，宇宙射线的本底照射主要是由次级宇宙辐射造成的。

3.1.2 宇生放射性核素

初级宇宙射线粒子在生成次级宇宙射线过程中，与空气中的 C、H、N、O、Ar、S 等原子核发生核反应，产生一系列其他粒子，即宇生放射性核素。宇生放射性核素是指宇宙射线与大气层或地表中的核素相互作用产生的放射性核素，如 ^{3}H、^{7}Be、^{14}C、^{22}Na 等，见表 3-1。这些粒子通过与周围物质的相互作用及自身的转变形成次级宇宙射线。宇生放射性核素通过气象运动、分子热运动、生物代谢等大自然的活动方式分布于地球表面上，成为天然本底照射的来源之一。

表 3-1 主要宇生核素

核　　素	半　衰　期	全球存量/($\times 10^{12}$ Bq)	年有效剂量/μSv
^{3}H	12.33a	1275	0.01
^{7}Be	53.29d	413	0.03
^{14}C	5730a	12750	12
^{22}Na	2.002a	0.44	0.15

通常情况下，与原生放射性核素对人类产生的照射相比，宇生放射性核素产生的照射很小。

3.1.3 原生放射性核素

一些半衰期特别长的放射性核素，如 ^{40}K、^{238}U、^{232}Th，从地球形成时起就存在于地壳中。这些放射性核素和它们的子体分布在自然界中，构成对人体的主要自然本底照射，这种辐射称为原生放射性核素辐射。

原生放射性核素可分为两类：一类是有衰变系列的核素，包括 3 个天然放射系（钍系、铀系、锕系）；另一类是单次衰变的放射性核素，如 ^{40}K、^{87}Rb、^{138}La、^{147}Sm、^{176}Lu 等。原生放射性核素广泛存在于地球的岩石、土壤、江河、湖海中，其活度、浓度和分布随岩石构造的类型不同而变化。花岗岩中活度、浓度最高，土壤和岩石中以 ^{40}K 的活度、浓度最高。世界上大部分地区地壳岩石层被土壤覆盖，地壳岩石和土壤中的天然放射性核素构成土地辐射的主要来源，决定了环境本底放射性水平的高低。个别地区由于地表放射性物质含量较高，本底辐射水平明显高于正常本底地区，被称为高本底地区。较为有名的高本底地区有印度的喀拉拉邦、泰米尔纳德邦和巴西的大西洋沿岸，这些地区的辐射水平比正常本底地区高数10 倍之多。

天然放射性核素，如 ^{235}U、^{238}U、^{232}Th 及 ^{237}Np 等，它们因衰变而生成的子体核素也属不稳定及具有放射性。这些子体放射性核素会继续衰变，直至达到稳定状态。它们在衰变期间会放出对人体有害的 α 粒子、β 粒子或 γ 射线。^{235}U、^{238}U、^{232}Th 及 ^{237}Np 的半衰期分别为 7 亿年、45 亿年、140 亿年及 230 万年。由于 ^{237}Np 及其子体核素的半衰期远低于地球的年龄，它们现已不存在于地球上。相反，^{235}U、^{238}U 及 ^{232}Th 衰变系列的放射性核素仍然存在于人们的生活环境中。地壳土壤及建筑材料内都含有这些天然的放射性核素，因此人们吸收到的天然辐射剂量与所在地区的土质成分有关，也与人们居所的建筑物料有关。在这类放射性核素中，氡气（特别是 ^{222}Rn）应引起人们的高度重视。^{222}Rn 主要由泥土及岩石中的 ^{238}U 衰变生成，氡气在衰变过程中会放出 α 粒子，并从地面散发至大气中。

3.2　人工辐射源及其辐射水平

人工辐射主要来自核动力生产、核武器爆炸、放射性同位素的应用、射线装置、医疗照射等，伴生矿的开采造成的环境污染也是由人类生产活动造成的，也属于人工辐射。人工辐射源是职业照射的主要来源（飞行机组人员的职业照射来自于天然辐射），也是控制对公众照射的重要对象。在人工辐射源的影响中，医疗照射所占的份额越来越大。

3.2.1　放射源及其应用

放射源属于人工辐射来源之一。许多放射性核素按照某种方式集成在一起称为放射源。将放射源按密封性能分类，可分为密封源和非密封源。按放射源的辐射类型分类，可以分成 α 源、β$^-$ 源、β$^+$ 源、γ 源、中子源等。目前，可以利用的放射性核素有 100 多种，制成的放射源种类在 1500 种以上。表 3-2 为常用的主要辐射源。

放射源的种类和用途很多，它们的主要区别在于不同的放射性核素和放射性活度。国际原子能机构和我国国务院第 449 号令《放射性同位素与射线装置安全和防护条例》（2005 年12 月 1 日起施行；国务院令第 653 号，2014 年 7 月 29 日施行；国务院令第 709 号修订，2019年 3 月 2 日施行）根据人们在无防护措施下接触和接近放射源时对人体健康和环境的潜在危害程度，从高到低将放射源分成 5 类，即 Ⅰ 类（极度危险源）、Ⅱ 类（高度危险源）、Ⅲ 类（危险源）、Ⅳ 类（低危险源）、Ⅴ 类（极低危险源）。

表 3-2　常用的主要辐射源

源类别	常用核素	
α 源	天然 α 源：^{210}Po、^{226}Ra、^{228}Th、^{233}U、^{235}U	
	人工 α 源：^{239}Pu、^{241}Am、^{244}Cm	
β$^-$ 源	低能 β 源：^{3}H、^{63}Ni、^{55}Fe、^{125}Sb、^{134}Cs	
	中能 β 源：^{14}C、^{45}Ca、^{58}Co、^{85}Kr、^{99}Tc、^{137}Cs、^{169}Er、^{203}Hg、^{204}Tl	
	高能 β 源：^{89}Sr、^{90}Sr/^{90}Y、^{106}Ru/^{106}Rh	
β$^+$ 源	正电子源：^{22}Na、^{58}Co	
γ 源	超低能 γ(X) 源(<6keV)：α 或 β 粒子轰击低 Z 靶核(Be-Ti)	
	低能 γ 源(6~150keV)：^{55}Fe、^{57}Co、^{75}Se、^{109}Cd、^{125}I、^{153}Gd、^{169}Yb、^{170}Tm、^{181}W、^{238}Pu、^{241}Am、^{244}Cm	
	高能 γ 源(>300keV)：^{51}Cr、^{60}Co、^{133}Ba、^{124}Sb、^{125}Sb、^{134}Cs、^{137}Cs、^{182}Ta、^{192}Ir	
	高活度 γ 源(>10^{13}Bq)：^{60}Co、^{137}Cs、^{226}Ra	
	穆斯堡尔源：^{57}Fe/^{57}Co、^{119}Sn/^{119m}Sn、^{125}I/^{125}Te、^{133}Ba/^{133}Cs、^{195}Au/^{195}Pr、^{182}Ta/^{182}W	
中子源	(α,n) 中子源：^{210}Po、^{210}Pb、^{226}Ra、^{227}Ac、^{228}Th、^{232}U、^{238}Pu、^{239}Pu、^{241}Am、^{242}Cm、^{244}Cm	
	(γ,n) 中子源：^{24}Na、^{56}Mn、^{72}Ga、^{88}Y、^{124}Sb、^{140}La、^{226}Ra	
	自裂变中子源：^{235}U、^{236}Pu、^{238}Pu、^{240}Pu、^{242}Pu、^{242}Cm、^{252}Cf、^{254}Cf	
辐射热源	α 热源：^{210}Po、^{227}Ac、^{228}Th、^{232}U、^{238}Pu、^{242}Cm、^{252}Cf、^{254}Cf	
	β 热源：^{90}Sr、^{137}Cs、^{144}Ge、^{147}Pm、^{170}Tm	
	γ 热源：^{60}Co	

放射源的使用在工业、医疗、农业、教学及科研等领域日益广泛,若管理与使用不当、丢失、损坏等,都将可能导致个人辐射剂量或公众辐射剂量的增加,甚至带来极其严重的后果。

3.2.2　射线装置及其应用

射线装置是另一类人工辐射源。射线装置主要包括 X 射线机和粒子加速器。前者主要产生能量较低的 X 射线;后者除产生 X 射线外,更主要的是产生其他各种能量较高的粒子。

1. X 射线机

X 射线机不仅广泛用于放射诊断与治疗、工业探伤和荧光 X 射线分析等方面,还在一些电子设备中常被使用。各种 X 射线机的用途和要求不同,其结构也有所不同。在 X 射线机中,高速电子流轰击高 Z 阳极靶物质时,由高速运动突然转为停止运动,电子失去动能以光子形式辐射,这个光子流就是 X 射线。与麦克斯韦的电磁辐射理论一致,由于电子突然减速,它的一些动能以 X 射线的形式转换成电磁能(图 3-1)。

常规的 X 射线机是由一加热的阴极发射的电子受到强电场加速,与靶材撞击后突然停止后发射 X 射线。有用的 X 射线束通过从管壳(屏蔽)的开口发射出来。

这种用现代 X 射线管产生 X 射线的方法首先应用在诊断放射学、诊断牙科学及工业 X 射线照相技术方面。X 射线光谱仪和衍射仪使用相同类型的 X 射线机来研究分析化学和晶体学,检查控制仪器。大部分发生器以合适的角度发射并加速电子。这种 X 射线发生器的加速电压必须全部用在二极管的电极上,电子最大动能一般为几十万电子伏。X 射线

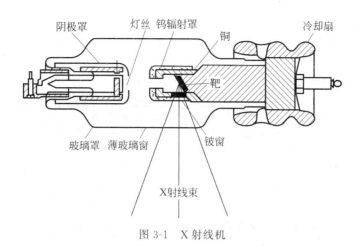

图 3-1　X 射线机

的辐射剂量率正比于电子束流强度 I、靶物质的原子序数 Z 及加速电压 U 的二次方。加速电压较低时,产生的软 X 射线更易被 X 射线管的窗、过滤片或电子设备的真空室壁所吸收。从 X 射线管输出的或电子设备泄漏的 X 射线在 1m 处的剂量率随电子加速电压的增长而上升的趋势比二次方关系更快(需要注意的是,这类 X 射线的角分布是很重要的)。对于医学诊断或治疗用 X 射线机,正确的屏蔽非常重要。为了加强屏蔽,对放射工作人员和患者的安全与健康负责,这些防护设备或器具已成为 X 射线机装备的一个重要组成部分。

在科学仪器中,有许多利用高速电子流的设备,它们也发射 X 射线。这些仪器设备产生的 X 射线是无用且有害的,但其能量不高,穿透力也不强,因此比较容易屏蔽,稍加采取措施就可以使它不泄漏到真空室外。

2. 粒子加速器

为了产生超高能的 X 射线,并克服高压限制,可以采用其他方法来加速电子,最常用的方法是使用粒子加速器,如直线加速器,其工作原理示意图如图 3-2 所示。一般,直线加速器有一系列管状电极,称为漂移管,一端是电子源,另一端是阻止高能电子的靶材。电极与高频交流电压相连,其频率随电子从一个漂移管出来并吸入下一个漂移管时发生极性变化。漂移管的电压比前一个更高。电子增加的动能(eV)等于两个连续漂移管之间的电压差值。电子总的动能等于初始动能加上每个电极上增加的动能之和。如果一串有 30 个电极间距,电压差为 100kV 的直线加速器中,电子的初始动能为 100keV,则另一端电子的动能为

$$E_k = 100\text{keV} + (30 \times 100)\text{keV} = 3100\text{keV} = 3.1\text{MeV}$$

直线加速器的能量梯度通常是 2~4MeV/ft。经过高能加速后的电子的速率几乎等于光速。2MeV 的电子速率为 2.94×10^8 m/s,4MeV 的电子速率为 2.98×10^8 m/s,6MeV 的电子速率为 2.99×10^8 m/s。

加速器可按不同的原则分类,如按加速粒子的种类分为电子类和离子类粒子加速器。按能量高低分为低能、中能和高能(一般小于 100MeV 的属于低能,能量为 100~1000MeV 的属于中能,而能量大于 1GeV 的属于高能)加速器。按粒子轨道的形状分为直线形、环形和螺旋形轨道加速器。也可以按用途分,如中子加速器、离子注入器、医用加速器和辐照加

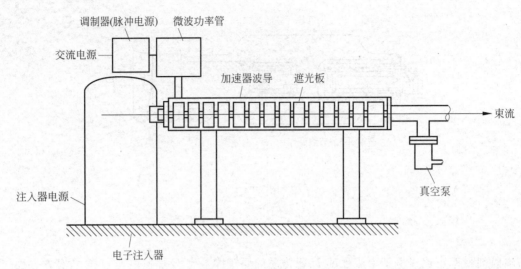

图 3-2　直线加速器工作原理示意图

速器等。不同类型的粒子加速器具有不同的结构,一般包括 4 个主要部分:①产生带电粒子的机构,即电子枪或离子源;②加速器的主体部分;③粒子束引出机构;④辐射安全系统。

在低能加速器的防护中,辐射包括初级辐射(被加速的带电粒子)及其加速后的带电粒子与物质相互作用产生的次级粒子(X 射线、γ 射线和中子等)。对能量较高的粒子加速器,还要注意上述辐射与周围物质相互作用产生的感生放射性发出的辐射(β 射线、γ 射线等),即缓发辐射。前者只在粒子加速器开机时存在,停机后即消失;后者在粒子加速器开机时存在,停机后仍然存在,而且随着粒子加速器运行时间的增加而积累,在中高能加速器上,不但初级辐射较强,缓发辐射也很突出。

粒子加速器产生的带电粒子总是定向的,通常被聚焦成直径为 1～2mm 的束流,其占据的体积很小,但能量较为集中。理想情况下,这些辐射位于真空区,对人体不产生危害。但是,作为外部用束的加速器,如采用电子束辐照的粒子加速器,电子束透过金属薄窗进入大气,虽然这时电子束散布在较大面积上,但是辐射强度仍然很高,因此如果人员受到初级辐射的照射,是极其危险的。但是,因为带电粒子在物质中的射程十分有限,所以对它们的屏蔽比较容易。只要选择的物质厚度大于带电粒子在该物质中的射程,就可以将其完全吸收。

带电粒子与结构材料或靶物质相互作用产生的次生辐射,如中子和 X 射线,由于其穿透力强,称为贯穿辐射。所以需要足够厚的屏蔽材料才能将贯穿辐射减弱到较低水平。贯穿辐射是加速器防护的重要对象。

粒子加速器的结构材料、冷却水及加速器厅和辐照厅内的空气受到辐射会引起感生放射性。感生放射性的辐射水平取决于加速粒子的种类、能量、流强和被辐照材料的性质及加速器的运行时间等多种因素。通常,在能量较高的质子加速器上,产生的感生放射性较高,且随着束流功率的增加而增加。部分加速器虽然能量不是很高,但是有高注量的中子产生,因此中子活化而产生的感生放射性是不可忽视的。由于反应阈能的关系,在许多医用和工业辐照用的电子加速器及注入机上是不可能出现严重的感生放射性的。值得注意的是,在能量较低的电子加速器上产生的感生放射性虽然水平较低,但在加速器停机后人员进入加速器厅或靶厅调整实验装置或检修加速器期间,注意防护还是十分必要的。应该通过对感生放射性的分析计算,根据核素的种类、强度、半衰期制定规章制度,尽量减少人员的受照剂量。

3.2.3 医疗射线诊断治疗设备

当今世界人口受到的人工辐射源照射中,医疗照射居于首位。近 100 多年来,电离辐射在医学领域的应用与日俱增,已成为诊断与治疗的重要手段,医疗照射来源于 X 射线诊断检查、体内引入放射性核素的核医学诊断和放射治疗过程。由此可知,医疗射线诊断治疗设备中既有用放射源的也有用射线装置的。

随着医疗保健事业的发展,接受医疗照射的人数越来越多。据统计,在发达国家,接受 X 射线检查的频率是 300～900 人次每年每 1000 居民;在发展中国家,接受 X 射线检查的频率约为发达国家的 10%。对患者个人诊断照射产生的剂量是相当低的,有效剂量为 0.1～10mSv,其原则是只要取得所需足够诊断信息即可。相反,治疗时需要采用很高的剂量,精确地照射肿瘤部位(处方的典型剂量为 20～60Gy),以便消除疾病或缓解症状。世界范围内,医疗照射所致的年集体有效剂量约为天然辐射源产生的年集体有效剂量的 1/5。与此相应,世界居民的年人均有效剂量约为 0.4mSv。2008 年,UNSCEAR 给出医疗诊断(治疗除外)世界范围的年平均有效剂量为 0.6mSv。

3.2.4 核动力生产

目前全世界有超过几百座核电站在运行,向全球提供 16% 的电力。同样,核电生产和其他能源一样,也存在环境问题。除了热污染、占用土地、普通污染物的排放等问题以外,放射性流出物排放对环境,特别是人类健康可能造成的影响是公众最关心的问题。具体说来,它包括核电厂在正常运行和事故情况下放射性核素的排放及放射性废物最终处置的潜在环境污染问题。

从事核动力生产的职业人员接受的人工辐射的年有效剂量大致与来自天然放射源照射的平均值处于同一数量级。按现有的技术水平,核电持续到 2500 年时,核燃料循环所致的年集体有效剂量和人均有效剂量的预计值只是天然辐射源照射水平的 1%。

3.2.5 核爆炸

核爆炸在大气中形成的人工放射性物质最初大多进入大气层的上部,然后从大气层上部慢慢地向大气层下部转移,最终落到地面,称为落下灰。当落下灰中的各种放射性核素存在于地面附近空气中时,可通过吸入引起内照射,当其沉降于植物上或土壤中时,则可引起外照射或食入引起内照射。

最后一次空中核爆炸发生于 1980 年 10 月,地下核试验目前仍在进行,但其造成的环境污染较小。虽然核爆炸可以产生几百种放射性核素,但其中多数不是产量很小就是在很短时间内已经衰变,对世界居民有效剂量负担大于 1% 的只有 7 种。按照对人体照射水平的递减顺序,它们是 ^{14}C、^{137}Cs、^{95}Zr、^{90}Sr、^{106}Ru、^{144}Ce 及 ^{3}H。落下灰对居民照射的主要途径是食入,其次是外照射。目前,大气核爆炸造成的人均年剂量低于天然辐射源所致平均年剂量的 1%。

3.3 人类生活中涉及的电离辐射及水平

天然辐射源和人工辐射源影响伴随着我们的生活,随着辐射源与核能的广泛和平利用,在给人类带来莫大利益的同时,也使人类接触各类辐射的机会显著增加,随时都有可能受到电离辐射的照射。各种辐射照射对人类的健康危害正是在人类不断利用各种电离辐射源的过程中被认识的。在从事某种职业的过程中受到的职业性照射、因接受医学诊断和治疗而受到的医学照射,以及一般居民从所有其他辐射源受到的公众照射越来越被重视。因此,人类应该在最大限度利用电离辐射源和核能的同时加强辐射防护,尽量避免和减少电离辐射可能引起的健康危害。

3.3.1 天然电离辐射水平

人类自古以来就无时无刻不受到天然电离辐射的照射。天然电离辐射包括:来自外层空间的宇宙射线和地壳中的原生放射性核素。人们受到天然电离辐射照射的大小与人类生活的地点和方式相关。世界范围天然电离辐射来源的平均年有效剂量约为 2.4mSv,具体见表 3-3。

表 3-3 世界范围天然电离辐射来源的平均年有效剂量

照 射 源			年有效剂量/mSv	
			平均值	典型范围值
外照射	宇宙辐射	直接电离辐射和光子	0.28	—
		中子成分	0.10	
		宇生核素	0.01	
	陆地外照射	室外	0.07	
		室内	0.41	
	合计		0.87	0.6~1.6
内照射	吸入内照射	铀系、钍系	0.006	—
		氡	1.15	
		钍(^{220}Rn)	0.10	
	食入内照射	^{40}K	0.17	
		铀系、钍系	0.12	
	合计		1.55	0.4~1.8
总 计			2.4	1~10

我国国民所受天然辐射照射的平均年有效剂量及典型范围见表 3-4。由该表可以看出:我国公众现在所受天然电离辐射照射平均年有效剂量为 3.1mSv,高于同期世界平均值2.4mSv。

表 3-4　我国国民所受天然辐射照射的平均年有效剂量及典型范围

照　射　源			年有效剂量/mSv	
			平均值	典型范围值
外照射	宇宙辐射	电离成分	0.26	0.2～1.09
		中子成分	0.1	
	陆地外照射		0.54	0.34～1.24
内照射	铀系、钍系		0.185	0.2～10
	氡及其短寿命子体		1.56	
	^{40}K		0.17	
	其他核素		0.315	
总　计			～3.1	—

我国国民所受天然辐射按可控制程度的分类见表 3-5。由表 3-5 可见,不可控制的成分仅占 15.4%,难控制的占 21.3%,可以控制的占 62.2%。这说明天然辐射照射中的大部分是可以控制的,其中包括室内陆地 γ 辐射、氡(含钍射气)及其短寿命子体。

表 3-5　我国国民所受天然辐射按可控制程度的分类[55]

可控制程度	射　线　源	年均有效剂量当量/mSv	百分比/%
不可控制的	室外宇宙射线	0.070	3.0
	室外氡(含钍射气)及其短寿命子体	0.137	5.0
	^{40}K(内照射)	0.17	7.4
难控制的	室内宇宙射线	0.247	10.7
	室外陆地 γ 辐射	0.074	3.2
	除^{40}K 以外的其他核素产生的照射	0.17	7.4
可以控制的	室内陆地 γ 辐射	0.466	20.3
	室内氡(含钍射气)及其短寿命子体	0.964	41.9
总　计		～2.3	—

天然本底辐射的特点是,它涉及全世界的居民,并以比较恒定的剂量率为人类所接受。因此可以将天然辐射源的照射水平作为基准,用于与各种人工辐射源的照射水平相比较。不同地区的本底辐射剂量不同,主要取决于地下矿物含量宇宙射线浓度(由海拔和纬度决定)。大部分地区每年的本底辐射剂量率为 700～1500μGy[*]。然而,世界上有很多地区的本底辐射高于平均值。其本底辐射剂量率更高的原因是地下放射性矿物(主要是含钍矿物的独居石)的密集高。巴西有些沙滩每年的本底辐射剂量率高达 430000μGy。印度西南部的拉邦独居石丰富,其外部剂量率平均值是每年 5000～6000μGy。美国丹佛的本底辐射每年为 2000μGy,大约是纽约的 2 倍。重要的是,在高辐射地区的人口没有发生有害辐射效应。我国人口密集地区每年的外部本底剂量率为 3000～4000μGy。在我国广东省阳江市的

---

[*]　μGy 是辐射剂量单位,将在第 5 章讨论。

部分地区,由于地表土壤中的铀、钍、镭含量较高,地表空气中的吸收剂量率平均也高达 $0.34\mu Gy/h$。生活在高海拔地区或在上述高本底地区的居民会受到较高的外照射剂量,居住在通风不良室内的居民也会受到较高的内照射剂量。另外,在地下矿山和地下空间工作的人员所受到的剂量值应引起高度关注。表 3-6 所示为我国居室中的氡浓度和世界平均值。表 3-7 所示为我国地下矿山和地下空间中的氡浓度。

表 3-6　我国居室中的氡浓度和世界平均值

居室类型与范围		测量点数	氡浓度/(Bq/m³)		备　注
			算术平均值	最大值	
一般居室	大陆*	6708	24	—	
	全世界**	—	40	1200	—
地下室*		836	582	4900	包括地下商场和旅店等
窑洞***		44	171	698	
煤渣砖建筑		~150	174		

* 　潘自强.辐射防护的现状和未来.原子能出版社,1997.

** 　UNSCEAR 2000.

*** 　尚兵,王作元,高印平等.中国甘肃东部地区居民窑洞中的氡浓度.辐射防护,15(6)461,1995.

表 3-7　我国地下矿山和地下空间中的氡浓度

职业性质	氡平衡当量浓度/(Bq/m³)		年剂量 /mSv
	典型值(或平均值)	范　围	
有色金属	1×10^3	$2.9\times10^2\sim2\times10^5$	17.2
其他地下矿山	—	$2.4\times10^2\sim3.2\times10^4$	—
煤矿	2.5×10^2	$7\times10^3\sim1.1\times10^3$	4.3
隧道施工	1.93×10^3	$5.3\times10^2\sim2.9\times10^3$	33.2
地下坑道	9.2×10^2(氡浓度)	$3.2\times10\sim5.25\times10^3$(氡浓度)	
溶洞	5.8×10^2(氡浓度)	$2\times10\sim2.35\times10^3$(氡浓度)	

表 3-8 列出了世界和我国土壤中天然放射性核素活度浓度。由表可见,我国 ^{238}U、^{226}Ra、^{232}Th 和 ^{40}K 平均值均高于世界平均值。其中,^{226}Ra 和 ^{232}Th 明显高于世界平均值。在各省市中广东和福建 ^{238}U、^{226}Ra 和 ^{232}Th 均明显偏高,这与 γ 照射剂量率的测量结果是一致的。

表 3-8　土壤中天然放射性核素含量　　　　　　　　　　　　　　　　Bq/kg

范围	^{238}U		^{226}Ra		^{232}Th		^{40}K	
	平均值	范围	平均值	范围	平均值	范围	平均值	范围
世界	33[①]	16~114 (立陶宛) (泰国)	35	17~67 (埃及) (马来西亚)	30	11~82 (哥斯达黎加) (马来西亚)	400	140~850 (哥斯达黎加) (挪威)

续表

范围		²³⁸U		²²⁶Ra		²³²Th		⁴⁰K	
		平均值	范围	平均值	范围	平均值	范围	平均值	范围
中国	文献1	39.5^②	19.4~71.2 (北京) (广东)	36.5	21.4~67.3 (北京) (贵州)	49.1	34.1~96.3 (北京) (福建)	580	332.2~699.9 (广西) (桂林)
	文献2	39.3^②	18.6~68.9 (天津) (贵州)	39.0	19.8~73.3 (北京) (贵州)	60.6	35.5~117 (北京) (福建)	567	269~780 (广西) (内蒙古)
		38.5^②	15.6~67 (天津) (贵州)	36.5	17.6~70.6 (北京) (福建)	54.0	31.3~117 (北京) (福建)	620	269~821 (广西) (内蒙古)

注: ①按面积加权平均; ②按人口加权平均。

文献 1: 全国环境天然放射性水平调查总结报告编写小组, 全国土壤中天然放射性核素含量调查研究(1983—1990), 辐射防护, 1992, 12(2): 122.

文献 2: 全国环境天然放射性水平调查总结报告编写小组, 全国水体中天然放射性核素含量调查研究(1983—1990), 辐射防护, 1992, 12(2): 143.

表 3-9 列出了我国各类水体中天然放射性核素²³⁸U、²³²Th、²²⁶Ra 和⁴⁰K 的浓度[2]。由表可见: 铀、钍的浓度咸水湖中最高、水库最低; ²²⁶Ra 的活度浓度温泉最高, 其次是海水和咸水湖, 最低的也是水库; ⁴⁰K 最高是海水, 其次是咸水湖, 最低的还是水库。

表 3-9　我国水体中天然放射性核素浓度

类型	数目	U/(μg/L)		Th/(μg/L)		²²⁶Ra/(mBq/L)		⁴⁰K/(mBq/L)	
		范围	均值	范围	均值	范围	均值	范围	均值
淡水湖	101	0.04~19.2	2.10^①	0.02~0.93	0.24	<0.5~22.7	5.51	4.8~2.64 ×10³	102
水湖	270	1.07~3.87 ×10²	22.36^①	0.04~8.60	0.64	1.30~43.2	11.27	54.8~22.4 ×10⁴	2108
水库	279	0.03~19.5	0.73^①	<0.01~2.04	0.09	<0.5~65.6	4.69	3.2~1205	50
江河	953.1 (积水面积) 10⁴km²	0.02~42.35	2.56	<0.01~9.07	0.33	<0.5~99.54	6.24	8~7149	133.5
温泉	130	0.02~18.6	0.87	0.02~4.85	0.25	<0.5~5940	204.22	5.1~8125	566.5
冷水泉	159	0.04~14.88	1.17	0.01~1.50	0.20	<0.5~290	10.65	2.9~1830	107.6
农村 (浅井)	713	<0.01~ 101.06	3.82	<0.01~6.29	0.15	<0.5~178	7.16	3.3~5867	191.9
农村 (深井)	76	0.02~358.87	2.95	<0.01~1.32	0.16	0.83~34.6	5.81	1~923.4	65.5
海水	55	0.07~5.20	2.21	<0.01~5.92	0.53	1.60~46.0	11.7	2500~21600	10320

注: ① 按容积加权平均。

文献 2: 全国环境天然放射性水平调查总结报告编写小组, 全国水体中天然放射性核素含量调查研究(1983—1990), 辐射防护, 1992, 12(2): 143.

我国贯穿辐射水平见表 3-10。

表 3-10　我国贯穿辐射水平

项　目	原野 γ 剂量率 /(nGy/h)	道路 γ 剂量率 /(nGy/h)	室内 γ 剂量率 /(nGy/h)	人均有效剂量 /mSv
范围	2.4～340.8	3.0～399.1	11～118.5	0.15～2.31
均值(按人口加权)	62.1	61.8	99.1	0.55
标准差	27.4	27.5	36.1	0.17

核能、放射性同位素核辐射技术的应用等都会改变环境的放射性水平。除了天然放射性的富集效应,一些人工放射性核素,如 ^{90}Sr 和 ^{137}Cs 也进入了环境。表 3-11～表 3-13 所示为 2006 年我国部分地区土壤中、主要水系中、近海海域海水中 ^{90}Sr 和 ^{137}Cs 的含量。

表 3-11　2006 年我国部分地区土壤中 ^{90}Sr 和 ^{137}Cs 的含量

地　区	^{90}Sr/(Bq/kg)	^{137}Cs/(Bq/kg)
北京	—	0.53～7.48
天津	5.21～8.40	0.13～2.32
上海	—	＜0.2～4.5
长春	—	5.3～6.1
南京	0.16～0.82	＜～4.6
青岛	3.8～6.6	0.2～1.4
昆明	—	0.26～0.93

表 3-12　2006 年我国主要水系中 ^{90}Sr 和 ^{137}Cs 的含量

水　系	^{90}Sr/(mBq/L)	^{137}Cs/(mBq/L)
海河水系	3～16	8～22
松花江	3.5～5.8	0.38～0.69
长江	3.2～5.8	—
长江支流	7.9～9.0	＜0.099
淮河水系	3.4～9.8	0.7～1.0
钱塘江	1.9～4.6	0.4～0.9

表 3-13　2006 年我国近海海域海水中 ^{90}Sr 和 ^{137}Cs 的含量

海　域	^{90}Sr/(mBq/L)	^{137}Cs/(mBq/L)
青岛近海	0.3～2.5	0.1～0.5
舟山东海	0.6	1.2
渤海	—	170
温州东海	1.2	1.5
上海金山	19～26	0.70～0.77
上海东海	11～17	0.78～0.99

3.3.2 人类活动造成的电离辐射水平

表 3-14～表 3-17 所示为各种人类活动造成的辐射剂量值。

表 3-14 2000 年天然和人工辐射源所致年均个人有效剂量

辐 射 源	世界范围个人年均有效剂量/mSv
天然本底	2.4
医学检查	0.6
大气核试验	0.005
切尔诺贝利事故	0.002
核能生产	0.0002
职业照射	0.6

表 3-15 用核医学方法进行肾功能与甲状腺功能检查时所需的^{131}I 活度

检 查 项 目	所需^{131}I 活度/Bq
肾功能	$(18.5～25.9)×10^{7}$
甲状腺功能	$(37～55.5)×10^{7}$

表 3-16 全世界医用 X 射线检查的次数、有效剂量(1991—1996 年)[156]

检 查 名 称	每 1000 人口检查次数/次	每次检查的有效剂量/mSv
胸部 X 射线摄影	87	0.14
胸部 X 射线透视	37	1.1
腰椎	15	1.8
胸椎	4.1	1.4
骨盆和腹部	11	0.83
上胃肠道	13	3.7
下胃肠道	3.4	6.4
尿路造影	3.8	3.7
CT	16	8.6
血管造影	2.1	12
介入程序	0.84	20
总 计	330	—

表 3-17 人类生活方式对辐射水平的影响

类 型	剂 量 水 平
夜光表	0.02mSv/a
乘飞机	0.005mSv/h(2000km)
眼镜(局部)	0.01～0.04mSv/a
家用天然气(局部)	0.06～0.09mSv/a
假牙(局部)	1μSv/a
每天吸烟20 支("钋弹")	0.5～1mSv/a
使用火力发电厂带来的照射	0.005

3.3.3 食品、建材中的放射性物质

日常生活涉及的吃、住等方面都有放射性的影响,如吃的食品中含有一些放射性物质,有的来自地壳中的放射性物质,称为天然本底;也有的来自核武器试验或和平利用核能所产生的放射性物质,称为人为放射性污染。由于生物体和其所处的外环境之间固有的物质交换过程,在大多数动植物性食品中含有不同程度的天然放射性物质,即食品的放射性本底。它主要来源于宇宙线和环境中的放射性核素。某些鱼类能富集金属同位素,如^{137}Cs和^{90}Sr等,后者半衰期较长,多富集于骨组织中,而且不易排出,对机体的造血器官有一定的影响。某些海产动物,如软体动物能富集^{90}Sr,牡蛎能富集大量^{65}Zn,某些鱼类能富集^{55}Fe。表3-18所示为我国主要食品中的放射性水平。表3-19所示为标准人体(70kg)内存在的放射性核素含量与每天从食物中摄取的放射性物质的估计值。

表 3-18 我国主要食品中的放射性水平

类别	名称	天然铀/ $(\times 10^{-7}\,\text{g/kg})$	天然钍/ $(\times 10^{-7}\,\text{g/kg})$	^{226}Ra/ $(10^{-2}\,\text{Bq/kg})$	^{90}Sr/ $(10^{-2}\,\text{Bq/kg})$	^{137}Cs/ $(10^{-2}\,\text{Bq/kg})$
谷类	大米	14~16	2.2~16	3.7~6.0	4.0~6.7	4.8~20
	面粉	9.1~100	32~710	27~110	20~81	10~55
	玉米	4.6~41	11~15	8.6~11	8.5~11	17~29
	高粱米	2.5~9.4	17~21	未测出~5.1	9.2	33~66
	小米	16	80	76	25	13
薯类	红薯	12~29	32	11~86	17~110	75~26
蔬菜类	青菜	14~90	31~120	8.6~26	34~100	9.0~33
	白菜	5.1~5.8	0.2~9.3	0.9~4.8	24~32	7.4~41
	菠菜	14~32	48~180	14~20	4.9~32	0.7~7.4
	萝卜	2.9~43	4.6~74	4.1~34	24~81	0.8~13
	茄子	2.1~3.7	1.3~53	1.2~4.7	6.0~11	1.9~9.6
肉类	猪肉	3.2~16	9.7~34	1.5~11	1.0~16	9.0~32
	羊肉	13~15	27~40	6.2~19	6.3~14	29~48
豆类	大豆	17~61	41~75	未测出~36	88~196	74~175
	绿豆	16~41	10~250	32~130	16~70	2.2~4.1
奶类	牛奶	8.4~19	0.7~2.9	未测出~7.0	6.7~8.1	6.3~8.5
蛋类	鸭蛋	1.9~18	1.6~23	32~130	16~70	2.2~4.1
	鸡蛋	4.8~25	2.2~17	49~110	13~41	0~12
烟类	烟叶	390~2500	3800~4700	1200~1600	2000~8000	170~890
茶类	茶叶	140~560	770~940	260~350	1300~3000	185~1330
糖类	白糖	1.1~4.4	3.9~5.1	0.2~2.8	1.9~4.4	0.4~5.5
油类	花生油	40	9.5	4.5	444	59
水果类	苹果	1.0~6.4	4.0~9.9	4.7~8.4	3.3~27	6.0~7.4
	梨	5.7	8.8	6.2	3.3	11
	香蕉	5.6	1.5	未测出	3.7	6.3
	核桃	8.7	5.0	11	8.1	19

续表

类别	名称	天然铀/ ($\times 10^{-7}$ g/kg)	天然钍/ ($\times 10^{-7}$ g/kg)	^{226}Ra/ (10^{-2} Bq/kg)	^{90}Sr/ (10^{-2} Bq/kg)	^{137}Cs/ (10^{-2} Bq/kg)
水产类	淡水鱼	6.8～160	8.1～23	5.0～67	32～41	5.6～11
	海鱼	20	7.2～28	1.6～46	2.6～26	52～150
	牡蛎	52	18	27	1.1	～4.8
	鱿鱼、墨鱼	22～25	18～24	5.5～28	52	12～13
	虾	8.1～14	26～35	3.8～33	7.0～26	3.7～12
	海带	1500	60	1200	174	41
	海螺	280	29	58	163	123

表 3-19 标准人体(70kg)内存在的放射性核素含量与每天从食物中摄取的放射性物质估计值

放射性核素	每天食入量/Bq	体内含量/(Bq/70kg)
^{3}H	0.592～2.22	9.25～37
^{14}C	4.44～66.6	2.85×10^{3}
^{40}K	59.2～88.8	$(2.96 \sim 4.44) \times 10^{3}$
^{210}Pb	0.037～0.259	27.8
^{226}Ra	0.0185～0.0666	1.11～1.48
^{232}Th	0.0111	0.074
^{238}U	0.0222	1.85～3.33

　　人们生存、居住、办公空间的建筑材料,包括泥土和沙石都是有放射性的,因此建筑材料中具有放射性是正常的。人类的大部分时间是在建筑物室内度过的,尽管建筑物内放射性来源较为复杂,但可以肯定的是建筑材料放射性对人体辐射剂量的贡献是不可忽视的。

　　建筑材料的放射性主要来源于其所包含的^{226}Ra、^{232}Th、^{40}K 等放射性核素。^{226}Ra、^{232}Th、^{40}K 可释放出 γ 射线,从外界对人体产生辐射。^{226}Ra 衰变后产生的放射性气体氡,可被人体吸入体内,其进一步衰变的产物同时具有 α、β、γ 放射性,可在人体内进行照射。表 3-20 所示为我国常用建材中天然放射性物质的含量。表 3-21 所示为国外一些建筑物中铀、钍、钾的放射性平均浓度。

表 3-20 我国常用建材中天然放射性物质的含量

材料品种	铀/($\times 10^{-6}$ g/g)	镭/(Bq/g)	钍/($\times 10^{-6}$ g/g)	^{40}K/($\times 10^{-6}$ g/g)	总 α/(Bq/g)
青砖、红砖	1.6～16	0.137～0.248	6.2～7	3～3.9	
砖坯	7.0	0.63	—	—	
河沙	9～30	0.139～1.41	—		2.63
石灰	3.1	0.122			
水泥	6.5	0.052			
煤渣砖	45～135.1	0.55～1.36	12.4～14	1～1.3	8.51～18.5
铀尾砂砖	20～50	0.28～3.44	—	—	40.7～41.8

表 3-21 国外一些建筑物中铀、钍、钾的放射性平均浓度

材料	铀		钍		钾	
	μg/g	mBq/g	μg/g	mBq/g	μg/g	mBq/g
花岗岩	4.7	63	2	8	4	1184
砂岩	0.45	6	1.7	7	1.4	414
水泥	3.4	46	5.1	21	0.8	237
石灰岩混凝土	2.3	31	2.1	85	0.3	89
砂岩混凝土	0.8	11	2.1	85	1.3	385
墙板	1.0	14	3	12	0.3	89
石膏副产品	13.7	185	16.1	66	0.02	5.9
天然石膏	1.1	15	1.8	7.4	0.5	148
木头	—	—	—	—	11.3	3390
黏土块	8.2	111	10.8	44	2.3	666

资料来源：美国和加拿大曝光人口的天然本底辐射,可参考文献[102]。

因此在建造和选择住所时,应注意建房地点和建筑材料、装修材料的选择;尽可能降低室内氡浓度,简便易行的办法是进行通风,室外新鲜空气进入室内,把室内的污浊空气置换出去。

3.4 照射类别的划分

为了更好地处理辐射防护总的政策问题,针对不同的照射情况建立相应的辐射防护体系,国家在《电离辐射防护与辐射源安全基本标准》(GB 18871—2002)中对各种照射做了明确的定义。根据不同的行为或状态,照射的分类方法分为几种。照射可以是外照射(体外源的照射),也可以是内照射(体内源的照射),也可以分为正常照射或潜在照射,还可以分为职业照射、医疗照射或公众照射。在干预情况下,照射还可以分为应急照射或持续照射。这里分为 4 大类:职业照射、公众照射、医疗照射和潜在照射。这 4 类照射各有各的特点。

3.4.1 职业照射

职业照射是指工作人员在其工作过程中所受的所有照射。职业照射的定义很重要,但其应用是有限制的。这里有两种情况要排除在外:一种是国家有关法规和标准所排除的照射,另一种是根据国家有关法规和标准予以豁免的实践或辐射源所产生的照射。

通常,天然源辐射可视为一种持续照射,但是飞机飞行过程中机组人员所受的天然辐射源照射列入工作人员的职业照射。

3.4.2 公众照射

公众所受到的辐射源照射包括获准的辐射源、实践所产生的照射和在干预情况下受到的照射,但不包括职业照射、医疗照射和当地正常天然本底的照射。所以,也有两类照射是

被排除在外,即这种照射是被排除的或引起这种照射的实践或源是被豁免的。对于未被排除的天然源照射或未被豁免的天然源,除氡所致的照射低于审管部门所制定的持续照射行动水平(将在下一条中叙述)的情况以外,对涉及天然源的实践所产生的流出物的排放或放射性废物的处置所引起的公众照射,仍应遵循国家标准的有关规定。

对于含有放射性物质的消费品,除了下列 3 种情况外,任何人均不得向公众出售能够引起辐射照射的消费品:所引起的照射是被排除的;消费品中的放射性含量是被豁免的;该消费品已经审管部门批准可以销售。

3.4.3　医疗照射

医疗照射包括患者(包括不一定是患病的受检者)因自身医学诊断或治疗所受的照射、知情但自愿帮助和安慰患者的人员(不包括施行诊断或治疗的执业医师和医技人员)所受的照射,以及生物医学研究计划中的志愿者所受的照射。

3.4.4　潜在照射

在国际放射防护委员会 2007 年建议书(又称国际放射防护委员会第 103 号出版物,即 ICRP 103)中不再提潜在照射,而将潜在照射定义为事故照射,即在事故情况下发生的照射。而在我国《电离辐射防护与辐射源安全基本标准》(GB 18871—2002)中,认为潜在照射要把辐射源的安全问题跟公众的辐射防护平等起来,就要把辐射源的安全控制好。潜在照射为有一定把握预期不会受到但可能会因辐射源的事故或某种具有偶然性质事件或事件序列(包括设备故障和操作失误)所引起的照射。

从实质上来说,对潜在照射的控制,就是对辐射源的安全性的控制。应对个人所受到的潜在照射危险加以限制,使来自各项获准实践的所有潜在照射所致的个人危险与正常照射剂量限值所相应的健康危险处于同一数量级。除医疗照射外,对一项实践中任一特定源,其剂量约束和潜在照射危险约束应不大于审管部门对这类源规定或认可的值,并且应不大于可能导致超剂量限值和潜在照射危险限值的值。对任何可能向环境释放放射性物质的源,剂量约束还应确保对该源历年释放的累积效应加以限制,使在考虑了所有其他有关实践和源可能造成的释放累积和照射之后,任何公众成员(包括其后代)在任何一年里所受到的有效剂量均不超过相应的剂量限值。

应使辐射源始终处于受保护状态,防止被盗和损坏,并防止任何人未经批准进行辐射实践;并保证将辐射源的失控、丢失、被盗或失踪的信息立即通知审管部门;对可移动的源应定期进行盘存,确认它们处于指定位置并有可靠的安保措施。应对源运用与其潜在照射的大小和可能性相适应的多层防护与安全措施(即纵深防护),以确保当某一层次的防御措施失效时,可由下一层次的防御措施予以弥补或纠正,以达到:防止可能引起照射的事故;减轻可能发生的任何这类事故的后果;在任何这类事故发生后,将辐射源恢复到安全状态。

第4章

辐射与物质的相互作用

为了能够更好地理解辐射剂量的物理基础和辐射屏蔽的理论,我们必须了解各种物质辐射相互作用的机制。在大多数情况下,这些相互作用涉及从放射物到相互作用的物质之间的能量转换。这些物质包括原子核及核外电子,辐射可以与物质的这些成分中任何一个或两者进行相互作用。任何特定类别相互作用发生的概率取决于辐射的类型和能量及吸收介质的性质。在所有情况下,辐射与靶原子的相互作用导致了靶原子的激发和电离,最终转移到一个组织或辐射屏蔽物上的能量全部转化为热量耗散。

辐射是指以波或粒子的形式向周围空间或物质发射并在其中传播的能量,是一种统称,如声辐射、热辐射、电磁辐射、粒子辐射等。但人们通常论及的辐射是狭义的,仅指高能电磁辐射和粒子辐射。这种狭义的辐射又称为射线。辐射可以分成带电粒子辐射和不带电粒子辐射。带电粒子通过物质时,在同物质中的电子和原子核碰撞时进行能量交换与传递,其中主要作用之一是带电粒子直接使原子电离或激发。而不带电粒子通过次级效应产生次带电粒子使原子电离或激发。它们同物质的作用过程和所产生的效应既是核科学本身深入发展和核技术广泛应用的基础,又是采取有效措施防止核辐射危害人体健康的基本依据。表 4-1 所示为常见核辐射的分类与静态性质。

表 4-1　常见核辐射的分类与静态性质

类型	粒子	符号	电荷/e	静 止 质 量		稳定性
				amu*	MeV/C^2	
重带电粒子	质子	P(^{1}H)	+1	1.007	938.26	稳定
	氘	D(^{2}H)	+1	2.014	1876.52	稳定
	氚	T(^{3}H)	+1	3.015	2809.19	不稳定
	α辐射	α(^{4}He)	+2	4.002	3728.81	稳定

续表

类型	粒子	符号	电荷/e	静止质量		稳定性
				amu*	MeV/C²	
电子	负β射线	$\beta^-(e^-)$	-1	4.586×10^{-4}	0.511	稳定
	正β射线	$\beta^+(e^+)$	$+1$	4.586×10^{-4}	0.511	稳定
中性粒子	γ射线	γ	0	0	0	稳定
	中子	n	0	1.009	939.55	不稳定

* 　1amu$=1.6605\times10^{-27}$kg。

4.1　电离与激发

　　任何快速运动的带电粒子通过物质时,由于入射粒子和靶原子核外电子之间的库仑相互作用,电子受到吸引或排斥,入射粒子损失部分能量,而电子获得一部分能量。如果传递给电子的能量足以使电子克服原子的束缚,那么这个电子就脱离原子成为自由电子;而靶原子由于失去一个电子而变成带一个单位正电荷的离子——正离子,这一过程称为电离。

　　如果入射带电粒子传递给电子的能量较小,不足以使电子摆脱原子核的束缚而成为自由电子,只是使电子从低能级状态跃迁到高能级状态(原子处于激发态),这种状态称为原子的激发。处于激发态的原子是不稳定的,原子从激发态跃迁回基态的过程称为原子的退激,释放出来的能量以光子形式发射出来,这就是受激原子的发光现象。

4.1.1　电离辐射与非电离辐射

　　具有一定能量的带电或不带电粒子与靶原子的轨道电子发生库仑及其他相互作用,把本身的部分或全部能量传给轨道电子,如果轨道电子获得的动能足以克服原子的束缚,逃出原子壳层而成为自由电子,该过程称为电离。能够引起电离的带电粒子和不带电粒子称为电离辐射,否则不能称为电离辐射。以波或粒子的形式向周围空间或物质发射,并在其中传播能量称为辐射。按其电离能力分为电离辐射和非电离辐射。

　　(1) 动能大于 $4\sim25$eV 的电子和质子等带电粒子,以及能量大于 10eV 的 X 射线、α 射线、β 射线、γ 射线和中子等属于电离辐射。

　　(2) 不能够引起介质电离的带电粒子和不带电粒子称为非电离辐射。波长大于 100nm 的紫外光、可见光、红外线和射频辐射都属于非电离辐射。

4.1.2　直接电离辐射与间接电离辐射

　　电离辐射又分为直接电离辐射和间接电离辐射。直接电离辐射是指具有足够大的动能,可以通过库仑相互作用直接引起物质的分子原子电离并在物质中沉积能量的带电粒子,如电子、β 射线、质子和 α 粒子等。而光子和中子等不带电粒子穿过介质时首先将其能量转移给带电粒子,然后这些次级快带电粒子沉积能量和引起电离,这种不带电粒子称为间接电离辐射粒子。

　　电离辐射作用于生物体时所产生的某些生物效应,大多数是通过带电粒子把能量传递给物质的。即便是间接电离粒子,如 X 射线、γ 射线和中子,它们与物质相互作用过程中的能量传递,最终也是通过电离过程中产生带电粒子来实现的。

在核工程和核技术领域内所涉及的电离辐射通常是指正负电子、质子、α 粒子、重离子、中子、γ 射线,有时包括 X 射线,这些射线的能量在几千电子伏到十几兆电子伏甚至更高的范围内。

4.1.3　电离辐射场

电离辐射不论是在空间还是在介质内部通过、传播以致经由相互作用发生能量传递的整个空间范围,称为电离辐射场。辐射场是由辐射源产生的。按照辐射种类来分,辐射源可分为 γ 源、中子源、β 源等。与它们相应的辐射场称为 γ 辐射场、中子辐射场及 β 辐射场等。存在两种或两种以上的电离辐射的辐射场称为混合场,如中子-γ 混合场、β-γ 混合场等。

因此,描述一个辐射场,并可以提供最详细的场的分布信息的函数 F 应该为在位置空间 $(r, r+dr)$、能量区间 $(E, E+dE)$、时间区间 $(t, t+dt)$ 及运动方向 $(\theta+d\theta, \phi+d\phi)$ 或 $(\Omega+d\Omega)$ 的粒子个数,即

$$F = (r, \theta, \phi, E, t) \text{ 或 } F(r, \Omega, E, t) \tag{4-1}$$

对于任何类型的辐射场,人们所关心的是粒子在各点的谱分布及粒子的注量或注量率,因为可由两者计算出某一点处单位质量的受照物质所吸收的辐射能量。在辐射防护中,常用粒子通量、能量通量、粒子注量、粒子注量率、能量注量与能量注量率等物理量来描述辐射场的特性。

1. 粒子通量、能量通量

粒子通量($\dot{N}$)表示粒子数在时间间隔 dt 的变化量 dN,$1/s$。表达式为

$$\dot{N} = \frac{dN}{dt} \tag{4-2}$$

能量通量($\dot{R}$)表示辐射能在时间间隔 dt 内的变化量 dR,J/s 或 W。表达式为

$$\dot{R} = \frac{dR}{dt} \tag{4-3}$$

粒子通量和能量通量表征粒子和辐射能在时间上的频繁程度。

2. 粒子注量

电离辐射粒子都是高速运动的粒子,并且在传输过程中与物质发生相互作用,为了描述辐射场在空间中的疏密程度,引入注量的概念。粒子注量是根据入射粒子的多少来描述辐射场特性的一个量。

对于单向辐射场,粒子注量 Φ 数值上等于通过与粒子入射方向垂直的单位面积的粒子数,m^{-2}。取垂直于射线方向的面积 $da_\perp$,入射到该面积上的粒子数为 dN,如图 4-1 所示。粒子注量的表达式为

$$\Phi_n = \frac{dN}{da_\perp} = \frac{dN}{da \cdot n} = \frac{dN}{d\cos\theta} \tag{4-4}$$

对于非单向辐射场,粒子注量 Φ 如图 4-2 所示。一般情况下辐射场中某区域内包含各个方向的入射粒子,此时以参考点 P 为球心,建立一个向心截面面积为 da 的小球,设进入

小球的粒子数为 dN,那么 dN/da 表示一般辐射场中点 P 处的粒子注量,如下所示:

$$\Phi_n = \frac{dN}{da} \tag{4-5}$$

对于 Φ,可以认为是进入单位截面面积小球的粒子数。

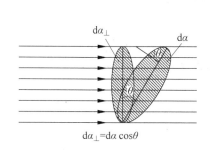

图 4-1 单向辐射场中的粒子注量示意图

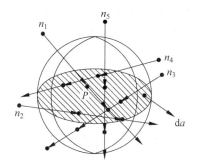

图 4-2 非单向辐射场中的粒子注量示意图

3. 能量注量

类似地,在研究粒子的能量时,参照粒子注量的概念,引入能量注量的概念。能量注量 (Ψ) 是:进入向心截面面积为 da 的小球的辐射能 dR 与 da 的比值,J/m^2。其表达式为

$$\Psi = \frac{dR}{da} \tag{4-6}$$

它表征辐射能 R 在空间中的疏密程度;单向辐射场中的能量注量 Ψ_n 为

$$\Psi_n = \frac{dR}{da_\perp} \tag{4-7}$$

由于小球体内的截面面积可任意选取,对任何方向入射到小球体上的粒子,都可以选取出相应的截面面积。故国际辐射单位和测量委员会(International Commission on Radiation Units and Measurements,ICRU)定义的粒子注量既适用于定向辐射场的情况,又适用于非定向辐射场的情况。一般情况下,通过单位截面面积的粒子数不等于粒子注量,而小于粒子注量,只有在单向平行垂直入射的特殊情况下才等于粒子注量。

当致电离粒子与活细胞或物质中的原子发生相互作用时,活细胞或者原子可视为一个小球体,不管致电离粒子从何方向击中活细胞或原子,都可能发生某种效应。在辐射防护上,人们重点关注的是辐射作用于某一点所产生的效应,而不关注辐射的入射方向。

4. 粒子注量率

通量表征辐射场中粒子或能量在时间上的变化程度,而注量表征辐射场的空间疏密程度。把时间和空间因素相结合,则得到注量率的概念,它表征单位时间内进入单位截面积小球的粒子数或辐射能的多少。粒子注量率 φ 是单位时间内进入单位截面积小球的粒子数,其定义为 $d\Phi$ 除以 dt 所得的商,

$$\varphi = \frac{d\Phi}{dt} = \frac{d^2N}{da\,dt} \tag{4-8}$$

式中,$d\Phi$ 为在时间间隔 dt 内粒子注量 Φ 的增量。粒子注量率 φ 的单位是 $m^{-2} \cdot s^{-1}$。

5. 能量注量率

能量注量率的表达式为

$$\Psi = \frac{\mathrm{d}\Psi}{\mathrm{d}t} = \frac{\mathrm{d}^2 R}{\mathrm{d}a\,\mathrm{d}t} \tag{4-9}$$

式中，Ψ 单位是 J/($\mathrm{m}^2 \cdot \mathrm{s}$)或 W/$\mathrm{m}^2$，$\mathrm{d}\Psi$ 表示 $\mathrm{d}t$ 时间内能量注量的变化量。

6. 能量注量与粒子注量的关系

能量注量和粒子注量都是描述辐射场的量，它们之间的关系具体如下。

（1）对于单能的辐射场，辐射场中某点的能量注量 Ψ 就是同一点的粒子注量 Φ 和粒子能量 E 的乘积，即

$$\Psi = \Phi E \tag{4-10}$$

（2）对于非单能辐射场，某点处的能量注量为

$$\Psi = \int_0^{E_{\max}} \Phi_E E\,\mathrm{d}E \tag{4-11}$$

式中，Φ_E 为同一点处粒子注量按粒子能量的微分分布。

如果已知辐射场中某点粒子注量的谱分布，就可用下式计算同一点处以粒子注量 Φ_E 加权的平均粒子能量 $\overline{E}_\Phi$，即

$$\overline{E}_\Phi = \frac{\displaystyle\int_0^{E_{\max}} \Phi_E E\,\mathrm{d}E}{\displaystyle\int_0^{E_{\max}} \Phi_E\,\mathrm{d}E} = \frac{1}{\Phi}\int_0^{E_{\max}} \Phi_E E\,\mathrm{d}E \tag{4-12}$$

4.1.4　角分布和辐射度

从注量的一般定义来看，在 P 点的注量包含沿各个方向进入 P 点处小球的粒子贡献的总和，因此要研究粒子沿入射方向的分布，将引入注量的角分布问题。

1. 立体角定义

如图 4-3 所示，立体角定义为由一个锥面规定的空间范围，球心在锥顶的一个球面被锥面截下的面积 S 与该圆半径平方 r^2 的比值，即

$$\Omega = \frac{\boldsymbol{r}\,\mathrm{d}\boldsymbol{S}}{r^3} = \frac{\boldsymbol{n}\,\mathrm{d}\boldsymbol{S}}{r^2} \tag{4-13}$$

如 $\boldsymbol{n}$ 是单位面积 $\mathrm{d}\boldsymbol{S}$ 的法向量，则有

$$\Omega = \frac{\boldsymbol{r}\,\mathrm{d}\boldsymbol{S}}{r^3} = \frac{\mathrm{d}\boldsymbol{S}}{r^2} \tag{4-14}$$

式中，Ω 的单位为 Sr(球面度)。

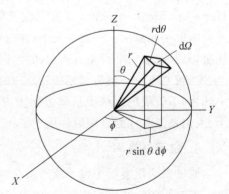

图 4-3　立体角示意图

2. 粒子注量的角分布

由图 4-3 所示，立体角的微分形式为

$$\mathrm{d}\Omega = \frac{r\,\mathrm{d}\theta\,r\sin\theta\,\mathrm{d}\Phi}{r^2} = \sin\theta\,\mathrm{d}\theta\,\mathrm{d}\Phi \tag{4-15}$$

式中，$\mathrm{d}\Phi$ 为沿指定方向 Ω 附近 $\mathrm{d}\Omega$ 立体角元内传播的粒子的数量。粒子注量的角分布(Φ_Ω)

为粒子注量沿立体角 Ω 的分布情况,根据定义有

$$\Phi_{\Omega} = \frac{\mathrm{d}\Phi}{\mathrm{d}\Omega} = \frac{\mathrm{d}^2 N}{\mathrm{d}a\,\mathrm{d}\Omega} \tag{4-16}$$

式中,Φ_{Ω} 单位为 $\mathrm{m}^{-2} \cdot \mathrm{Sr}^{-1}$。由式(4-15)和式(4-16)可得粒子注量,即

$$\Phi = \int_0^{4\pi} \Phi_{\Omega}\,\mathrm{d}\Omega = \int_{\theta=0}^{\pi}\int_{\beta=0}^{2\pi} \Phi_{\Omega} \sin\theta\,\mathrm{d}\theta\,\mathrm{d}\beta \tag{4-17}$$

3. 能量注量的角分布

能量注量的角分布(Ψ_{Ω})定义为粒子的能量注量沿立体角 Ω 的分布情况,

$$\Psi_{\Omega} = \frac{\mathrm{d}\Psi}{\mathrm{d}\Omega} = \frac{\mathrm{d}^2 R}{\mathrm{d}a\,\mathrm{d}\Omega} \tag{4-18}$$

式中,Ψ_{Ω} 单位为 $\mathrm{J}/(\mathrm{m}^2 \cdot \mathrm{Sr})$,$\mathrm{d}\Psi$ 为沿指定方向 Ω 附近 $\mathrm{d}\Omega$ 立体角元内传播的粒子的能量。由式(4-15)和式(4-18)可得能量注量为

$$\Psi = \int_0^{4\pi} \Psi_{\Omega}\,\mathrm{d}\Omega = \int_{\theta=0}^{\pi}\int_{\beta=0}^{2\pi} \Psi_{\Omega} \sin\theta\,\mathrm{d}\theta\,\mathrm{d}\beta \tag{4-19}$$

4. 粒子注量率的角分布

粒子注量率的角分布(P)定义为粒子注量率沿立体角 Ω 的分布情况,

$$P = \frac{\mathrm{d}\varphi}{\mathrm{d}\Omega} = \frac{\mathrm{d}^3 N}{\mathrm{d}a\,\mathrm{d}t\,\mathrm{d}\Omega} \tag{4-20}$$

式中,P 单位为 $\mathrm{m}^{-2} \cdot \mathrm{Sr}^{-1} \cdot \mathrm{s}^{-1}$,$\mathrm{d}\varphi$ 为沿指定方向 Ω 附近 $\mathrm{d}\Omega$ 立体角元内的粒子注量率。由式(4-15)和式(4-20)可得能量注量为

$$\varphi = \int_0^{4\pi} P\,\mathrm{d}\Omega = \int_{\theta=0}^{\pi}\int_{\beta=0}^{2\pi} P \sin\theta\,\mathrm{d}\theta\,\mathrm{d}\beta \tag{4-21}$$

粒子注量率的角分布又称为粒子辐射度,即表示单位时间内某个空间位置处的辐射强度。

5. 能量注量率的角分布

能量注量率的角分布(r)定义为能量注量率沿立体角 Ω 的分布情况,

$$r = \frac{\mathrm{d}\psi}{\mathrm{d}\Omega} = \frac{\mathrm{d}^3 R}{\mathrm{d}a\,\mathrm{d}t\,\mathrm{d}\Omega} \tag{4-22}$$

式中,r 单位为 $\mathrm{J}/(\mathrm{m}^2 \cdot \mathrm{Sr} \cdot \mathrm{s})$ 或 $\mathrm{W}/(\mathrm{Sr} \cdot \mathrm{m}^2)$,$\mathrm{d}\psi$ 为沿指定方向 Ω 附近 $\mathrm{d}\Omega$ 立体角元内的能量注量率。由式(4-15)和式(4-22)可得能量注量为

$$\psi = \int_0^{4\pi} r\,\mathrm{d}\Omega = \int_{\theta=0}^{\pi}\int_{\beta=0}^{2\pi} r \sin\theta\,\mathrm{d}\theta\,\mathrm{d}\beta \tag{4-23}$$

能量注量率的角分布又称为能量辐射度,即表示单位时间内某个空间位置处的辐射带来的能量强度。

4.1.5　能谱分布

实际上,到达辐射场某点的粒子能量往往不是单一的。因此,辐射场中某点的粒子注量存在按粒子能量的谱分布。在前面辐射量的定义中,并没有涉及粒子的能量分布问题。在辐射场中,带电粒子一般具有不同的能量,对不带电粒子,它们与物质相互作用生成的次带

电粒子的能量分布也是不均匀的,因此前面定义的各辐射量均存在按粒子能量 E 的分布,即它们均是能量 E 的函数。

1. 粒子注量的谱分布

取 E 表示粒子的能量(不包含静止能),取 $\Phi(E)$ 为 Φ 在能量为 $0\sim E$ 范围内的积分分布,表示能量为 $0\sim E$ 范围所有粒子对 Φ 的总贡献,Φ_E 为 Φ 的微分分布,表示能量在 E 附近单位能量区间 ΔE 内的粒子对 Φ 的贡献,各个量的关系为

$$\Phi_E = \frac{\mathrm{d}\Phi(E)}{\mathrm{d}E} \tag{4-24}$$

式中,Φ_E 表示能量 E 附近单位能量区间 ΔE 内的粒子能量。

$$\Phi(E) = \int_0^E \Phi_E \, \mathrm{d}E \tag{4-25}$$

式中,$\Phi(E)$ 表示能量在 $0\sim E$ 范围内的粒子形成的注量。

$$\Phi = \Phi(\infty) = \int_0^\infty \Phi_E \, \mathrm{d}E \tag{4-26}$$

式中,Φ 表示全部能量类型的粒子形成的总注量。

以上各量的关系如图 4-4 所示。

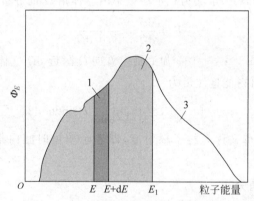

图 4-4　粒子注量谱分布示意图

$1—\Phi_E\mathrm{d}E;\ 2—\Phi(E_1) = \int_0^{E_1} \Phi_E\mathrm{d}E;\ 3—\Phi_E$

2. 能量注量的谱分布

取 E 表示粒子的能量(不包含静止能),取 $\Psi(E)$ 为 Ψ 在能量为 $0\sim E$ 范围内的积分分布,表示能量为 $0\sim E$ 范围所有粒子对 Ψ 的总贡献,Ψ_E 为 Ψ 的微分分布,表示能量在 E 附近单位能量区间 ΔE 内的粒子对 Ψ 的贡献,各个量的关系为

$$\Psi_E = \frac{\mathrm{d}\Psi(E)}{\mathrm{d}E} \tag{4-27}$$

式中,Ψ_E 表示能量 E 附近单位能量区间 ΔE 内的能量注量。

$$\Psi(E) = \int_0^E \Psi_E \, \mathrm{d}E \tag{4-28}$$

式中,$\Psi(E)$ 表示能量在 $0\sim E$ 范围内的粒子形成的能量注量。

$$\Psi = \Psi(\infty) = \int_0^\infty \Psi_E \, \mathrm{d}E \tag{4-29}$$

式中，Ψ 表示全部能量类型的粒子形成的总能量注量。

3. 粒子注量率的谱分布

取 E 表示粒子的能量（不包含静止能），取 $\varphi(E)$ 为 φ 在能量为 $0 \sim E$ 范围内的积分分布，表示能量为 $0 \sim E$ 范围所有粒子对 φ 的总贡献，φ_E 为 φ 的微分分布，表示能量在 E 附近单位能量区间 ΔE 内的粒子对 φ 的贡献，各个量的关系为

$$\varphi_E = \frac{\mathrm{d}\varphi(E)}{\mathrm{d}E} \tag{4-30}$$

式中，φ_E 表示能量 E 附近单位能量区间 ΔE 内的粒子注量率。

$$\varphi(E) = \int_0^E \varphi_E \, \mathrm{d}E \tag{4-31}$$

式中，$\varphi(E)$ 表示能量在 $0 \sim E$ 范围内的粒子形成的粒子注量率。

$$\varphi = \varphi(\infty) = \int_0^\infty \varphi_E \, \mathrm{d}E \tag{4-32}$$

式中，φ 表示全部能量类型的粒子形成的总粒子注量率。

4. 能量注量率的谱分布

取 E 表示粒子的能量（不包含静止能），取 $\psi(E)$ 为 ψ 在能量为 $0 \sim E$ 范围内的积分分布，表示能量为 $0 \sim E$ 范围所有粒子对 ψ 的总贡献；ψ_E 为 ψ 的微分分布，表示能量在 E 附近单位能量区间 ΔE 内的粒子对 ψ 的贡献，各个量的关系为

$$\psi_E = \frac{\mathrm{d}\psi(E)}{\mathrm{d}E} \tag{4-33}$$

式中，ψ_E 表示能量 E 附近单位能量区间 ΔE 内的能量注量率。

$$\psi(E) = \int_0^E \psi_E \, \mathrm{d}E \tag{4-34}$$

式中，$\psi(E)$ 表示能量在 $0 \sim E$ 范围内的粒子形成的能量注量率。

$$\psi = \psi(\infty) = \int_0^\infty \psi_E \, \mathrm{d}E \tag{4-35}$$

式中，ψ 表示全部能量类型的粒子形成的总能量注量率。

5. 辐射度的谱分布

为了精细完整地描述辐射场，需要确定在任意时刻 t，在空间任意一点 r 处，沿任一方向 Ω 运动的 j 类电离粒子的微分谱分布，即 j 类电离粒子辐射度的微分谱分布可以用 $P_{E,j}(r)$ 来表示，它是能量 E 附近单位能量间隔内 j 类电离粒子的辐射度，它与积分谱分布 $P_j(E,r)$ 的关系如下所示：

$$\begin{cases} P_{E,j}(r) = \dfrac{\mathrm{d}P_j(E,r)}{\mathrm{d}E} \\ P_j(E,r) = \int_0^E P_{E,j}(r)\,\mathrm{d}E \\ P_j(r) = P_j(\infty,r) \int_0^\infty P_{E,j}(r)\,\mathrm{d}E \end{cases} \tag{4-36}$$

取在空间指定点 r 处进入截面积为 $\mathrm{d}a_\perp$ 的小球内的粒子数可以用 $\mathrm{d}N(r)$ 来表示，那么 $P_{E,j}(r)$ 可以表示为

$$P_{E,j}(r) = \frac{\mathrm{d}^4 N_j(t, E, \Omega, r)}{\mathrm{d}t\,\mathrm{d}E\,\mathrm{d}\Omega\,\mathrm{d}a_\perp} \tag{4-37}$$

式中 $P_{E,j}(r)\mathrm{d}t\,\mathrm{d}E\,\mathrm{d}\Omega\,\mathrm{d}a_\perp$ 表示 t 附近 $\mathrm{d}t$ 时间内，在能量 E 附近 $\mathrm{d}E$ 能量间隔内，运动方向在 Ω 附近 $\mathrm{d}\Omega$ 立体角元内，在 r 点穿过垂直于运动方向 Ω 的面积元 $\mathrm{d}a_\perp$ 的 j 类粒子的数目 $\mathrm{d}N_j$。

6. 与其他辐射量的关系

$P_{E,j}(r)$ 提供了对辐射场最为精细完整的描述，因此通过 $P_{E,j}(r)$ 可以推导出其他辐射量，若不专门针对 j 类粒子，可以忽略符号 j 为 $P_E(r)$，如下所示：

$$\begin{cases} r_E = E P_E \\[2mm] P = \displaystyle\int_0^E P_E\,\mathrm{d}E \\[2mm] r = \displaystyle\int_0^E r_E\,\mathrm{d}E = \int_0^E E P_E\,\mathrm{d}E \\[2mm] \varphi = \displaystyle\iint_{E\Omega} P_E\,\mathrm{d}E\,\mathrm{d}\Omega \\[2mm] \psi = \displaystyle\iint_{E\Omega} E P_E\,\mathrm{d}E\,\mathrm{d}\Omega \\[2mm] \Phi = \displaystyle\iiint_{tE\Omega} P_E\,\mathrm{d}E\,\mathrm{d}\Omega\,\mathrm{d}t \\[2mm] \Psi = \displaystyle\iiint_{tE\Omega} E P_E\,\mathrm{d}E\,\mathrm{d}\Omega\,\mathrm{d}t \end{cases} \tag{4-38}$$

4.2　电离损失与辐射损失

电离辐射与物质的相互作用是研究辐射效应和进行剂量测量的物理基础。在与物质的相互作用中，主要通过电离损失、辐射损失及弹性散射等作用损失能量，而且带电粒子与不带电粒子有显著的差别，故需分别介绍。

4.2.1　电离损失

了解带电粒子与物质相互作用的机理及能量传递的一般规律，对利用这些规律解决辐射剂量学、辐射屏蔽的基本问题具有重要意义。

带电粒子与物质原子中核外电子的非弹性碰撞导致原子的电离或激发，是带电粒子通过物质时动能损失的主要方式。这种相互作用引起的能量损失称为电离损失。

入射带电粒子在物质中穿过单位长度路程时由于电离、激发过程所损失的能量称为电离能量损失率。从物质角度而言，电离能量损失率也可以称为物质对带电粒子的阻止本领，由于这种阻止主要是电子引起的，所以又称为电子阻止本领。若以 $(-\mathrm{d}E/\mathrm{d}X)_e$ 表示电离能量损失率（负号表示入射粒子能量随入射深度 X 增大而减小），以 S_e 表示电子阻止本领，则有

$$S_e \equiv -(\mathrm{d}E/\mathrm{d}X)_e \tag{4-39}$$

式中,S_e 的单位为 J/m。

理论和实验表明:在非相对论条件下电离能量损失率的变化关系为

$$\left(-\frac{\mathrm{d}E}{\mathrm{d}X}\right)_e \propto \frac{z^2}{v^2} NZ \tag{4-40}$$

式中,z 和 v 分别为入射带电粒子的核电荷数和速度,N 和 Z 分别为介质原子密度和原子序数。由式(4-40)可知:电离能量损失率随入射粒子速度增加而减小,呈平方反比关系;电离能量损失率与入射粒子电荷数平方成正比,入射粒子电荷数越多,能量损失率就越大;高原子序数和高密度物质具有较大的阻止本领。

每产生一个离子对所需的平均能量称为平均电离能,以 W 表示。不同物质中的平均电离能是不同的,但不同能量的 α 粒子在同一物质中的平均电离能近似为常数。例如,空气中的 W 值等于 35eV。由此可以估算 α 粒子穿过空气层时所产生的离子对数目。例如,^{210}Po 的 α 粒子能量为 5.3MeV,在空气中耗尽全部能量所产生的离子对数目为 1.56×10^5 个。

4.2.2 辐射损失

1. 韧致辐射

韧致辐射(bremsstrahlung)是一个德语单词,意为"刹车辐射",高速运动的带电粒子在速度迅速变化时产生的 X 射线。由于速度是一个矢量,包括大小和方向,即使速率保持不变,方向上改变了,速度也就改变了。由经典电磁理论可知,高速运动的带电粒子受到突然加速或减速会发射出具有能量的电磁波,通常称为韧致辐射,能量最小值为 0,最大值为电子的最大动能。X 射线管和 X 光机产生的 X 射线就是韧致辐射。核辐射 β 粒子在通过介质时,由于受到原子核库仑场的作用,运动速度方向和大小都发生了变化,表明有加速度存在,因此伴有韧致辐射产生,最大能量为 β 粒子的最大动能。图 4-5 所示为韧致辐射产生过程示意图。

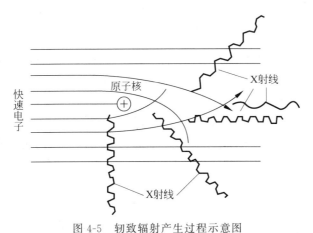

图 4-5 韧致辐射产生过程示意图

2. 辐射损失率

带电粒子在韧致辐射过程中损失的能量称为带电粒子的辐射损失,可用物质对带电粒子的辐射损失率(辐射阻止本领)给以定量,

$$S_{rad} \equiv -(\mathrm{d}E/\mathrm{d}X)_{rad} \tag{4-41}$$

式中，S_{rad} 为辐射阻止本领，单位为 J/m，且有如下关系：

$$\left(-\frac{\mathrm{d}E}{\mathrm{d}X}\right)_{rad} \propto \frac{z^2 Z^2}{m^2} NE \tag{4-42}$$

式中，Z 为吸收物质的原子序数，z 为入射带电粒子的原子序数，m 和 E 分别为入射带电粒子的质量和能量。从式(4-42)中可以得出如下结论：辐射损失率与带电粒子静止质量 m 的平方成反比，所以仅对电子才重点考虑；辐射损失率与带电粒子的能量 E 成正比，即辐射损失率随粒子动能的增加而增加；辐射损失率与吸收物质的 NZ^2 成正比，所以当吸收材料原子序数大、密度大时，辐射损失大。

由此可知，电子的韧致辐射能量损失率比质子、α 粒子等大得多。例如，在速度相同的条件下，电子的韧致辐射是质子的 $3.4 \times 10^6 (1840^2)$ 倍。所以重带电粒子的韧致辐射能量损失一般忽略不计。韧致辐射损失与 Z^2 成正比，因此在原子序数大的物质(如铅，$Z=82$)中，其韧致辐射能量损失比原子序数小(如铝，$Z=13$)的物质中大得多。当要吸收、屏蔽 β 射线时，不宜选用重材料。当要获得强的 X 射线时，应选用原子序数大的材料作靶。

4.2.3　弹性散射

当碰撞粒子 b 远远小于被碰撞粒子 a(能量小时，产生韧致辐射的相互作用只占极少数)时，带电粒子受原子核库仑场的作用只改变其原来的运动方向，既不发射 X 射线，也不激发原子，这种不改变作用体系总动能和动量的过程称为弹性散射。一般原子核的质量比入射粒子的质量大得多，原子核不会获得显著的动能。因此，弹性散射只改变入射粒子的运动方向。原子电子也能引起弹性散射，但其贡献与原子核的相比相当小。

在弹性散射过程中，当带电粒子与原子核库仑场作用时，运动方向发生改变，作用前后体系的动能与动量守恒。

4.2.4　质量阻止本领

带电粒子通过物质时，因相互作用使带电粒子能量中的一部分因弹性碰撞转变为热能，另一部分用于电离和激发，剩余部分转变成韧致辐射的能量。这 3 部分如何分配，随带电粒子的种类、能量及物质的性质而异。

物质对带电粒子的质量阻止本领主要也分为电子碰撞阻止本领和辐射阻止本领两部分，分别为上述 S_e 和 S_{rad} 和除以物质密度 ρ 的商。因而，物质对电子的总质量阻止本领 (S/ρ) 可认为是这两部分之和，即

$$(S/\rho) = (S/\rho)_e + (S/\rho)_{rad} \tag{4-43}$$

式中，S/ρ 的单位为 $MeV/(kg/m^2)$。

对于确定的电子能量 E 和确定的物质 Z，电子能量的辐射损失和碰撞损失之比近似为

$$\frac{\left(\dfrac{\mathrm{d}E}{\mathrm{d}l}\right)_{rad}}{\left(\dfrac{\mathrm{d}E}{\mathrm{d}l}\right)_e} \approx \frac{EZ}{800} \tag{4-44}$$

当 $(dE/dl)_{rad} = (dE/dl)_e$ 时，该入射电子的能量称为临界能量，用 E_{cri} 表示。表 4-2 所示为电子在某些物质中的 E_{cri} 值。

表 4-2　电子在某些物质中的 E_{cri} 值

物质	水	空气	铝	铅
E_{cri}/MeV	150	150	60	10

由表 4-2 可知，对水、空气一类的轻物质，当 $E < 150MeV$ 时，电子能量主要损失在电离、激发过程中；当 $E > 150MeV$ 时，电子能量的辐射损失占主要优势。

静止质量大于电子质量的其他带电粒子与物质相互作用时，其能量几乎全部在电离、激发过程中损失掉，因此总质量阻止本领等于质量碰撞阻止本领。

基于上述物理过程，ICRU 给出了如下的一般定义：某一物质对带电粒子的总阻止本领 (S/ρ) 是 dE 除以 ρdl 的商，即

$$\frac{S}{\rho} = \frac{1}{\rho}\left(\frac{dE}{dl}\right) \tag{4-45}$$

式中：ρ 为物质的密度；dE 为一定能量的带电粒子在物质中穿过质量厚度 ρdl 的物质层时损失的能量；S 为总线阻止本领，它表示的是带电粒子在物质中穿过单位长度路程时所损失的能量，MeV/m。

该定义中的能量损失是包括各种相互作用类型在内的全部能量损失。

4.2.5　正电子湮灭辐射

原子核 β^+ 衰变会有正电子产生，快速运动的正电子通过物质时，与负电子一样，同核外电子和原子核相互作用，产生电离损失、轫致辐射损失和弹性散射。能量相同的正电子和负电子在物质中的能量损失和射程大体相同，但自由正电子是不稳定的。正电子与介质中的电子发生碰撞引起湮灭过程，产生 0.511MeV 的 γ 湮灭辐射，即

$$e^+ + e^- \longrightarrow \gamma(0.511MeV) + \gamma(0.511MeV) \tag{4-46}$$

4.2.6　射程

一定能量的带电粒子在它入射方向所能穿透的最大直线距离称为带电粒子在该物质中的射程；入射粒子在物质中行径的实际轨迹的长度称为路程。重带电粒子（如 α 粒子）质量大，在与物质原子的核外电子作用时，运动方向几乎不变，因此其射程与路程相近。

β 粒子射程要大得多，当 β 粒子通过物质时，由于碰撞、轫致辐射和散射等因素的影响，径迹十分曲折，经历的路程远远大于通过物质层的厚度。加上 β 粒子具有从零到某一最高值的连续能量，所以 β 粒子仅存在与其最大能量 E_{max} 相应的 β 粒子在该物质中的最大射程 R_{max}。

4.2.7　比电离

比电离是单位径迹长度上产生的离子对数，又称为电离密度。

4.3　α粒子与物质相互作用

4.3.1　α粒子的特性

α粒子(射线)是高速运动的氦核,是一个稳定的原子核,带两个正电荷,质量数为4,质量数是电子质量的7300倍,是重带电粒子。能进行α衰变的天然放射性核素大部分原子序数大于82(如^{226}Ra、^{210}Po和^{241}Am),极少数原子序数小于82(如^{190}Pt)。

α粒子(α射线和α粒子是同义词,可以交换使用)是穿透力最小的辐射。在标准状态空气中,5.3MeV的α粒子的平均射程约为3.93cm,同样能量的α粒子在生物肌肉组织中的射程仅为30~40μm,人体皮肤的角质层就可以把它挡住。因此,大多数α辐射源不存在外照射问题。但是当它进入体内时,它射程短、电离本领高,会造成辐射源附近的损伤,所以要特别注意防止α粒子进入人体内。

4.3.2　α粒子与物质相互作用的机质

α粒子与物质作用主要是电离与激发,能量损失主要是电离能量损失,每次碰撞只损失总能量的小部分,要经过多次这样的相互作用才逐渐损失掉它的能量。

α粒子因电离与激发会在靶物质中沿粒子的入射途径产生电子-离子对(初级电离和次级电离)。能量损失率越大,比电离越大。α粒子穿透本领很低,电离本领大。

空气是最常用的用来标定α能量范围关系的吸收介质。在0℃,760mmHg气压下,能量E为2~8MeV的α粒子在空气中的射程(以cm表示)R_a,可用如下经验公式大致近似(10%以内):

$$R_a = 0.322E^{3/2} \tag{4-47}$$

α粒子在原子质量序数为A,密度为ρ的其他介质内的射程可以由如下经验公式来计算:

$$R_a \times \rho_a \times (A_m)^{0.5} = R_m \times \rho_m \times (A_a)^{0.5} \tag{4-48}$$

式中:R_a和R_m分别表示α粒子在空气和介质中的射程,cm;A_a和A_m分别表示空气和介质的原子质量数;ρ_a和ρ_m分别表示空气和介质的密度,g/cm^3。

【例4-1】　已知铝的密度为2.7g/cm^3,试求可以用来阻止^{210}Po产生α粒子的铝箔的厚度。

解:
^{210}Po产生的α粒子的能量是5.3MeV。从式(4-47)可知,α粒子在空气中行进的距离为

$$R_a = 0.322 \times (5.3)^{3/2}\text{cm} = 3.93\text{cm}$$

将$R_a = 3.93$cm、$A_m = 27$、$A_a = (0.2 \times 16 + 0.8 \times 14) = 14.4$、$\rho_m = 2.7$g/cm^{3}及$\rho_a = 1.293 \times 10^{-3}$g/cm^{3}等代入式(4-48)可得

$$R_m = \frac{R_a \times \rho_a \times (A_m)^{0.5}}{\rho_m \times (A_a)^{0.5}} = \frac{3.93\text{cm} \times 1.293 \times 10^{-3}\text{g/cm}^3 \times 27^{0.5}}{2.7\text{g/cm}^3 \times 14.4^{0.5}}$$

$$= 2.58 \times 10^{-3}\text{cm}$$

即可以用来阻止^{210}Po产生的α粒子的铝箔厚度为2.58×10^{-3}cm。

在经过空气或软组织时,一个α粒子平均每产生一个离子对,就会损失35.5eV的能

量。一个α粒子的比电离很高,在空气中每厘米将产生几万个离子对。其高电荷和大质量引起相对较慢的速度,使α粒子在介质原子的轨道电子电场中穿过的时候有较长时间与其相互作用,从而使足够的能量转移到它碰撞的原子并使其电离。α粒子经过连续的碰撞并减速,它的比电离增加,因此每次碰撞有更多的能量转移。增长的电离密度逐渐接近α粒子距离末端的最大比电离(图4-6),这个最大值称为布拉格峰。以在20世纪早期就开始研究放射性的英国物理学家威廉·亨利·布拉格爵士命名。

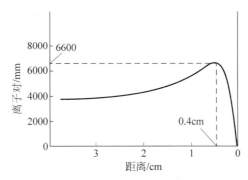

图 4-6　在标准空气中,^{210}Po 释放的 α 粒子比电离与其碰撞
过程中前进距离的关系[103]

一个α粒子损失能量的速率随它减速而增加,直到在它射程的末端到达布拉格峰。α粒子质量较大,产生惯性,在碰撞过程中几乎沿直线前进。因此,它的平均能量损失速率可以采用下式计算:

$$\frac{\mathrm{d}\overline{E}}{\mathrm{d}R} = \frac{动能}{射程} \tag{4-49}$$

一个^{210}Po产生的α粒子在空气中的质量阻止本领可由式(4-45)得到

$$\left(\frac{S}{\rho}\right)_{air} = \frac{\frac{\mathrm{d}\overline{E}}{\mathrm{d}R}}{\rho_{air}} = \frac{1.35\mathrm{MeV/cm}}{1.293\times10^{-3}\mathrm{g/cm^3}} = 1.04\times10^{3}\ \frac{\mathrm{MeV}}{\mathrm{g/cm^2}}$$

4.4　β粒子与物质相互作用

β粒子实际上是高速运动的电子,带一个单位电荷,是轻带电粒子。能发生β衰变的核素有 2000 多种,半衰期为 10^{-7}s~10^{18}a。β粒子的能谱是连续的。β粒子速度比α粒子速度快得多,电离损失率比α粒子小得多,比电离值较小。4MeV 的 α粒子在水中每微米能产生 3000 对电子-离子对,而 1MeV 的 β粒子每微米只产生 5 对。

β粒子能量损失的主要方式有电离能量损失和辐射能量损失,多次散射导致运动轨迹是曲折的。

4.4.1　β粒子能量与射程的关系

β粒子或者单能电子束穿过一定厚度的物质时,强度会减弱,这种现象称为吸收。它穿过物质时的总能量损失比α粒子的小,所以射程比较大。同是 4MeV 的能量,在空气中 α粒

子射程是 2.5cm，β 粒子射程是 15m。β 射线没有确定的射程，常用能谱中最大能量的射程
来表示，称为最大射程。图 4-7 所示为 β 粒子在不同物质中的射程与最大能量之间的关系
曲线。

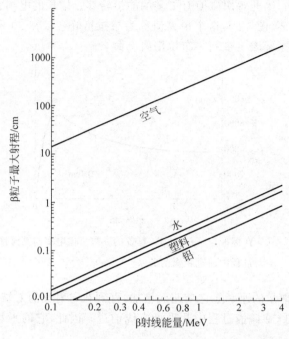

图 4-7　β 粒子在不同物质中的射程与最大能量之间的关系曲线[104]

β 射线最大能量和射程的数量关系可由实验测量，从而得出如下经验公式：

$$E = 1.92R^{0.725}, \quad R \leqslant 0.3\text{g/cm}^2 \tag{4-50}$$

$$R = 0.407E^{1.38}, \quad E \leqslant 0.8\text{MeV} \tag{4-51}$$

$$E = 1.85R + 0.245, \quad R \geqslant 0.3\text{g/cm}^2 \tag{4-52}$$

$$R = 0.542E - 0.133, \quad E \geqslant 0.8\text{MeV} \tag{4-53}$$

式中：R 表示射程，g/cm^2；E 表示 β 粒子的最大能量，MeV。

图 4-8 所示为 β 粒子和单能电子的射程（以厚度密度 mg/cm^2 作为单位）和能量的关系。

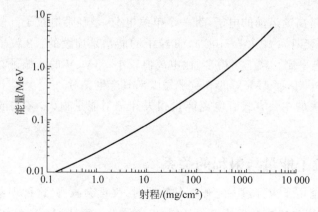

图 4-8　β 粒子和单能电子的射程和能量的关系[104]

4.4.2 β粒子能量损失机制

β粒子和吸收介质中的轨道电子之间的电场相互作用,导致电子激发和电离。这种作用类似于非弹性碰撞。电子被原子中的电场力所束缚,其能量通过β粒子克服电场力做功耗散。电场力作用的距离较长,因此即使β粒子和电子没有真正接触也能发生碰撞,就像两个磁铁的磁极一样。β粒子损失的总能量取决于它到达电子的距离和它自身的动能。假设Φ代表吸收介质的电离能,E_t代表β粒子在碰撞中损失的能量,则出射的电子的动能E_k为

$$E_k = E_t - \Phi \tag{4-54}$$

β粒子电离和激发的能量损失线性速率(即比电离),在辐射防护仪器设计和辐射的生物效应中是一个很重要的参数。比电离是β粒子穿过单位长度路程产生的离子对数量。通常,低能态β粒子的比电离相对较高,当β粒子能量增加时,比电离迅速降低,直到$1\sim 3\mathrm{MeV}$的最低点。接下来β粒子能量再升高,会引起比电离微增加,如图4-9所示。

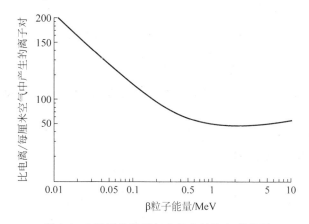

图4-9 β粒子的能量与空气中的比电离关系

β粒子通过电离和激发而导致的能量损失率可以通过以下方程计算:

$$\frac{\mathrm{d}E}{\mathrm{d}X} = \frac{2\pi q^4 NZ \times (3\times 10^9)^4}{E_m \beta^2 (1.6\times 10^{-6})^2} \left\langle \ln\left[\frac{E_m E_k \beta^2}{I^2(1-\beta^2)}\right] - \beta^2 \right\rangle \frac{\mathrm{MeV}}{\mathrm{cm}} \tag{4-55}$$

式中:q为电子的电量,$1.6\times 10^{-19}\mathrm{C}$;$N$为每立方厘米吸收器原子的数量;$Z$为吸收器的原子序数;$NZ$为标准状态下,空气每立方厘米吸收电子的数量,为$3.88\times 10^{20}$;$E_m = 0.51\mathrm{MeV}$,为电子的质量当量;$E_k$为β粒子的动能,MeV;$\beta$为电离粒子的速度与光速的比值,即$v/c$;$I$为吸收原子的平均电离和激发能,MeV,对于空气,$I=8.6\times 10^{-5}$,对于其他介质,$I=1.35\times 10^{-5}Z$。

如果在产生离子对(ip)时消耗的平均耗散能w已知,那么比电离可以通过以下方程计算:

$$\frac{\mathrm{ip}}{\mathrm{cm}} = \frac{\dfrac{\mathrm{d}E}{\mathrm{d}x}\mathrm{ec/cm}}{w\mathrm{eV/ip}} \tag{4-56}$$

【例4-2】 0.1MeV的β粒子通过标准条件下的空气,试求它的比电离。

解：

式(4-55)中的β^2由下式得到:

$$E_k = m_0 c^2 \left[\frac{1}{\sqrt{(1-\beta^2)}} - 1 \right]$$

将参数代入上式后有

$$0.1 = 0.51 \left[\frac{1}{\sqrt{(1-\beta^2)}} - 1 \right]$$

所以，

$$\beta^2 = 0.3010$$

将相应的值代入式(4-55)中,可以得到

$$\frac{dE}{dX} = \frac{2\pi (1.6 \times 10^{-19})^4 \times 3.88 \times 10^{20} \times (3 \times 10^9)^4}{0.51 \times 0.3010 \times (1.6 \times 10^{-6})^2} \times$$

$$\left\{ \ln \left[\frac{0.51 \times 0.1 \times 0.3010}{(8.6 \times 10^{-5})^2 (1-0.3010)} \right] - 0.3010 \right\} \frac{MeV}{cm}$$

$$= 4.75 \times 10^{-3} \frac{MeV}{cm}$$

对于空气而言,$w = 34eV/ip$。因此,从式(4-56)可知,平均比电离为

$$\frac{ip}{cm} = \frac{4750eV/cm}{34eV/cm} = 140 ip/cm$$

需要特别注意的是,式(4-55)表明电离和激发的能量损失率随着速度减小和带电量增加而迅速升高。

标准空气的密度为 $1.293 \times 10^{-3} g/cm^3$,由式(4-45)及例 4-2 中给出的能量损失率,可得到对 0.1MeV β 粒子的质量阻止本领为

$$\frac{S}{\rho} = \frac{1}{\rho} \left(\frac{dE}{dl} \right) = \frac{4.75 \times 10^{-3} \dfrac{MeV}{cm}}{1.293 \times \dfrac{10^{-3} g}{cm^3}} = 3.67 \frac{MeV}{g/cm^2}$$

β 粒子与靶物质原子核库仑场作用时发生弹性散射,只改变方向而不辐射能量。其质量小,散射角可以很大,而且会发生多次散射,偏离原来的方向。能量越低,靶物质原子序数越大,散射就越严重,多次散射后散射角可以大于 $90°$,成为反散射。图 4-10 所示为单能电子在不同靶物质上的反散射系数(垂直入射情况)。

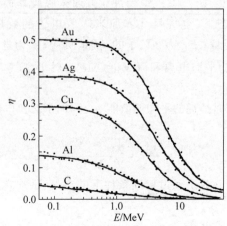

图 4-10　单能电子在不同靶物质上的反散射系数(垂直入射情况)

4.4.3 β粒子线性能量转化

比电离主要关注辐射能量损失。当关注吸收介质时,如在辐射生物学和辐射效应中的一些情况,人们对当电离粒子穿过介质时,吸收介质吸收能量的线性速率更感兴趣。作为能量吸收速率的一个度量,人们采用线性能量转移(linear energy transfer,LET)这个概念,定义为

$$LET = \frac{dE_L}{dl} \tag{4-57}$$

式中,dE_L 指具有特定能量的带电粒子在穿越 dl 距离时局部转移给吸收介质的平均能量。在辐射防护和辐射生物学中,LET 常以 $keV/\mu m$ 为单位。正如定义中用的"局部转移"一词可能指电离粒子轨迹的最长距离或者最大的离散能量损失,超过该值的损失不再认为是局部损失。在这两种情况下,LET 均指转移给一定体积吸收物质的能量。

4.4.4 β粒子相对质量阻止本领

相对质量阻止本领用来定量比较不同介质的能量吸收能力。后来有实验表明,在辐射防护的实际应用中,不同吸收介质的质量阻止本领相对于空气的质量阻止本领更重要。相对质量阻止本领 ρ_m 定义为

$$\rho_m = \frac{S_{medium}}{S_{air}} \tag{4-58}$$

【例 4-3】 0.1MeV 能量的 β 粒子在密度为 $2.25g/cm^3$ 的石墨中,试计算相对于空气的质量阻止本领。

解:

首先,通过式(4-55)求出石墨中的平均线性能量损失速率,而得到石墨的能量损失的质量速率,然后用式(4-45)计算单位质量的能量损失。NZ 和 I(分别表示吸收体原子的平均激发和电离能)的值可以通过计算得到。同时,其他需要的参数值也通过代入式(4-55)和式(4-45)得到

$$NZ = \frac{6.02 \times 10^{23} \frac{atoms}{mol} \times 2.25 \frac{g}{cm^3} \times 6 \frac{电子数}{atoms}}{12 \frac{g}{mol}}$$

$$= 6.77 \times 10^{23} \text{ 电子数 } /cm^3$$

$$I = 1.35 \times 10^{-5} \times 6 = 8.1 \times 10^{-5} MeV$$

将这些值和其他对应的值一起代入式(4-55)中,可得到

$$\frac{dE}{dX} = \frac{2\pi(1.6 \times 10^{-19})^4 \times 6.77 \times 10^{23} \times (3 \times 10^9)^4}{0.51 \times 0.3010 \times (1.6 \times 10^{-6})^2} \times$$

$$\left\{ \ln\left[\frac{0.51 \times 0.1 \times 0.3010}{(8.1 \times 10^{-5})^2(1 - 0.3010)}\right] - 0.3010 \right\} \frac{MeV}{cm}$$

$$= 8.33 MeV/cm$$

对于 0.1MeV 能量的 β 粒子,石墨的质量阻止本领可由式(4-45)计算得到

$$S(石墨) = \frac{\dfrac{dE}{dX}}{\rho} = \frac{8.33 \text{MeV/cm}}{2.25 \text{g/cm}^3} = 3.70 \frac{\text{MeV}}{\text{g/cm}^2}$$

对于 0.1MeV 能量的 β 粒子,空气的质量阻止能力是 3.67MeV/(g/cm²)。由式(4-58)可知,对于 0.1MeV 能量的电子,石墨的相对质量阻止本领为

$$\rho_m = \frac{S_{medium}}{S_{air}} = \frac{3.7 \dfrac{\text{MeV}}{\text{g/cm}^2}}{3.67 \dfrac{\text{MeV}}{\text{g/cm}^2}} = 1.01$$

4.4.5　轫致辐射

当 β 粒子或电子从原子核附近经过的时候,强的库仑引力使 β 粒子相比其原路径发生极大的偏离。这种方向的改变是径向加速度,而根据麦克斯韦的经典理论,β 粒子会由于电磁辐射以正比于加速度平方的速率损失能量。电子在加速器磁场中作圆形运动产生径向加速度而发生辐射,这种辐射称为同步辐射。电子和 β 粒子与物质相互作用时会以不同速率减速。因此,轫致辐射光子(X 射线)有连续能量分布,且理论能量范围等于 β 粒子的最高动能到最低能量。

由 β 源产生的轫致辐射光子能谱分布更偏向于低能。这个现象有两个原因:第一,最大能量的 β 粒子相对占比很小,即大多数 β 粒子在 β 能谱的低能段,如图 2-4 所示;第二,大部分 β 粒子会在一系列的碰撞中减速而损失一小部分能量,而不是在停止前只经历一两次大幅能量损失的碰撞。

对于放射性核素的使用者而言,重要的是要知道轫致辐射 X 射线不是 β 放射性同位素的特性,因此不会在 β 放射性核素衰变结构图中出现。X 射线是 β 粒子和周围物质(如容器或屏蔽物)相互作用的结果。例如,在距离含有 4×10^9 Bq($\sim$100mCi)的 ^{32}P 的水溶液的 25mL 容量瓶 10cm 处,轫致辐射的剂量率大约是 0.03mGy/h。距离含有 4×10^9 Bq($\sim$100mCi)^{90}Sr 的黄铜容器外表面 10cm 处,轫致辐射的剂量率大约为 1mGy/h*。随着 β 能量的升高及吸收介质原子序数的增加,轫致辐射发生的可能性也会随之增加(如式(4-59)所示)。因此,β 屏蔽体尽可能用原子序数比较小的材料制作。实际上,很少采用原子序数高于 13(铝)的材料作为 β 粒子的屏蔽容器。为了估计由 β 辐射产生的发生轫致辐射的风险,可以使用如下经验公式:

$$f_\beta = 3.5 \times 10^{-4} Z E_m \tag{4-59}$$

式中:f_β 表示入射的 β 能量转化为光子的份额;Z 表示吸收体的原子序数;E_m 表示 β 粒子的最大能量,MeV。

【例 4-4】　在一个具有可以屏蔽 β 粒子的足够厚度的铅容器中,装有一个物理体积很小的 ^{32}P 放射源,其活度为 3.7×10^{10} Bq(1Ci)。试计算距离该放射源 10cm 处轫致辐射能量通量(忽略由 β 屏蔽容器产生的轫致辐射衰减)。

---

* 单位 mGy 将在后面的章节介绍。

解：

由于铅的 Z 是 82，^{32}P 衰变发出的 β 粒子的最大能量为 1.71MeV，由式(4-59)可得 β 粒子的能量转换成光子(X 射线)的比例为

$$f_\beta = 3.5 \times 10^{-4} \times 82 \times 1.71 = 0.049$$

由于 β 粒子的平均能量大约是最大能量的 1/3，由 1Ci 的放射源发射出入射到屏蔽体上的 β 粒子能量 E_β 为

$$E_\beta(\text{MeV/s}) = \frac{1}{3} \frac{E_{\max} \text{MeV}}{\beta} \times 3.7 \times 10^{10} \frac{\beta}{\text{s}}$$

出于辐射防护的目的，假设所有韧致辐射的光子能量都是 β 粒子的最大能量，即 $E_{\max}$。因此，距离活度为 3.7×10^{10} Bq(1Ci) 的 β 粒子点源 $r$cm 处，其韧致辐射光子通量计算公式为

$$\phi = \frac{fE_\beta}{4\pi r^2 E_{\max}} = \frac{0.049 \times \frac{1}{3} \times 1.71 \frac{\text{MeV}}{\beta} \times 3.7 \times 10^{10} \frac{\beta}{\text{s}}}{4\pi \times (10\text{cm})^2 \times 1.71\text{MeV/ 光子}} = 4.8 \times 10^5 \frac{\text{光子 /s}}{\text{cm}^2} \quad (4\text{-}60)$$

4.4.6　X 射线产生

当一束单能电子在高压下加速后，被突然减速或阻止(如 X 射线管、阴极射线管、速调管微波发生器等)，小部分电子束的能量会转化成 X 射线，如下所示：

$$f_e = 1 \times 10^{-3} \times ZE \quad (4\text{-}61)$$

式中：f_e 为电子束被转换成 X 射线的能量份额；Z 为 X 射线管或者电子束撞击的任何其他装置中的靶原子序数；E 为 X 射线管电压或其他设备的电压，MV，电压 E 的数值等于电子撞击靶时的动能(用 eV 表示)。因此，电子经过 0.1MV 的电压后获得的动能为 0.1MeV (或者 100keV)。

图 4-11 所示为库利奇型固定靶 X 射线管的工作原理图。美国物理学家威廉 D. 库利奇[*]在 1913 年发明了这种类型的 X 射线管。

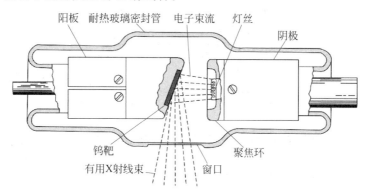

图 4-11　库利奇型固定靶 X 射线管的工作原理图[105]

由韧致辐射产生的有用 X 射线束，通过 X 射线管屏蔽体上面的窗口发射出来

---

　　[*] 库利奇博士被苏黎世大学授予名誉医学博士学位，以表彰他将物理学应用到医学的杰出贡献。有趣的是，尽管他长年与 X 射线打交道，但库利奇活到了 101 岁。

　　电子束(通常在毫安的量级)由加热阴极产生。几十千伏到几百千伏数量级的电压差加速电子以形成一个单能束,其动能在数值上等于管电压。高速的电子被高原子序数的阳极金属靶阻止。当电子突然停止时,电子束中的部分动能转换成 X 射线(轫致辐射)。在电压低于几十万伏的 X 射线发生装置中,X 射线(光子)主要射出角度距电子束射出方向的 90°左右。在装有 X 射线管防护屏上有一个小窗口,有用 X 射线束可以通过小窗口从屏蔽管中发射出来。

　　以这个方式产生的 X 射线有连续的能量分布,最大的能量能达到电子被阻止前的动能。因此,它所有的动能被转化成了一个 X 光子。如果一个电子是被靶原子瞬时阻止的,那么它的所有动能会转化成一个 X 光子。这说明最大的能量(或最短波长)的光子可能为 X 射线管两端的电压。然而,这个最大能量限制只能是无限接近,因为没有电子能在瞬时被阻止。由于不同的电离和激发碰撞,电子以不同的速度慢下来,这一事实导致 X 射线能量的连续分布,直到达到理论最大能量。而理论最大能量仅由 X 射线管两端的最大电压决定,如图 4-12 所示。如果有一个全波整流,当未经滤波的交流电压施加于 X 射线管时,电压就会周期性从零到最大电压变化。这种情况将使 X 射线能量分布向低能量方向倾斜,因为大多数电子是通过一个低于峰值的变化电压加速的。一个高度过滤的高压电源在管两端生一个恒定的高压,从而会产生比未经过滤的高压电源更硬更有效的能量束,比一个未经过滤的高压电源更高的有效能量束。为了区别这两种电源产生的 X 射线,通常将第一种称为 kV_p(kV 峰),从滤波发生器中产生的 X 射线称为 kV_{cp}(kV 常数电压)。

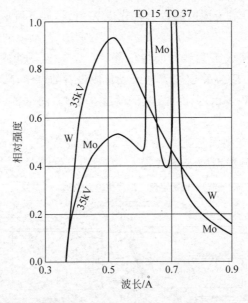

图 4-12　钨靶(W)和钼靶(Mo)在 35kV 加速电子轰击下的 X 射线光谱[105]
对这两个靶来讲,极限波长为 0.3543Å,代表最大能量光子为 35keV。Mo 曲线上的
两个峰分别代表 K_β(至 15)和 K_α(至 37)

　　理论最大光子能量(hc/λ_{min})等于电子撞击靶原子时的动能,也就是等于电子被加速前的势能(qV)。因此,外加电压和最小波长的关系为著名的杜安-亨脱(Duane-Hunt)定律,即

$$qV = \frac{hc}{\lambda_{min}} \qquad (4\text{-}62)$$

$$\lambda_{\text{m}} = \frac{6.626 \times 10^{-34}(\text{J} \cdot \text{S}) \times 3 \times 10^{8}\frac{\text{m}}{\text{s}}}{1.6 \times 10^{-19}\text{C} \times E\text{eV}} \times 10^{10}\text{\AA/m} = \frac{12400}{E}\text{\AA} \tag{4-63}$$

【例 4-5】　计算从一个管电压为 100kV 的 X 射线管发射出的 X 射线的能谱波长下限。

解：

两端加压 100kV 的 X 射线管出射的 X 射线能谱波长的下限可根据式(4-63)计算得到

$$\lambda_{\text{m}} = \frac{12400}{E} = \frac{12400}{100000}\text{\AA} = 0.124\text{\AA}$$

X 射线机的电子束的功率 P(瓦特)由 X 射线管的管电压 V(伏)与束流 i(安培)相乘得出,即

$$P(\text{束流}) = V \times i \tag{4-64}$$

由于被转换成 X 射线的束流功率的比例与 ZV 成正比,X 射线束的强度 I 与 ZV 和 Vi 的乘积成正比,即

$$I(\text{X 射线}) \propto (ZV \times Vi) \propto ZV^{2}i \tag{4-65}$$

式(4-65)表明,从 X 射线机产生的 X 射线直接随电子束电流和管两端高压平方的变化而变化。

在管电压为 V 伏的电场下加速的电子动能为 eV;式(4-63)可以用来将波长与任何光子的能量(以电子伏为单位)联系在一起,即

$$\lambda = \frac{12400}{eV}\text{\AA} \tag{4-66}$$

【例 4-6】　试计算 ^{131}I 产生 0.364MeV 光子的波长。

解：

^{131}I 产生 0.364MeV 光子的波长为

$$\lambda = \frac{12400}{E} = \frac{12400}{0.364 \times 10^{6}}\text{\AA} = 0.0341\text{\AA}$$

4.5　X 射线、γ 射线与物质的相互作用

γ 射线和 X 射线都是波长较短的电磁辐射,统称为光子,但 γ 射线和 X 射线起源不同。由核和基本粒子突变产生的电磁辐射光子称为 γ 射线。由带电粒子在原子核库仑场中慢化和原子电子能级改变而产生的电磁辐射称为 X 射线。γ 射线和 X 射线与物质相互作用时,能产生次级带电粒子(主要是电子)和次级光子,通过这些次级带电粒子的电离、激发过程把能量传递给物质。

在 α、β 衰变的过程中,衰变产生的子核通常处于激发状态,此时的原子核是不稳定的,退激时会放出 γ 光子。所以,可以说 γ 射线总是伴随着 α、β 衰变产生。γ 射线的能量是子核两个能级之间的能量差。不同核素的原子核具有特定的能级,能发出特定能量的 γ 射线,所以可以通过测量 γ 射线的能谱来判断核素的种类。

4.5.1　指数吸收规律

γ 光子在吸收体中的衰减特性与 α 和 β 有着本质的不同。α 和 β 这些微粒辐射在物质

上有明确的范围,因此可以被完全阻止。然而,γ 光子只能通过增加越来越厚的吸收体来降低其强度,它不能被完全吸收。γ 射线进入物质后通过一些方式损失能量,这些方式使原来的 γ 光子或者不复存在,或者改变能量成为新光子,与原来的入射方向发生偏离。因此,可以说 γ 光子一旦同介质发生作用就从入射光子束中移去,只有没有同介质发生任何作用的 γ 光子才沿着原来的方向继续前进。入射的光子束中由于同介质作用而被移去的 γ 光子称为介质对 γ 光子的吸收。只有理想的准直束才能满足这种要求,称为窄束。如果在比较好的几何条件下(即好的准直器和窄束情况下)对单能的 γ 射线进行衰减测量(图 4-13),那么在半对数坐标纸上,结果将会是一条直线,如图 4-14 所示。

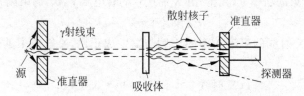

图 4-13　在良好的几何条件下测量 γ 射线的衰减

理想的情况:光束非常好的准直,光源尽可能远离探测器;吸收体位于源和探测器的中间位置且足够薄。这样,被吸收体散射的光子二次散射的可能性可以忽略不计,在探测器附近不应该有散射物质

　　假设单能平行窄束 γ 射线注量率为 I_0,垂直进入物质穿过厚度 x 后的注量率为 I,当其继续穿过厚度为 $\mathrm{d}x$ 的物质层时,注量率将减少 $\mathrm{d}I$,这一过程如图 4-15 所示。

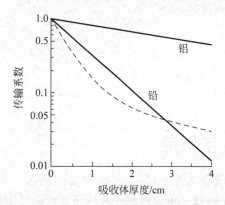

图 4-14　良好的几何条件下 γ 射线衰减

实线表示 0.662MeV 单能 γ 射线的衰减曲线,虚线表示异能的 γ 射线衰减曲线

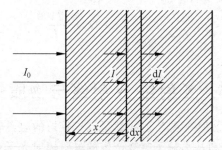

图 4-15　γ 射线通过物质被吸收示意图

　　对于无限小区间,$\mathrm{d}I$ 与光子在 x 处的注量率 I 和物质层厚度 $\mathrm{d}x$ 成正比,即

$$-\mathrm{d}I = \mu I \mathrm{d}x \tag{4-67a}$$

式中,负号表示 γ 光子注量率随 x 增加而减少,μ 为比例系数。由初始条件 $x=0$,$I=I_0$,式(4-67a)积分得

$$I = I_0 \mathrm{e}^{-\mu x} \tag{4-67b}$$

式中,两边取对数就得到图 4-14 中直线的方程为

$$\ln I = -\mu x + \ln I_0 \tag{4-67c}$$

或

$$\ln \frac{I}{I_0} = -\mu x \tag{4-67d}$$

去掉方程(4-67d)两边的对数,有

$$\frac{I}{I_0} = e^{-\mu x} \tag{4-68}$$

式中:I_0 为吸收体厚度为零时 γ 射线的强度;x 为吸收体厚度;I 为穿过厚度 x 的吸收体后 γ 射线的强度;μ 为衰减系数(或减弱系数)(等于吸收曲线的斜率)。

由于指数方程中的指数必须是无量纲的,μ 和 x 必须互为倒数,即如果吸收体厚度单位为 cm,那么衰减系数称为线性衰减系数 μ,它的单位必须是"每厘米"。如果 x 是 g/cm^2,那么衰减系数称为质量衰减系数 μ_m,它的单位必须是$(g/cm^2)^{-1}$ 或者 cm^2/g。γ 射线在某些材料和元素中的质量衰减系数可查附表1得到。对于密度是 $\rho(g/cm^3)$ 的材料,μ 和 μ_m 的数值关系为

$$\mu \, cm^{-1} = \mu_m \frac{cm^2}{g} \times \rho \frac{g}{cm^3} \tag{4-69}$$

衰减系数被定义为比例降低,或者经过每单位厚度吸收体的 γ 射线束强度的衰减,如下所示:

$$\lim_{\Delta x \to 0} \frac{\Delta I / I}{\Delta x} = -\mu \tag{4-70}$$

式中,$\Delta I / I$ 为 γ 射线束经过厚度 Δx 后衰减的比例。这样定义的衰减系数有时也称为总衰减系数。表 4-3 为线性衰减系数 $\mu(cm^{-1})$ 与 γ 射线能量的关系。

表 4-3　线性衰减系数 μ 与 γ 射线能量的关系[106]

项目	$\rho/(g/cm^3)$	光子能量/MeV												
		0.1	0.15	0.2	0.3	0.5	0.8	1.0	1.5	2	3	5	8	10
C	2.25	0.335	0.301	0.274	0.238	0.196	0.159	0.143	0.117	0.100	0.080	0.061	0.048	0.044
Al	2.7	0.435	0.362	0.324	0.278	0.227	0.185	0.166	0.135	0.117	0.096	0.076	0.065	0.062
Fe	7.9	2.72	1.445	1.090	0.838	0.655	0.525	0.47	0.383	0.335	0.285	0.247	0.233	0.232
Cu	8.9	3.80	1.830	1.309	0.960	0.730	0.581	0.52	0.424	0.372	0.318	0.281	0.270	0.271
Pb	11.3	59.7	20.8	10.15	4.02	1.64	0.945	0.771	0.597	0.516	0.476	0.482	0.518	0.552
Air	1.29×10^{-3}	1.95×10^{-4}	1.73×10^{-4}	1.59×10^{-4}	1.37×10^{-4}	1.12×10^{-4}	9.12×10^{-5}	8.45×10^{-5}	6.67×10^{-5}	5.75×10^{-5}	4.6×10^{-5}	3.54×10^{-5}	2.84×10^{-5}	2.61×10^{-5}
H_2O	1	0.167	0.149	0.136	0.118	0.097	0.079	0.071	0.056	0.049	0.040	0.030	0.024	0.022
混凝土①	2.35	0.397	0.326	0.291	0.251	0.204	0.166	0.149	0.122	0.105	0.085	0.067	0.057	0.054

注:① 普通混凝土的组成为 0.56% H、49.56% O、31.35% Si、4.56% Al、8.26% Ca、1.22% Fe、0.24% Mg、1.71% Na、1.92% K、0.12%S。

当出于某些目的时,用原子衰减系数 μ_a 会非常有用。原子衰减系数是入射 γ 射线束经过一个原子后衰减的比例。换一种说法,原子衰减系数是吸收体的一个原子与束中的光子发生相互作用的概率。原子衰减系数可以用下式来定义:

$$\mu_a \, cm^2 = \frac{\mu_1 / cm}{N \dfrac{atoms}{cm^3}} \tag{4-71}$$

式中，N 为每立方厘米吸收体的原子数。值得注意的是，μ_a 的单位是 cm^2（即面积单位）。正因为如此，原子衰减系数几乎总是被称为吸收体的截面。截面的特定单位是靶恩，b。

$$1b = 10^{-24} cm^2$$

原子衰减系数 σ 也被称为微观截面，线性衰减系数 Σ 常被称为宏观截面。截面常用于处理中子。因此式(4-71)可以写成如下形式：

$$\Sigma \, cm^{-1} = \sigma \, \frac{cm^2}{atoms} \times N \, \frac{atoms}{cm^3} \tag{4-72}$$

用式(4-72)给出的关系，式(4-68)可以改写为

$$\frac{I}{I_0} = e^{-\mu_a t} = e^{-\sigma N t} \tag{4-73}$$

对于混合材料或者合金材料，线性衰减系数为

$$\mu_1 = \mu_{a1} \times N_1 + \mu_{a2} \times N_2 + \cdots = \sum_{n=1}^{n} \mu_{an} \times N_n \tag{4-74}$$

式中：μ_n 为第 n 个元素的原子衰减系数；N_n 为第 n 个元素每立方厘米的原子数。

许多元素及更广范围的量子能量的 μ_a 的数值已经在很多文献中发表过。利用式(4-74)的原子截面，可以计算出包含几种不同元素的化合物或合金的衰减系数。

【例 4-7】 铝铜是一种含铜 90％（原子质量＝63.57）和铝 10％（原子质量＝26.98）的合金，密度为 $7.6 g/cm^3$。若 Cu 和 Al 对于量子能量为 0.4MeV 的 γ 射线的截面分别为 9.91b 和 4.45b，试分别计算它们的线性衰减系数和质量衰减系数。

解：

由式(4-74)可知，铝铜合金的线性衰减系数为

$$\mu_1 = (\mu_a)_{Cu} \times N_{Cu} + (\mu_a)_{Al} \times N_{Al}$$

合金中每立方厘米 Cu 的原子数是

$$N_{Cu} = \frac{6.02 \times 10^{23} (atoms/mol)}{63.57 g/mol} \times (7.6 \times 0.9) \, \frac{g}{cm^3} = 6.5 \times 10^{22} \, \frac{atoms}{cm^3}$$

对于 Al，有

$$N_{Al} = \frac{6.02 \times 10^{23} (atoms/mol)}{27 g/mol} \times (7.6 \times 0.1) \, \frac{g}{cm^3} = 1.7 \times 10^{22} \, \frac{atoms}{cm^3}$$

因此，线性衰减系数为

$$\mu_1 = 9.91 \times 10^{-24} \, \frac{cm^2}{atoms} \times 6.5 \times 10^{22} \, \frac{atoms}{cm^3} + 4.45 \times 10^{-24} \, \frac{cm^2}{atoms} \times$$

$$1.7 \times 10^{22} \, \frac{atoms}{cm^3}$$

$$= 0.72 cm^{-1}$$

由式(4-69)可知，质量衰减系数为

$$\mu_m = \frac{\mu_1}{\rho} = \frac{0.72 cm^{-1}}{7.6 g/cm^3} = 0.095 \, \frac{cm^2}{g}$$

物质由于吸收体原子序数和 γ 辐射的能量不同，其衰减特性也有系统上的不同，如图 4-14 所示。然而，值得注意的是，在康普顿效应（后述内容中会详细分析）占主导地位的

区域,质量衰减系数几乎与吸收体原子序数无关,如图 4-16 所示。

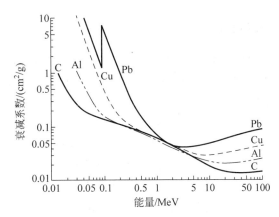

图 4-16   衰减系数的系统变化与吸收体原子数和量子能量的变化

4.5.2   半值层和十值层

半值层(half value layer,HVL)也称为半值厚度,定义为一个屏蔽体或吸收体使辐射水平减少为原来 1/2 的厚度。屏蔽材料的 HVL 和衰减系数的关系类似于放射性同位素的半衰期和衰变率。在良好的几何条件下,使光束强度减少到 1/2 的屏蔽厚度可由式(4-68)计算得到

$$\begin{cases} \dfrac{I}{I_0} = \dfrac{1}{2} = e^{-\mu t} \\[2mm] \ln \dfrac{1}{2} = -0.693 = -\mu t_{1/2} \\[2mm] t_{\frac{1}{2}} = \dfrac{0.693}{\mu} = HVL \end{cases} \tag{4-75}$$

当计算屏蔽层厚度时,确定需要几个半值层来使辐射降低到所要的水平比较方便。例如,为了使辐射水平降低到原来水平的 1/10 需要 3~4 个半值层。总体来说,将光束水平由 I_0 降低到 I 所需要的半值层数 n 可以给出,即

$$\frac{I}{I_0} = \frac{1}{2^n} \tag{4-76}$$

计算 γ 射线束水平降到 10% 时的半值层数,由式(4-76)得

$$\frac{I}{I_0} = \frac{1}{10} = \frac{1}{2^n}$$

$$n = 3.3 HVLs$$

对于 1.0MeV 的 γ 射线,查表 4-3 可知,对于 Al 来说,$\mu_1 = 0.166 cm^{-1}$,所以 HVL $= 0.693/\mu_1 = 0.693/0.166 cm^{-1} = 4.17 cm$ Al。因此屏蔽 1.0MeV 的 γ 射线,需要的厚度为 $3.3 HVL \times 4.17 cm/HVL = 13.8 cm$ Al。

同样地,使辐射水平减少为原来 10% 的屏蔽层厚度,称为十值层(tenth value layer,TVL)。在屏蔽设计中,广泛运用的是 HVLs 和 TVLs 的概念。表 7-5 列出了普通混凝土、

铁及铅对于 X 射线的几种能量的十值层[17]。

4.5.3　相互作用机制

出于辐射防护的考虑,光电效应、康普顿散射、电子对效应及光核反应,这 4 种主要的 γ 射线能量的相互作用机制被认为是重要的。其中两种机制(或效应),即光电效应和康普顿散射,只与吸收物质轨道电子相互作用。当光子的能量低于 1.02MeV(等于两个剩余电子质量的能量当量)时,这两种机制占主导地位。对于更高能的光子,则会有电子对的产生,这是电磁能量直接转化为质量的产物。这 3 种 γ 射线相互作用机制导致电子从吸收物质中发射。对于超高能光子,$E \gg 2m_0C^2$,也可能进入吸收物质的原子核,然后发生光核反应,从而使激发态的原子核发射其他射线。前 3 种效应的发生都有一定的概率,发生概率和光子的能量、吸收物质的原子序数有关。通常以截面 σ 表示作用概率的大小。γ 射线与物质作用的总截面为

$$\sigma = \sigma_{ph} + \sigma_c + \sigma_p \tag{4-77}$$

式中:σ_{ph} 表示光电效应截面;σ_c 表示康普顿效应截面;σ_p 表示电子对效应截面。

X 射线、γ 射线与物质相互作用,不像带电粒子那样通过多次小能量的损失逐渐消耗其能量,而是在一次相互作用过程中就可能损失大部分或全部能量。这 3 种效应都可产生电子。

γ 射线与物质的 3 种主要相互作用与光子能量、吸收物质原子序数的关系如图 4-17 所示。

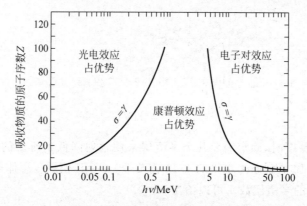

图 4-17　γ 射线与物质的 3 种主要相互作用与光子能量、
吸收物质原子序数的关系

1. 光电效应

当 γ 光子通过物质时,与物质原子中束缚电子发生作用,光子把全部能量转移给某个束缚电子,使其发射出去,而光子本身消失了,这种效应称为光电效应。光子消失的光电效应是一个光子和一个结合能等于或小于光子能量的束缚电子的相互作用。这个相互作用产生的基本电离粒子是光电子。光电效应中发射出来的电子称为光电子,过程如图 4-18 所示。

在光电效应中,入射光子的能量 $h\nu$,其中一部分用来克服被击中电子的结合能,另一部分转化为光电子动能;原子核反冲能量很小,可以忽略不计。根据能量守恒,光电子动能 E_e 为

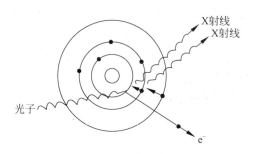

图 4-18　光电效应过程示意图

$$E_e = h\nu - B_i, \quad i = K, L, M, N \qquad (4\text{-}78)$$

式中，B_i 为物质原子中第 i 壳层电子的结合能，i 表示电子壳层的名称。

　　原子中束缚得越紧的电子参与光电效应的概率越大，因此，K 壳层上打出光电子的概率最大，L 层次之，M、N 层更次之。如果入射光子能量超过 K 层电子结合能，大约 80% 的光电效应发生在 K 层电子上。在不同出射方向光电子的产额是不同的，这种截面对于空间的微分，也就是微分截面 $\sigma(\theta)$，θ 为光子的入射方向与光电子出射之夹角。图 4-19 所示为不同能量的 γ 光子发生光电效应时产生的光电子的分布，其中 $\beta = v/c$，v 为 γ 光电子速度，c 为光速。研究发现：在 $\theta = 0°$ 和 $\theta = 180°$ 方向，没有光电子飞出；光电子在哪一角度出现最大概率与入射光子能量有关；当入射光子能量低时，光电子趋于垂直方向发射，当光子能量较高时，光电子趋于向前发射。

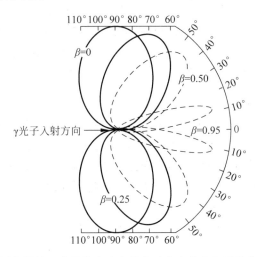

图 4-19　不同能量的 γ 光子发生光电效应时产生的光电子的分布（极坐标系）

　　发生光电效应时，若从原子内壳层上打出电子，则在此壳层上就留下空位，原子处于激发态。这种激发态是不稳定的，有两种退激方式：一种是外壳层电子向内层跃迁填充空位，发射特征 X 射线或荧光辐射，使原子恢复到较低能量状态；另一种是原子的退激直接将能量传递给外壳层中某一电子，使它从原子中发射出来，成为自由电子，这种效应称为俄歇效应，这个电子称为俄歇电子。因此，发射电子的同时还伴随有特征 X 射线或俄歇电子产生，这些电子将继续与物质作用，转移它们的能量。光电效应更倾向于低能光子和高原子序数的吸收物质。这个反应的截面大致根据 $Z^4\lambda^3 (Z^4/E^3)$ 而改变。光电吸收非常依赖于原子

序数 Z，这也使铅成为屏蔽 X 射线的良好材料。对于原子序数很低的吸收物质，光电效应并不是很重要。

综上所述，入射光子的能量最终转化为两部分：一部分为次级电子(光电子和俄歇电子)的动能；另一部分为特征 X 射线或荧光辐射。

入射光子与物质原子发生光电效应的截面称为光电截面。

$$\sigma_{ph} = \frac{5}{4}\sigma_K \tag{4-79}$$

式中，σ_K 为 K 层光电截面。理论上可给出光电效应截面公式。

对于 $h\nu \ll m_0 c^2$，即非相对论情况，光电截面可用下式计算*：

$$\sigma_K = (32)^{\frac{1}{2}}\alpha^4\left(\frac{m_0 c^2}{h\nu}\right)^{\frac{7}{2}} Z^5\sigma_{th} \propto Z^5\left(\frac{1}{h\nu}\right)^{\frac{7}{2}} \tag{4-80}$$

式中，$\sigma_{th} = \frac{8}{3}\pi\left(\frac{e^2}{m_0 c^2}\right)^2 = 6.65\times10^{-25}\,\text{cm}^2$，经典电子散射截面，又称为汤姆孙截面，$\alpha$ 为精细结构常量，其值为 $1/137$。

对于 $h\nu \gg m_0 c^2$，即相对论情况，则有

$$\sigma_K = 1.5\alpha^4\frac{m_0 c^2}{h\nu}Z^5\sigma_{th} \propto Z^5\frac{1}{h\nu} \tag{4-81}$$

对于 $h\nu < 100\,\text{keV}$，光电截面与吸收限有关，在吸收限 $\varepsilon_K,\varepsilon_L,\cdots$ 处出现阶跃而呈锯齿状。

从式(4-80)和式(4-81)可以看出：① $\sigma_{ph} \propto Z^5$，即光电效应截面与吸收材料 Z 有关系。选择探测器的材料时，采用高原子序数的材料可提高探测效率。防护和屏蔽 γ 射线时，采用高 Z 材料可以有效阻挡 γ 射线。② $h\nu$ 升高，σ_{ph} 降低，即光电效应的截面与射线能量的关系为 γ 光子能量越高，光电效应截面越小。

2. 康普顿散射

康普顿散射是光子和一个自由电子(电子的结合能比光子能量小很多)之间的弹性碰撞。入射 γ 光子同原子中外层电子发生碰撞，入射光子仅有一部分能量转移给电子，使它脱离原子称为反冲电子(康普顿反冲电子)。而光子能量减小，变成新光子，称为散射光子(康普顿散射光子)，运动方向发生了变化。康普顿散射过程如图 4-20 所示。

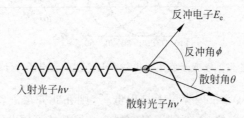

图 4-20　康普顿散射过程示意图

$h\nu$ 和 $h\nu'$—入射光子和散射光子的能量；θ—散射光子与入射光子间的夹角，称为散射角；ϕ—反冲电子的反冲角；$E_e = h\nu - h\nu'$，即反冲电子具有一定的能量，等于入射 γ 光子与散射光子能量之差

---

* 出自《原子核物理》(卢希庭主编)(2010 年)P65。

反冲电子在物质中会继续产生电离和激发等过程,对物质发生作用和影响。散射光子有的可能从物质中逃走,有的留在物质中再发生光电效应或康普顿效应等。最终一部分被物质吸收,一部分逃逸出去。

在上述两个效应中,光电效应中光子损失全部能量,康普顿散射中光子损失部分能量。光电效应发生在束缚得最紧的内层电子上,康普顿散射发生在束缚得最松的外层电子上。

光子和自由电子的碰撞中,由于不是所有的光子能量都会转移掉,光子一定会被散射,散射光子一定比入射光子具有较少的能量或者较大的波长。碰撞中转移的总能量可以用能量和动量守恒定律来计算。由能量守恒,有

$$\frac{hc}{\lambda} + m_0 c^2 = \frac{hc}{\lambda'} + mc^2 \tag{4-82}$$

在水平和垂直方向动量守恒,有

$$\frac{h}{\lambda} = \frac{h}{\lambda'}\cos\theta + mv\cos\phi \tag{4-83}$$

和

$$0 = \frac{h}{\lambda'}\sin\theta - mv\sin\phi \tag{4-84}$$

这些方程的解表明光子的波长改变量为

$$\Delta\lambda = \lambda' - \lambda = \frac{h}{m_0 c}(1 - \cos\theta) \tag{4-85}$$

光子和电子的散射角的关系为

$$\cot\frac{\theta}{2} = \left(1 + \frac{h}{\lambda m_0 c}\right)\tan\phi \tag{4-86}$$

代入为常数的数值,并把 cm 转化成以 Å 为单位,式(4-85)可简化为

$$\Delta\lambda = 0.0242(1 - \cos\theta)\,\text{Å} \tag{4-87}$$

式(4-86)表明:电子的散射角不能超过90°。散射电子在辐射剂量学中很重要,因为它是将能量从入射光子转移到吸收介质的工具。康普顿电子动能消散的方式和β粒子相同,也是γ辐射(光子)产生的基本电离粒子之一。康普顿散射在保健物理工程中也很重要,因为在散射中高能光子比低能光子会损失更大比例的能量。利用这个事实可以减少所需的屏蔽层厚度,从而节约成本。

式(4-87)表明:经过散射后波长的改变只与散射角有关,不依赖于入射光子的能量或者散射体的性质。所以,在散射角相同的情况下,低能长波的光子比高能短波的光子损失更少比例的能量。

入射光子与单个电子发生康普顿效应的截面称为康普顿散射截面。

$h\nu \ll m_0 c^2$ 时,

$$\sigma_{c,e} \xrightarrow{h\nu \to 0} \sigma_{th} = \frac{8}{3}\pi r_0^2, \quad r_0 = \frac{e^2}{m_0 c^2} \tag{4-88}$$

康普顿散射截面近似与入射光子能量无关,为常数。

$h\nu \gg m_0 c^2$ 时,

$$\sigma_{c,e} = \pi r_0^2 \frac{m_0 c^2}{h\nu}\left(\ln\frac{2h\nu}{m_0 c^2} + \frac{1}{2}\right) \tag{4-89}$$

康普顿散射截面近似与光子能量成反比。

对整个原子的康普顿散射的总截面有

$$\sigma_c = Z\sigma_{c,e} \propto Z \frac{\ln 2h\nu}{h\nu} \tag{4-90}$$

从式(4-90)可知，Z 越大，康普顿散射截面越大；$\frac{\ln 2h\nu}{h\nu}$ 入射粒子能量越大，康普顿散射截面越小。康普顿散射截面与入射光子能量的关系比光电效应要缓和。

如果入射 γ 射线能量为 E_γ，散射能量为 $E_{\gamma'}$，反冲电子能量为 E_0，那么根据能量和动量守恒定律，三者关系为

$$\begin{cases} E_\gamma = E_{\gamma'} + E_0 \\ \dfrac{E_\gamma}{c} = \dfrac{E_{\gamma'}}{c}\cos\theta + mv\cos\varphi \\ \dfrac{E_{\gamma'}}{c}\sin\theta = mv\sin\phi \end{cases} \tag{4-91}$$

反冲电子的角分布和能量分布具体如下：

(1) 假设 $\dfrac{d\sigma_e(\phi)}{d\Omega_e}$ 为反冲电子落在 ϕ 方向单位立体角内的概率，则有

$$\frac{d\sigma_e(\phi)}{d\Omega_e} = \left(\frac{d\sigma_{c,e}(\theta)}{d\Omega}\right)\left(\frac{\sin\theta}{\sin\varphi}\frac{d\theta}{d\phi}\right) \tag{4-92}$$

(2) 假设 $\dfrac{d\sigma_e(\phi)}{d\phi}$ 为反冲电子落在 ϕ 方向单位反冲角内的概率，则有

$$\frac{d\sigma_e(\phi)}{d\phi} = 2\pi\sin\phi \frac{d\sigma_e(\phi)}{d\Omega_e} \tag{4-93}$$

(3) 假设 $\dfrac{d\sigma_e(\phi)}{dE_e}$ 为反冲电子落在 E_e 处单位能量间隔的概率，则有

$$\frac{d\sigma_e(\phi)}{dE_e} = \frac{d\sigma_e(\phi)}{d\phi} \frac{d\phi}{dE_e} \tag{4-94}$$

式(4-94)为反冲电子的能量分布，即反冲电子的能谱。

任何一种单能 γ 射线产生的反冲电子的动能都是连续分布的，且存在最大反冲电子动能。在最大反冲电子动能处，反冲电子数目最多。

表 4-4 为不同入射光子能量对应的反散射光子能量。从表 4-4 中可知，由于放射源的衬底屏蔽体支架的存在，在 γ 射线能谱的测量中，总可以看到能量约为 200keV 的反散射峰。

表 4-4　不同入射光子能量对应的反散射光子能量　　　　（单位：MeV）

入射光子能量	0.5	0.662	1.0	1.5	2.0	3.0	4.0
反散射光子能量	0.169	0.184	0.203	0.218	0.226	0.235	0.240

【例 4-8】 对于 1MeV 和 0.1MeV 的光子，试求当散射角为 90° 时它们损失的能量比例。

解：

为了解决这个问题，首先计算散射前后光子的波长，然后将散射波长转化成相应的能量，最后计算每种光子能量损失百分数。

根据式(4-66),可计算每种光子的波长为

$$\lambda(0.1\text{MeV}) = \frac{12400}{\text{eV}} = \frac{12400}{10000\text{eV}} = 0.124\text{Å}$$

$$\lambda(1\text{MeV}) = \frac{12400}{\text{eV}} = \frac{12400}{100000\text{eV}} = 0.0124\text{Å}$$

如式(4-87)显示,散射造成的波长改变量只依赖于散射角。对于两种光子,$\Delta\lambda$ 相同,即有

$$\Delta\lambda = 0.0242(1-\cos\theta) - 0.0242(1-\cos90°)\text{Å} = 0.0242\text{Å}$$

散射后每个光子的波长分别为

$$\lambda'(0.1\text{MeV}) = \lambda + \Delta\lambda = (0.124 + 0.0242)\text{Å} = 0.1482\text{Å}$$

$$\lambda'(1.0\text{MeV}) = \lambda + \Delta\lambda = (0.0124 + 0.0242)\text{Å} = 0.0366\text{Å}$$

每个散射光子的能量 E' 为

$$E'(0.1482\text{Å}) = \frac{12400}{0.1482\text{Å}} = 83670\text{eV} = 0.08367\text{MeV}$$

$$E'(0.0366\text{Å}) = \frac{12400}{0.0366\text{Å}} = 338500\text{eV} = 0.3385\text{MeV}$$

每个光子能量减少的比例为

$$\Delta E(1.0\text{MeV}) = E - E' = \frac{1.0000\text{MeV} - 0.3385\text{MeV}}{1.0000\text{MeV}} \times 100\% = 66.2\%$$

$$\Delta E(0.1\text{MeV}) = E - E' = \frac{0.10000\text{MeV} - 0.08367\text{MeV}}{0.10000\text{MeV}} \times 100\% = 16.3\%$$

将 $\lambda = hc/E$ 和 $\lambda' = hc/E'$ 代入方程(4-82)解出 E',然后计算散射光子的能量,比上述方法更直接,即

$$E' = \frac{E}{1 + (E/m_0c^2)(1-\cos\theta)} \tag{4-95}$$

散射光子所带能量占入射光子能量的比例为

$$\frac{E'}{E} = \frac{1}{1 + (E/m_0c^2)(1-\cos\theta)} \tag{4-96}$$

式中,m_0c^2 为电子静止质量的能量,为 0.51MeV。

随着能量增加,与电子发生康普顿相互作用的概率减小,并且与相互作用的材料原子序数无关。在康普顿散射中,每个电子充当散射中心,并且物质的体积散射特性主要依赖于单位质量电子密度。

3. 电子对效应

当一定能量的 γ 光子进入物质时,γ 光子在原子核库仑场作用下会转化成一对正负电子对,这一现象称为电子对效应。能量超过 1.02MeV 的光子,当它经过一个原子核时,会自发地消失,它的能量会重新出现在一个正电子和一个电子上,如图 4-21 所示。入射光子的能量首先用于转化为正负电子对的静止能量(0.51MeV + 0.51MeV = 1.02MeV),剩下的能量赋予正负电子的动能。根据能量守恒可得到如下关系:

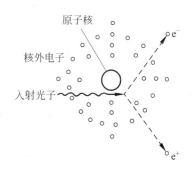

图 4-21 电子对生成效应示意图

$$h\nu = E_{e^+} + E_{e^-} + 2m_0c^2 \tag{4-97}$$

式中：E_{e^+} 和 E_{e^-} 分别表示正负电子的动能；$2m_0c^2$ 为电子的静止能量。

由于动量守恒，这种能量向质量的转化必须在一个粒子，如原子核附近发生，反冲核的动能很小。在电子附近也可能发生电子对效应，但在原子核附近的发生概率要大很多。另外，电子附近产生电子对的阈能为 $4m_0c^2$。正负电子对产生的截面或者概率大致正比于 $Z^2 + Z$，因此，当吸收物的原子序数越高时，效应越重要。当能量从阈能 1.02MeV 增长到大约 5MeV 时，截面也逐渐增大。对于更高的能量，截面正比于能量的对数。对于高能光子，截面随能量从阈能 1.02MeV 向上增长而增大解释了衰减系数的增长，如图 4-14 所示。注意，每一个系数曲线有一个最小值；对于铅，其最小衰减系数是 3MeV 的光子（γ射线）。

电子对产生后正负电子向前方射出（相对于光子方向），并且由于激发，电离及韧致辐射损失动能，就像其他高能电子一样。当正电子耗尽了它所有的动能时，它和一个电子结合在一起，两者的质量转化成湮灭辐射产生的两个 0.51MeV 光子的能量。因此，一个 10MeV 的光子经过一个铅吸收器时可能转化成一对每个粒子动能约为 4MeV 的正负电子对。然后这个动能以和 β 粒子相同的方式消散。正电子和吸收器的一个电子结合而湮灭，吸收器会产生两个 0.51MeV 的光子（或者它们会经历光电效应或康普顿散射）。这种情况下，电子对产生的相互作用的净结果是将一个 10MeV 的光子转化成两个 0.51MeV 的光子，8.98MeV 的能量耗散了。

电子对效应的截面会有以下几种情况发生。

（1）当 $h\nu$ 稍大于 $2m_0c^2$ 时，

$$\sigma_p \propto Z^2 E_\gamma \tag{4-98}$$

（2）当 $h\nu \gg 2m_0c^2$ 时，

$$\sigma_p \propto Z^2 \ln E_\gamma \tag{4-99}$$

由式（4-98）和式（4-99）可知，电子对效应截面随 Z 的增加而增加，也随入射粒子的能量的增加而增加。

γ射线与物质的 3 种主要相互作用与光子能量、吸收物质原子序数的关系如图 4-17 所示。

光电效应、康普顿效应和电子对生成对光子衰减起主要作用。对低能光子光电效应占优势，在中能区康普顿效应起主导作用，在高能区电子对生成占优势。

X 射线、γ射线与物质相互作用，不像带电粒子那样通过多次小能量的损失逐渐消耗其能量，而是在一次相互作用过程中就可能损失大部分或全部能量。这 3 种效应都可以产生电子。

4. 光核反应

光子与原子核发生反应称为光核反应。吸收物质原子核俘获一个高能光子，然后，大部分情况是发射一个中子。这是一个有阈能的反应，光子能量必须超过吸收物质原子核的最小值。典型的光核反应阈能见表 4-5。常见的光核反应有（γ,n）、（γ,p）、（γ,2n）及（γ,pn）等。这是一个高能反应，并且几乎不无例外，光核反应不是放射性核素的 γ 射线（光子）的吸收机制。但有一个重要的例外是 ^{9}Be，它的阈能仅仅是 1.67MeV。反应 ^{9}Be（γ,n）^{8}Be 是非常有用的实验室单能中子源。对于像电子直线加速器或电子同步加速器等这样的高能电子加速器，将产生高能光子，光核反应对这类加速器来说是很重要的反应。同样地，人们对光核反应中产生中子,中子可以被许多材料吸收并使其产生放射性这个事实同样感兴趣。总体上,光核反应的截面比式(4-77)给出的总截面要小很多。因此,在很多屏蔽计算中,光核反应截面往往被认为不重要而忽略了。但是由于高能加速器将产生大量的高能光子(大于10MeV),光核反应在屏蔽设计中就显得重要而不能忽略。

表 4-5　典型的光核反应阈能　　　　　　　　　　(单位:MeV)

核反应 ＼ 核素	$^2_1$H	$^9_4$Be	$^{12}_6$C	$^{13}_6$C	$^{14}_6$C	$^{27}_{13}$Al	$^{63}_{29}$Cu	$^{206}_{82}$Pb
γ,n	2.2	1.67	18.7	4.9	15.7	13.1	10.8	8.1
γ,p	2.2	—	15.9	17.5	12.1	8.3	6.1	7.3

光核反应是一个有阈能的反应,因为施加给吸收核子的能量必须至少等于核子的结合能。另外,中子要比质子更容易发射出来,因为它在脱离原子核时不需要克服库仑势垒,从而具有更小的阈能。光核反应发射中子的阈能范围从 Be 的 1.67MeV 到大约 8MeV 不等。

对于轻核,阈能会非系统性地波动。在原子序数为 20～130 的范围内,随着原子序数增加,阈能慢慢增加到大约 8.5MeV,然后慢慢下降到 6MeV。比阈值大的量子能量将以释放出的中子的动能形式出现,或者如果能量足够大,可能会导致吸收体核带电粒子的发射。

综上,光核反应有以下几个特点:

(1) 存在阈能;

(2) 光核反应截面存在巨共振峰;

(3) 光子能量为 20～30MeV 时,可能发生(γ,2n)、(γ,pn)、(γ,α)反应,但截面极小;

(4) 所有光核反应的截面的最大值不超过康普顿效应和电子对效应截面的 5%;

(5) 光核反应会产生中子,还可能会产生放射性核素。

5. 相干散射

光子作为电磁波具有波粒二象性,在有相干光源的条件下会产生干涉现象。它的截面与 Z^2 成正比,并随能量增大而急剧减小;在低能时产生的小角度散射不可忽略。

$$\sigma_R \propto Z^2/(h\nu)^2 \tag{4-100}$$

相干散射,又称瑞利(Rayleigh)散射,是低能光子与束缚电子间的弹性散射。其机制是电子在电磁辐射的作用下受迫振动变成电偶极子,向外辐射电磁辐射,入射光子频率不变,所以是弹性散射。而康普顿散射是非弹性散射。

6. γ 射线的吸收

γ 光子一旦同介质发生作用就从入射光子束中移去,只有没有同介质发生任何作用的 γ 光子才沿着原来的方向继续前进。入射的光子束中由于同介质作用而被移去的 γ 光子称为介质对 γ 光子的吸收。只有理想的准直束才能满足这种要求,称为窄束。

γ 射线穿过物质时,其强度随着穿过的厚度 x 的增加而呈指数衰减。μ 是线性吸收系数(单位是 cm^{-1}),它表示 γ 射线穿过单位厚度物质时发生相互作用的概率(或被吸收的概率);它包括光电效应、康普顿效应和电子对效应的总贡献。由于 3 种效应的作用概率与入射光子的能量和作用物质的原子序数有关,μ 值也随光子能量和介质原子序数 Z 变化。γ 光子能量越高,吸收系数 μ 值越小;原子序数高、密度大的物质,线性吸收系数也大。

窄束 γ 射线强度的衰减规律如下。如图 4-22 所示,假定 σ_γ 为光子与吸收物质作用的截面,N 为吸收物质单位体积的原子数,I_0 为 γ 射线入射强度,D 为吸收物质厚度。

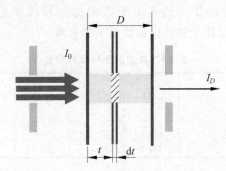

图 4-22　窄束 γ 射线衰减规律示意图

则在吸收物质深度 t 处,$t+\mathrm{d}t$ 层内单位时间光子数的变化为

$$\mathrm{d}I = -\sigma_\gamma I N \mathrm{d}t \tag{4-101}$$

其也等于在该层物质内单位时间发生的作用数,负号表示 γ 光子注量率随 t 增加而减少。

对式(4-101)进行积分,则有

$$I(t) = I_0 \mathrm{e}^{-\sigma_\gamma N t}$$

假设 $I(t=0)=I_0$,则光子通过物质时的强度为

$$I_D = I_0 \mathrm{e}^{-\sigma_\gamma N D} \tag{4-102}$$

令 $\mu = \sigma_\gamma N$,则式(4-102)变为

$$I(t) = I_0 \mathrm{e}^{-\mu t} \tag{4-103}$$

式中,μ 称为线性吸收系数(表 4-6),又称为宏观截面。

表 4-6　几种材料的线性吸收系数 μ 与 γ 射线能量的关系

γ 射线能量/MeV	材料密度/(g/cm³)				
	铅 $\rho=11.34$	铁 $\rho=7.89$	铝 $\rho=2.7$	混凝土 $\rho=2.3$	水 $\rho=1.0$
0.1	60.0	2.83	0.444	0.378	0.119
0.5	1.72	0.66	0.228	0.194	0.0967
1.0	0.79	0.47	0.166	0.141	0.0706
2.0	0.51	0.33	0.117	0.100	0.0493
5.0	0.49	0.25	0.075	0.064	0.0302
10.0	0.60	0.25	0.062	0.053	0.0221

相应地,质量吸收系数为

$$\mu_{\mathrm{m}} = \frac{\mu}{\rho} = \sigma_\gamma \frac{N_A}{A} \tag{4-104}$$

由式(4-104)可以看出,质量吸收系数与物质状态没有关系。

令 $t_{\mathrm{m}} = t\rho$,则式(4-103)可变为

$$I(t) = I_0 \mathrm{e}^{-\mu_{\mathrm{m}} t_{\mathrm{m}}} \tag{4-105}$$

与带电粒子不同,γ 射线没有射程的概念。窄束 γ 射线强度衰减服从指数衰减规律,只

有吸收系数及相应的半吸收厚度的概念。

非窄束γ射线强度的衰减规律：

$$I(t) = B(t, E_\gamma) I_0 e^{-\mu t} \tag{4-106}$$

式中，$B(t, E_\gamma)$为积累因子，用于描述散射光子影响的物理量，表示某一点散射光子数所占的份额，取决于源的形状、光子的能量、屏蔽材料的原子序数、屏蔽层的厚度及几何条件。如果入射的γ射线能量不止一种，吸收规律就是这几种γ射线吸收规律的综合效应。

γ射线吸收具有如下特点。

(1) γ射线穿过物质的时候，强度按指数规律衰减，沿入射方向透过的γ光子能量不变，所以γ射线没有射程的概念。γ射线被物质吸收的情况通常用半吸收厚度来描述。

(2) γ射线的穿透能力比带电粒子大得多，所以屏蔽防护起来更难。

(3) 不同能量的γ射线入射到物质中时，3种相互作用对总吸收的贡献是不一样的。

7. 相互作用系数

相互作用系数是用来描述电离辐射与物质相互作用程度的。接下来将要讨论的几种相互作用系数，都是针对特定辐射、特定能量、特定物质以及相互作用类型的。虽然在给出这些系数的定义时，可能不完全阐明以上的各种有关因素，但是在采用这些系数的数值时，必须注意它们对上述各种因素的依赖关系。

针对不带电粒子(X射线、γ射线和中子)穿过物质时发生的物理现象，定义了三个相互作用系数：质量衰减系数μ/ρ、质量能量转移系数μ_{tr}/ρ和质量能量吸收系数μ_{en}/ρ。这三个相互作用系数分别量度平均有多少粒子减少、平均有多少能量转移为带电粒子的动能，以及平均有多少能量被物质所吸收。它们的单位都是m^2/kg。下面以γ射线为例，从物理意义上分析这三个系数之间的联系与区别。

(1) 质量衰减系数

前面讨论了γ射线与物质相互作用的三种主要过程：光电效应、康普顿散射效应和电子对效应等。当γ射线进入物质后，有些光子可能不经任何相互作用就穿透出去，有的则通过上述的相互作用过程被吸收和散射。至于发生作用的光子是发生哪种相互作用过程，则与光子的能量和作用物质的性质有关系。显然，γ射线在物质中的衰减，往往是几种过程相互叠加的结果。因而，物质对γ射线的总线衰减系数μ应该为各种过程的线衰减系数的总和，即

$$\mu = \tau + \sigma + k \tag{4-107}$$

式中，τ、σ和k分别表示光电效应、康普顿散射效应和电子对效应的线衰减系数。式中各衰减系数的单位均为m^{-1}。式(4-107)表示γ射线经过单位长度距离后，因相互作用光子减少的分数值。

对式(4-107)两边均除以物质的密度ρ，则可以得到在辐射屏蔽中更广泛应用的质量衰减系数μ/ρ，即

$$\mu/\rho = \tau/\rho + \sigma/\rho + k/\rho \tag{4-108}$$

式中，τ/ρ、σ/ρ和k/ρ分别为光电效应、康普顿散射效应和电子对效应的质量衰减系数。式中各衰减系数单位均为m^2/kg。采用质量衰减系数的优点在于，它的数值不因材料的物质状态改变而改变。附表1给出了γ射线在某些元素和材料中的质量衰减系数。

(2) 质量能量转移系数

在γ射线与物质相互作用的三种主要过程中，光子能量都有一部分转变为电子(如光电

子、反冲电子和正负电子对)的动能,而另一部分能量被能量较低的光子(如特征 X 射线、散射光子和湮没辐射)带走,因此,式(4-107)可表示为

$$\mu = \mu_{tr} + \mu_p \tag{4-109}$$

式中:μ_{tr} 为光子能量的电子转移部分,称为线能量转移系数;μ_p 为光子能量辐射转移部分。在辐射剂量学中,重要的是确定光子能量的电子转移部分,因为光子最后在物质中被吸收的能量就来自这部分。据此,

$$\mu_{tr} = \tau_a + \sigma_a + k_a \tag{4-110}$$

式中,τ_a、σ_a 和 k_a 分别表示光电效应、康普顿散射效应和电子对效应产生过程中的光子能量转移为电子能量的线能量转移系数,单位均为 m^{-1}。式(4-110)表示辐射在物质中穿过单位长度距离后,由于相互作用,其能量转移给电子的份额。

同式(4-108)类似,质量能量转移系数 μ_{tr}/ρ 可表示为

$$\mu_{tr}/\rho = \tau_a/\rho + \sigma_a/\rho + k_a/\rho \tag{4-111}$$

上式表示 γ 射线在物质中穿过单位质量厚度后,因相互作用其能量转移给电子的份额。式中,τ_a/ρ、σ_a/ρ 和 k_a/ρ 分别表示上述三种过程的质量能量转移系数,单位均为 m^2/kg。附表 2 给出了 γ 射线在某些元素和材料中的质量能量转移系数。

(3) 质量能量吸收系数

线能量转移系数 μ_{tr} 表示光子能量转移给电子的那部分份额。电子从光子那里得到的那部分能量又将使物质电离、激发和产生韧致辐射。若用 g 表示能量转变为韧致辐射的份额,则

$$\mu_{en} = \mu_{tr}(1-g) \tag{4-112}$$

式中,μ_{en} 称为线性能量吸收系数,表示 γ 射线在物质中穿过单位长度路程后,其能量真正被物质吸收的份额。式(4-112)表示光子能量被物质真正吸收的份额。同样,有

$$\mu_{en}/\rho = \left(\frac{\mu_{tr}}{\rho}\right)(1-g) \tag{4-113}$$

上式称为质量能量吸收系数。表示 γ 射线在物质中穿过单位质量厚度后,其能量被物质吸收的份额,单位为 m^2/kg。由此可见,质量能量吸收系数 μ_{en}/ρ 涉及物质吸收能量的过程,因而也涉及质量能量转移。式(4-113)表明质量能量吸收系数与质量能量转移系数之间的关系。当次级带电粒子动能可与其静止能相比拟或者大于其静止能时,质量能量吸收系数 μ_{en}/ρ 与质量能量转移系数 μ_{tr}/ρ 可能会有显著的差异。当 γ 射线与高原子序数物质相互作用时,则差异更为显著。当次级带电粒子动能较小、物质原子序数又较低时,韧致辐射很弱,g 值接近于零,这时 μ_{en}/ρ 和 μ_{tr}/ρ 近似相等。

附表 1 也给出了 γ 射线在某些元素和材料中质量能量吸收系数 μ_{en}/ρ 的数值。

4.6 中子与物质相互作用

中子像光子那样,与物质相互作用的频率比相同介质中带电粒子的作用频率低得多。中子在物质中的衰减和吸收过程的表述方式也与光子的情况类似。但中子和光子又是完全不同的不带电粒子,与物质作用的方式有实质区别。

中子不带电,几乎不与原子的电子相互作用,不能直接引起物质原子的电离或激发。但由于不受原子核库仑场的作用,即使能量很低的中子也可能深入原子核的内部,同原子核作用发生弹性散射、非弹性散射或引起其他核反应。中子与不同元素甚至同一种元素的各种同位素的反应截面相差很大。这些过程的发生导致中子在物质中被慢化和被吸收,并产生一些次级粒子,如反冲质子、γ射线、α粒子等。这些粒子都具有一定的能量,它们继续同物质发生各自相应的作用,最终使物质原子发生电离和激发。因此,中子也是一种电离辐射。快中子减速成为能量较低的中子的过程称为中子的慢化,中子一般只有慢化后才能有效地被物质吸收。

4.6.1　中子的产生

最多产的中子源是核反应堆。反应堆中铀或者钚原子核的分裂伴随着几个中子的发射。这些裂变中子有很宽的能量范围,如图4-23所示,其峰值为0.7MeV,平均值为2MeV。

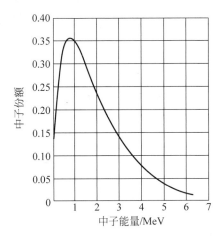

图4-23　裂变中子的能量分布

除了几个半衰期很短的裂变碎片,没有放射性核素通过发射中子衰变。然而^{252}Cf(锎-252)是一个α发射体,以每313个α转变将平均发生10次裂变的速率进行自发核裂变。由于^{252}Cf发射α的半衰期是2.73a,它的有效半衰期(包括自发核裂变)是2.65a。^{252}Cf模拟了一个发射中子的放射性核素,其中子发射速率是每秒每微克^{252}Cf发射2.31×10^{6}个中子,发射的中子能量范围很宽。最大概率的能量大约为1MeV,能量分布的平均值大约为2.3MeV。

其他所有的中子源取决于发射中子的核反应。加速器中很多不同的核反应能够产生许多中子。例如,在回旋加速器中,用高能氘核轰击铍会产生中子,存在如下反应:

$$^{9}_{4}\text{Be} + ^{2}_{1}\text{D} \longrightarrow (^{11}_{5}\text{B})^{*} \longrightarrow ^{10}_{5}\text{B} + ^{1}_{0}\text{n} \tag{4-114}$$

式中,括号中的核为复合核,星号表明它处在激发态。复合核能够在进入下一步反应的瞬间摆脱它的激发态能量(小于10^{-8}s)。对于小型实验室中子源,可能会采用Be的光核反应。另一个常用的中子源为用α粒子轰击Be。其反应式如下:

$$^{9}_{4}\text{Be} + ^{4}_{2}\text{He} \longrightarrow (^{13}_{6}\text{C})^{*} \longrightarrow ^{12}_{6}\text{C} + ^{1}_{0}\text{n} \tag{4-115}$$

常用的α粒子源有镭、钋或锎。作为粉末状的α发射器,与精细的铍粉末充分混合,并且密封在一个小容器中。这种方式产生的中子全部为高能中子,中子能谱比较宽泛,如图 4-24 所示。^{9}Be$(\alpha,n)^{12}$C 中子源产生的中子能谱分布与用单能光子而发生光核反应产生的单能中子能谱分布形成鲜明对比。在(α,n)反应中,在反应物和生成物之间的质量差加上轰击粒子的动能等于中子和反冲核之间的能量。在实际的(α,n)源内,一些 α 粒子的能量会因源内的自吸收而消散。因此,启动反应的 α 有宽泛的能量,从而有助于中子的能谱展宽。随着 α 能量的增加,(α,n)源的中子产额增加,因为高能 α 粒子的穿透更好地缓解了原子核的库仑势垒。表 4-7 和表 4-8 分别列出了一些(γ,n)和(α,n)中子源。

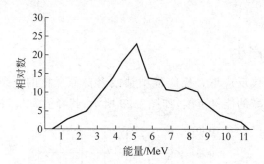

图 4-24   Po-Be 中子源产生的中子能谱分布[107]

表 4-7 (γ,n)中子源

源	半衰期	平均中子能量/MeV	产 额	
			$\frac{n}{s}$/Ci	$\frac{n}{s}$/MBq
^{24}Na+Be	15h	0.83	1.3×10^5	3.5
^{24}Na+D$_2$O	15h	0.22	2.7×10^5	7.3
^{56}Mn+Be	2.58h	0.1(90%),0.3(10%)	2.9×10^4	0.8
^{56}Mn+D$_2$O	2.58h	0.33	3.1×10^3	0.08
^{72}Ga+Be	14.2h	0.78	5×10^4	1.4
^{72}Ga+D$_2$O	14.2h	0.13	6×10^4	1.6
^{88}Y+Be	88d	0.16	1×10^5	2.7
^{88}Y+D	88d	0.31	3×10^3	0.08
^{116}In+Be	54min	0.30	8.2×10^3	0.2
^{124}Sb+Be	60d	0.024	1.9×10^5	5.1
^{140}La+Be	40h	0.62	3×10^3	0.08
^{140}La+D$_2$O	40h	0.15	8×10^3	0.2
Ra+D$_2$O	1600a	0.12	1×10^3	0.03

表 4-8 (α,n)中子源

源	半衰期	平均中子能量/MeV	产 额	
			$\frac{n}{s}$/Ci	$\frac{n}{s}$/MBq
Ra+Be	1600a	5	1.7×10^7	459
Ra+B	1600a	3	6.8×10^6	184
^{222}Rn+Be	3.8d	5	1.5×10^7	405

续表

源	半衰期	平均中子能量/MeV	产额	
			$\dfrac{n}{s}$/Ci	$\dfrac{n}{s}$/MBq
^{210}Po+ Be	138d	4	3×10^6	81.1
^{210}Po+ B	138d	2.5	9×10^5	24.3
^{210}Po+ F	138d	1.4	4×10^5	10.8
^{210}Po+Li	138d	0.42	9×10^4	2.4
^{239}Pu+ Be	24000a	4	1×10^6	27

4.6.2 中子的分类

通常根据中子能量的不同来进行分类,因为中子进行的反应类型与它的能量有很大的关系。能量超过 0.1MeV 的高能中子称为快中子。另外,能量低于 0.1MeV 的热中子,在它们的环境中具有和气体分子相同的动能分布。在这方面,热中子和气体分子在相同温度下是没有什么区别的。气体分子的动能分布与温度有关,遵循如下所示的麦克斯韦-玻尔兹曼分布(图 4-21):

$$f(E) = \frac{2\pi}{(\pi kT)^{3/2}} e^{-E/kT} E^{1/2} \tag{4-116}$$

式中:$f(E)$ 是能量为 E 的气体分子(或中子)每单位能量间隔的分数;k 为玻尔兹曼常数,1.38×10^{-23} J/K(Kelvin)或 8.6×10^{-5} eV/K;T 为气体的绝对温度,K。

图 4-25 曲线中的峰代表了最可几能量,计算公式如下所示:

$$E_{mp} = kT \tag{4-117}$$

气体分子在任意给定温度下的平均能量为

$$\bar{E} = \frac{3}{2}kT \tag{4-118}$$

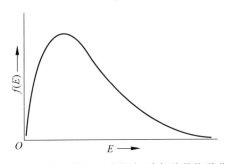

图 4-25 气体分子的麦克斯韦-玻尔兹曼能谱分布

对于温度为 293K 的中子,最可几能量为 0.025eV。这常是热中子所隐含的能量。该能量对应的速度计算如下:

$$\frac{1}{2}mv^2 = kT = 0.025\text{eV} \times 1.6\times10^{-19}\frac{\text{J}}{\text{eV}}$$

$$v = \left(\frac{2\times0.025\text{eV}\times1.6\times10^{-19}\text{J/eV}}{1.67\times10^{-27}\text{kg}}\right)^{1/2} = 2.2\times10^3\text{m/s}$$

若最可几速率是 v_0,那么热中子束的中子平均速度为

$$\bar{v} = \frac{2}{\sqrt{\pi}} v_0 = 1.13 v_0 \tag{4-119}$$

在热中子和快中子之间的能量区域,还有包括中能中子、共振中子和慢中子在内的不同名称。所有这些分类名称使用很松散,它们的确切意义必须从使用它们的文章中推断。

4.6.3　中子与物质相互作用

中子与物质的相互作用实质上是中子与物质的靶核的相互作用。所有中子在产生时都是快中子。一般来说,快中子在其环境中与原子发生弹性碰撞,从而失去能量。然后,通常在热中子或接近热中子的时候,被吸收物质的原子核俘获。尽管有许多可能的中子反应出现,但是保健物理中的主要反应是弹性散射及俘获后从吸收物质原子核发射一个光子或者其他粒子。当吸收物质被放置在一个准直的中子束中,并测量透射的中子强度时,如图 4-15 中对 γ 射线所做的那样,也会发现中子同样是按指数规律衰减的。与使用线性或质量吸收系数来描述给定吸收物质从光束中移除中子的能力不同,通常只指定用于吸收物质的微观截面 σ。σN 的乘积是宏观截面 Σ,其中 N 是每立方厘米吸收物的原子数。由此给出从中子束中移除的中子为

$$I = I_0 e^{-\sigma N t} \tag{4-120}$$

中子截面有很强的能量依赖性。若中子束中子的移除被不止一种机制所影响,总截面等于可能的不同反应截面总和。

【例 4-9】　在一个测量铅对 10MeV 中子的总截面的实验中,发现 1cm 厚的铅吸收体将使中子通量衰减到初始值的 84.5%。铅的原子质量是 207.21,它的比重力是 11.3,试由以上数据计算总截面。

解:

铅的原子密度为

$$\rho_{\text{atomic}} = \frac{6.02 \times 10^{23} \text{atoms/mol}}{207.21 \text{g/mol}} \times 11.3 \frac{\text{g}}{\text{cm}^3} = 3.3 \times 10^{22} \text{atoms/cm}^3$$

$$\frac{I}{I_0} = e^{-\sigma N t}$$

$$0.845 = e^{-\sigma N t} = e^{-\sigma \times 3.3 \times 10^{22} \times 1}$$

两边取对数为

$$\ln \frac{1}{0.845} = 3.3 \times 10^{22} \times \sigma$$

所以有

$$\sigma = \frac{0.168}{3.3 \times 10^{22} \frac{\text{atoms}}{\text{cm}^3} \times 1 \text{cm}} = 5.1 \times 10^{-24} \text{cm}^2/\text{atoms}$$

即 $\sigma = 5.1$b,宏观截面为

$$\Sigma = \sigma N = 5.1 \times 10^{-24} \frac{\text{cm}^2}{\text{atoms}} \times 3.3 \times 10^{22} \frac{\text{atoms}}{\text{cm}^3} = 0.168 \text{cm}^{-1}$$

中子与原子核的作用可分为两大类：散射和俘获。中子的散射是指作用前后参加作用的中子和核在组成上没有变化，还是原来的中子和原子核。中子的散射包括中子与原子核发生弹性散射或非弹性散射并产生反冲核。中子的俘获包括中子被原子核俘获而形成复合核，再蜕变而产生其他次级粒子。

1. 弹性散射(n,n)

中子与靶核发生弹性散射，其中靶核没有发生状态变化，中子的运动方向发生改变，能量也有所减少。中子减少的能量转变成原子核的动能，使原子核以一定的速度运动，这个原子核变成载能重带电粒子，称为反冲核，它会使物质中的原子电离，散射前后中子与靶核的总动能守恒。当靶核为氢核且为对心碰撞时，氢核的动能 $T_M = T_n$，即中子把自身的动能全部转移给了氢核。轻元素(特别是氢)可以作为良好的快中子减速剂，而中子与重核的弹性散射能量损失很小。

快中子和低原子序数吸收物最可能发生的相互作用是弹性散射。这个相互作用是一个"台球式"碰撞，过程中动能和动量守恒。出射粒子仍为中子，剩余核仍为靶核。

出射中子的动能为

$$T'_n = T_n \frac{m^2}{(M+m)^2} \left[\cos\theta + \sqrt{\frac{M^2}{m^2} - \sin^2\theta} \right]^2 \tag{4-121}$$

式中：T'_n 表示出射中子的动能；T_n 表示入射中子的动能；M 表示反冲核的质量；m 表示中子质量；θ 为散射角，表示散射中子与入射中子间的夹角。

反冲核的动能为

$$T_M = \frac{4mM}{(M+m)^2} T_n \cos^2\phi \tag{4-122}$$

式中，T_M 为反冲核的动能，ϕ 为反冲核的反冲角。当反冲核为质子(氢核)时，$M = m$，式(4-115)变为

$$T_p = T_n \cos^2\phi \tag{4-123}$$

式中，T_p 为质子的动能。当 $\phi = 0$ 时，反冲质子能量最大，$T_p = T_n$。从而可知，当与一个氢原子正面碰撞时，中子是可能将它所有的能量转移给氢核的。对于更重的原子核，中子不可能在一次碰撞中转移所有的动能。例如对于氧，式(4-115)显示能够在一次碰撞中转移的中子动能最大比例是 22.2%。这表明在每次碰撞的基础上，质量序数小的原子核比高原子序数的原子核在使中子减速时更有效。

反冲质子在实验室坐标系中的能量分布的概率密度函数为

$$P(T_p) = \frac{1}{T_n} \tag{4-124}$$

即对入射的单能中子而言，在实验室坐标系中，其反冲质子的能量分布是一个矩形，最大能量为 T_n，最小为零。这个关系可用于快中子能谱测量。

2. 非弹性散射(n,n′,γ)

在非弹性碰撞中，转移给靶核的一部分动能使原子核激发，激发态能量以 γ 射线(光子)的形式出射。可以用复合核模型描述这个相互作用，中子被靶核俘获然后和 γ 射线(光子)一起从靶核重新射出，这是一个有阈能的现象。中子阈能对于氢是无限的(不发生非弹性散

射),对于氧大约是 6MeV,对于铀是少于 1MeV。总体来说,对于低能快中子,非弹性散射截面很小(在 1b 或更小的量级),但是随能量增加而变大,直到接近靶核相应的几何截面值。

在非弹性散射中,中子部分能量被反冲核吸收。这种情况下,入射中子的能量损失不仅使靶核得到反冲,还使靶核处于激发态。处于激发态的靶核退激时放出一个或几个特征 γ 光子,在核分析技术中有重要的应用。例如,中子与 C 原子核的非弹性散射会产生 4.43MeV 的 γ 射线。在中子引起的其他核反冲中还会有质子和 α 粒子等发射出来,这些次级粒子在物质中通过电离效应损失能量。

非弹性散射有如下特点。

(1) 要克服最低的激发能级,所以存在阈能。

(2) 在阈能以上中子能量越高,非弹性散射截面越大。

(3) 第一激发能越低,越容易发生非弹性散射。重核的第一激发能约为 100keV。轻核的第一激发能约为几兆电子伏(铀小于 1MeV、氧 6MeV、氢没有非弹性散射)。

(4) 伴随 γ 射线发生。

快中子与重核相互作用时,与弹性散射相比,非弹性散射占优势。每发生一次非弹性散射,中子就损失很大一部分能量,因而只需经过几次非弹性散射,中子能量就降低到原子核的第一激发能级以下。此后,不再发生非弹性散射,主要靠弹性散射损失能量。

对中子进行有效的慢化,通常选用散射截面大而吸收截面小的物质作慢化剂,实际使用中一般选用含氢物质,如水(H_2O)、石蜡(H_2C_2)、聚乙烯(C_2H_4)$_n$ 等。

在快中子经过慢化介质时经历的连续碰撞过程中,每次碰撞中子能量平均损失的对数是常数(称为平均对数能降)。它不依赖于中子能量,是一个只与散射核子质量有关的函数。平均对数能降定义为

$$\xi = \overline{\Delta \ln E} = \overline{\ln E_0 - \ln E} = \overline{\ln \frac{E_0}{E}} = -\overline{\ln \frac{E}{E_0}} \tag{4-125}$$

也可以表示如下:

$$\xi = 1 + \frac{\alpha \ln \alpha}{1 - \alpha} \tag{4-126}$$

式(4-126)中,$\alpha = \left(\frac{M-m}{M+m}\right)^2$。若减速介质包含 n 种核素,每种的微观散射截面是 σ_ξ,平均对数能降是 ξ,那么 n 种 ξ 的平均值为

$$\xi = \frac{\sum_{i=1}^{n} \sigma_{si} N_i \xi_i}{\sum_{i=1}^{n} \sigma_{si} N_i} \tag{4-127}$$

因为

$$\overline{\ln \frac{E}{E_0}} = -\xi$$

$$\frac{E}{E_0} = e^{-\xi}$$

在碰撞中转移给靶核的入射中子能量的中间分数为

$$f = 1 - \frac{E}{E_0} = 1 - e^{-\xi} \tag{4-128}$$

因此,对于氢($\xi=1$),在与快中子碰撞中转移的中间能量是中子动能的 63%。对于碳($\xi=0.159$),在弹性碰撞中平均只有 14.7% 的中子动能转移到被撞原子核。被撞原子核,被中子授予它的动能后,成为了一个电离粒子,并且在吸收介质中经激发和电离损耗动能。

快中子从产生经过慢化介质到热中子经过的距离取决于中子碰撞的次数和碰撞之间的距离。尽管中子的实际轨迹因为碰撞偏离而弯曲,但中子经过的平均直线距离是可以确定的,称为快扩散长度或慢化长度(快中子慢化长度的平方称为中子的费米寿命)。中子慢化为热中子,直到被吸收,所经过的距离可用热扩散长度来度量。热扩散长度定义为使热中子束衰减 e 倍时的慢化介质厚度。因此,热中子束对厚度为 t(cm)及热扩散长度为 L(cm)的物质的衰减为

$$n = n_0 e^{-t/L} \tag{4-129}$$

快扩散长度和热扩散长度只适用于吸收截面小的材料。当不符合这种情况时,如在硼或镉中,热中子的衰减由式(4-120)给出。尽管快扩散长度和热扩散长度可以计算出,但是计算中固有的假设使对这些参数使用实测值更为可取。在某些慢化介质中裂变中子的快扩散长度和热扩散长度及扩散系数在表 4-9 给出。

表 4-9 中子在材料中的快扩散长度和热扩散长度 (单位: cm)

材料	快扩散长度	热扩散长度	扩散系数
H_2O	5.75	2.88	0.16
D_2O	11	171	0.87
Be	9.9	24	0.50
C(石墨)	17.3	50	0.84

在一个半径为 R 的球形非增殖介质中(不包含可裂变材料的介质)有一个每秒产生 S 个热中子的点源,热扩散长度是 L,扩散系数是 D,从表面逃逸的中子通量为

$$\phi = \frac{S}{4\pi RD} e^{-R/L} \tag{4-130}$$

3. 中子的俘获

当快中子和中能中子被减速后,它们变为热中子,能量为 0.025eV。大多数热中子被原子核吸收,热中子射入靶核后与靶核形成一个复合核,而后复合核通过发射一个或几个特征 γ 光子跃迁到基态。前者称为辐射俘获,而后者相应于各种中子核反应。这些特征 γ 光子不同于(n,n′,γ)的特征 γ 光子。这些 γ 光子的发射与复合核的寿命相关,一般很快,故称为中子感生瞬发 γ 射线,同样在核分析技术中有重要的应用。当发生(n,γ)反应后,新形成的核素是具有放射性的,就是通常所说的"活化",测量活化核素的放射性可以用来测量中子流的注量率,区分中子的能量范围。

在中子与物质相互作用的过程中,常伴有很强的 γ 辐射,所以屏蔽中子不仅要考虑使中子尽快减速,还要考虑对后续产生的 γ 射线的屏蔽问题。

【例 4-10】 一个每秒发射 10^6 个中子的 Pu-Be 中子点源位于一个直径为 50cm 的球形水质防护层的中心。试问每平方厘米每秒从防护层表面逃逸的热中子个数。

解：

由于水质防护层的半径远大于表 4-9 给出的快扩散长度，可以假设（为了计算目的）基本上所有快中子热化然后热中子从中心向外扩散。将合适的数字代入式(4-130)，则有

$$\phi = \frac{10^6 \text{ 中子数}/s}{4\pi \times 25\text{cm} \times 0.16\text{cm}} e^{-25\text{cm}/2.88\text{cm}} = 3.4 \frac{\text{中子数}/s}{\text{cm}^2}$$

4. 吸收

以上讨论表明，快中子与低原子序数的物质相互作用，会通过弹性碰撞迅速降低能量。当中子能量达到热中子或近热中子能量时，它们被吸收原子核俘获的概率增加。当中子能量变得非常小时，很多原子核的吸收截面和它动能平方根的倒数成正比，因此它随速度的倒数变化为

$$\sigma \propto \frac{1}{\sqrt{E}} \propto \frac{1}{v} \tag{4-131}$$

式(4-131)称为慢中子吸收的 $1/v$ 律。对 ^{10}B，能量分布从 0.02eV 到 1MeV 都适用于这个关系，如图 4-26 所示。热中子截面通常是最可几能量为 0.025eV 的中子截面。若能量为 E_0 的截面是 σ_0，那么在 $1/v$ 律适用范围内其他任何能量的截面为

$$\frac{\sigma}{\sigma_0} = \frac{v_0}{v} = \frac{\sqrt{E_0}}{\sqrt{E}} \tag{4-132a}$$

由于中子能量随温度直接变化，式(4-132a)可以写成

$$\frac{\sigma}{\sigma_0} = \frac{v_0}{v} = \sqrt{\frac{T_0}{T}} \tag{4-132b}$$

式中，$T_0 = 293K$。

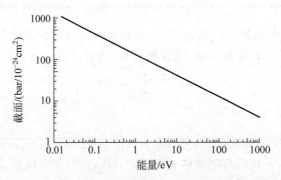

图 4-26　不同能量的中子对 ^{10}B 的吸收截面
图中曲线的方程为 $\sigma = 116(\text{eV})^{1/2}$

【例 4-11】　对于 0.025eV 的中子，硼的 $^{10}B(n,\alpha)^7Li$ 反应的截面是 753b（$1b = 10^{-24}\text{cm}^2$）。对 50eV 的中子，试计算硼的截面。

解：

代入式(4-132a)得到

$$\sigma(50\text{eV}) = 753\text{b} \sqrt{\frac{0.025\text{eV}}{50\text{eV}}} = 16.8\text{b} = 16.8 \times 10^{-24}\text{cm}^2$$

在辐射防护中,有实际意义的俘获反应包括以下几个:

$$^1H(n,\gamma)^2H, \quad \sigma=0.33b=0.33\times10^{-24}cm^2 \tag{4-133}$$

$$^{14}N(n,p)^{14}C, \quad \sigma=1.70b \tag{4-134}$$

$$^{10}B(n,\alpha)^7Li, \quad \sigma=4.01\times10^3b \tag{4-135}$$

$$^{113}Cd(n,\gamma)^{114}Cd, \quad \sigma=2.1\times10^4b \tag{4-136}$$

式(4-133)和式(4-134)在中子计量学中很重要,因为 H 和 N 是人体组织中主要的组成成分。式(4-135)在中子测量仪器的设计和中子防护中很重要,而式(4-136)主要起防护作用。要注意的是,中子和氢及镉的反应中会发射高能 γ 射线,而热中子被 ^{10}B 俘获 93% 的反应会释放低能 γ 射线(0.48eV)。当热中子被 ^{14}N 俘获,将发射一个 0.6MeV 的质子。

5.中子活化

中子活化是通过吸收一个中子产生一个放射性核素,如式(4-134)中发生(n,p)反应,产生了 ^{14}C。活化对于辐射防护很重要的原因如下:首先,它意味着任何被中子照射的物质可能会产生放射性,辐射危害可能因此在中子照射终止后持续;其次,它为测量中子通量提供了一个方便的工具。通过照射一定量的材料使其活化,测量其感生放射性,然后用活化截面的知识计算中子通量。在发生事故(意外不受控制的链式反应)的情况下,中子照射产生的感生放射性的测量可以用于对中子剂量的计算。同样的道理也适用于化学家对中子的活化分析。这种方法许多元素比其他物理或化学过程更加敏感,包括在已知强度的中子场中对未知样品的照射及感生放射性的放射光谱法鉴定同位素,这也反过来可以帮助鉴定未知同位素的来源及样品中未知同位素的总量。

若一个放射性同位素由中子照射产生并同时衰减,样品任何时间的放射性原子净数目是产生速率和衰减速率之差。可以用动态平衡方程在数学上表示为

$$放射性原子的净增长率 = 生产率 - 衰变率$$

即

$$\frac{dN}{dt}=\Phi\sigma n-\lambda N \tag{4-137}$$

式中:Φ 为通量,中子数/$(cm^2 \cdot s)$(表示每秒每平方厘米的中子数);σ 为活化截面,cm^2;λ 为诱发活度的转化常数;N 为放射性原子数;n 为靶原子数(假设照射过程中守恒)。

对式(4-137)进行积分,得

$$\lambda N=\Phi\sigma n(1-e^{-\lambda t}) \tag{4-138}$$

式中,$\Phi\sigma n$ 有时也称为饱和活度。在无限长时间的照射中,它代表在任何给定中子通量中能够达到的最大活度。

【例 4-12】 一个包含未知量铬的样品在通量为 10^{11} 中子数/$(cm^2 \cdot s)$ 的热中子中照射一周。由此产生的 ^{51}Cr 放出的 γ 射线闪烁计数器中得到的计数率为 600 个/min。其总效率为 10%,试问初始样品中含有铬的质量。

解:

在这个例子中,有如下反应,即

$$^{50}Cr+^1_0n \longrightarrow ^{51}Cr+\gamma$$

^{50}Cr 的热中子活化截面是 13.5b,天然铬中 ^{50}Cr 的丰度为 4.31%。^{51}Cr 轨道电子俘获

的衰变半衰期是 27.8d,并在衰变中 9.8% 的概率产生 0.323MeV 的 γ 射线。铬的原子质量为 52.01。

活度 λN 由式(4-138)给出,因此从这个等式可以解出靶原子数 n。将数值代入式(4-138),则有

$$10 \frac{\text{counts}}{\text{s}} \times 10 \frac{\text{decays}}{\text{count}} = 10^{11} \frac{\text{neutrons}}{\text{cm}^2 \cdot \text{s}} \times 1.35 \times 10^{-23} \frac{\text{cm}^2}{\text{atoms}} \times 0.098 \times$$

$$n(\text{atoms}^{50}\text{Cr}) \times (1 - e^{-\frac{0.693}{27.8d} \times 7d})$$

$$n = 4.7 \times 10^{15} \text{atoms}^{50}\text{Cr}$$

由于 ^{50}Cr 原子的丰度是 4.31%,样品中 Cr 原子的总数为

$$\text{No.}_{\text{Cr原子}} = \frac{n}{0.0431} = \frac{4.7 \times 10^{15}}{0.0431} = 1.1 \times 10^{17} \text{ 个铬原子}$$

由于每摩尔铬是 52.01g,铬样品的质量为

$$\frac{1.1 \times 10^{17} \text{atoms}}{6.02 \times 10^{23} \text{atoms/mol}} \times 52.01 \frac{\text{g}}{\text{mol}} = 9.5 \times 10^{-6} \text{g}$$

第5章

辐射防护涉及的量和单位

电离辐射剂量学是研究电离辐射能量在物质中的转移与吸收规律、受照物质的剂量分布及其与辐射场的关系、照射剂量与有关辐射效应的关系,以及电离辐射的测量和计算等内容的学科。电离辐射的测量和计算等内容将在后面章节中详细介绍。电离辐射剂量学中的量是为了对辐射与物质相互作用产生的真实效应和潜在影响提供一种物理学上的量度。这些量的数值既依赖于辐射场的性质,又依赖于辐射与物质相互作用的程度。所以,剂量学中的量一般可以通过辐射场的量与相互作用有关的系数的乘积来计算。剂量一般是医学专用术语,指药物治疗时需要掌握的用药量。它是作为将物理测量和辐射生物效应联系起来的一个物理量而被引入的。鉴于剂量学的量一般可以直接测量,通常不采用乘积的形式来定义这些量。

描述辐射及其与物质相互作用效果的量,特别是用于辐射防护的量,几十年来发生了许多变化。定义了一些新的量,也有新的量取代了旧的量,使辐射量这一族类变得较为复杂。为了系统地评价并用数据来描述辐射场的特征、与物质相互作用的过程、能量的沉积与转移、辐射能量沉积对人类及非人类生物的影响等,在辐射防护领域用到的辐射量是非常多的,大体可以分为基本量、防护量、实用量3类。本章从辐射剂量学和辐射防护实践应用的角度,参考 ICRU 报告书有关内容,对辐射防护领域中常用的量和单位进行简要介绍,其目的是给出一个辐射量类别的完整框架。

1. 基本量

基本量主要描述电离辐射场的实际物理条件,并且对电离辐射与物质相互作用过程的各个因素和环节做出定量描述,尤其是电离辐射与物质作用时能量的转移吸收过程,具体包括以下内容。

(1) 描述辐射场的辐射度量学量,如注量。

（2）表征辐射与物质相互作用的相互作用系数及相关量，如截面、质量减弱系数。

（3）与量度辐射效应有关的计量学量，如吸收剂量。

（4）放射性量，如活度。

2. 防护量

辐射防护量主要用于辐射防护评价，通过一系列的模拟、预估和计算得到，因此防护量是不可测量的。

（1）基本防护量，如有效剂量和当量剂量。

（2）辅助防护量，如待积有效剂量。

3. 实用量

实用量主要用于测量仪表的刻度和校准，是可测量的，如个人剂量当量、定向剂量当量、周围剂量当量。

5.1 辐射剂量学的量与单位

电离辐射在物质上的效应由辐射场和电离辐射与物质的相互作用决定。剂量学量和单位是为描述辐射场、辐射作用于物质时的能量传递，以及受照物内部变化的程度和规律而建立起来的物理量及其量度，即辐射量是一种能表述特定辐射的特征，并能够加以测定的量。辐射量和单位的基本概念不但广泛应用于辐射剂量学和辐射防护领域，而且广泛应用于放射医学、放射生物学、辐射化学与辐射物理等领域。随着科学技术的发展，所使用的辐射量和单位逐渐增加，其概念和定义也逐渐确切。它可以用辐射学量和相互作用系数的乘积计算出来，通常可以被测量出来。

前面的内容中已经讲过，辐射与物质相互作用发生一系列过程，在这些过程中粒子能量被转移并最终沉积在物质中，描述这些过程的剂量学量也分为处理能量转换的量和处理能量沉积的量两类。

能量转换是指能量从电离粒子转移到次级电离粒子上。与不带电粒子释放的带电粒子动能相关的量是比释动能（kinetic energy released per unit mass，kerma）。对带电粒子的能量损失，ICRP 在 1998 年定义了一个新量（converted energy per unit mass，cema），称为比转移能。

对于能量沉积，本章关心的只是宏观量，单位质量的物质中沉积的量即吸收剂量。剂量非常重要，是某一对象所接受或吸收的辐射的一种度量。根据相关内容，它可以指吸收剂量、器官剂量、当量剂量、有效剂量、待积当量剂量或待积有效剂量等（这里有些概念是重要的）。

剂量学的量一般可以直接测量。

5.1.1 吸收剂量

吸收剂量在剂量学的实际应用中是一个非常重要的量。这里涉及以下几个概念。

1. 授予能

授予能 ε 是电离辐射以电离、激发的方式授予某一体系中物质的能量。定义为

$$\varepsilon = \varepsilon_{in} - \varepsilon_{out} + \Sigma Q \qquad (5\text{-}1)$$

式中：ε_{in} 为进入该体积的辐射能，包括进入该体积的所有带电和不带电粒子的能量（不包括静止能）的总和；ε_{out} 为从该体积逸出的辐射能，包括离开该体积的所有带电和不带电粒子的能量（不包括静止能）的总和；ΣQ 为在该体积中发生任何核变化时，所有的原子核和基本粒子静止质量能变化的总和（"＋"表示减少，"－"表示增加）。授予能的单位是焦耳(J)。

由于辐射源发射的电离粒子及它们与物质的相互作用都是随机的，在某一体积内发生的每一个过程不论其发生的时间、位置，还是能量传递的多少，都具有统计涨落的性质，因此 ε 是一个随机量，但它的数学期望值，即平均授予能 $\bar{\varepsilon}$ 是非随机量。

$$\bar{\varepsilon} = \int_0^\infty \varepsilon f(\varepsilon) d\varepsilon \qquad (5\text{-}2)$$

2. 吸收剂量

吸收剂量 D 是单位质量受照物质所吸收的平均辐射能量，定义为 $d\bar{\varepsilon}$ 除以 dm 所得的商，即

$$D = d\bar{\varepsilon} / dm \qquad (5\text{-}3)$$

式中，$d\bar{\varepsilon}$ 为电离辐射授予质量为 dm 物质的平均能量。

吸收剂量的国际单位为 J/kg，通常用专用名词戈瑞(Gray)来表示，符号为 Gy，1Gy＝1J/kg。

按上述定义，吸收剂量就是电离辐射给予单位质量物质的平均授予能，通常是指组织或器官内的平均剂量。

吸收剂量适用于任何类型的辐射和受照物质，也适用于内照射和外照射，并且是一个与某一无限小体积相联系的辐射量，即在受照射的物质中每一点都有特定的吸收剂量值。所以，当给出吸收剂量值时，必须指明辐射类型、介质种类和所在位置。

3. 吸收剂量率

吸收剂量率 $\dot{D}$ 是单位时间内吸收剂量 D 的增量，即

$$\dot{D} = dD / dt \qquad (5\text{-}4)$$

式中，dD 为时间间隔 dt 内吸收剂量的增量。吸收剂量率的单位是 J/(kg·s)，也就是 Gy/s。

5.1.2　比释动能

1. 转移能

转移能 ε_{tr} 是不带电粒子在某一体积元内转移给次级带电粒子的初始动能总和，包括在该体积内发生的次级过程所产生的任何带电粒子的能量。转移能 ε_{tr} 和授予能 ε 一样，也是随机量。其数学期望值，即平均转移能 $\bar{\varepsilon}_{tr}$ 是非随机量。

2. 比释动能

在间接电离辐射的情况下，如 X 射线、γ 射线和快中子，入射辐射与单位质量的介质发生相互作用，我们有时对产生的初级电离粒子的初始动能感兴趣。不带电粒子授予物质能量的过程可以分成两个阶段：第一阶段，不带电粒子与物质相互作用释放出次级粒子，不带

电粒子的能量转移给次级带电粒子；第二阶段，次级带电粒子通过电离、激发，把从不带电粒子得到的能量转移给物质。前面介绍的吸收剂量就是第二阶段的结果，为了表示第一阶段的结果，引入另一个辐射量，即比释动能。它的定义可表示如下：

$$K = \mathrm{d}\bar{\varepsilon}_{\mathrm{tr}} / \mathrm{d}m \tag{5-5}$$

式中，$\mathrm{d}\bar{\varepsilon}_{\mathrm{tr}}$ 为不带电粒子在质量 $\mathrm{d}m$ 物质中释放出的全部带电粒子的初始动能总和的平均值，它既包括这些带电粒子在轫致辐射过程中辐射出的能量，又包括在该体积元内发生的次级过程所产生的任何带电粒子的能量。

虽然比释动能和吸收剂量都用相同的单位度量（即 J/kg 或 Gy），但它们是不同的量。比释动能只适用于不带电粒子，但可适用于任何物质，它也是一个与无限小体积元相联系的辐射量。比释动能是度量不带电粒子（光子或中子）转移到每单位质量初级电离颗粒的所有能量，而吸收剂量是量度每单位质量的能量吸收。在受照物质中每一点都有它特定的比释动能值，所以在给出比释动能值时也必须同时指出与该比释动能相联系的物质和该物质的部位。

3. 比释动能率

比释动能率 $\dot{K}$ 的定义为

$$\dot{K} = \mathrm{d}K / \mathrm{d}t \tag{5-6}$$

式中，$\mathrm{d}K$ 为时间间隔 $\mathrm{d}t$ 内比释动能的增量。比释动能率的单位是 J/(kg·s)，或 Gy/s，和吸收剂量率的单位相同。

4. 比释动能与能量注量的关系

对于只有一种单能不带电粒子的辐射场，某点处物质的比释动能 K 与同一点处的能量注量 Ψ 有如下关系：

$$K = \Psi(\mu_{\mathrm{tr}} / \rho) \tag{5-7}$$

式中：μ_{tr} / ρ 为物质对入射的不带电粒子的质量能量转移系数，$\mathrm{m}^2 / \mathrm{kg}$；$\Psi$ 为粒子能量注量，$\mathrm{J} / \mathrm{m}^2$。

对具有谱分布的不带电粒子的辐射，物质的比释动能为

$$K = \int^{E} \Psi_{E} \left(\frac{\mu_{\mathrm{tr}}}{\rho} \right) \mathrm{d}E \tag{5-8}$$

式中：Ψ_E 为能量注量按粒子能量的微分分布；μ_{tr} / ρ 为相应的质量能量转移系数。

当能量注量 Ψ 确定不变时，比释动能与物质的质量能量转移系数 μ_{tr} / ρ 成正比。因此，有

$$\frac{K_1}{K_2} = \frac{\left(\dfrac{\mu_{\mathrm{tr}}}{\rho} \right)_1}{\left(\dfrac{\mu_{\mathrm{tr}}}{\rho} \right)_2} \tag{5-9}$$

式中，下标 1 和下标 2 分别表示物质 1 和物质 2。式(5-9)表明只要知道在一种物质中的比释动能，就可以求出同一种情况下在另一种物质中的比释动能。

对于单能中子，将单能中子的能量注量与粒子注量的关系 $\Psi = \Phi E$ 代入式(5-7)中，可得到中子辐射场中某点处物质的中子比释动能 K_{n}，即

$$K_{\mathrm{n}} = \Phi E \left(\frac{\mu_{\mathrm{tr}}}{\rho} \right) = f_{\mathrm{n}} \Phi \tag{5-10}$$

式中，f_n 称为中子的比释动能因子，它表示与单位中子注量相对应的比释动能值，$Gy \cdot cm^2$。

中子在某些物质中的比释动能 f_n 值可通过查附表 3 得到，将其代入式(5-10)就可以方便地计算出中子在这些物质中的比释动能。

5. 带电粒子平衡

带电粒子平衡也是剂量学中一个重要的概念。简单地说就是，每有一个带电粒子从以 O 点为中心的小体积元中出来，就有一个相同类型、相同能量的带电粒子从外面进入该体积元补充，称 O 点存在带电粒子平衡。如果涉及的带电粒子是电子，就称电子平衡。带电粒子平衡总是同辐射场内特定位置相联系的。

间接电离粒子(如 X、γ 或中子)在与物质相互作用过程中，传递给单位质量物质的能量，只有在带电粒子平衡的条件下，才近似等于被单位质量物质实际吸收的能量。

受照物质中某一特定位置上小体积元内存在的带电粒子平衡需要一定的条件，具体如下。

(1) 离介质边界有一定距离，从小体积元向各个方向伸展的距离 d 应不小于带电粒子的最大射程 R_{max}。

(2) 在 d 不小于 R_{max} 区域内，辐射场应该是均匀的，即在此区域内辐射的强度和能谱恒定不变。

(3) 介质对次级带电粒子的阻止本领，例如对于 ^{137}Cs 和 ^{60}Co 的 γ 射线，如果认为入射辐射 1% 左右的衰减可以忽略，那么在受照的某些物质(如水)中可能存在着很好的近似电子平衡。对于中子，由于建立带电粒子平衡比较容易，因此，即使中子能量高达 30MeV，在某些物质(如水)中仍然有较好的近似带电粒子平衡。对初级辐射的质量能量吸收系数不变。

要达到上述这些条件实际上很难，但在某些情况下能够达到相当好的近似。

带电粒子平衡在辐射源附近、两种物质的界面、高能辐射的情况下不成立。

6. 比释动能与吸收剂量的关系

在带电粒子平衡的条件下，不带电粒子在某一体积元的物质中转移给带电粒子的平均能量 $d\bar{\varepsilon}_{tr}$，就等于该体积元物质所吸收的平均能量 $d\bar{\varepsilon}$。若该体积元物质的质量为 dm，则

$$K = \frac{d\bar{\varepsilon}_{tr}}{dm} = \frac{d\bar{\varepsilon}}{dm} = D \tag{5-11}$$

需要指出的是，除了满足带电粒子平衡条件外，要使式(5-11)成立的另一个条件为带电粒子产生的韧致辐射应该可以忽略。在这个前提下，可以认为比释动能和吸收剂量在数值上相等，但这只是对低能的 X 射线或 γ 射线成立。而对高能的 X 射线或 γ 射线，次级带电粒子是电子，有一部分能量在物质中转变成韧致辐射而离开了所关心的那个体积元，因此 $K \neq D$。此时的表达式为

$$D = \frac{d\bar{\varepsilon}}{dm} = \frac{d\bar{\varepsilon}_{tr}}{dm}(1 - g) \tag{5-12}$$

式中，g 为次级电子在慢化过程中因韧致辐射而损失的能量份额。

$$g \approx \frac{EZ}{EZ + 800} \tag{5-13}$$

高能电子在高原子序数的物质内，g 值较大。但在低原子序数的物质内，g 值比较小，

一般为 $10^{-3} \sim 10^{-2}$，通常可以忽略，这样就可以近似认为吸收剂量和比释动能在数值上相等，即 $D = K$。

对于中子，当能量低于 30MeV 时，D 与 K 的数值差别完全可以忽略，用式（5-10）算出中子比释动能值，就可当作同种物质的吸收剂量值。

7. 比释动能与吸收剂量在物质中的变化

设一束平行不带电粒子垂直入射到某一均匀物质上，物质层的厚度大于次级带电粒子在其中的最大射程，如图 5-1 所示。

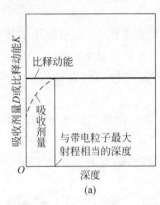
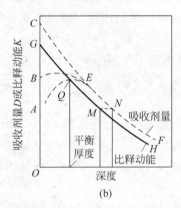

图 5-1　入射辐射在物质中的带电粒子
(a) 平衡情况；(b) 准平衡情况

如果只有不带电粒子，在物质的浅层就不存在带电粒子平衡。因为不带电粒子在该处某一体积元内释放出的能量并没有完全沉积在该体积元内，所以比释动能大于吸收剂量。随着所考察的体积元不断向深层移动，起源于浅层的带电粒子越来越多地进入所考察的体积元中，使在该体积元中沉积的能量越来越接近于不带电粒子在该体积元中释放出的能量，直到体积元的深度等于次级带电粒子的最大射程，带电粒子的平衡条件得到满足，这时 $K = D$。如果忽略入射粒子在物质中的衰减，那么在以后的深度上 K 和 D 的数值都保持不变，且继续相等，如图 5-1(a) 所示。

如果随着物质层深度增加，入射粒子有明显衰减，则比释动能将随物质深度的增加而不断减小。但是，在靠近物质表面的浅层内，随着深度的增加，达到每一深度的次级带电粒子数目还继续增加，所以在受照物质浅层内吸收剂量随深度增加而增加，一直到由于深度增加而增加的次级带电粒子数目正好等于因衰减而使释放出的次级带电粒子减少的数目时，吸收剂量达到最大值。此后，随物质层深度的增加，吸收剂量与比释动能按指数规律成一定比例减少，如图 5-1(b) 中吸收剂量曲线 AEF 的 EF 段所示，这种情况称为带电粒子的准平衡状态。

由于释放出的次级带电粒子主要沿入射粒子的入射方向发射，图 5-1(b) 中次级粒子在 N 点所消耗的能量一般是起源于在它之前的 M 点。因为 M 点的比释动能比 N 点大，所以次级带电粒子在 N 点被吸收的能量，比初始不带电粒子在 N 点释放出的能量要大。所以，在准平衡状态下，同一点上的吸收剂量比比释动能值大，即 $D > K$。

为此，引入了一个带电粒子平衡系数 q_e，它表示辐射在所指定体积内沉积的能量 E_{dep}

与辐射在同体积内释放出且将在电离碰撞过程中消耗的能量 E_{rel} 的比值,即 $q_{\text{e}}=E_{\text{dep}}/E_{\text{rel}}$。在带电粒子平衡状态下,$q_{\text{e}}=1$,而在准平衡条件下,$q_{\text{e}}>1$。

吸收剂量与比释动能的数值差,同入射的不带电粒子的能量有关。在辐射防护领域所关心的能量范围内,对于 X 射线、γ 射线或中子都可以近似地认为吸收剂量与比释动能在数值上是相等的,即 $D\approx K$。

【例 5-1】　有 10MeV 的光子穿透到 100g 的物质中,经过相互作用,一对光子相互作用,导致一个正电子和电子产生,能量都为 4.5MeV。这两个带电粒子在物质内通过电离和产生轫致辐射消散所有动能。有 1.6MeV、1.4MeV 和 2MeV 三种轫致辐射光子在相互作用之前从物质中逃逸出来。该正电子消耗完所有的动能后,在物质内与周围电子相互反应,与它们彼此相互湮灭产生两个 0.51MeV 光子,而在质量中这两个光子在它们相互反应之前已经分别逃走。试计算:

(1) 比释动能;

(2) 吸收剂量。

解:

(1) 比释动能定义为由辐射产生的所有带电粒子单位质量的初始动能总和。在这种情况下,一个正负电子对,每个 4.5MeV(2×4.5MeV)代表了所有的初始动能,所以比释动能 K 在这种情况下为

$$K=\frac{\text{释放的动能}}{\text{质量}}=\frac{2\times4.5\text{MeV}\times1.6\times10^{-13}\dfrac{\text{J}}{\text{MeV}}}{0.1\text{kg}\times1\dfrac{\text{J/kg}}{\text{Gy}}}=1.44\times10^{-11}\text{Gy}$$

(2) 吸收剂量定义为每单位质量吸收的能量。在这里,我们有 9MeV 初始动能,其中 (1.6+1.4+2)MeV 转化成轫致辐射和 2 个 0.51MeV 的光子湮没辐射。所有这些光子都是从 100g 物质中逃逸。因此,吸收剂量为

$$D=\frac{\text{吸收能量}}{\text{质量}}=\frac{[10\text{MeV}-(1.6+1.4+2+2\times0.51)\text{MeV}]\times1.6\times10^{-13}\dfrac{\text{J}}{\text{MeV}}}{0.1\text{kg}\times1\dfrac{\text{J/kg}}{\text{Gy}}}$$

$$=6.4\times10^{-12}\text{Gy}$$

5.1.3　照射量

照射量是个历史悠久、变化较大的量,目前争议也比较多。由于照射量曾经在历史上发挥过重要的作用,这里稍做介绍。

1. 照射量

照射量是一个用来表示 X 射线或 γ 射线在空气中产生电离能力大小的辐射量。它的定义为:X 射线、γ 射线在空气中,单位体积元内产生的全部电子均被阻留在空气中时,形成的总电荷除以该体积元空气质量。其表达式为

$$X=\text{d}Q/\text{d}m \tag{5-14}$$

式中:$\text{d}Q$ 为在一个体积元的空气中产生的任一种符号的离子总电荷的绝对值,但不包括光

子在空气中释放出的次级电子产生的轫致辐射被吸收后产生的电离(这仅在光子能量很高时才有意义);dm 为体积元内空气的质量。

照射量的单位是 C/kg,即库仑/千克,没有专用名称。历史上曾使用伦琴(R)作为照射量的单位,在 1R 的 X 射线照射下,0.001293g 空气(标准状况下,1cm^3 空气的质量)中释放出来的次级电子,在空气中总共产生电量各为 1 静电单位的正离子和负离子。

$$1R = (0.333 \times 10^{-9} C/0.001293g) \times 10^3 = 2.58 \times 10^{-4} C/kg \tag{5-15}$$

或

$$1C/kg = 3.877 \times 10^3 R \tag{5-16}$$

照射量只用于量度 X 射线或 γ 射线在空气介质中产生的照射效应,它不是受照物质吸收的能量。在实际工作中常说到其他介质中某点的照射量为多少,应将其理解为在所考察的点处放置少量空气后测得的照射量值。

只有在满足电子平衡的条件下,才能严格按照定义精确测量照射量。鉴于现在的技术条件和对精度的要求,能被精确测量照射量的光子的能量范围为 10keV~3MeV,在辐射防护中,能量上限可扩大到 8MeV。

需要注意的是,目前我们一般所说的剂量是指吸收剂量、当量剂量或有效剂量,而不是照射量。照射量一般仅用于刻度,在实践应用中正在被比释动能 K 或吸收剂量 D 所取代。

2. 照射量率

照射量率 $\dot{X}$ 是 dX 除以 dt 的商,即

$$\dot{X} = dX/dt \tag{5-17}$$

式中,dX 为时间间隔 dt 内照射量的增量。照射量率的单位为 C/(kg·s)。

3. 照射量因子

对单能 X 射线或 γ 射线,空气中某点的照射量 X 与同一点处的能量注量 Ψ 有以下关系:

$$X = \Psi \left(\frac{\mu_{en}}{\rho} \right) \left(\frac{e}{W_a} \right) \tag{5-18}$$

式中:μ_{en}/ρ 为空气对给定的单能 X 射线或 γ 射线的质量能量吸收系数,m^2/kg;e 为电子的电量,其值为 1.602×10^{-19} C;W_a 为电子在干燥空气中每形成一对离子所消耗的平均能量,其值为 33.85eV。

将单能光子的能量注量与粒子注量的关系 $\Psi = \Phi E$ 代入式(5-18),即得

$$X = f_X \Phi \tag{5-19}$$

式中,$f_X = E \left(\frac{\mu_{en}}{\rho} \right)_a \left(\frac{e}{W_a} \right)$ 称为照射量因子,它表示与单位光子注量相应的照射量(C·m^2)/kg。

对具有谱分布的 X 射线或 γ 射线,应为

$$X = \int_0^E \Phi_E f_X(E) dE \tag{5-20}$$

式中:Φ_E 为光子注量按光子能量的微分分布;$f_X(E)$ 为光子能量是 E 时的照射量因子。

表 5-1 给出不同能量的 X 射线或 γ 射线的光子照射量因子 f_X 数值。

表 5-1 不同能量的 X 射线或 γ 射线的光子照射量因子 f_X 数值

光子能量/MeV	$f_X/(C/(kg \cdot m^2))$	光子能量/MeV	$f_X/(C/(kg \cdot m^2))$
0.01	2.200×10^{-17}	0.50	7.019×10^{-18}
0.015	9.258×10^{-18}	0.60	8.383×10^{-18}
0.02	4.958×10^{-18}	0.80	1.091×10^{-17}
0.03	2.136×10^{-18}	1.0	1.319×10^{-17}
0.04	1.270×10^{-18}	1.5	1.807×10^{-17}
0.05	9.556×10^{-19}	2.0	2.217×10^{-17}
0.06	8.542×10^{-19}	3.0	2.918×10^{-17}
0.08	9.065×10^{-19}	4.0	3.537×10^{-17}
0.10	1.098×10^{-18}	5.0	4.115×10^{-17}
0.15	1.771×10^{-18}	6.0	4.674×10^{-17}
0.20	2.529×10^{-18}	8.0	5.763×10^{-17}
0.30	4.078×10^{-18}	10.0	6.839×10^{-17}
0.40	5.583×10^{-18}		

4. 照射量与吸收剂量的关系

在带电粒子平衡的条件下,单能 X 射线或 γ 射线在某物质中的吸收剂量 D 和能量注量 Ψ 的关系为

$$D = \Psi \left(\frac{\mu_{en}}{\rho} \right) \tag{5-21}$$

式中,μ_{en}/ρ 是单能 X 射线或 γ 射线的质量能量吸收系数,m^2/kg。

式(5-21)是单能 X 射线或 γ 射线吸收剂量的基本公式,由此可知,当能量注量 Ψ 确定不变时,吸收剂量 D 与物质的质量能量吸收系数(μ_{en}/ρ)成正比。所以有

$$D_1/D_2 = (\mu_{en}/\rho)_1/(\mu_{en}/\rho)_2 \tag{5-22}$$

式中,下标 1 和下标 2 分别表示物质 1 和物质 2。

因此,只要知道在一种物质中的吸收剂量,就可以用式(5-22)求出在带电粒子平衡条件下另一种物质中的吸收剂量。根据式(5-18)和式(5-21)可得出在带电粒子平衡条件下,空气中照射量与吸收剂量的关系为

$$D_a = \frac{W_a}{e} X \tag{5-23}$$

式中,D_a 为在空气中同一点处的吸收剂量。

把式(5-23)代入式(5-22),得

$$D_m = \frac{(\mu_{en}/\rho)_m}{(\mu_{en}/\rho)_a} \frac{W_a}{e} X = 33.85 \frac{\left(\frac{\mu_{en}}{\rho}\right)_m}{\left(\frac{\mu_{en}}{\rho}\right)_a} X = f_m X \tag{5-24}$$

式中:D_m 为处于空气中同一点处所求物质中的吸收剂量,Gy;X 为照射量,C/kg;W_a 和 e

的意义数值同前;$f_m = 33.85 \dfrac{\left(\dfrac{\mu_{en}}{\rho}\right)_m}{\left(\dfrac{\mu_{en}}{\rho}\right)_a}$,是以 C/kg 为单位的照射量换算到以 Gy 为单位的吸

收剂量的换算因子,J/C。

表 5-2 给出不同光子能量与水、软组织、肌肉和骨骼相对应的 f_m 数值。如果所考察的物质是空气,则 $\dfrac{(\mu_{en}/\rho)_m}{(\mu_{en}/\rho)_a}=\dfrac{(\mu_{en}/\rho)_a}{(\mu_{en}/\rho)_a}=1$,即得 $D_a=33.85X$,也就是式(5-23)。

表 5-2　不同光子能量与水、软组织、肌肉和骨骼相对应的 f_m 数值

光子能量/MeV	$f_m=33.85(\mu_{en}/\rho)_m/(\mu_{en}/\rho)_a$,J/C			
	水	软组织	肌肉	骨骼
0.01	35.31	32.56	35.70	131.11
0.02	34.88	32.13	35.70	149.22
0.03	34.57	31.82	35.62	157.75
0.04	34.38	32.05	35.74	156.20
0.05	34.88	32.91	36.01	136.43
0.06	35.50	33.99	36.32	112.40
0.08	36.51	35.58	36.78	75.19
0.1	37.05	36.43	37.05	56.20
0.15	37.48	37.05	37.21	41.09
0.2	37.56	37.17	37.25	37.91
0.3	37.60	37.25	37.29	36.47
0.4	37.64	37.25	37.29	36.16
0.5	37.64	37.29	37.29	36.05
0.6	37.64	37.29	37.29	35.97
0.8	37.64	37.29	37.29	35.93
1	37.64	37.29	37.29	35.93
1.5	37.64	37.29	37.29	35.93
2	37.64	37.29	37.29	35.93
3	37.52	37.13	37.17	36.09
4	37.40	37.02	37.05	36.32
5	37.44	36.86	36.90	36.51
6	37.13	36.71	36.74	36.71
8	36.86	36.43	36.47	37.09
10	36.63	36.16	36.24	37.40

5.1.4　吸收剂量、比释动能和照射量的区别

为了更好地理解几个物理量的异同,表 5-3 列出了吸收剂量 D、比释动能 K 和照射量 X 的区别。

表 5-3　吸收剂量 D、比释动能 K 和照射量 X 的区别

辐射量	吸收剂量 D	比释动能 K	照射量 X
适用范围	适用于任何带电粒子及不带电粒子和任何物质	适用于不带电粒子,如 X 射线或 γ 光子、中子和任何物质	仅适用于 X 射线或 γ 射线,并仅限于空气介质
剂量学含义	表征辐射在所关心的体积 V 内沉积的能量,这些能量可来自 V 内或 V 外	表征不带电粒子在所关心的体积 V 内交给带电粒子的能量,不必注意这些能量是在何处、以何种形式损失的	表征 X 射线或 γ 射线在所关心的空气体积 V 内交给次级电子用于电离、激发的那部分能量

5.2 辐射防护中使用的基本量

辐射防护中,测量和计算的主要目的是定量地说明个人或群体实际受到或可能受到的辐射照射。吸收剂量 D 是用来说明生物物质所受照射的重要物理量。在未加说明的情况下,吸收剂量并不能用来预示辐射照射所产生的生物效应的有害程度。一般来说,某一吸收剂量产生的生物效应与射线的种类、能量及照射条件有关。即使受到相同数量的吸收剂量的照射,因为射线种类和辐照条件不同,其所致的生物效应不论是严重程度还是发生概率也不相同。辐射防护中使用的量很多,本节主要介绍较为常用的几个量。

5.2.1 与个体相关的辐射量

1. 当量剂量

生物效应会受辐射类型与能量、剂量与剂量率大小、照射条件及个体差异等因素的影响,因此相同的吸收剂量未必产生同等程度的生物效应。为了用同一尺度表示不同类型和能量的辐射对人体造成的生物效应的严重程度或发生概率的大小,辐射防护上采用了当量剂量这一辐射量。

在组织或器官 T 中的当量剂量可以表示为

$$H_T = \sum_R W_R D_{T \cdot R} \tag{5-25}$$

式中:W_R 称为辐射权重因子,是与辐射品质相对应的加权因子,无量纲;$D_{T \cdot R}$ 为按组织或器官 T 平均计算的来自辐射 R 的吸收剂量。

由于 W_R 无量纲,当量剂量与吸收剂量的单位都是 J/kg。为了同吸收剂量单位的专有名词区别,当量剂量单位称为希沃特(sievert),简称希,符号为 Sv。

辐射权重因子 W_R 是根据照射到人体(或源在人体内时由源发射)的辐射的种类与能量来选定的,它表示不同种类、不同能量的射线对人机体的相对危害。W_R 值大致与辐射品质因子 Q 值相一致。辐射品质指的是电离辐射授予物质的能量在微观空间分布上的那些特征。辐射品质因子 Q 的值按照辐射在水中的传能线密度(linear energy transfer,LET)确定。表 5-4 所示为辐射权重因子。

表 5-4 辐射权重因子

辐射类型	能量范围	辐射权重因子 W_R
光子	所有能量	1
电子和 μ 子	所有能量	1
中子	<10keV	5
	10～100keV	10
	100keV～2MeV	20
	2～20MeV	10
	>20MeV	5
质子	>2MeV	5
α 粒子、裂变碎片、重核		20

注:表中所有数值均与照射到人体上的辐射有关。对于内照射而言,与该源发出的辐射有关。对于其他辐射,数值的选择参考 ICRP 60。另外,表中数值不包括结合在 DNA 内的和发射的俄歇电子。

　　不同能量的中子的平均辐射权重因子还可参照图 5-2 所示数值。需要注意的是，W_R 值不适用于描述高剂量和高剂量率下所产生的急性辐射损伤。因此，当量剂量只限于在辐射防护所涉及的剂量范围内使用。

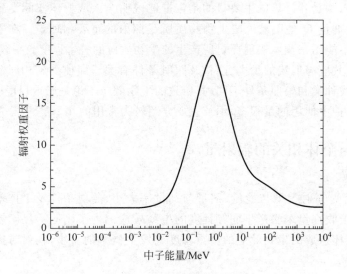

图 5-2　不同能量中子的辐射权重因子(W_R)

中子的辐射权重因子也可以用下列公式进行计算：

$$2.5 + 18.2e^{-[\ln(E_n)]^2/6}, \quad E_n < 1\text{MeV} \tag{5-26}$$

$$5.0 + 17.0e^{-[\ln(2E_n)]^2/6}, \quad 1\text{MeV} \leqslant E_n \leqslant 50\text{MeV} \tag{5-27}$$

$$2.5 + 3.25e^{-[\ln(0.04E_n)]^2/6}, \quad E_n > 50\text{MeV} \tag{5-28}$$

　　用当量剂量描述有害生物学效应的概率比吸收剂量更准确，它只包括影响生物效应的物理因素。要强调的是，当量剂量公式只限于在辐射防护所涉及的剂量范围内使用，也就是长期小剂量慢性照射，即限定了辐射剂量率。W_R 值不适用于描述高剂量和高剂量率下所产生的急性辐射损伤。

2. 有效剂量

　　随机性效应发生的概率与当量剂量之间的关系还与受照组织或器官有关。人体受到的任何照射几乎总是不止涉及一个器官或组织。组织权重因子(W_T)就是为对当量剂量进行修正而引入的。为了计算辐射给受到照射的有关器官和组织带来的总的危险，在辐射防护中引进了有效剂量这一概念，应用于随机性效应。有效剂量表示为

$$E = \sum_T W_T H_T \tag{5-29}$$

式中：H_T 为器官或组织 T 的当量剂量；W_T 为器官或组织 T 的组织权重因子，其推荐值列于表 5-5 中。同时列出（ICRP 26(1977)）的 W_T 及 ICRP 103(2007) 的 W_T 推荐值供比较。

表 5-5 组织权重因子 W_T

组织或器官	W_T(1977)	W_T(1990)	W_T(2007)
性腺	0.25	0.20	0.08
红骨髓	0.12	0.12	0.12
结肠	—	0.12	0.12
肺脏	0.12	0.12	0.12
胃	—	0.12	0.12
膀胱	—	0.05	0.04
乳腺	0.15	0.05	0.12
肝脏	—	0.05	0.04
食管	—	0.05	0.04
甲状腺	0.03	0.05	0.04
皮肤	—	0.01	0.01
骨表面	0.03	0.01	0.01
脑、垂腺体	—	—	各 0.01
其余	0.30	0.05	0.12

注：对于"其余"项内的 W_T，ICRP 60 包括肾上腺、脑、上段大肠、小肠、肾脏、肌肉、胰腺、脾脏、胸腺和子宫，ICRP 26 包括胃、下段大肠、唾液腺、肝脏等。

组织权重因子 W_T 是器官或组织 T 受照射所产生的危害与全身均匀受照射时产生的总危害的比值，即它反映了在全身均匀受照下各器官或组织对总危害的相对贡献，或者说它反映了不同器官或组织对发生辐射随机性效应的不同敏感性。

$$W_T = \frac{\text{T 器官或组织接受 1Sv 照射时的危险度}}{\text{全身接受 1Sv 均匀照射时的危险度}} \tag{5-30}$$

$$\Sigma W_T = 1 \tag{5-31}$$

有效剂量表示在非均匀照射下随机效应发生率与均匀照射下发生率相同时所对应的全身均匀照射的当量剂量。有效剂量也可以表示为身体各器官或组织双重加权的吸收剂量之和。把式(5-25)代入式(5-29)，得

$$E = \sum_T \sum_R W_T W_R D_{T \cdot R} \tag{5-32}$$

因为组织权重因子没有量纲，所以有效剂量的单位名称与符号与当量剂量相同。辐射权重因子同辐射种类和能量有关，但与器官和组织无关；组织权重因子则与器官和组织有关，而与辐射种类和能量无关。这种简化仅仅是对真实生物学情况的近似。辐射权重因子和组织权重因子的数值来自我们当前的放射生物学知识，以后还会不断变化。

当量剂量和有效剂量是供辐射防护用的，包括粗略地评价危险之用。它们只能在远低于确定性效应阈值的吸收剂量下提供估计随机性效应概率的依据。

3. 待积当量剂量与待积有效剂量

在内照射情况下，为了定量计算放射性核素进入人体内所造成的危害，在辐射防护中引进另一个辐射量，即待积当量剂量。放射性物质进入人体后，一方面会由于衰变和排泄而减少，另一方面会浓集于某些器官组织中形成内照射。待积当量剂量是人体一次摄入放射性物质后，某一器官或组织在 50a 内(如是儿童，可考虑 70a)将要受到的累积的当量剂量，即

$$H_{50,T} = \int_{t_0}^{t_0+50} \dot{H}_T(t)\,\mathrm{d}t \tag{5-33}$$

式中：t_0 为摄入放射性物质的时刻；$\dot{H}_T(t)$ 为在 t 时刻器官或组织 T 受到的当量剂量率。

受到辐射危害的各器官或组织的待积当量剂量 $H_{50,T}$ 经 W_T 加权处理后的总和称为待积有效剂量 $H_{50,E}$，即

$$H_{50,E} = \sum_{T} W_T \cdot H_{50,T} \tag{5-34}$$

它可以用来预计个人因摄入放射性核素后将发生随机性效应的平均概率。$H_{50,T}$ 和 $H_{50,E}$ 单位为 Sv。

5.2.2　与群体相关的辐射量

一次大的放射性事件或放射性事故会涉及许多人，因此采用集体当量剂量来定量地表示这一次放射性实践对社会总的危害。

1. 集体当量剂量

集体当量剂量的定义是一组人某指定的器官或组织 T 所受的总辐射照射的量，即

$$S_T = \sum \overline{H}_{T,i} N_i \tag{5-35}$$

式中：$\overline{H}_{T,i}$ 为所考虑的群体中，第 i 组的人群组中每个人的器官或组织 T 平均所受到的当量剂量；N_i 为第 i 组的人数。

2. 集体有效剂量

如果要求量度某人群所受的辐射照射，则可以计算其集体有效剂量，即

$$S = \sum \overline{E}_i N_i \tag{5-36}$$

式中，$\overline{E}_i$ 为第 i 组人群接受的平均有效剂量。集体当量剂量与集体有效剂量的单位为人·Sv。

5.2.3　用于环境和个人监测的 ICRU 可以测量的量

任何一种物理量应是可以通过测量或计算来定量描述某一具体物体或现象的某种特性的。然而，辐射防护的基本量在实践中常常是不可测量的。因此，ICRU 定义了一些可直接测量的量（周围等效剂量、定向等效剂量、个人剂量当量）用于监测，把这些量称为运行实用量。这些量均是具有可测性的实用量。这里只做简单介绍。

1. ICRU 球

ICRU 球是一个组织等效球形体模，球的直径为 30cm，密度为 $1\mathrm{g/cm}^3$，材料的质量成分为氧 76.2%、碳 11.1%、氢 10.1%、氮 2.6%。ICRU 球可用来模拟人体对辐射量最敏感的躯干部的受照情况，被规定为确定外部辐射源产生剂量的受体。在辐射场中，可以通过测定此模型中不同部位的剂量，比较准确地估算出人体躯干所受到的剂量。

2. 剂量当量

剂量当量是 ICRU 使用的一个量，用来定义实用量——周围等效剂量、定向等效剂量、个人剂量当量。组织中某点处的剂量当量 H 是 D、Q 和 N 的乘积，即

$$H = DQN \tag{5-37}$$

式中：D 为该点处的吸收剂量；Q 为辐射的品质因子；N 为其他修正因数的乘积。

辐射品质因子(Q)是对吸收剂量进行修正，用来定义当量剂量的无量纲因子，其数值是作为水中非限制性传能线密度的函数 $Q(L)$（非限制性传能线密度）给出的。

3. 适用于强贯穿辐射的周围剂量当量

实际的辐射场往往是错综复杂的。如果已知辐射场中某参考点的注量及其能谱和角分布（可能与其周围的不同），设想将该点的辐射场参数扩展到某一感兴趣的区域或体积中，使该范围内的辐射场在整个有关体积内注量及其角分布和能量分布处处与参考点的相同，这个辐射场就称为相应于参考点的扩展场。如果将扩展场中辐射粒子的方向加以梳理，使感兴趣区域中的注量是单向的，这样经梳理过的辐射场就称为参考点的齐向扩展场。

辐射场中某点处的周围剂量当量 $H^*(d)$ 是相应的齐向扩展场在 ICRU 球内、逆齐向场的半径上深度 d 处产生的剂量当量。对于强贯穿辐射，推荐 $d=10\text{mm}$。

4. 适用于弱贯穿辐射的定向剂量当量

辐射场中某点处的定向剂量当量 $H'(d,\Omega)$ 是相应的扩展场在 ICRU 球内、沿指定方向 Ω 的半径上深度 d 处产生的剂量当量。对于弱贯穿辐射，推荐 $d=0.07\text{mm}$，这相当于皮肤基底层的深度。

5. 个人剂量当量

人体表面某一指定点下深度 d 处的软组织内的剂量当量 $H_p(d)$。对强贯穿辐射，推荐 $d=10\text{mm}$，称为深部个人剂量当量；对弱贯穿辐射，推荐 $d=0.07\text{mm}$，称为浅部个人剂量当量。指定点通常是个人剂量计佩戴的位置，要求将个人剂量计佩戴在体表面能代表受照条件的位置上。

周围剂量当量、定向剂量当量、个人剂量当量这三个量都便于测量。除了极高能量和低能情况下，个人监测和环境监测中测得的 $H_p(10)$、$H_p(0.07)$、$H^*(10)$、$H'(0.07)$ 四个量可分别作为相应照射条件下人体有效剂量和皮肤剂量偏安全的估计。

第6章

电离辐射对人体的健康效应与防护标准

　　电离辐射被列为与疾病相关且需要认真研究的病因学。与普遍认识相反,人们对电离辐射的生物学影响的接触始于第二次世界大战期间关于核武器的研发,但对电离辐射的接触实际上要追溯到早期对电离辐射的使用上。早在 1906 年,两个法国的物理学家就发表了多种组织与器官对电离辐射敏感的研究结果。他们发现细胞对电离辐射的敏感度与其分裂活动成正比,与它们的分化程度成反比。这个发现现在看来与那时一样有效,并且是用辐射治疗癌症的原理之一。从那时起,一个巨大的关于电离辐射生物学影响的数据库建立在对一些职业暴露的工作人员的观察上,这些工作人员包括科学家、医务工作者、铀矿矿工、激光气的油漆工、原子能工作者和工业上放射线摄影师,为诊断和治疗暴露在辐射下的患者提供了第二种资料。被研究调查的最大人群中,主要是日本在第二次世界大战中受到原子弹爆炸照射的幸存者,这些幸存者至今仍在为人们的数据库提供信息。在这个人群当中有大约280000 人接受了大范围的照射,从比天然本底辐射多一点到几个戈瑞,这取决于他们在原子弹爆炸时所处的位置。为了研究核辐射的长期影响,原子弹受害者委员会在杜鲁门总统的主持下 1945 年成立于美国。1948 年,原子弹受害者委员会变成了双边合作,因为日本也加入,和美国共同研究原子弹爆炸之后长期的生物学后遗症。1975 年,原子弹受害者委员会成为电离辐射影响调查基金会,而且现在作为美日两国政府运作的公益组织。从原子弹爆炸中采集的受电离辐射剂量数据是通过辐射影响调查基金会的"终生调查"项目收集的。这个调查实施于 86572 个受电离辐射剂量已知的原子弹爆炸幸存者身上,其中有大约 65% 的人受到的电离辐射剂量少于 100mGy,其他的人受到了高剂量的电离辐射,也就是高于 100mGy。

　　1994 年,为了研究辐射对于工作或生活在核武器制造设施附近的人的影响,美国和俄罗斯建立了合作委员会去实施辐射影响调查。被调查的人群包括生活在俄罗斯美雅克生产基地下游受到剂量远高于那些美国和加拿大工人的村民,他们或多或少暴露在大量的长半衰期的核废料辐射下,这些废料在 1949～1956 年被投入特克河。这群人和日本的原子弹爆炸幸存者有一个重要的不同,即日本的受害者受到的是急性高剂量的辐照,苏联的核工作者和特克河附近的人受到的是持续的高水平的照射,每年受照剂量为几十毫戈瑞,并受照了很长一段时间。更有甚者,这些受照者身体内外受到的辐射剂量已经得到了较准确的测定,因此可以测定慢性的高水平剂量照射曲线。

1955 年,联合国建立了联合国原子辐射效应科学委员会(UNSCEAR),研究全世界范围内电离辐射水平并测定暴露在电离辐射下的影响。UNSCEAR 由 21 个成员国的科学家组成,被研究的人群包括那些暴露在核武器残骸辐射下的人、因核反应堆事故(如苏联的切尔诺贝利核电事故)及临界事故导致辐射损伤的人等。这些研究的结果加强了辐射风险评估及辐射安全标准建立的科学基础。

虽然电离辐射和生命活动还有很多关联有待查明,但是电离辐射对分子、细胞器官的影响更需要被了解。大剂量反馈数据的积累使保健专家能够确定环境辐射水平和工程控制,使科学、医学、工业的核技术应用的风险能够在大众的安全接受范围以内。

6.1　电离辐射的生物学效应

6.1.1　电离辐射对人体健康的影响与生物学效应

各类辐射照射对人类的健康危害是在人类不断利用各种电离辐射源的过程中被认识的。人类应该在最大限度利用电离辐射源和核能的同时加强辐射防护,尽量避免和减少电离辐射可能引起的对人健康的危害。电离辐射与人体相互作用会导致某些特有的生物效应。电离辐射将能量传递给有机体引起的任何改变,统称为电离辐射的生物学效应。电离辐射生物学效应的性质和程度主要取决于人体组织吸收的辐射能量。从生物体吸收辐射能量到生物效应的发生,直至机体损伤或死亡,要经历许多性质不同的变化。机体组织、器官、系统本身及它们之间的相互关系也在不断变化,过程十分复杂,大致可分为 4 个阶段,如图 6-1 所示。

(1) 物理阶段:10^{-18}～10^{-12} s,此时电离粒子穿过原子,同原子的轨道电子相互作用,通过电离和激发发生能量沉积。

(2) 物理化学阶段:10^{-12}～10^{-9} s,从原子的激发和电离引起分子的激发和电离,分子变得很不稳定,极易发生反应形成自由基。

(3) 化学阶段:10^{-9}～1 s,此时自由基扩散并与关键的生物分子相作用,形成分子损伤。

(4) 生物化学阶段:从秒延续到年,分子损伤逐渐发展表现为细胞效应,如染色体畸变、细胞死亡、细胞突变等,最终可能造成机体死亡、远期癌变及后代的遗传改变等。

人类接受辐射照射后出现的健康危害来源于各种射线通过电离作用引起组织细胞中的原子和分子的变化,这些变化也是原子激发的结果。有关证据表明,辐射诱发细胞死亡、突变及恶性突变的部位是在细胞核内,而 DNA 是主要靶。电离和激发主要通过对 DNA 分子的作用使细胞受到损伤,导致各种健康危害。

一般认为,损伤的发生和发展是按一定顺序进行的,即经过辐射照射、辐射能量吸收、分

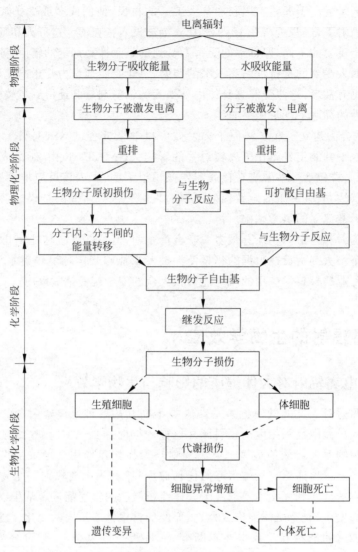

图 6-1　辐射生物效应的演变过程

子的电离和激发、分子结构的改变、生理生化代谢改变、细胞组织器官损伤及机体死亡等过程。在这些过程中,某些原因也可能使机体得到修复。放射损伤的阶梯式过程可以划分为原始作用和继发作用两个阶段,但两者间没有确切的分界线。机体受到射线照射,吸收了射线的能量,其分子或原子(如蛋白质、核酸等生物大分子)及水等发生电离和激发,生物基质的电离和激发引起了生物分子结构和性质的变化,由分子水平的损伤进一步造成了细胞水平、器官水平和整体水平的损伤,出现了相应的生化代谢紊乱并由此产生一系列临床症状。所以,生物基质的电离和激发是电离辐射生物效应的基础。

电离辐射对细胞的作用过程分为直接作用和间接作用。直接作用:当辐射粒子照射活细胞时,通过电离与激发,与生物大分子 DNA 直接发生作用,导致细胞的损伤。间接作用:辐射粒子与细胞内环境成分(主要是水)通过电离与激发发生作用,产生自由基,自由基扩散再与 DNA 作用,导致细胞的损伤。

电离辐射的生物效应有两个重要的特点。

(1) 机体吸收很低的电离辐射能量就能引起较高的生物效应。以 6Gy 剂量的急性照射为例,它可以致人死亡,但是此时吸收的能量如果全部转换为热能,却只能使组织的温度升高 0.0014℃。若以热辐射代替电离辐射,需大 1 万～10 万倍的能量才能引起机体死亡。

(2) 短暂作用引起长期效应。沉积电离辐射能量将在极短时间内完成,但电离辐射产生的确定性效应、随机性效应都体现为一种长期的、持续性的效应。辐射引起的生物效应是一个非常复杂的过程,生物机体吸收辐射能量到生物效应发生,乃至机体损伤或死亡要经历许多性质不同的变化,包括有机体物质分子的变化,细胞功能、代谢和结构的变化,以及完整机体各个组成部分之间相互关系的变化。在人体内,这些变化可能显示出临床症状,如放射性病、白内障或在以后较长时期内出现的癌症。从变化时间来看,有些变化瞬间即逝,有些需要较长时间,甚至延迟数年。

辐射对细胞作用后果的影响因素如下:电离辐射剂量的大小及细胞的增殖能力。其作用分为两类:一类是对细胞的杀伤作用,即使受照射细胞死亡或受伤,细胞数目减少或功能减低,其结果也影响了受照组织或器官的功能,表现为确定性效应。如果是体细胞死亡,则将造成功能障碍;如果是生殖细胞死亡,则将造成不孕。另一类是对细胞的诱变作用,其主要表现为诱发细胞发生癌变(致癌),诱发基因突变(致突)和先天性畸形(致畸)。

6.1.2　影响电离辐射生物学效应的因素

影响电离辐射生物学作用的因素很多,但基本上可归纳为两个方面:一方面与电离辐射有关,称为物理因素;另一方面与机体有关,称为生物因素。

1. 物理因素

物理因素主要是指电离辐射的类型、电离辐射的能量、吸收剂量、剂量率及照射方式等。以下讨论电离辐射的类型、剂量率、照射部位和照射的几何条件等对电离辐射生物学作用的影响。

1) 电离辐射的类型

不同类型的电离辐射对机体引起的生物效应是不同的,这种不同主要取决于辐射的电离密度和穿透能力。例如,α 射线的电离密度很大,但穿透能力很弱,因此在外照射时,α 射线对机体的损伤程度很小,然而在内照射情况下,它对机体的损伤作用很大。在其他条件相同情况下,就 α 射线、β 射线、γ 射线引起的辐射危害程度来说,外照射时,$\gamma > \beta > \alpha$;内照射时,$\alpha > \beta > \gamma$。

2) 剂量率及分次照射

照射剂量大小是决定辐射生物效应强弱的首要因素,在吸收剂量相同的情况下,剂量率越大,生物效应越显著。剂量率为 0.01～1Gy/min 时,这种关系明显。图 6-2 所示为 X 射线及中子辐照后的存活曲线。但有些生物学效应当剂量增大到一定程度后,效应不再增强。在一定剂量范围内,同等剂量照射时,剂量率高者效应强。同时,由于生物体对辐射损伤有一定的恢复作用,生物效应还与给予剂量的分次情况有关。在受照总剂量相同时,一次大剂量急性照射与相同剂量下分次慢性照射产生的生物效应迥然不同。分次越多,各次照射间隔时间越长,生物效应就越小。另外,全身照射比局部照射生物效应要强。例如,若人的一生(按 50 年算)全身均匀照射的累积剂量为 2Gy,的 X 射线,并不会发生急性辐射损伤;若一次急性照射的剂量为 2Gy,同样的 X 射线,则可能产生严重的躯体效应,在临床上表现为急性放射病。

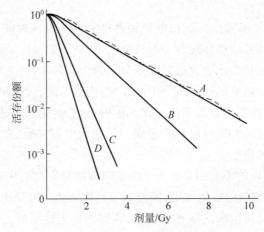

图 6-2　X 射线及中子辐照后的存活曲线

A 曲线为 X 射线,0.01Gy/min;B 曲线为 X 射线,1.0Gy/min;
C 曲线为中子,0.01Gy/min;D 曲线为中子,1.0Gy/min

3)照射部位与面积

辐射损伤与受照部位及受照面积密切相关。这是因为与各部位对应的器官对辐射的敏感性不同。不同器官受损伤后对整个人体带来的影响不尽相同。例如,全身受到 γ 射线照射 5Gy 时,可能发生重度的骨髓型急性放射病;而以同样剂量照射人体的某些部位,可能不会出现明显的临床症状。照射剂量相同,受照面积越大,产生的效应越严重。总体来讲,照射的面积越小越好,照射的部位越次要越好。因为照射的部位跟器官有关,如胸部跟肺有关,胳膊跟骨头有关,里面没有重要的器官,所以辐射损伤与受照部位及受照面积密切相关。面积和部位跟灵敏器官是相关的,这是因为各部位包含的器官对辐射的敏感性不同。

4)照射的几何条件

外照射情况下,人体内的剂量分布受到入射辐射的角分布、空间分布及辐射能谱的影响,并且与人体受照射的姿势及在辐射场内的取向有关。因此,不同的照射条件造成的生物效应往往有很大的差别。

除了以上所述外,内照射情况下的生物效应还取决于进入体内的放射性核素的种类、数量,它们的理化性质,在体内沉积的部位及在相关部位滞留的时间等因素。

2. 生物因素

影响辐射效应严重程度的因素也有很多来自机体方面,核心的问题是不同的种属、细胞、组织和器官对辐射有不同的敏感性。辐射生物学研究表明,当照射的各种物理因素相同时,不同的细胞、组织、器官或个体对辐射的反应有很大的差异,这是因为不同的细胞、组织、器官或个体对辐射的敏感程度是不同的。我们把在照射条件完全一致情况下,细胞、组织、器官或个体对辐射作用反应的强弱或其迅速程度,称为所论细胞、组织、器官或个体的辐射敏感性。在辐射生物学的研究中,辐射敏感性的判断指标多用研究对象的死亡率表示,有时也用所研究对象在形态、功能或遗传学方面的改变程度来表示。

1) 不同生物种系的辐射敏感性

表 6-1 列出了使不同种系的生物死亡 50% 所需的 X 射线、γ 射线照射的吸收剂量值 LD_{50}。由表 6-1 可见,种系的演化程度越高,机体结构越复杂,其对辐射的敏感性越高。

表 6-1 使不同种系的生物死亡 50% 所需的 X 射线、γ 射线的吸收剂量值 LD_{50}

生物种系	人	猴	大鼠	鸡	龟	大肠杆菌	病毒
LD_{50}/Gy	4.0	6.0	7.0	7.15	15.00	56.00	2×10^4

2) 个体不同发育阶段的辐射敏感性

一般而言,随着个体发育过程的推进,其对辐射的敏感性会逐渐降低。图 6-3 所示为人胚胎在不同发育阶段,2Gy X 射线照射造成死胎和畸形的发生率。同时,由图 6-3 可见,在胚胎发育的不同阶段,其敏感性表现的特点也有所不同。表 6-2 所示为胚胎在不同发育阶段在子宫受照时可能出现的畸形类型。

一般而言,随着个体发育过程的推进,其对辐射的敏感性会逐渐降低。个体出生后幼年的辐射敏感性要比成年时高,但是老年时由于机体各项功能的衰退,其对辐射的耐受力又明显低于成年期。

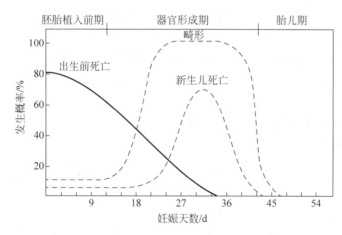

图 6-3 人胚胎在不同发育阶段,2Gy X 射线照射造成死胎和畸形的发生概率

表 6-2 胚胎在不同发育阶段在子宫内受照时可能出现的畸形类型

受照时间（妊娠周数）	0～4	4～11	11～16	16～20	>30
畸形类型	流产 很少畸形	多数系统严重畸形	小头症智力异常和生长延迟	很少有小头症和智力低下等	很少有严重的解剖学缺陷,可能有功能障碍

3) 不同细胞、组织或器官的辐射敏感性

辐射对细胞的作用,根据受照剂量的大小和细胞繁殖能力的有无,可以概括为两种作用:一种是对细胞的杀伤作用,另一种是对细胞的诱变作用。一般,人体内繁殖能力越强、代谢越活跃、分化度越低的细胞对辐射越敏感。因为细胞具有不同的辐射敏感性,所以不同的组织也具有不同的敏感性。若以照射后组织形态变化作为敏感程度的指标,则人体的组成按辐射敏感性的高低大致可分为以下几种情况。

(1) 高度敏感:包括淋巴组织(淋巴细胞和幼稚淋巴细胞)、胸腺(胸腺细胞)、骨髓(幼稚红、粒细胞和巨核细胞)、胃肠上皮(特别是小肠隐窝上皮细胞)、性腺(睾丸和卵巢的生殖细胞)、胚胎组织。

(2) 中度敏感:包括感觉器官(角膜、晶状体、结膜)、内皮细胞(主要是血管、血窦和淋巴管内皮细胞)、皮肤上皮(包括囊上皮细胞)、唾液腺、肾肝肺组织的上皮细胞。

(3) 轻度敏感:包括中枢神经系统、内分泌腺(包括性腺的内分泌细胞)、心脏。

(4) 不敏感:包括肌肉组织、软骨和骨组织、结缔组织。

如果放射性核素进入体内,影响放射性核素在机体内作用的因素可以归纳为放射性核素本身和机体状态等几个方面。

6.2 辐射剂量与效应的关系

电离辐射所致生物效应的分类有以下几种:第一种是依据效应发生的个体,就是发生在受照者本人身上还是发生在其他人身上,或发生在受照者后代身上;第二种是依据效应发生是早的还是迟的;第三种是按照效应跟剂量。人们根据辐射效应发生的可能性与剂量之间的关系,把辐射对人类的危害分为随机性效应和确定性效应两类。随机性效应包含遗传效应,确定性效应包含躯体效应。

6.2.1 随机性效应和确定性效应

1. 随机性效应

随机性效应是指效应的发生概率(而非严重程度)与剂量大小有关的那些效应,如图 6-4(a)所示;其后果的严重程度说不上与所受剂量有什么关系,如图 6-4(b)所示。图 6-4(a)给出了剂量-效应相关模型和剂量外推,分别有线性型($L=aD$),平方型($Q=bD^2$),或线性平方型(L-Q)型,L-Q 型可表示为:$F=aD+bD^2$。式中,F 为剂量等于 D 时随机性效应发生的概率,a、b 为系数。由于发生随机性效应的概率非常低,一般放射工作人员日常所受的那种小剂量情况下,随机性效应极少发生,资料极其缺乏。所以直到目前为止,在一般辐射防护遇到的剂量水平下,随机性效应发生概率与剂量之间究竟是什么关系,尚未完全肯定。对于随机性效应而言,在辐射工作通常所遇到的照射条件的范围内,剂量与某一种效应的发生概率之间存在线性无阈关系。

由图 6-4 可以发现随机性效应具有以下特点。

(1) 随机性效应发生概率与剂量有关。图 6-4(a)中直线的斜率也称危险度系数,表示发生严重疾病概率的大小,所以也可以用危险度来描写随机性效应。为什么我们通常用

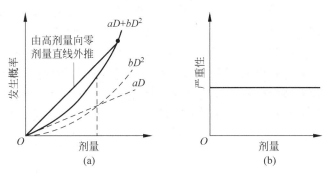

图 6-4 随机性效应发生概率及严重性与剂量大小的关系

（a）发生概率；（b）严重性

图 6-4(a)中最上面那条直线呢？因为最上面那条直线和曲线 $aD+bD^2$ 的交点还能够找到，无论是日本的原子弹爆炸还是我国的癌症患者统计，都能够找到这一点，但是后面好多数字没法统计。ICRP 也建议采用这一点和原点连成一条直线，用这条直线来代表这个随机性效应的模型。这个模型到目前为止已使用了 30 多年，现在还在继续使用。因为这条直线通过原点，它表示剂量和发生概率是一个正比的关系，而且包括各国科学家提出的各种各样的模型，它的值最大，它的同样一点的纵坐标远比其他型的值要大，所以它对发生的概率估计是最严重的，因此大家更容易接受。这个模型通过原点有什么好处呢？说明任何微小的剂量都可能导致随机性效应，提醒我们要限制随机性效应，尽量减少剂量。另外，这个模型不考虑人体的恢复，所以这个模型是偏安全的。

（2）严重程度与剂量无关。严重程度也就是死亡率。死亡率跟这个人的体质、心理状态、医院的治疗水平及我们整个国家目前对癌症的治疗水平等有关，跟剂量没有关系。

（3）线性比例，无阈。从辐射防护的目的出发，假设在正常辐射防护剂量水平范围内辐射剂量与效应是线性无阈的，但现代辐射生物效应研究并不能完全证明线性无阈的模式，也找不到更为恰当的模式。在这种情况下，从安全的基本原则出发，只有选择线性无阈的模式。即为了慎重起见，在辐射防护中把随机性效应的发生概率与所受剂量之间的关系简化地假设为"线性"与"无阈"。"线性"是指随机性效应的发生概率与所受剂量之间呈线性关系。这一假设是从大剂量和高剂量率情况下的结果外推得到的（已有资料表明这样假定对一般小剂量水平下的危险估计偏高，是偏安全的做法）。"无阈"意味着任何微小的剂量都可能诱发随机性效应。这种假设下势必导致应尽可能降低剂量水平的结论，这是一种尽可能安全的谨慎做法。

对于辐射防护剂量评价目的而言，在辐射防护通常遇到的照射条件下，可假定随机性效应的发生概率 P 与剂量 D 之间存在线性无阈关系，即 $P=aD$，a 为根据观察和实验结果定出的常数。依据这个假定，就可把一个器官或组织受到的若干次照射的剂量简单地加起来，用以量度该器官或组织受到的总的辐射影响。

2. 确定性效应

电离辐射的确定性效应是一种有阈值的效应。受照的辐射剂量大于阈值，这种效应就会发生，而且其严重程度与所受的剂量大小有关，剂量越大，后果越严重。换句话说，引起这种效应的概率在小剂量时为零，但在某一剂量水平（阈值）以上时，在相当窄的剂量范围内，则陡然上升至 1(100%)。在阈值以上,效应的严重程度也将随剂量增加而变得严重。但是具体的阈值大小与每一个个体情况有关。在较大剂量照射全部组织或局部组织的情况下,大量细胞被杀死,而这些细胞又不能由活细胞的增殖来补偿,由此引起的细胞丢失可在组织或器官中产生临床上可检查出的严重功能损伤,所观察到的效应的严重程度与剂量有关,因而存在剂量阈值。这种照射引起的效应即确定性效应(组织反应)。图 6-5(a)表示确定性效应的发生概率与剂量的关系;图 6-5(b)表示确定性效应严重性与剂量有关,但对不同个体严重程度有差别。

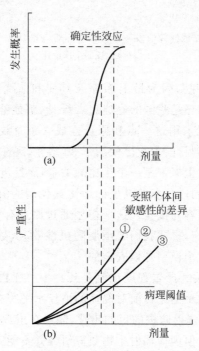

图 6-5　电离辐射的确定性效应的发生概率和
严重性与剂量的关系

(a)发生概率;(b)严重性

图中曲线①标示阈值低的个别情况,在比较低的剂
量水平下已达病理阈值;曲线②表示有 50%人员
达到病理阈值的情况;曲线③则表示最不易发生
这种确定性效应的个体情况

　　表 6-3 所示为确定性效应阈值的估计值。值得注意的是,确定性效应的剂量阈值是相当大的,在正常情况下一般不可能达到这种水平,只有在重大的放射性事故情况下才可能发生。表 6-4 所示为皮肤损伤与射线及剂量的关系。

表 6-3　确定性效应阈值的估计值　　　　　　　　(单位:Sv)

组　　织	效　　应	单次照射阈值	多次照射的累积剂量阈值
皮肤	红斑(X 、γ)	5~8	—
	暂时性脱发	3~5	
	永久性脱发	7	

续表

组　织	效　应	单次照射阈值	多次照射的累积剂量阈值
睾丸	精子减少	0.15	无意义
	永久性不育	3.5	
卵巢	永久性绝育	2.5～6.0	6.0
眼晶体	混浊	0.5～2.0	5.0
	视力障碍	5.0	>8.0
骨髓	血细胞暂时减少	0.5	无意义
	致死性再生不良	1.5	
	受照者50%死亡	2～3	

表 6-4　皮肤损伤与射线及剂量的关系　　　　　　（单位：Gy）

射　线	皮肤损伤的程度			
	脱毛	红斑	水泡	溃疡坏死
软 X 射线	3.00	5.00	7.50	10.00
硬 X 射线	5.00	7.00	10.00	15.00
γ 射线	7.00	10.00	15.00	20.00
β 射线	4.00～5.00	6.00～7.00	10.00	15.00

6.2.2　躯体效应、遗传效应和远期效应

1. 急性躯体效应

由电离辐射引起的显现在受照者本人身上的有害效应称为躯体效应。急性躯体效应发生在短时间内受到大剂量辐射照射事故情况下，属于确定性效应。

电离辐射可以杀死人体组织的癌细胞，同样可以杀死人体组织内的正常细胞。人体组织中的细胞能不断分裂生长出新细胞，毛发和指甲不断生长是其根部细胞不断分裂的结果，血液细胞在不断死亡并由分裂生成的新细胞取代。电离辐射可以损伤细胞的分裂结构，使细胞不能分裂。在被直接杀死和被破坏了分裂结构的细胞不太多的情况下，其他正常细胞分裂生成的新细胞可以取代它们，这种情况表现为辐射的损伤轻缓而且能被完全修复。

如果直接被杀死和分裂结构被破坏了的细胞数目太大，超过了某个阈值，损伤的机体无法用其他正常细胞分裂生成的新细胞来修复，整个机体组织就被破坏和严重损伤，产生足以观察到的损害，表现为急性躯体效应。

2. 遗传效应和远期效应

在辐射防护通常遇到的剂量范围内，遗传效应是一种随机性效应，表现为受照者后代的身体效应。

人体由细胞组成，每个成年人身体中大约有 5×10^{12} 个细胞，都是由一个受精卵细胞分裂而成的。细胞中有细胞核，外面是细胞质。细胞核内有23对染色体，每一条染色体由许多基因串联而成。细胞质中70%是水，其中有各种大分子——酶，这些酶的结构组成决定了细胞的生长发育。而每种酶的具体结构组成取决于基因。当细胞分裂时，细胞内的染色体和染色体上的基因全部复制两份传给两个子细胞。细胞的分裂是有高度规则性和方向性

的,所以一个人类的受精卵不会发育成其他动物。细胞分裂的规律性和方向性也取决于染色体和基因。所以染色体和基因不论对细胞的生长发育还是对细胞分裂的规律性和方向性都起着决定性的作用。如果某种原因使基因的结构发生改变,那么必将在生物体上产生某种全新特征,这就是突变。在自然环境下发生的突变称为自然突变,自然突变的存在是物种进化的根据。

动物试验结果表明,电离辐射也可以引起细胞基因突变。如果这种突变发生在母体的生殖细胞上,且刚好由这个发生突变的生殖细胞形成受精卵,那么就会在后代个体上产生某种特殊变化,这就是辐射的遗传效应。所发生的遗传改变的种类与原初 DNA 损伤类型有关。

遗传效应可以被利用,如辐射育种就是利用辐射引起的细胞基因突变,配合其他的育种手段得到优良品种的。

人类在长期的历史发展过程中,经过自然选择,有益的、适于生存的自然突变结果被保存下来,有害的突变结果被逐渐淘汰。从慎重的观点出发,一般认为在已有的人体细胞中,基因的自然性突变基本上是有害的,所以必须避免人工辐射引起的人体细胞内的基因突变。

电离辐射的远期效应是一种需要经过很长时间潜伏期才显现在受照者身上的效应,是一种随机性效应,主要表现为白血病和癌症。辐射能够诱发癌症和白血病已为实际调查材料证实。其具体机制不甚明了,一般看法是辐射使体细胞发生某种突变所致。图 6-6 所示为电离辐射诱发的白血病和其他癌症发生的时间关系。

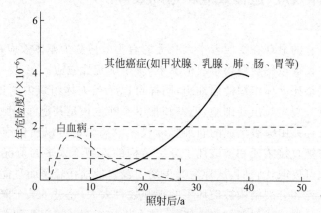

图 6-6   电离辐射诱发的白血病和其他癌症发生的时间关系
(注:白血病在受照后几年开始增长,随后下降;其他癌症在 10a 或 10a 后开始增加,增加的风险会持续一生)人们认为白血病潜伏期至少为 2a,其他癌症潜伏期为 10a
资料表明,电离辐射致癌的潜伏期:白血病为 10~13a,甲状腺癌为 20a,乳腺癌为 23a,皮肤癌为 25a,一般潜伏期取 25a

6.2.3   短期大剂量外照射引起的辐射损伤

急性放射病是大剂量急性照射引起的一种全身性疾病,一般在照射后几小时或几周内出现。根据剂量大小、主要症状、病程特点和严重程度,可分为骨髓型放射病、肠型放射病和脑型放射病 3 类。不同照射剂量对人体损伤的估计,即各类急性放射病的临床表现大致如表 6-5 所示。

表 6-5　不同照射剂量对人体损伤的估计

剂量/Gy	类　　型		初期症状或损伤程度
<0.25	—		不明显和不易察觉的病变
0.25~0.5			可恢复的机能变化,可能有血液学的变化
0.5~1			机能变化、血液变化,但不伴有临床症状
1~2	骨髓型急性放射病	轻度	乏力、不适、食欲减退
2~3.5		中度	头昏、乏力、食欲减退、恶心呕吐,白细胞短暂上升,后期下降
3.5~5.5		重度	多次呕吐,可有腹泻,白细胞明显下降
5.5~10		极重度	多次呕吐、腹泻、休克,白细胞急剧下降
10~50	肠型急性放射病		频繁呕吐、腹泻严重、腹痛,血红蛋白升高
>50	脑型急性放射病		频繁呕吐、腹泻、休克、共济失调、肌张力增高、震颤、抽搐、昏睡、定向和判断力减退

按射线的作用范围,短期大剂量外照射引起的辐射损伤可分为两类:全身性辐射损伤和局部性辐射损伤。

(1) 全身性辐射损伤是指机体全身受到均匀或不均匀照射后出现的急性放射病。这种病症的出现多数是由意外核事故、核战争造成的。此外,在放射治疗中可能由于剂量过大、用源不当等造成全身性损伤。

(2) 局部性辐射损伤是指机体某一器官或组织受到外照射时出现的某种损伤。一般放射治疗中可能会出现这种损伤。

迄今为止的流行病学的调查资料证明:在低剂量下,唯一潜在的辐射危害是致癌。遗传危害未见增加;低于职业性剂量限值的辐射水平的长期慢性照射,是否会增加恶性肿瘤尚不明确;出生前诊断性 X 射线的照射量,是否会增加出生后小儿癌症的发病率尚有争议;高本底地区居民流行病学调查均未证实遗传危害的增加或恶性肿瘤较对照群体有过多的发生。

6.2.4　长期小剂量照射对人体健康的影响

长期小剂量照射对人体健康的影响是辐射防护关注的重点。长期小剂量照射引起的生物效应的特点如下:潜伏期较长,效应出现较晚,发生概率很低。因此,要估计小剂量照射对人体健康的影响,只有对人数众多的群体进行流行病学调查,才能得出有意义的结论。小剂量照射对人体健康的影响有属于随机性效应的,也有属于确定性效应的。

受到电离辐射危险的组织主要包括性腺、红骨髓、骨、肺、甲状腺、乳腺,其他组织(胃、直肠、唾液腺、肝),皮肤,眼晶体等组织。

1. 性腺

性腺受照后发生的有害效应主要是受照射本人生育能力受损和其后代身上的遗传效应。辐射对生育能力的影响随性别、年龄而异。低 LET 辐射照射性腺其吸收剂量为 3Gy 时,对 20 岁的妇女可引起暂时性闭经,但对 40 岁的妇女可引起绝经,进而造成永不生育的后果。低 LET 辐射照射男性的性腺,吸收剂量为 0.25Gy 时,若是高辐射剂量率照射可使男性精子的数目暂时减少,2.5Gy 的吸收剂量时可完全丧失生育能力。性腺主要考虑的是遗传效应。显性、伴性遗传病和某些染色体疾病的发生率与剂量成正比。职业放射工作人员在 18～68 岁的 50 年工龄内,大约 1/3 时期内性腺接受照射才具有遗传意义。

2. 红骨髓

红骨髓是辐射诱发白血病的主要组织。对接受放射治疗的患者及日本原子弹幸存者进行的观察表明,辐射诱发的白血病发生率在接受照射后数年达到高峰,经过大约 25 年后才恢复到受照前的水平。每年受照的有效剂量不超过 0.5Sv 时,不会对红骨髓造血功能产生明显的损害。

3. 骨

骨中对电离辐射敏感的细胞是骨内膜细胞和骨表面上皮细胞,合称为骨衬细胞。对于辐射致癌而言,按单位当量剂量计算,骨的辐射敏感性要比乳腺、红骨髓、肺和甲状腺低得多。

4. 肺

已在暴露于高浓度氡及其子体的矿工中观察到肺癌发生率的增加,但尚未见到操作微粒状放射性物质(如吸入钚微粒)而发生肺癌病例的资料。外照射也能引起肺癌。电离辐射导致肺癌的发生率与辐射诱发白血病的发生率大致相同。

5. 甲状腺

甲状腺对电离辐射致癌效应的敏感性要比红骨髓高,然而甲状腺癌的死亡率比白血病低得多。这主要是因为甲状腺癌的治愈率较高和甲状腺癌的发展较迟缓。辐射诱发甲状腺癌的敏感性因民族、性别和年龄而异。一般女性比男性敏感,婴儿和儿童比成人敏感。辐射导致甲状腺癌的潜伏期一般为 13～26 年,但随患者受照年龄的增加,潜伏期将延长。

6. 乳腺

育龄妇女的乳腺是电离辐射敏感性较高的组织之一。育龄妇女受到照射后诱发乳腺癌的概率比白血病的发生率高出数倍。

7. 发生癌的其他组织

其他一些组织,如胃、直肠、唾液腺、肝等受到中等辐射剂量的照射也会发生癌症,但它们的发生率较低。

8. 皮肤

和上述各种组织相比,皮肤在受到照射后诱发癌症的发生率要低得多。但是在数周或数月内局部皮肤受到 20Gy 或更高吸收剂量的照射时,皮肤会发生有损美容的改变。因此这个数值可作为医生职业工作期间的照射限值,以防止上述确定性效应发生。

9. 眼晶体

辐射对眼晶体的损伤应特别予以重视,主要表现为眼晶体混浊。

6.3　辐射防护体系和防护标准

6.3.1　电离辐射防护的目的和任务

电离辐射防护的任务在于要在保护环境,保障从事辐射工作人员及其后代的安全与健康,保护公众利益的前提下,允许进行那些可能产生辐射照射的必要活动;提高辐射防护措施的效益,促进核科学技术、核能和其他辐射应用事业的发展,以造福于人类。

辐射防护的目的是在不过分限制既伴有辐射照射又有益于人类的生存与发展的实践活动的基础上,有效保护人类和环境,防止有害的确定性效应,限制随机性效应的发生率,使其合理地达到尽可能低的水平。

6.3.2　辐射防护体系

为了达到辐射防护的目的,辐射防护必须遵循辐射实践正当化、辐射防护最优化和个人当量剂量限制应用3项基本原则,这就是剂量限制体系,也称为辐射防护体系,又称为辐射防护三原则。辐射防护的基本原则包括正当性、最优化和剂量限值与约束。正当性是前提,剂量限值与约束是上限,最优化则是辐射防护的目标,也是辐射防护中需要研究的主要问题。

1. 辐射实践正当化原则

实践的定义是增加辐射照射的人类活动,原因或是引入新的源、途径与个人,或是改变现有源到人的传播途径,从而增加个人受到照射量或受到照射的人数。拟议中的、继续进行中的活动所产生的可控制的照射活动为实践活动。

引入一种新的实践时,必须进行全面的正当性评价。对于任何一项辐射实践,都要在综合考虑社会、经济和其他有关因素后,经过充分论证,权衡利弊,只有当该项辐射对受照个人或社会所带来的利益足以弥补其可能引起的辐射危害时,该辐射实践才是正当的。这里所说的利益包括对于社会的总利益,不仅仅是对某些团体或个人所得的利益。同样,辐射危害也是指引入该实践后带来的所有消极方面的综合,它不仅包括经济上的代价,还包括对人体健康及环境的任何损害,同时也包括在社会心理上带来的一切消极因素所付出的总代价。利益和代价在群体中的分布往往不一致,付出代价的一方并不一定就是直接获得利益的一方,因此这种广泛的利益权衡只有在保证每一个个体所受的危害不超过可以接受的水平这一条件下才是正当的。

对于辐射实践活动的可行性分析在电离辐射防护标准中专门突出出来确定为一条基本原则,反映出人们对辐射实践是采取严肃慎重态度的。政府或监管机构在适当时必须确保对任何类型实践的正当性以及必要时进行正当性审查做出规定,并且必须确保只有正当的实践才能获得批准。

2014年7月,国际原子能机构(IAEA)正式发布了新的《国际电离辐射防护和辐射源安全基本安全标准(BSS)》,建议世界各国参照使用或建立各自国家"基本安全标准",国际新标准已经明确:在下列实践活动中,通过添加放射性物质或通过活化从而使有关日用品或产品中的放射性活度增加都是不正当的。

（1）除涉及医疗照射的正当实践外，在食物、饲料、饮料、化妆品或意在由人食入、吸入、经皮摄入或施用于人的任何其他商品或产品中，有意添加放射性物质或通过活化，导致活度增加的实践。

（2）涉及在商品或产品，如玩具和私人珠宝或装饰品中，轻率使用辐射或放射性物质的实践，这些实践通过有意添加放射性物质或通过活化导致活度增加。

（3）用作一种艺术形式或为宣传目的的利用辐射的人体成像。

（4）无特殊原因，为职业、法律、侦查盗窃、反走私或健康保险目的，进行不涉及临床指征的利用辐射的人体成像。如果在例外情况下，政府或监管机构决定考虑这种人体成像的正当性。

（5）为探测可能用于构成国家安全威胁的犯罪行为的隐蔽物体而进行的利用人体成像等实践活动，必须由政府确定其正当性，政府必须确保在相关主管部门、专业机构和监管机构之间协商的基础上，制定关于这种人体成像的剂量约束。

2. 辐射防护最优化原则

辐射防护最优化在实际的辐射防护中占有重要的地位。对于来自一项实践中的任一特定源的照射过程，可能有几个方案可供选择，在对这几个方案进行选择时，应使辐射防护与安全最优化。也就是在辐射实践中所使用的辐射源（包括辐射装置）所致个人剂量和潜在照射危险分别低于剂量约束和潜在照射危险约束的前提下，在充分考虑了经济和社会因素之后，个人受照剂量的大小、受照射的人数及受照射的可能性均保持在可合理达到的尽量低的水平，这称为 ALARA（as low as reasonably achievable）原则。

因为 ICRP 的建议是基于零阈剂量反应模型，我们也没有无限多的资源去确保辐射安全，所以 ALARA 原则是在辐射防护最优化的基础上实现的。最优化是人们从辐射中所获得的利益与辐射安全所需的代价的一种平衡。这种代价-利益关系如图 6-7 所示。图 6-7 表示辐射所带来的危害与辐射防护的成本之间的函数关系。辐射量曲线中的最低点被认为是最优化的。ALARA 的概念已被纳入国际原子能机构的基本安全标准和各国监管机构的规定。ICRP 推荐使用代价-利益分析方法来确定辐射防护的最优化，其目的在于确定某一防

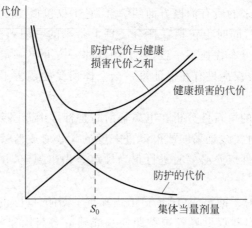

图 6-7　辐射防护最优化

护水平,达到该防护水平后,若再继续降低受照水平,则从经济和社会方面考虑就不适宜了,也就是说不合理了。在考虑辐射防护时,并不是要求剂量越小越好,而是根据社会和经济因素的条件,使辐射照射水平降低到可以合理达到的尽可能低的水平。

净收益 B 的数学表述式为

$$B = V - P - X - Y \tag{6-1}$$

式中:V 为所获得的总价值;P 为工程成本(不包括防护成本);X 为为了达到某种选定的防护水平而需付出的防护代价;Y 为在这种作业或者产品的生产、使用和废弃中所包含的危害代价,这里所说的危害代价,除纯粹经济上的代价以外,还包括社会的代价。

为了最优化防护,需要 X 和 Y 之和最小,假设特定程序的危害为 S,每单位辐射危害所需的成本为 α,则危害成本为

$$Y = \alpha S \tag{6-2}$$

所以,最小化总量为

$$X + Y = X + \alpha S \tag{6-3}$$

如果危害成本和防护成本是参数 Z 的一个函数,则要达到最小值,需要满足以下关系:

$$\frac{\mathrm{d}X}{\mathrm{d}Z} + \alpha \frac{\mathrm{d}S}{\mathrm{d}Z} = 0 \tag{6-4}$$

即

$$\frac{\mathrm{d}X}{\mathrm{d}Z} = -\alpha \frac{\mathrm{d}S}{\mathrm{d}Z} \tag{6-5}$$

如果想最优化屏蔽厚度,则屏蔽成本为

$$X = CAt \tag{6-6}$$

式中:C 为每体积屏蔽的成本;A 为屏蔽的面积;t 为屏蔽层的厚度。

因为附加屏蔽减少辐射损伤,即减少了集体剂量,所以

$$S = \dot{H} \mathrm{e}^{-\mu t} f N \tau \tag{6-7}$$

式中:$\dot{H}$ 为屏蔽区域的最大剂量当量率;f 为屏蔽区的平均剂量率与最大剂量率之比;N 为屏蔽区的人数;τ 为屏蔽装置的寿命;μ 为屏蔽材料的有效衰减系数。

分别考虑防护的代价 X 和危害 S 相对于屏蔽层厚度 t 时,有

$$\frac{\mathrm{d}X}{\mathrm{d}t} = CA \tag{6-8}$$

和

$$\frac{\mathrm{d}S}{\mathrm{d}t} = \dot{H} \mathrm{e}^{-\mu t} f N \tau (-\mu) \tag{6-9}$$

将式(6-8)和式(6-9)代入式(6-5),可以得到

$$CA = \alpha \dot{H} f N \tau \mu \mathrm{e}^{-\mu t} \tag{6-10}$$

解得最优屏蔽厚度为

$$t = \left(\ln \frac{CA}{\alpha \dot{H} f N \tau \mu} \right) \left(-\frac{1}{\mu} \right) \tag{6-11}$$

辐射防护与安全的最优化过程,可以从直观的定性分析一直到使用辅助决策技术的定量分析,要以某种适当的方法将有关因素加以考虑,从而实现以下目标。

（1）确定相对于起决定性作用源项所需的最优化防护与安全措施。确定这些措施时应考虑可供利用的防护与安全选择及照射的性质、大小和可能性。

（2）根据最优化的结果制定相应的准则，据此采取预防事故和减轻事故后果的措施来限制照射的大小和受照的可能性。

在实际工作中，辐射防护与安全的最优化主要在防护设施的选择、设备的设计和确定各项管理限值时使用。当然，最优化不是唯一的因素，但它是确定这些设施、设计和限值的重要因素。所以，防护与安全的最优化在实际辐射防护中占有重要地位。

3. 个人当量剂量限制应用原则

由于利益和代价在人类群体中分配的不一致性，虽然辐射实践满足了正当性的要求，防护和安全也达到了最优化，但还不一定能够对每一个人提供足够的防护，必须对个人所受到的正常照射加以限制。剂量限制包括对个人受到的正常照射加以限制和个人受到的潜在危险加以限制、剂量约束和潜在照射危险约束。

（1）应对个人受到的正常照射加以限制，以保证由来各项获准实践的综合照射所致的个人总有效剂量和有关器官或组织的总当量剂量不超过标准中规定的相应剂量限值。

（2）应对个人所受到的潜在照射危险加以限制，使来各项获准实践的所有潜在照射所致的个人危险与正常照射剂量限值所相应的健康危险处于同一数量级水平。

（3）对于任一实践中的任一特定源，其剂量约束和潜在照射危险约束应不大于审管部门对这类源规定或认可的值，并应不大于可能导致超过剂量限值和潜在危险限值的数值。

（4）对任何可能向环境释放放射性物质的源，剂量约束还应确保对该源历年释放的累积效应加以限制，使在考虑了所有其他有关实践和源可能造成的释放累计和照射之后，任何公众成员（包括其后代）在任何一年里所受到的有效剂量均不超过相应的剂量限值。

以上所说的实践均不包括医疗照射。值得注意的是：剂量限制不是"安全"与"危险"的分界线，剂量限制应当只适用于实践的控制，超出剂量限值将使指定的实践带来附加的危险，而这种危险可以合理地描述为正常情况下"不可接受"的，实际的剂量-响应关系不存在一个阈值。因此，剂量限制不能作为辐射防护体系严格程度的唯一度量。

综上，辐射防护体系是辐射防护工作的基本原则，也是基本要求，它是一个完整的体系，需要全面贯彻执行，不能只片面强调其中一个方面，其原因具体如下。

（1）这个体系综合考虑了社会、经济和其他有关因素，是经过充分论证，权衡利弊的。

（2）这个体系科学合理地对辐射防护与辐射源都提出了相应要求。

（3）因为利益和代价在群体中的分布往往不一致，付出代价的一方并不一定就是直接获得利益的一方，所以必须综合考虑各方付出的代价与得到的利益。

【例 6-1】 "辐射对人体有危害，所以不应该进行任何与辐射有关的工作。"这种说法正确吗？请说明理由。

解：

这种说法不正确。

首先，任何行业都有风险，不存在没有风险的行业，仅仅是风险大小而已。

其次，根据辐射防护体系的辐射防护正当化原则，对于任何一项辐射实践，只在综合考虑了社会、经济和其他有关因素之后，经过充分论证，权衡利弊，该项辐射对受照个人或社会所带来的利益足以弥补其可能引起的辐射危害时，该辐射实践才是正当的。

对于正当的辐射实践,就应进行并完成。

【例 6-2】 "在从事放射工作时,应该使剂量越低越好",试判断这句话的正误并说明理由。

解:

这句话不全面。

根据辐射防护体系的辐射防护与安全的最优化原则:在辐射实践中所使用的辐射源(包括辐射装置)所致个人剂量和潜在照射危险分别低于剂量约束和潜在照射危险约束的前提下,在充分考虑了经济和社会因素之后,个人受照剂量的大小、受照射的人数及受照射的可能性均应保持在可合理达到的尽量低的水平(也称为 ALARA 原则)。

【例 6-3】 "我们要采取适当措施,把剂量水平降低到使工作人员所受剂量低于限值,就能保证绝对安全",试判断这句话的正误并说明理由。

解:

这句话不全面。

根据随机性效应,它的严重疾病发生概率与剂量的关系是通过坐标原点的一条直线,即线性无阈,任何微小的剂量都有发生某种严重疾病的概率,所以不存在绝对安全的情况。

6.3.3 辐射防护标准和剂量限值

1. 辐射防护标准的变革

电离辐射和放射性核素的应用已有百年的历史。虽然它能给人类带来巨大利益,但也会对人体健康造成一定程度的影响和危害。为了既保障人们的健康与安全,又使辐射的应用工作得以顺利开展,必须确立辐射防护的基本原则,制定必要的辐射防护标准。随着科学技术的发展,人们对辐射危害的认识逐步深化,辐射防护标准也在不断日趋完善合理,所以标准具有时效性。100 多年来,随着时代的前进和人类对辐射的认识不断深入,相应的辐射防护标准也在不断地制定与完善,表 6-6 为辐射防护标准制定的时代背景与标准。

表 6-6 辐射防护标准制定的时代背景与标准

时 代 背 景	防 护 标 准
1895 年,伦琴发现 X 射线; 1896 年,贝克勒尔发现放射性,居里夫妇分离出镭,X 射线在医学中得到应用(被称为"子弹、骨和肾结石"时代),辐射损伤很快出现(如红斑)	1915 年,德国、英国放射协会发布对医生的 X 射线使用导则: (1) 要在合格的有 X 射线经验的医师指导下进行; (2) X 射线管应当封闭、足够屏蔽,不能用手检验 X 射线硬度
镭在医学上广泛使用,1913 年发明阴极 X 射线管,使 X 射线束流和能量大大提高,并在第一次世界大战中得到应用(不少人相信居里夫人的白血病是由于她战时培训战地医务人员使用 X 射线机引起的)	1921 年,英国成立 X 射线和镭防护委员会,并提出更详细的建议: (1) 每天工作时间不大于 7h; (2) 足够通风,防止臭氧和氮氧化物; (3) 给暗室的墙壁和天花板刷上欢快的色彩,而不是暗室

续表

时 代 背 景	防 护 标 准
1925 年召开第一次国际放射学大会,当时辐射还没有可行的物理测量方法 ICRU 的前身是由国际放射学大会于 1925 年成立的国际 X 射线单位委员会,1965 年改用现名。现有成员约来自 22 个国家。它的任务是就辐射和放射性的量和单位,临床放射学中适用于测量和应用这些量的程序,应用这些程序所需的物理数据等提出为国际上所接受的建议;在辐射防护方面提出辐射剂量单位及其测量的建议;制订相应的标准。ICRU 下设 13 个委员会。标准名称为国际辐射单位和测量委员会报告,编号为"ICRU Report-序号"。	1924 年,亚瑟·穆舍尔(Arthur Mutscheller)提出耐受剂量,即 0.01SED(皮肤红斑剂量)/m(1SED 约为 600R);1925 年限值,即 30d 内红斑剂量的 1%
1928 年第二次国际放射学大会接受 ICRU 关于"伦琴 R"的定义:1 伦琴＝X 射线或 γ 射线在 0.001293g 空气中产生一个静电单位电荷的照射量;同一会议上,设立国际 X 射线和镭防护委员会,1950 年改名为国际放射防护委员会	1934 年,国际 X 射线和镭防护委员会提出第一个量化的剂量限值:0.2R/d($\sim$1.7mGy/d)
1932 年,著名业余高尔夫冠军由于过度服用一种专利药物而死亡(每半瓶中含 $1\mu Ci$ ^{226}Ra 和 $1\mu Ci$ ^{228}Ra,相当一段时间内每天服用 4 瓶)。20 世纪 20 年代中期,美国很多用镭生产夜光表的年轻女工患口腔癌,在不同程度损伤的女工尸体中发现存在 $1.2\sim23\mu g$ 镭	1941 年,美国 X 射线和镭顾问委员会(National Council on Radiation Protection and Measurements, NCRP)提出:$0.1\mu g$ 镭体负荷限值。在此之前,人们都是依据纯粹生物效应来制定防护标准的
第二次世界大战期间,在不少西方国家对放射生物学和放射物理学展开了广泛研究,获得了一批关于剂量、剂量率效应、深度剂量、相对生物效应(RBE)值,核素代谢和剂量学(包括参考人概念)的资料	1949 年和 1954 年,ICRP 提出新的周限值: (1) 针对造血器官、性腺、眼晶体,300mR/w; (2) 针对皮肤,其他组织考虑深度剂量,600mR/w; (3) 针对四肢,1500mR/w; (4) 1/10 限值用于少数公众成员
1954 年,美国在马歇尔群岛进行核试验,风向改变使 Lucky Dragon 号渔船遭到严重污染。另外,柯达胶片公司也发现了胶片灰雾问题。所有这些引起世界范围对核试验沉降问题的关注。科学家开展了低剂量下照射危险的研究,出于对控制公众剂量和遗传效应的关注,提出了"遗传学上有重要意义的剂量"(genetically significant dose,GSD)的概念。"容许遗传剂量"是指群体中每个人都受到这样大的剂量时,对群体所造成的(遗传危害)负担是可以接受的剂量。 容许遗传剂量＝年 GSD×30 岁(平均生育年龄) 年 GSD＝平均个人生殖腺剂量×受照后预期怀胎数	1957 年,ICRP 引入新的年龄相关限值(最大容许剂量): (1) 头、躯干、造血器官为 5×(年龄－18)rem/a,眼晶体、性腺为 3rem/13w; (2) 皮肤为 10×(年龄－18)rem/a 和 6rem/13w; (3) 四肢为 75rem/a 和 25rem/13w; (4) 单个器官内照射为 15rem/a; (5) 公众限制除本底和医疗照射除外,均为 5rem/30a; (6) 小型公众组为 0.5rem/a 这时的限值是以遗传危险度(随机性)为基础,并假定 30 岁时不超过 50R

续表

时 代 背 景	防 护 标 准
20世纪60年代核辐射在各个领域广泛应用,70年代核武器生产使工作人员受到长寿命核素的照射,核武器试验,核能、工业、研究,医学应用增加工作人员和公众照射。 日本广岛、长崎原子弹幸存者资料的研究。ICRP采用致死性癌症标称危险度为 1×10^{-2}/Sv,与其他安全工业事故死亡危险度比较,选择50mSv/a年限值,因为在此年限值下,工作人员实际平均受照不超过10mSv/a。另一革命性概念是引入"有效剂量"的概念,同时把过去以限制体负荷为基础,改为限制年待积危险度(1×10^{-4})。 首次提出了包括"任何必要的照射保持在可以合理做到的最低水平"的最优化原理在内的剂量限制体系	1977年,ICRP 26的限值: (1) 全身为50mSv/a; (2) 确定性限值:眼晶体为0.15Sv/a,所有其他器官为0.5Sv/a; (3) 年摄入量限值(基于50a待积剂量不超过年剂量限值); (4) 公众成员为5mSv/a(1985年改为1mSv/a)。 同时明确指出"原定30年内5rem遗传剂量极限,很少可能会允许群体平均剂量当量达到这个极限的一小份额以上。……20年来获得的知识表明,遗传剂量固然重要,但似乎并不具有压倒一切的重要性,它应当同所有其他效应的总和相结合",同时也有了"集体剂量当量"的提法。以致死性癌症总危险度和最初二代的遗传效应危险度之和为考虑基点
根据日本、美国联合组成的原子弹灾害委员会和UNSCEAR对危险度的评价新成果,原来的危险度系数被低估了,应加以改正。 长期的职业照射管理积累了经验,致死性癌症危险系数改变如下: 对公众:从 1.25×10^{-2} Sv^{-1} 变到 5×10^{-2} Sv^{-1}; 对工作人员:从 1.25×10^{-2} Sv^{-1} 变到 4×10^{-2} Sv^{-1}; 因此随机性效应总标称概率系数对公众和工作人员分别变为 7.3×10^{-2} Sv^{-1} 和 5.6×10^{-2} Sv^{-1}。 80年代后,冷战结束,大批核设施退役,由于土壤清污成本巨大,对于低照射下的线性无阈模式引起很大争议	1990年,ICRP 60剂量限值: (1) 工作人员为0.1Sv/5a,平均20mSv/a,最大50mSv/a; (2) 公众为平均1mSv/a。 1997年还提出了源相关约束的概念(单源0.3mSv/a),仍然以致癌危险度为基础,但不仅包括致死性癌症,还包括在遗传效应危险中的非致死性癌症。另外,其不仅包括子、孙两代,还扩大到包括所有后代。 明确提出了:有效剂量——效应总和;待积剂量——内照射;集体剂量 $S = \int E \times \mathrm{d}N/\mathrm{d}E$(群体受照后果)。 明确提出了以三项基本原则为基础的防护体系概念,把防护体系分成了"实践"和"干预"两个分体系
对低剂量辐射照射后随机效应的危害标称危险系数做了降低的调整	ICRP 103(2007)

通过对20世纪历程的回顾(表6-6),可以清楚地看出辐射防护的每一步演变都受到以下三个因素的影响:人类生产活动的广度与深度、科学技术基础的发展,以及社会文化伦理的演变。辐射防护标准的历史大致分为以下几个阶段。

1) 红斑剂量

1895年伦琴发现X射线后,同年就有人因从事X射线实验而发生皮炎,有的引起严重的皮肤烧伤、毛发脱落、白细胞减少等机体损伤。1898年,居里夫妇发现了镭,他俩经常接触镭且缺乏防护,因而受到了辐射损伤。早期付出的这些代价,引起了人们对辐射损伤和防护的关注。于是有人想制定辐射标准以控制辐射对人体的危害。由于当时缺乏辐射损伤及辐射剂量的基本知识,医生在用 X 射线治疗过程中提出的"红斑剂量"就作为防护标准而开始流行。它是以引起皮肤明显发红和出现红斑的辐射量来定义的。后来推算,一个红斑剂量相当于 600R 的局部照射。

2)耐受剂量

在 1925 年第一届国际放射学大会(International Commission on Radiation,ICR)上,鉴于当时还缺乏一个国际公认的合适的剂量单位作为防护标准的定量描述,于是创立了国际放射学单位委员会(即 ICRU 的前身)进行这方面的研究。同年,英国马特斯切尔(Mutscheller)首先提出"耐受剂量"的概念,即用 30d 内接受红斑剂量的百分之一来表示的一种剂量标准,约为 0.2R/d。1928 年第二届国际放射学大会上,通过了以"伦琴"(R)作为 X 射线剂量的国际单位,并成立研究防护标准的第一个国际团体——国际 X 射线与镭防护委员会(International X-ray and Radium Protection Committee,IXRP),现在称为 ICRP。同时,将红斑剂量改为耐受剂量,并在 1934 年第一次提出关于耐受剂量水平的建议,即 0.2R/d(或每周 1R)。这个标准一直沿用到 1950 年。

法伊拉(Failla)曾解释过,对于个体平均而言,耐受剂量是不至于引起永久性生理危害效应的最大剂量。希沃特(Sievert)在 1947 年把耐受剂量解释为可导致发生最小生物学效应剂量的 1/10～1/5 的剂量值。

很明显,耐受剂量的概念是建立在对辐射急性皮肤损伤的确定性效应认识的基础上的。当时的防护对象仅是接受 X 射线或 γ 射线照射的职业人员,因此所关注的照射方式仅是外照射。而耐受剂量的原意是指低于这一剂量限值时(即安全限)效应是不会发生的,即有剂量阈。但生物学研究表明,并不能假设所有的效应都是有剂量阈值的。例如生物基因,即使是非常低的剂量也会产生损伤效应。因此,耐受剂量的概念并不确切。

3)容许剂量

1950 年,ICRP 根据 NCRP 收集到的大量资料,提出用"容许剂量"的概念取代"耐受剂量"的概念,并建议把容许照射水平降低到 0.3R/w。另外,在内照射方面,对若干种放射性核素提出了确定最大容许浓度(即某些放射性核素在水和空气中的最大容许含量)的建议。1950 年,ICRP 给出容许剂量的解释:以当时的知识水平认为,容许剂量是不使机体产生感知的辐射损伤的辐射限值;不被感知的辐射损伤是指不会出现有不适的机体损伤。

1954 年,ICRP 对容许剂量进一步解释为:在人的一生中的任何时期,都不会对身体产生可感知的损伤。1956 年,ICRP 注意到遗传效应和低剂量率下的长期照射的重要性。为此,会议建议把容许水平降低到 0.1R/w,这个容许水平称为最大容许剂量。1958 年,ICRP又进一步指出:人类的进化是与环境条件分不开的,且与这种环境条件有关的有害危险不能被排除。自然本底辐射的长期连续照射,可以想象也是会有某种危害的。然而,人类又需要在达到实践的正当化条件下使用电离辐射。所以,现实的问题是对个人及群体不是不能容许伴有某种危险,而是要把这种危险限制到一定水平,表征这一水平的辐射剂量称为容许剂量。个人的容许剂量是指长期累积或一次照射所产生的效应以现有科技知识可以发现的身体损害或遗传危害的概率小到可以忽略的剂量。1959 年,考虑到辐射应用日趋增多并受辐射照射的机会也随其增加等现实,ICRP 1 中建议了居民的照射限量,并首次提出对居民的限制剂量为职业照射的 1/10。1966 年,ICRP 9 建议将 0.1R/w 的最大容许剂量率改为全身均匀照射的最大容许剂量当量率为 5rem/a。将关键器官分为 4 类,分别规定了不同的最大容许剂量当量值。对非职业性群体用年限制剂量当量加以控制,取职业人员的1/10。这些标准基本上为各国所采纳,一直沿用到1977年。

事实上,ICRP在1954年以前对容许剂量的解释,旨在说明这种剂量限值是为了防止发生急性或慢性确定性效应而确定的。1958年,人们对辐射产生的有害效应的认识有了进展,开始注重辐射防护的重要性,不但要防止确定性效应的发生,还要将随机性效应限制在一定的容许水平上。

最大容许剂量这个名词也是不妥的,因为"最大容许"往往被人们理解为不可超过,超过了就误认为危险,不超过就误认为绝对安全。实际并非如此,实践表明,即使个别人所受到的剂量在这个数值以下,也可能发生损伤,只不过发生损伤的概率很小而已。反之,稍超过这个数值并不一定有危险,仅是发生损伤的概率有所增大。由于"最大容许剂量"一词含义不确切,1977年以后ICRP不再使用这个专有名词。

4)剂量限制体系

根据近十几年放射医学、放射生物学、保健物理学等有关领域内的科技成就,ICRP重新审查了以前关于辐射防护标准的基本建议,并于1977—1979年相继发表了ICRP 26、ICRP 28、ICRP 30,提出了一些新概念。这些新的建议与以往的标准相比有较大变化。如果它们得到普遍的采纳,则各国的辐射防护标准都将进行较大修改。

ICRP于1990年通过了第60号建议书,它发展和完善了ICRP 26(1977)。考虑到危险度的增加,将剂量限值做了进一步降低;规范了各种名词和术语;将照射类型明确定为职业照射、医疗照射、公共照射3类,并分别规定了防护体系;明确提出了干预的防护体系等。

2.我国辐射防护标准的历史沿革

我国辐射防护标准经历了如下历史阶段。

(1)1960年经国务院批准,由卫生部、科学技术委员会在1960年2月27日颁布并实施《放射性工作卫生防护暂行规定》。

(2)1974年由国家计划委员会、国家基本建设委员会、中国人民解放军国防科学技术委员会联合发布《放射防护规定》(GBJ 8—74),1974年5月1日起实施。

(3)1984年12月1日卫生部发布《放射卫生防护基本标准》(GB 4792—84),1985年4月1日起实施。

(4)1988年3月11日国家环境保护局发布《辐射防护规定》(GB 8703—1988),1988年6月1日起实施。

(5)2002年10月8日国家质量监督检验检疫总局发布《电离辐射防护与辐射源安全基本标准》(GB 18871—2002),2003年4月1日起实施。

目前,我国执行的《电离辐射防护与辐射源安全基本标准》(GB 18871—2002)与ICRP 60(1990),以及由联合国粮食与农业组织、国际原子能机构、世界卫生组织等6个国际组织共同倡议的由IAEA发布的安全丛书(No115)《国际电离辐射防护与辐射源安全的基本标准》是相一致的。ICRP于2007年年末又发表了ICRP 103,对ICRP 60又做了补充和修改。

3.辐射防护标准的级别

辐射防护标准一般可分为基本限值、导出限值、管理限值和参考水平4个级别。

1)基本限值

基本限值是辐射防护的基本标准,它包括当量剂量和有效剂量限值,以及次级限值两种。次级限值主要用于内照射,这里只介绍有效剂量限值。

剂量限值见表 6-7,表中规定的 5a 时间为审管部门批准的指定时间(一定要注意不能做任何超出原定期限的追溯性平均)。

表 6-7　剂量限值[①]

年有效剂量		剂量限值/mSv	
		职业照射	公众
		20(在规定的 5a 内平均[②])	1[③]
年当量剂量	眼晶体	150[④]	15
	皮肤[⑤]	500	50
	手和足	500	—

注: ① 限值用于规定期间有关的外照射剂量与该期间摄入量 50a(对儿童算到 70 岁)的待积剂量之和。

② 另有在任一年内有效剂量不得超过 50mSv 的附加条件,对孕妇职业照射施加进一步限制。

③ 在特殊情况下,假如每 5a 内平均不超过 1mSv,在单独一年内有效剂量可允许大一些。

④ 2014 年 ICRP 最新公布的限值调整为 20mSv。

⑤ 对有效剂量的限制足以防止皮肤的随机性效应,对局部照射需设附加限制以防止确定性效应。

上述规定的剂量限值不包括医疗照射及天然本底照射。

对于上述限值,还有以下附加限制。

(1) 年龄小于 16 周岁的人员不得接受职业照射;对于年龄为 16～18 岁接受涉及辐射照射就业培训的徒工或在学习过程中需要使用辐射源的学生,应控制其职业照射使之不超过以下限值:年有效剂量为 6mSv,眼晶体的年当量剂量为 50mSv,四肢(手和足)或皮肤的年当量剂量为 150mSv。

(2) 孕妇和喂乳妇女应避免受到内照射。对孕妇应施加补充的剂量限制,对腹部表面(下躯干)不超过 2mSv,并限制放射性核素摄入量小于(1/20)年摄入量限值(annual limit of intake,ALI);不要从事事故性大剂量与摄入量有较大概率的工作。用人单位有责任改善孕妇的工作条件,以保证为胚胎和胎儿提供与公众成员相同的防护水平。

次级限值分为用于外照射和内照射的限值。用于外照射的次级限值有浅表剂量当量限值和深部剂量当量限值。浅表剂量当量限值为 500mSv/a,用以防止皮肤的确定性效应的发生。深部剂量当量限值为 20mSv/a,用以限制随机性效应的发生率,使其达到可以接受的水平。用于内照射的次级限值是 ALI。摄入与 ALI 相应活度的放射性核素后,工作人员受到的待积剂量将等于为职业照射所规定的年代及剂量的相应限值,是满足以下两个条件的年摄入剂量中的最小值:

$$I \sum_{T} W_T h_{50,T} \leqslant 20\text{mSv} \tag{6-12}$$

$$I h_{50,T} \leqslant 500\text{mSv} \tag{6-13}$$

式中: $h_{50,T}$ 为摄入活度为 1Bq 放射性核素后在靶器官 T 中产生的待积剂量; I 为摄入量,Bq。

国家对各种放射性核素年摄入限值都已做了规定。因此,发生内照射时,人员只要检测体内该核素的放射性活度就可以算得该人员所受剂量。在实际应用中,可通过查 GB 18871—2002 表 B3 和表 B6～表 B9 得出职业照射和公众照射食入和吸入单位摄入量所致的待积有效剂量。

表 6-7 已说明了这个限值用于规定期间有关的外照射剂量与该期间摄入量的 50a(对儿童算到 70 岁)的待积剂量和。因此,在内外混合照射情况下,剂量限制需同时满足以下两个条件:

$$\frac{E}{E_L} + \sum_i \frac{I_i}{(ALI)_i} \leqslant 1 \tag{6-14}$$

$$\frac{H_S}{H_{S,L}} \leqslant 1 \tag{6-15}$$

式中:E 为年有效剂量;E_L 为有效剂量限值,20mSv/a;I_i 为放射性核素 i 的年摄入量;$(ALI)_i$ 为放射性核素 i 的年摄入量限值;H_S 为年浅表个人剂量当量,是身体指定点下深度 0.07mm 处的软组织的剂量当量,适用于弱贯穿辐射;$H_{S,L}$ 为对皮肤的年当量剂量限值,500mSv。

2) 导出限值

在辐射防护监测中,有许多测量结果很难用当量剂量直接表示。但是可以根据基本限值,通过一定模式推导出一个供辐射防护监测结果比较用的限值,这种限值称为导出限值。在实际工作中,可以针对辐射监测中测量的任一个量(如工作场所的当量剂量率、空气放射性浓度、表面污染或环境污染等)推导相应的导出限值。例如,导出空气浓度(derived air concentration,DAC)就是根据下面模式推导出来的:假定参考人工作(轻体力劳动)时空气吸入量为 0.02m³/min,辐射工作人员 1a 工作 50 周,每周工作 40h,因此 1a 总计工作 2000h,在此时间内工作人员吸入的空气为 $2.4×10^3$m³,于是,DAC 就等于放射性核素的年摄入量限值(ALI)$_{吸入}$ 除以参考人 1a 工作时间内吸入的空气量,即

$$DAC = (ALI)_{吸入} / 2.4×10^3 \tag{6-16}$$

式中,DAC 的单位为 Bq/m³。

《电离辐射防护与辐射安全基本标准》(GB 18871—2002)中规定了导出限值,其目的是确定一个数值,只要监测结果不超过该数值,几乎可以肯定辐射防护的基本限制已经得到了遵守。但是,超过导出限值却不一定意味着违反了基本限值,它只是提示需要对情况进行仔细的调查。

3) 管理限值

管理限值是审管机构用指令性限值作为管理的约束值的一种形式,要求运行管理部门根据最优化进一步降低。指令性限值不一定只用于剂量,也可以用于其他可由运行管理部门直接控制的对象,管理限值只用于特定场合,如放射性流出物排放的管理限值。在设置指令性限值时就应明确其目的,因为它们不能代替防护最优化的过程。

大部分操作中的防护标准是按照有约束的最优化过程而不是按照剂量限值来建立的。这时,适用于某些选定类型的操作的强制性剂量约束值,就会是一个有用的工具。

管理限值应低于基本限值或相应的导出限值,而且在导出限值和管理限值并存的情况下,优先使用管理限值,即管理限值更严,以保证基本限值得以实施。

4) 参考水平

在管理操作时建立一些测出的量的数值界限,超过此值就应采取某些行动或决策,这种方法是有益的。对辐射防护中测定的任何一种量,都可以建立参考水平,而不管这个量是否

确定了限值。参考水平不是一个限值,它的用途是当一个量的数值超过或预计超过制定的参考水平时,提示应采取某种行动。这些行动可以是单纯地记录数据或调查原因与后果,甚至采取必要的干预行动等。较为常用的参考水平有记录水平、行动水平、调查水平、干预水平等。采用这些水平可以避免不必要或徒劳的工作,从而有助于有效地利用资源。

4. 剂量限值的安全评价

任何人类的活动都有某种危险存在(即便很多危险可以被保持在很低的水平)。虽然某些活动的危险没能减少到合理达到的最低值,但可以为大多数人所接受。然而这些活动所对应的危险,如交通危险,并不是非得接受的,所以人们认为只要能够合理做到,这种无需接受的危险应该予以减少。在辐射防护领域要区分 4 个术语,即变化、损伤、损害和危害:①变化可能有害,也可能无害;②损伤表示某种程度的有害变化,如对细胞,但未必是对受照射的人有害;③损害指临床上可观察到的有害效应,表现于个体(躯体效应)或其后代(遗传效应);④危害是一个复杂的概念,结合了损害的概率、严重程度与显现时间,它不易用单一变量表示。理应把其他形式的危害也考虑在内,但本书在使用这个术语时只指健康危害。用"危害"一词来表达有害健康效应的发生概率及对该效应严重程度的判断。危害有许多方面,选用单个的量来表示危险是不合适的,因此要采用一个多维的概念。危险的主要分量为以下随机量:可归因致死癌症的概率、非致死癌症的加权概率、严重遗传效应的加权概率,以及如果发生伤害所损失的寿命。关于随机性效应概率与剂量学量间的关系,可用概率系数,如死亡概率系数为剂量增量引起的死亡数与该剂量增量大小之商。这里所讲的剂量为当量剂量或有效剂量。这种系数必然是针对一个特定的人群。

每单位有效剂量引起的致死癌症的概率称为标称致死概率系数。它适用于所有剂量率下的小剂量与低剂量率下的大剂量。

对于职业群众与公众,随机性效应的标称概率系数见表 6-8。

表 6-8　随机性效应的标称概率系数

受照人群	危害/$(\times 10^{-2} \mathrm{Sv}^{-1})$[①]			
	致死癌症[②]	非致死癌症	严重遗传效应	总计
职业工作者	4.0	0.8	0.8	5.6
公众	5.0	1.0	1.3	7.3

注:① 修约后的值。

　　② 对致死癌症,危害系数等于概率系数。

1) 职业照射剂量限值的安全评价

据统计,职业性放射工作人员每年接受的平均有效剂量不超过年限值的 1/10。这是因为,年有效剂量的分布通常遵从对数正态函数分布,即大多数工作人员受照剂量是很低的,接近或超过限值的人数很少,其算术平均值为 2mSv。据卫生部统计,2000 年全国放射性工作人员共 19.4 万人,其中接受剂量监督的为 9.4 万人,人均年有效剂量为 1.1mSv。与此相应的职业照射致死癌症的平均死亡率为 80×10^{-6}。判断辐射工作所致危险度的可接受水平,一种正确的分析方法是把这种危险度同其他被认为安全程度较高的职业危险度相比较。表 6-9 所示为各种类型危险度的比较。由表 6-9 可见,安全性较高的其他职业的平均死亡率(一般指平均每年因职业危害造成的死亡率)不超过 100×10^{-6}。事实上,在多数非辐射职业中,除了死亡事故外,还有为数不止于此的职业伤残。而职业性放射人员,如果所受照射限制在剂量限值以下,很少会引起其他类型的损伤或疾病。尤其是当前放射工作人员每年所受实际有效剂量远低于 20mSv。所以,可以相信放射工作的安全程度不会低于安全标准较高的职业。

表 6-9 各种类型危险度的比较

自然性		疾病性		交通事故		不同行业	
类别	危险度	类别	危险度	类别	危险度	类别	危险度
天然辐射	10^{-5}	癌症死亡率（我国）	5×10^{-4}	大城市车祸（我国）	10^{-5}	农业	10^{-5}
洪水	2×10^{-6}	癌死亡率（世界）	10^{-3}	路面事故（重大伤害）	10^{-3}	商业	10^{-5}
旋风	10^{-5}	自然死亡率（英国20~50岁）	10^{-3}	航运事故	10^{-3}	纺织	2×10^{-5}
地震	10^{-5}	流感死亡率	10^{-4}			机械	3×10^{-5}
雷击	10^{-6}					林业	5×10^{-5}
						水利	10^{-4}
						建材	2×10^{-4}
						冶金	3×10^{-4}
						电力	3×10^{-4}
						化工	3×10^{-4}
						石油	5×10^{-4}
						煤炭	10^{-3}

2）公众照射剂量限值的安全评价

公众中的个人在日常生活中总会受到各种环境危害。每年全国发生各类事故会高达百万起,其中辐射危险只占极小的一部分。ICRP 认为每年死亡率不超过 10^{-5} 的危险度大概可被公众中的个人所接受,即表 6-9 中天然辐射水平的危险度。表 6-7 中,公众剂量限值为 1mSv/a,公众中个人实际受到的平均照射水平约为 0.1mSv/a,根据表 6-8 公众的致死癌症的危害为 $5.0\times10^{-2}Sv^{-1}$,因此公众中个人的危险度相当于 5.0×10^{-6}。所以,公众剂量限值的安全程度也是很高的。

第7章

外照射的防护方法与屏蔽设计

辐射对人体的照射方式分为外照射和内照射两种。外照射是辐射源在人体外部释放出粒子、光子作用于人体的照射；而内照射是放射性核素进入人体内，在体内衰变时放出粒子、光子作用于机体的照射。对这两种照射方式，防护的基本思路是根本不同的，防护措施与方法也不相同。表 7-1 所示为内、外照射的不同特点。

表 7-1　内、外照射的不同特点

照射方式	辐射源类型	危害方式	常见致电离粒子/射线	照射特点
内照射	多见开放源	电离、化学毒性	α、β	持续
外照射	多见封闭源和射线装置	电离	高能 β、电子、γ、X、中子	间断

7.1　外照射防护的一般方法

辐射安全防护是利用工程手段来控制环境健康危害的。《电离辐射防护与辐射源安全基本标准》(GB 18871—2002)把工作场所分为控制区和监督区，目的是方便辐射防护管理和职业照射的控制。把需要和可能需要专门防护手段或安全措施的区域定为控制区，以便控制正常工作条件下的正常照射或防止污染扩散，并预防潜在照射或限制潜在照射的范围。把未定为控制区，在其中工作通常不需要专门的防护手段或安全措施，但需要经常对职业照射条件进行监督和评价的区域定为监督区。

外部辐射主要源于 X 射线机和其他专门用于产生辐射的设备。根据外照射的特点，外照射防护的基本原则是尽量减少或避免射线从外部对人体的照射，把照射水平控制在可以合理做到的较低水平。外照射防护一般可以归纳为 3 种手段（也称为 3 个基本方法），即尽量缩短受照射的时间、尽量增大与辐射源之间的距离、在人和辐射源之间设置屏蔽物。这 3 种防护方法简称为时间防护、距离防护和屏蔽防护。可以单独采用其中一种方法或几种方法结合使用。时间、距离、屏蔽一般被称为外照射防护三要素。

7.1.1　时间防护法

时间防护法，即缩短受照射的时间。虽然许多辐射生物效应取决于剂量率，但是可以假定，出于环境控制的目的，存在这样的相互关系：剂量率×照射时间＝总剂量。在剂量率一定的情况下，人体接受的剂量与受照时间成正比，受照时间越长，所受累积剂量也越大。所以在从事放射工作时应尽量减少受照时间。这是花钱不多，既简便效果又显著的方法。

对于总剂量在一个或两个数量级内是否具有辐射防护指导价值，暂时没有数据，也没有临床实验去反驳这个假设。因此，如果必须工作在一个剂量率相对较高的辐射场，则必须限制受照射时间，以致剂量率和受照射时间的乘积得到的总剂量不超过《电离辐射防护与辐射源安全基本标准》(GB 18871—2002)中规定的最大允许剂量。例如，如果一个放射技师，他必须每周 5d 工作在剂量率为 0.25mSv/h 的辐射场，为了防止过度辐射，则限制他每天在辐射场中工作时间最多为 48min，他的每日剂量将只有 0.2mSv。如果该项工作每天需要较长的照射时间，那么超过 48min 后必须换另一个技师进行该项工作。如果原来的技师必须一直从事该项工作，那么必须重新设计方案以减少辐射场的强度。

7.1.2　距离防护法

距离防护法，即增大与辐射源之间的距离。受照剂量随距辐射源距离的增大而减少。对于发射 X 射线、γ 射线的点源而言，当空气和周围的物质对于射线的吸收、散射可以忽略时，某一点上的剂量与该点到辐射源之间的距离平方成反比，即平方反比律，

$$\frac{I_1}{I_2} = \frac{d_2^2}{d_1^2} \tag{7-1}$$

式中：I_1 为在距离 d_1 处的辐射强度；I_2 为在距离 d_2 处的辐射强度。下面将要考虑以下 3 种情况：点源、线源及面源。

1）点源

在点源的情况下，剂量率随距离的差异可以简单地用平方反比定律来说明。例如，对于一个活度为 3700MBq(100mCi) 的源，距离 1m 处的照射率大约为 1.11mSv/h。如果一个工人每天使用这个源 1h，他所受到的最大剂量率不应该超过 0.2mSv/h，才能保证每周的最大剂量不超过 1mSv。这个限制可以通过远程控制来实现，由平方反比定律(式(7-1))计算得到最少距离为 2.5m。因为平方反比影响，剂量率随人与源的距离减少而急剧增加，随距离增加而急剧下降。

2）线源

在线辐射源的情况下，即剂量率随距离的变化比点源复杂的情况下，如装液体放射性废物的污染管。如果一个 γ 线源的活度为 C_1 MBq 且单位长度的强度为 $\varGamma$，则在距离无限小长度 dl 为 h 处的点 p 处(图 7-1)的剂量率为

$$dD_p = \frac{\Gamma \times C_1 \times dl}{l^2 + h^2} \tag{7-2}$$

则由管子全长所提供的放射剂量为

$$\dot{D}_p = \Gamma \times C_1 \int_0^{l_1} \frac{dl}{l^2 + h^2} + \Gamma \times C_1 \int_0^{l_2} \frac{dl}{l^2 + h^2}$$

$$= \frac{\Gamma \times C_1}{h} \left(\arctan \frac{l_1}{h} + \arctan \frac{l_2}{h} \right)$$

$$= \frac{\Gamma \times C_1 \times \theta}{h} \tag{7-3}$$

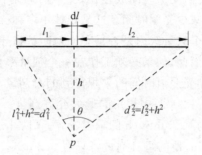

图 7-1　线源计算几何示意图

3）面源

辐射防护专家发现，有必要知道平面辐射源的剂量率和距离之间的定量关系。如果有一个半径为 r 的薄球壳（图 7-2），其面密度为 $C_a \, \text{MBq/m}^2$，源强度为 1m 处每小时每 MBq 为 ΓSv（空气比释动能），则在距离中心轴线 h 的点 p 处的剂量当量率为

$$\dot{H} = \int_0^r \frac{\Gamma \frac{\text{Sv} \, \text{m}^2}{\text{MBq} \, \text{h}} \times C_a \frac{\text{MBq}}{\text{m}^2} \times 2\pi r \, dr}{r^2 + h^2}$$

$$= \Gamma \times C_a \times \pi \times \ln \frac{r^2 + h^2}{h^2} \text{Sv/h} \tag{7-4}$$

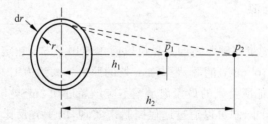

图 7-2　平面辐射源的几何计算

7.1.3　屏蔽防护法

屏蔽防护法，即在人和辐射源之间设置屏蔽。在反应堆、加速器及高活度放射源的应用中，单靠缩短操作时间和增大距离远远达不到安全防护的要求，此时必须采取适当的屏蔽。

辐射通过物质时会被减弱,所以应在辐射源外面加上足够厚度的屏蔽体,使辐射源在某一指定点上所产生的剂量降低到有关标准所规定的限值以下,在辐射防护中把这种方法称为屏蔽防护。在进行屏蔽防护时,应进行相关的屏蔽设计,充分考虑屏蔽方式及屏蔽材料选择等具体问题。

7.2　屏蔽设计概要

7.2.1　屏蔽设计参数

外照射防护的 3 种方法中屏蔽防护是最主要的一种。在各种核设施和强源应用中,屏蔽设计是必不可少的步骤。屏蔽设计内容广泛,一般包括:根据源项特性进行剂量计算,选择合适的剂量限值或约束值进行屏蔽计算,根据用途、工艺及操作需要设计屏蔽体结构和选择屏蔽材料,并需要处理好房顶、门、窗、迷道、各种穿过屏蔽墙管道等的泄漏与散射问题。

在进行屏蔽设计前,需要考虑源项、剂量控制值及屏蔽厚度等一些参数。表 7-2 所示为屏蔽设计时需要考虑的参数。

表 7-2　屏蔽设计时需要考虑的参数

有关问题	主要参数
辐射源(放射源或射线装置)	辐射类型、能谱、角分布、发射率、辐射源活度或工作负荷等
辐射场	辐射场的性质、空间分布、计算点与源(装置)间的距离、在该计算点处的居留情况(职业人员所在区域,居留因子 $T=1$;非职业人员所在区域,全部居留 $T=1$,部分居留 $T=1/4$,不常居留 $T=1/16$)
屏蔽层外表面剂量控制的参考值	根据《电离辐射防护与辐射源安全基本标准》(GB 18871—2002),以当量剂量限值作为屏蔽层外表面的剂量控制参考值。 辐射工作人员: 年当量剂量限值 $H_{L,a}=20\text{mSv}$ 月当量剂量限值 $H_{L,m}=5/3\text{mSv}$ 时当量剂量限值 $H_{L,h}=10\mu\text{Sv}$ 公众: 年当量剂量限值 $H_{L,a}=1\text{mSv}$ 专门制定的当量剂量控制水平
屏蔽层厚度	选择适当的屏蔽材料,根据相应材料的透射系数、减弱系数或透射比确定屏蔽层厚度

7.2.2　屏蔽设计步骤

屏蔽防护的目的是设置足够厚度的屏蔽层,使所关心的位置(参考点)处由各种辐射源造成的当量剂量率的总和不超过事先规定的控制水平。所以进行屏蔽设计的大致步骤如下。

(1)确定剂量控制目标值。剂量控制目标值一般会低于国家标准的剂量限值,根据工作负载因子、束流指向系数等确定目标位置的当量剂量率。

（2）确定源项。源项需要从以下几方面考虑：源的几何形状（如点源、线源、面源、体源及其他更复杂的几何形状），辐射场的几何形状（包括辐射场的各向同性、各向异性及其空间角分布），射线种类（如 X 射线、γ 射线、β 射线、α 射线、中子源、电子、质子、其他离子、核裂变、核聚变及混合源等），能量区分（如单能、多种能量及其连续谱等），其他（包括工作负载因子 W、束流指向因子 U 和区域居留因子 T 等）。值得注意的是，加速器沿程损失的百分比和上述提到的束流指向因子的总和在屏蔽设计中均为大于 1 的数。

（3）算出标准距离处的吸收剂量率或当量剂量率的水平。这主要是通过对不同种类的射线，按不同能量找出相应的通量-剂量率转换数据，累加而成。

（4）选择、确定屏蔽方案。包括根据射线种类选择屏蔽材料及布置，和根据空间情况及技术经济条件来最后确定屏蔽方案。

（5）屏蔽计算。屏蔽计算从以下几个方面进行：根据所关心位置（包括放射性工作人员工作区、放射性场所非放射性工作人员工作区、公众区域及环境）的当量剂量率的目标值分别计算；按不同射线种类分别计算后进行累加，其中要考虑质量吸收系数、衰减系数、积累因子等；根据（1）中要求屏蔽最厚的值确定最终的屏蔽计算结果。

7.2.3　屏蔽计算方法

射线的类型和能量不同，所用的屏蔽材料的性质和厚度也不相同。对于带电粒子，用不太厚的屏蔽材料可以完全阻止，其厚度取决于粒子的能量；对于不带电的 X 射线和 γ 射线，使用屏蔽材料只能进一步减弱其辐射场强度，而不是像对 α 射线和 β 射线那样完全阻止。中子也是不带电粒子，要先使快中子经过散射，不断损失能量，逐渐变成慢中子以后才能被屏蔽材料吸收。因此，对于带电粒子，通常用最大射程（β 射线）或射程（α 射线）来表示所需屏蔽材料的厚度；而对 X 射线、γ 射线和中子，则常用应加多少个半值层或十值层来表示所要求的屏蔽材料厚度。

1. α 射线和 β 射线的屏蔽

带电粒子穿过物质时，主要通过激发、电离过程损失能量，它们在物质中沿其入射方向所穿过的最大直线距离称为带电粒子在该物质中的射程或最大射程。对于带电粒子来讲，只要物质层的厚度大于或等于带电粒子在其中的射程，那么所有入射的带电粒子都将被吸收。但是当轻带电粒子的动量（速度及其方向）发生改变时，将伴随着发射出轫致辐射，后者的穿透本领要大于带电粒子。因此在考虑对带电粒子屏蔽防护时，必须同时考虑对轻带电粒子在屏蔽层中所产生的轫致辐射的屏蔽，否则可能带来安全隐患。

α 粒子在物质中运动时的比电离（单位射程上的能量损失）是很高的，因此在任何物质中的射程都很短。例如，一个 5MeV 的 α 粒子（大部分 α 粒子的能量在 4～9MeV 范围内）的射程，在空气中大约是 3.5cm，在普通纸张中约是 $40\mu m$，而在铝中只有 $23\mu m$，可见用一层很薄的材料就可以把它完全阻止住。因此对 α 粒子的外照射防护很简单，如离源稍远一点（大于 5cm）或在源的外面包一层纸就可以了。

人体表皮上无生命的角质层部分，平均厚度约为 $70\mu m$。在表皮上能量小于 7.5MeV 的 α 粒子，在它还没有到达生命活度的深度时，就被完全阻止了。因此在考虑外照射防护时,对 α 粒子一般不需采取任何防护措施。例如,只发射 α 粒子的放射性物质污染手时,不必担心 α 粒子对手的外照射,只需要防止手上的污染物转移到体内就行了。

对于 β 粒子,它在吸收体内损失能量的过程与 α 粒子大体上一样,但有两点不同:其一是比电离小,因而在物质中的穿透能力比 α 粒子强;其二是会产生轫致辐射。

β 粒子在轻物质中的射程 R 可以由以下经验公式求得

$$R(\text{mg/cm}^2) = 412E_\beta^{(1.265-0.0954nE_\beta)}, \quad 0.01 \leqslant E_\beta \leqslant 2.5\text{MeV} \tag{7-5}$$

$$R(\text{mg/cm}^2) = 530E_\beta - 106, \quad 2.5 < E_\beta < 20\text{MeV} \tag{7-6}$$

式中,R 为最大能量 E_β(MeV)的 β 粒子在物质中的最大射程,mg/cm²。这个单位表示与材料的密度无关,若将此数值除以物质的密度(mg/cm³)就得到它相应的几何厚度(cm)。图 7-3 所示为不同能量的 β 粒子在各种材料中的射程。从图中还可以看到,相同能量的 β 粒子在重材料中的最大射程要比在轻材料中的短。但是,由射线和物质的相互作用理论可知,屏蔽 β 粒子产生的轫致辐射随着吸收体原子序数的增高而增强,所以重材料是不适宜用于屏蔽 β 射线的。例如,一束最大能量为 1MeV 的 β 射线,用铅($Z=82$)做吸收体时,有约 3% 的 β 粒子能量转化为轫致辐射;而用铝($Z=13$)时,则只有 0.4%。当所加屏蔽体的厚度小于某种能量的 β 射线在该屏蔽材料中的最大射程时,虽不能完全屏蔽 β 射线,但却能降低吸收剂量率。例如,1.4mm 厚的铝或其他类似材料可把 β 射线在皮肤中的吸收剂量率降低到未屏蔽前的 1/10 以下。

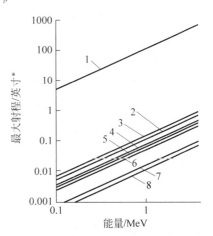

图 7-3 不同能量的 β 粒子在各种材料中的射程

1—空气;2—塑料;3—水;4—混凝土;5—玻璃;6—铝;7—铁;8—铅

表 7-3 所示为不同能量的 β 粒子在不同介质中的最大射程。

表 7-3 不同能量的 β 粒子在不同介质中的最大射程

β 粒子能量 /MeV	空气/m	铝/mm	软组织 /mm	β 粒子能量 /MeV	空气/m	铝/mm	软组织 /mm
0.01	0.00229	0.00127	0.00247	0.25	0.747	0.304	0.638
0.02	0.00773	0.00422	0.00841	0.30	0.763	0.400	0.841
0.03	0.0161	0.00870	0.0175	0.35	0.959	0.504	1.06
0.04	0.0266	0.0143	0.0290	0.40	1.168	0.611	1.29
0.05	0.394	0.0212	0.0431	0.45	1.384	0.722	1.52
0.06	0.0541	0.0289	0.0591	0.50	1.601	0.837	1.77
0.07	0.0708	0.0378	0.0774	0.55	1.817	0.952	2.01
0.08	0.0889	0.0474	0.0974	0.60	2.050	1.070	2.27
0.09	0.109	0.0578	0.119	0.65	2.774	1.193	2.52
0.10	0.130	0.0693	0.143	0.70	2.513	1.315	2.78
0.15	0.256	0.135	0.281	0.75	2.746	1.437	3.04
0.20	0.407	0.214	0.448	0.80	2.985	1.559	3.31

* 1英寸=2.54厘米。

续表

β粒子能量 /MeV	空气/m	铝/mm	软组织 /mm	β粒子能量 /MeV	空气/m	铝/mm	软组织 /mm
0.85	3.217	1.685	3.57	2.0	8.732	4.593	9.84
0.90	3.449	1.807	3.84	2.2	9.683	5.074	10.90
0.95	3.607	1.933	4.11	2.4	10.611	5.593	12.00
1.00	3.936	2.059	4.38	2.6	11.510	6.074	13.10
1.2	4.896	2.563	5.47	2.8	12.459	6.593	14.20
1.4	5.868	3.070	6.56	3.0	13.411	7.741	15.30
1.6	6.821	3.574	7.66	4.0	17.858	9.841	20.60
1.8	7.781	4.074	8.75	5.0	22.281	11.800	25.80

2. γ 射线的屏蔽

由式(4-68)可以看出,在良好的几何条件下,一束 γ 射线衰变遵从 $I = I_0 e^{-\mu x}$ 的规律。γ 射线在物质中被吸收的特点服从指数衰减规律。不论用多厚的材料也不能完全屏蔽住 γ 射线,但是可以通过理论计算和实验找到一个合适的屏蔽体厚度,使 γ 射线的强度减弱到能够接受的水平。

在原子核物理中,已经指出窄束单能 X 射线或 γ 射线(不包含散射成分的射线束)通过屏蔽物质后,只要入射光子和屏蔽物质发生相互作用,不论是光电效应、电子对效应还是康普顿效应,都将离开原来的入射束,而不能到达探测器。光子在物质中的减弱遵从简单的指数规律,即 $N = N_0 e^{-\mu d}$。式中:N_0、N 分别为穿过物质层前、后的光子数;d 为物质层的厚度,m;μ 为 X 射线、γ 射线在该物质中的线减弱系数,m^{-1}。所以,窄束的指数衰减规律是一个简化的理想情况,这种情况只有在很好的准直射线束穿过较薄物质条件下才能成立,如图 7-4(a)所示。

在辐射防护中遇到的辐射大多是宽束辐射问题,这时射线束较宽、准直较差(甚至没有准直),而且所穿过的物质层也可能相当厚,如图 7-4(b)所示。在此情况下,受到散射的光子,经二次或多次散射后仍有可能穿过物质,且到达所考察的那个空间位置上。于是,在所考察点的位置上观察到的不仅包括那些未经相互作用的入射光子,还有经多次散射后的散射光子。综上所述,窄束、宽束不是几何概念,而是物理概念[14]。

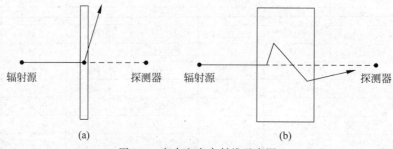

图 7-4　宽束和窄束射线示意图

(a) 窄束射线;(b) 宽束射线

为了考虑多次散射的影响,在宽束条件下,$N = N_0 e^{-\mu d}$ 的右边必须引进一个修正因子 B,用来对窄束减弱规律加以修正,即 $N = B N_0 e^{-\mu d}$,式中,B 称为积累因子,积累因子始终大于 1,可以定义为辐射强度的比值,包括主要辐射和散射辐射,在计算中认为主要辐射的强度集中在一点上。积累因子既可以适用于辐射通量,也可以适用于辐射剂量。通过积累因子可以计算各种 γ 射线能量。为了使用方便,常把积累因子的计算值制成各种表格,较常见的是 γ 能量-介质厚度表。只要由已知 γ 射线的能量 E_γ 及介质厚度 d 算出 μd 值,便能从附表 4 和附表 5 中直接查出积累因子 B 的数值。附表 4 给出了 γ 射线在水、混凝土、铝、铁等材料中的照射量积累因子,附表 5 给出了单向平行垂直入射在水、混凝土、铁和铅中的积累因子。如果实际情况下 μd 值介于表格中给定的两个 γ 能量或两个 μd 值之间,则 μd 值可用内插法求出。

常用的 γ 射线屏蔽体厚度计算方法有 3 种,即减弱倍数法、减弱系数法和半值层法及十值层法。

1) 减弱倍数法

用 $\dot{x}_0$ 表示在没有采取屏蔽措施时被测点的照射量率,在源 A 与被测点之间加上厚度为 x 的屏蔽材料后,被测点的照射量率 $\dot{x}_{(x)}$ 将由下式确定:

$$\dot{x}_{(x)} = B\dot{x}_0 \mathrm{e}^{-\mu x} \tag{7-7}$$

式中:μ 为线性衰减系数,cm^{-1};B 为积累因子。线性衰减系数表示屏蔽物对一定能量的 γ 射线减弱能力的一个参数,它取决于 γ 射线能量和屏蔽物质的性质。它是平均自由程的倒数,即 $\mu = 1/\lambda$。平均自由程 λ 是一个光子在一次相互作用前所移动的平均距离。一个平均自由程厚度的屏蔽材料可以使辐射强度减弱 e 倍。线性衰减系数在工程上应用比较方便,它近似正比于物质的密度 ρ,所以辐射防护上又常常采用质量衰减系数 μ_m($\mu_\mathrm{m} = \mu/\rho$),它与物质的质量无关。可以通过查附表得到[113]各种能量的 γ 射线在几种材料中的质量衰减系数。

积累因子 B 是个增殖因子。因为在处理窄束辐射时,光子经散射改变方向后就离开它的入射束当作被吸收处理了。而在处理宽束辐射时,散射时的原入射束内某些射线虽经散射但仍未离开此宽束范围,或经散射离开此宽束范围的射线再经散射又回到此宽束范围,或原来在此宽束范围外的射线被散射到此宽束范围内。这 3 种情况均使同样屏蔽条件下宽束辐射的减弱倍数低于窄束辐射。积累因子就是对这个效应的校正因子。显然,光子束越宽,屏蔽层越厚,这个效应越大,B 值也越大。积累因子与辐射源的几何形状、γ 射线能量、屏蔽材料性质、屏蔽层厚度和 γ 射线辐射方向与被测点的几何尺寸等许多因素有关。在 γ 射线能量大于 3MeV,且 $\mu x < 4$ 的情况下,B 值取 1.5 与实际相差不大,在其他情况下,B 值的变化范围较大。

减弱倍数 K 定义为无屏蔽的照射量率和有屏蔽的照射量率之比,即

$$K = \frac{\dot{x}_0}{\dot{x}_{(x)}} = \frac{\dot{x}_0}{x_0 \dot{B} \mathrm{e}^{-\mu x}} = \frac{\mathrm{e}^{\mu x}}{B} \tag{7-8}$$

当 γ 射线能量已知时,μ 和 B 的值也已确定,就可由式(7-8)求出 K-x 的依赖关系。可以通过查附表 6 得到不同能量的各向同性点源和平面源的垂直入射 γ 射线减弱 K 倍所需的水、混凝土、铁、铅等的厚度。

2) 减弱系数法

与减弱倍数 K 相反,令 $\eta = \dfrac{\dot{x}_{(x)}}{\dot{x}_0}$,则 $\eta = B\mathrm{e}^{-\mu x}$。式中,$\eta$ 称为减弱因子,它是减弱倍数 K 的倒数,同样可以通过查图表得到各种放射性核素对于水、混凝土、钢、铁、铅等的厚度——减弱因子曲线。图 7-5~图 7-8 分别为放射性核素屏蔽减弱因子与水、混凝土、铁及铅厚度的关系。

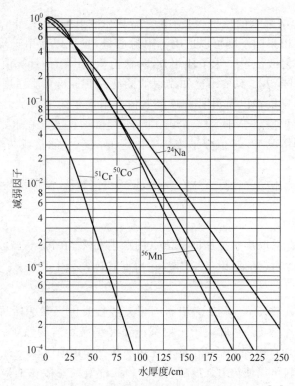

图 7-5　放射性核素屏蔽减弱因子与水厚度的关系[15]

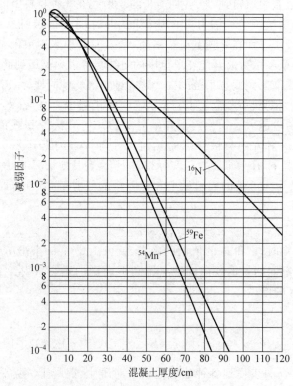

图 7-6　放射性核素屏蔽减弱因子与混凝土厚度的关系[15]

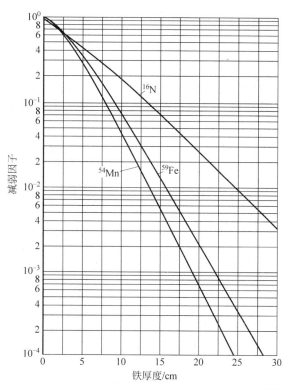

图 7-7　放射性核素屏蔽减弱因子与铁厚度的关系[15]

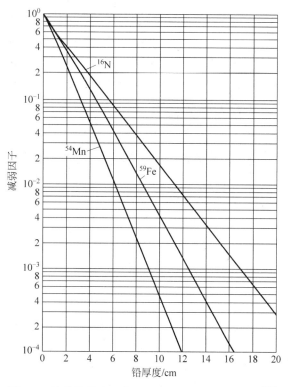

图 7-8　放射性核素屏蔽减弱因子与铅厚度的关系[15]

3）半值层法及十值层法

用半值层法来求所需屏蔽材料的厚度，是辐射防护中常用的方法。这种方法的精度不如减弱倍数法和减弱系数法高，但是在做粗略估计或手头没有精确的图表资料可查时，采用半值层法是较为合适和方便的。如前所述，半值层就是半减弱层，有时也采用十值层（减弱至 1/10）的概念，相关的数据也可以通过查图表得到。图 7-9（a）所示为宽束在屏蔽材料中的平均半值层和十值层，图 7-9（b）所示为来自图 7-9（a）扩展的一些屏蔽材料的十值层。表 7-4 所示为部分 γ 源的半值层和十值层[16]，表 7-5 所示为宽束 X 射线在铅和混凝土中的近似半值层和十值层，但值得注意的是，由于铅板的纯度及纯净度、混凝土的配方及组织结构上存在差异，表 7-5 中给出的半值层和十值层厚度只能作为参考值，在实际应用中必须考虑增加保险量。射线束在物质路径中，自入射表面起始的第一个十值层常常不同于以后的十值层，称为第一十值层（常记作 TVL_1），除第一个十值层外，射线束在物质中任何深度下的十值层称为平衡十值层（常记作 TVL_e）。

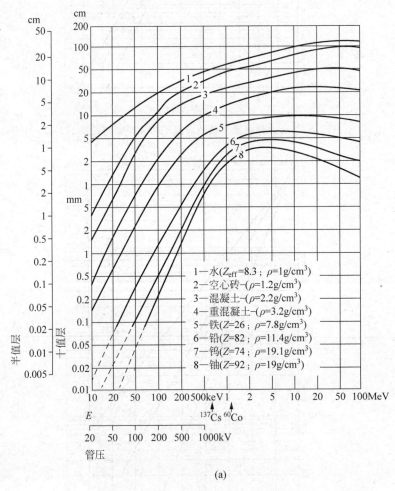

(a)

图 7-9　不同能量的光子在屏蔽材料中的半值层和十值层[17]

(a) 宽束在屏蔽材料中的平均半值层和十值层；

(b) 屏蔽材料中主要的十值层（来自图 7-9(a) 的扩展）

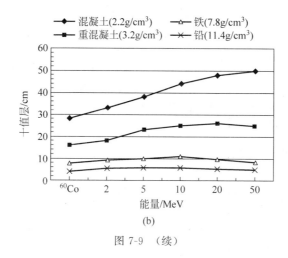

(b)

图7-9 （续）

表7-4 部分 γ 源的半值层和十值层 （单位：mm）

核素	半 值 层			十 值 层		
	混凝土	铁	铅	混凝土	铁	铅
^{137}Cs	48	16	6.5	157	53	21
^{60}Co	62	21	12	206	69	40
^{192}Ir	43	13	6	147	43	20
^{226}Ra	69	22	16.6	234	74	55
^{18}F	50	27	6	176	64	17
^{99}Mo-^{99m}Tc	—	13	1	—	55	19
^{99m}Tc	—	1	<1	66	19	1
^{125}I	2.1	<1	<1	7.3	<1	<1
^{131}I	85	23	3	180	23	3

表7-5 X 射线有用射线束和泄漏射线束在屏蔽材料中的半值层和十值层[17]

（混凝土密度 2.35g/cm^3，铁密度 7.87g/cm^3，铅密度 11.35g/cm^3） （单位：mm）

能量/ (MV 或 MeV)[①]	材料	有 用 束		90°泄漏辐射	
		TVL$_1$	TVL$_e$	TVL$_1$	TVL$_e$
4MV	混凝土	350	300	330	280
	铁	99	99		
	铅	57	57		
6MV	混凝土	370	330	340	290
	铁	100	100		
	铅	57	57		
10MV	混凝土	410	370	350	310
	铁	110	110		
	铅	57	57		
15MV	混凝土	440	410	360	330
	铁	110	110		
	铅	57	57		

续表

能量/ (MV 或 MeV)①	材料	有　用　束		90°泄漏辐射	
		TVL$_1$	TVL$_e$	TVL$_1$	TVL$_e$
18MV	混凝土	450	430	360	340
	铁	110	110		
	铅	57	57		
20MV	混凝土	460	440	360	340
	铁	110	110		
	铅	57	57		
25MV	混凝土	490	460	370	350
	铁	110	110		
	铅	57	57		
30MV	混凝土	510	490	370	360
	铁	110	110		
	铅	57	57		
1.25MeV (^{60}Co)	混凝土	210	210	210	210
	铁	70	70		
	铅	40	40		

注：① MV 指加速器的 X 射线末端能量，MeV 指 γ 射线能量。

半值层数目 n 与减弱倍数 K 的关系为 $K=2^n$，知道了半值层数目和半值层厚度，就可以用它们的乘积求出所需屏蔽的总厚度。同样，十值层数目 n 与减弱倍数 K 的关系为 $K=10^n$。

为了便于比较各种屏蔽材料的防护性能，也常用铅作为比较标准，以铅当量描述材料的防护性能。将达到与一定厚度的某屏蔽材料相同防护效果的铅层厚度，称为该一定厚度屏蔽材料的铅当量厚度，单位为毫米铅，以 mmPb 表示。有时还使用比铅当量厚度的概念，比铅当量厚度指单位厚度屏蔽材料的铅当量厚度。表 7-6 所示为几种建筑材料在不同能量射线时的近似铅当量。

表 7-6　几种建筑材料在不同能量射线时的近似铅当量

材料/(密度)	管电压/kV	材料厚度/mm							
铁/ (8.9g/cm³)	150	11	25	37	50	48	60	75	75
	200	12	27	40	55	38	48	55	—
	300	12	20	28	35				
	400	11	18	23	28				
重晶石/ (3.2g/cm³)	150	10	21	35	50	70	90	120	140
	200	14	30	45	60	65	80	100	
	300	14	27	40	50				
	400	13	24	35	45				
钡水泥/ (2.7g/cm³)	150	17	38	65	90	105	135	165	185
	200	22	50	75	100	85	110	130	
	300	22	42	60	75				
	400	18	36	50	60				

续表

材料/(密度)	管电压/kV	材料厚度/mm							
混凝土/ (2.2g/cm³)	150	85	160	230	295	210	260	300	300
	200	80	150	210	275	150	185	260	
	300	60	95	125	150				
	400	50	75	100	120				
红砖/ (1.9g/cm³)	150	110	200	280	370	280	340	400	400
	200	100	190	270	350	210	260	300	
	300	85	140	170	210				
	400	80	110	140	160				
黄砖/ (1.6g/cm³)	150	130	240	340	430	320	390	460	450
	200	130	240	340	240	240	290	340	
	300	100	150	200	180				
	400	90	130	160					
熔渣砖/ (1.2g/cm³)	150	140	250	350	490	380	460	550	510
	200	150	270	380	290	300	350	400	
	300	120	190	240	280				
	400	110	160	200					
铅层厚度/mm		1	2	3	4	6	8	10	15

3. 中子的屏蔽

对中子的外照射防护,主要是对快中子的屏蔽。中子在物质中的减弱过程基本上与γ射线相似,也遵循指数规律。常用的计算中子屏蔽层厚度的方法也是半值层法。快中子的半值层是指使入射中子的一半慢化到热能状态所需的屏蔽物质厚度。如果已知屏蔽材料对一定能量的中子的半值层 d,则离此点状中子源 R 远处的中子通量率 Φ_n 为

$$\Phi_n = \frac{A}{4\pi R^2} \times B \times \frac{1}{2^{\frac{x}{d}}} (中子 \cdot s^{-1} \cdot cm^{-2}) \tag{7-9}$$

式中:A 为中子源强度,中子/s;B 为积累因子,如不考虑散射中子的影响,可取 $B=1$;x 为屏蔽体厚度,cm。各种屏蔽材料对各种中子源的半值层厚度也可通过查表 7-7 得到。表 7-7 所示为几种常用屏蔽材料对中子源的半值层。

表 7-7 几种常用屏蔽材料对中子源的半值层 (单位:mm)

材料	石蜡	水	黄铜	铁	铅	铝	聚乙烯	混凝土
²²⁶Ra-Be	63	67	47	49.8	64.6	84.7	40	130
²⁴¹Am-Be	66	53.6	48.5	49.5	67.6	88.2	45	100

在中子辐射的防护中,对γ射线的防护也是必须注意的。例如,加速器和某些同位素中子源都伴随有很强的γ辐射,²²⁶Ra-Be、¹²⁴Sb-Be 等中子源的γ照射量率甚至会超过中子产生的当量剂量率。不论是从改善屏蔽性能,还是减少屏蔽质量考虑,均应将重材料布置在内层,而将含氢材料布置在外层,即首先要考虑γ射线的屏蔽,然后考虑中子的屏蔽。一般来说,将该类中子源的γ射线水平降低到规定的限值以下的水或混凝土厚度,常可满足对中子

的屏蔽防护要求,如达不到对中子的屏蔽防护要求,应根据计算在外层附加聚乙烯等材料。此外,中子被吸收后也伴随产生很强的 γ 射线。所以,在设计和计算对中子的防护时,有时还必须考虑对 γ 射线的屏蔽。混凝土中既含有水的成分,适用于中子屏蔽,又含有重物质,适用于 γ 屏蔽,且价廉易得又较坚固,可做成任意形状或大小,所以在中子防护中得到广泛的应用。

7.2.4　屏蔽设计中几个特殊问题

用以上方法得到计算结果后,根据建筑要求按照保守的原则取整,活动屏蔽要考虑安装的稳定性,另外还要针对顶盖、管道和通风设施、迷宫等问题,对计算结果进行调整。

1. 顶盖屏蔽

一个放射性装置不可以没有顶盖或不考虑顶盖屏蔽,这是有深刻教训的。在辐射屏蔽问题中,建筑物顶盖问题应受到注意和重视。这最早是在高能质子加速器周围对中子进行环境监测时发现的,命名为天空反散射(skyshine)。美国辐射防护与测量委员会(National Counicl on Radiation Protection and Measurement,NCRP(1997))给出了计算加速器装置天空反散射辐射的方法。在高能(大于 10MV)电子加速器中,中子天空反散射评估的辐射条件示意图如图 7-10 所示,图中立体角由治疗室的墙而不是由治疗设备的准直器来决定。需要注意的是,在中子的情况下,X 射线被认为是朝下照射的,因此靶位于等中心的上面。在离等中心距离为 $d_s \leqslant 20\text{m}$ 处,剂量当量率计算公式为

$$\dot{H} = \frac{0.85 \times 10^5 H_{ns} \Phi_0 \dot{\Omega}}{d_i^2}, \quad d_s \leqslant 20\text{m} \tag{7-10}$$

式中:$\dot{H}$ 为地平面处的中子剂量当量率,nSv/h;H_{ns} 为天花板屏蔽体以外 2m 远处入射到天花板上每单位中子通量的剂量当量,Sv·cm^2/n(H_{ns} 的值可查询图 7-11);d_i 为靶到天花板以上 2m 的距离,m;$\dot{\Phi}_0$ 为距离靶 1m 处的中子通量率,n/(cm^{-2}·h);Ω 为靶与屏蔽墙之间的立体角。常数 0.85×10^5 为从 Gy 到 nSv 的转换系数。

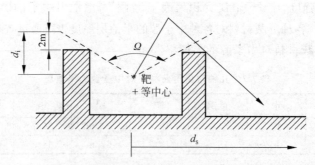

图 7-10　中子天空反散射评估的辐射条件示意图

天空反散射评估中加速器等中心和靶位置示意图如图 7-12 所示。

计算方法(其中使用各量的含义如图 7-12 所示)如下所示,在离等中心距离为 d_s 处的剂量当量率($\dot{H}$)为

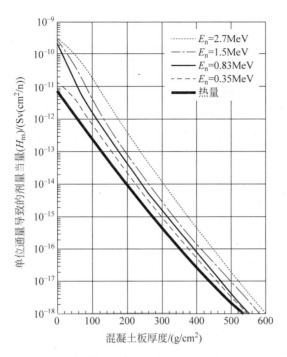

图 7-11 平均能量为 $\overline{E}_n$ 的中子入射到普通混凝土平板上单位中
子通量导致的剂量当量(包括中子俘获 γ 射线贡献)

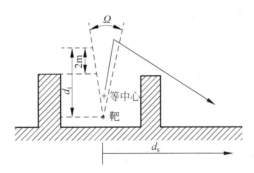

图 7-12 天空反散射评估中加速器等中心和靶位置示意图

$$\dot{H} = \frac{2.5 \times 10^7 (B_{xs} \dot{D}_0 \Omega^{1.3})}{(d_i d_s)^2} \tag{7-11}$$

式中：B_{xs} 为顶棚屏蔽体对光子的透射因子；Ω 为最大束流的立体角；d_i 为从靶到屋顶以上 2m 的垂直距离，m；$\dot{D}_0$ 为距靶 1m 处的 X 射线的吸收剂量输出率，Gy/h。其中，常量 2.5×10^7 为从 Gy 到 nSv 的转换系数。

单能单向宽中子束垂直入射混凝土屏蔽体时的剂量当量作为屏蔽厚度函数的曲线如图 7-11 所示。剂量当量的大小包含通量与剂量当量的转换(包括 γ 射线的贡献)，这种转换基于问题中屏蔽深度处的谱分布。对于 0g/cm^2 的拦截，相当于没有屏蔽时的通量与剂量当量之间的转换系数。

2. 迷道及防护门

迷道就是利用辐射多次散射以减弱辐射水平,其减弱系数通常与长度和截面面积的比值有关。为了避免使用非常笨重的防护门,在通道口多使用迷道与普通防护门共用的解决办法。

3. 管道和通风设施

在射线装置室的屏蔽体中不可避免会有一些通风管道、电缆管道、水管或者被辐照的材料传输管道等。这些管道的存在会使混凝土的有效厚度有所缺失,削弱屏蔽能力,然而管道的屏蔽往往容易被忽视。例如,某一电缆厂没有注意通风管道的屏蔽,致使管道出风口处剂量明显偏高。因此,一定要加强对管道的重视,确保屏蔽能力不会因为管道的存在而下降。

通常对于管道的屏蔽要从管道的位置、走向及附加屏蔽物几个方面来加以考虑。正确安装这些管道的目的是确保:在辐射束流方向由管道置换的混凝土量最少;辐射束流直接经过的孔径最小。管道很可能以与墙成一定的角度穿出房间,以使穿出路径最短或者它们可能相互错开地穿过屏蔽墙。管道位置应选在不能被主射线束直接照射到的角落,并且不管多小的管道都禁止放在主屏蔽墙上。管道在墙内的走向应尽量使到达该位置的射线沿其横截面穿过管道,这样可以使射线经管道泄漏的最小。一些地沟或者是横截面积较大的管道(如通风口)可以做成一个微型“迷道”的形式,即经过几次弯折后再到达屏蔽室外。对于那些管道外出口处剂量仍有偏大的状况,需要额外使用一些屏蔽盖板来保证剂量足够低。对于辐照加速器,考虑到二层机房中电子打靶的概率和能量要比底层小很多,通常将电线管道、水管等置于二层机房中。辐射通过穿管的衰减也是长度与截面面积比值的函数。

4. 屏蔽方式和屏蔽材料的选择

根据防护要求和操作要求的不同,屏蔽体可以是固定式的,也可以是移动式的。固定式的屏蔽体包括屏蔽墙、防护门、观察窗、水井及地板、天花板等,移动式的屏蔽体包括防护屏、铅砖、铁砖、各种结构的手套箱及包装、运输容器等。

在选择屏蔽材料时,必须充分注意各种辐射与物质相互作用的差别。如果材料选择不当,不仅造成经济上的浪费,更重要的是在屏蔽效果上适得其反。例如,对 β 辐射选择材料时,必须先用低原子序数材料置于近 β 辐射源的一侧,然后视情况在其后附加高原子序数的材料;如果次序颠倒,由于 β 射线在高原子序数材料中比在低原子序数材料中能产生更强的韧致辐射,会形成一个相当强的新 X 射线源。又如,利用电子直线加速器形成一个强 X 射线装置源,就要选用高原子序数材料作靶子,这样既能屏蔽电子束,又能形成一个较强的 X 射线源。

屏蔽材料是多种多样的,但在选择屏蔽材料时,要考虑防护要求、工艺要求、材料获取的难易程度、价格的高低及材料的稳定性等。表 7-8 所示为不同类型辐射所需屏蔽材料的一般选择原则。

表 7-8 不同类型辐射所需屏蔽材料选择的一般原则

射线类型	作用的主要形式	材料选择原则	常用屏蔽材料
α	电离、激发	一般低 Z 材料	纸、铝箔、有机玻璃等
β、e	电离、激发、轫致辐射	低 Z+高 Z 材料	铝、有机玻璃＋铁、混凝土、铅等
X、γ	光电效应、康普顿散射、电子对产生	高 Z 材料、通用建筑材料	铅、铁、混凝土、砖、去离子水等
中子	弹性、非弹性散射、吸收	含氢低 Z 材料、含硼材料	水、石蜡、混凝土、聚乙烯、碳化硼铝、含硼聚乙烯等

在屏蔽设计中,简单的是单种射线、单能、各向同性源;复杂的是高能粒子加速器,尤其是高能离子加速器。对于辐射源和通常使用的辐射产生装置,如医用加速器等,均有很多很成熟的公式和数据可用,可以通过查阅相应的手册很容易地解决屏蔽计算问题。屏蔽设计是一个和设计经验紧密相关的工作。屏蔽计算只是屏蔽设计过程中的一个环节,有时并不是一个重要的环节。对一个大型装置,屏蔽设计完成之后,要向多名有经验的专家咨询,对初步方案进行修改,才能确定最后的设计方案。

5. 地面辐射

如果治疗室的墙壁由金属和聚乙烯组成,地面辐射也可能是一个问题,尤其对于高能 X 射线。可以从图 7-13 中看到,当束流直接指向墙与地板连接处时,混凝土地板几乎不能提供屏蔽能力。为了纠正这个问题,有必要在地板下增加不锈钢或者铅(如图 7-13 中虚线所示)以减少墙下面的散射路径。或者,铅与聚乙烯制的墙也可以延伸到地板以下。

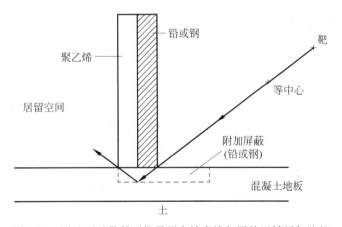

图 7-13 因地面反散射可能需要在被虚线包围的区域增加防护

6. 活化

高能加速器(大于 10MV)会使患者和工作人员暴露在放射性核素下,这些放射性核素是由于中子和 γ 射线活化了治疗室房间的材料而产生的。很多学者对这个问题进行过研究[108-112],发表了迄今为止在这方面开展得最完整的工作报告。参考文献[112]指出,在 18MV 时主要的放射性核素来源于(n,γ)反应,见表 7-9。该报告认为,这些放射性核素的来源包括诊疗台框架内的^{28}Al、加速器机架头部屏蔽体内的^{122}Sb 和整个房间内的多种源（^{56}Mn 和 ^{24}Na）。

表 7-9　在瓦里安 21EX 直线加速器等中心 1m 处测定的主要放射性核素[112]

放射性核素	半衰期	可能的核反应	衰变方式	主要的 γ 射线能量/MeV
^{28}Al	2.3m	^{27}Al(n,γ)^{28}Al	$β^-$、γ	1.78
^{56}Mn	2.6h	^{55}Mn(n,γ)^{56}Mn	$β^-$、γ	0.85,1.81,2.11
^{24}Na	15.0h	^{23}Na(n,γ)^{24}Na	$β^-$、γ	1.37,2.75
^{122}Sb	2.8h	^{121}Sb(n,γ)^{122}Sb	$β^-$、$β^+$、γ	0.51,0.56

参考文献[112]指出照射 48h 后房间内的剂量当量率非常接近本底水平,没有形成长期大量的活化积累。另外,主要的放射性核素是由热中子产生的(热中子通量与快中子通量成正比),由于医用电子加速器的能量范围有限,泄漏中子辐射产生的活化剂量当量的大小基本不受辐射束能量的影响[118]。

7. 臭氧生产

尽管臭氧与辐射屏蔽关注的问题不直接相关,但电子加速器产生的臭氧的确是一个安全危害,在 NCRP 51(1977)附录 I 中给出了处理办法。参考文献[19]中建议,连续照射的场合臭氧的浓度不能超过 0.11ppm①。据观察,电子束比光子束更能有效地产生臭氧,因为电子与氧分子相互作用才产生臭氧。参考文献[130]使用 NCRP 51(1977)中的等式得出结论:"对于正常使用电子束的治疗,一个房间内的通风量应保持在大约一个小时更换三次房间内的气体,这样的速率对于保护健康才是足够的"。

7.3　计算机模拟方法

7.3.1　MCNP 程序简介

MCNP 是由美国 Los Alamos 实验室编制的大型多功能中子-光子输运程序,可处理复杂场所三维几何结构的中子-光子耦合输运问题。MCNP 具有较强的通用性,在源描述、空间物质的几何分布上具有很大的灵活性,可处理任意三维几何结构问题,并且适用面宽,现已用于射线无损检测系统、辐射屏蔽与核仪器设计、跟踪计算、物理实验模拟和保健物理等方面。对光子的输运问题,MCNP 详细处理了各种微观物理过程。

MCNP 程序通过一个输入文件 INP 和有关元素的截面数据文件对物理问题进行计算。输入文件包括描述问题所必需的全部信息,由包含不同输入信息的数据卡片组成,卡片具有指定的格式。在每一卡片中填写量化的数据信息,输入卡片按类主要分为栅元卡、曲面卡、数据卡 3 个部分。栅元卡和曲面卡描述物体分布的空间几何信息,每一个几何体通过栅元,由描述几何体各表面的曲面按一定关系构成。空间几何越复杂,需要的曲面卡和栅元卡就越多。数据卡包括问题(光子、中子)类型、栅元物理参数、曲面物理参数、源描述、材料描述、结果计数描述、问题截断条件等。另外,还有一些专门的数据卡片提供降低方差、减少计算

---

① ppm 表示百万分之一。

所需时间的技巧方法。

截面数据文件有统一的格式,根据所涉及的核素从相应截面库中抽取数据,加工生成可供 MCNP 使用的二进制无格式数据文件。MCNP 提供了数据转换程序 MAKXSF,其输入文件为 SPECS,在 SPECS 文件中填写加工截面数据的任务清单,指定加工的格式、文件及核素。

利用 MCNP 求解问题,需要有效地概括出物理问题的主要因素,舍弃一些影响不大的细节和因素,以降低问题描述和计算的复杂性,同时又能保证计算结果的可靠性。蒙特卡罗计算会消耗大量的计算机机时,对物理模型进行简化是很有必要的,这样可以使结果尽快收敛到要求的方差以下。MCNP 程序要求相对统计误差不大于 20%,这时计算结果才是可以考虑的。一个较为复杂的计算往往需要几天到十几天的机时,如果计算数据的误差精度控制得更高,所需机时会更长。另外,MCNP 提供了接续运行方式,可以对一次运算的结果增加运行时间或源粒子数,继续运算以达到更高的精度。使用时需考虑所解问题的计算途径以选择最佳的问题描述,并适当运用 MCNP 提供的有关技巧,才能节约机时。

7.3.2 EGS4 简介

EGS(electron-gamma shower)是一个用蒙特卡罗方法模拟在任意几何体中电子-光子簇射过程的通用程序包,由美国斯坦福直线加速器中心(Stanford Linear Accelerator Center)提供。EGS4 是 1986 年发表的版本。

EGS4 可以模拟电子和光子在由前 100 号元素组成的任何物质(单质、化合物或混合物)中的输运过程。被模拟的带电粒子动能范围从几十千电子伏到几千吉电子伏,光子能量范围可从 1keV 到几千吉电子伏。此外,EGS4 涉及的物理过程比较全面,包括电子的电离、轫致辐射、电子对的湮灭和电子与原子核及核外电子的弹性碰撞,以及光子的电子对产生、康普顿散射、光电效应和瑞利散射。

EGS4 具有开放的程序结构,用户可以根据自己实际需要的程序代码段,对入射粒子特征、几何边界条件、结果的记录和对 EGS4 系统程序的调用进行限定,因此 EGS4 有很大的灵活性、适应性。这其中包括对模拟过程初始化的 MAIN 程序、用于控制靶物质几何形状的 HOWFAR 子程序和用于输出信息的 AUSGAB 子程序。

HOWFAR 子程序主要用于对靶的不同区域之间的边界进行处理。EGS4 程序系统提供了包括平面、圆柱、锥、球等基本几何模块,以及组合几何模块的宏供用户调用,以实现对复杂几何边界条件情况下的模拟。此外,也可在 HOWFAR 中按专门的方式定义粒子的输运环境(包括电场、磁场等)。

AUSGAB 子程序可根据需要输出粒子能量、位置和方向等信息。

EGS4 利用 MORTRAN 语言编写用户程序,然后利用转换工具生产 FORTRAN 语言程序并进行编译,以生成可执行文件[①]。

---

① 在用计算机模拟算法前要先用经验公式等方法进行估算,并要请有屏蔽设计经验的人员参与,这样才能取得事半功倍的效果。

7.4　屏蔽设计实例

本节以医用 X 射线装置为例,参照 NCRP 151"兆伏级 X 射线和 γ 射线放射医疗设备结构屏蔽设计与评估"推荐的方法来描述屏蔽设计的步骤及需要关注的问题。

对 X 射线的屏蔽防护通常采取两种方式:源屏蔽和结构屏蔽。源屏蔽通常由 X 射线设备制造商提供,在这种情况下,通常将 X 射线管放置在有铅屏蔽的装置中进行屏蔽。NCRP 建议为以下类型医用 X 射线装置防护应遵循 NCRP 102 号安全标准。

(1) 诊断:X 射线管在最大额定电流和电压下运行时,在距靶 1m 处泄漏辐射的空气比释动能率不能超过 1mGy/h。

(2) 治疗:对于管电压在 5～50kV 下产生的 X 射线,X 射线管制造标准为在最大额定电流和电压下运行时,在距管壳 5cm 处的任何点最大泄漏辐射的比释动能率不能超 1mGy/h;对于管电压在 50～500kV 下产生的 X 射线,X 射线管制造标准为在最大额定电流和电压下运行时,在距靶 1m 处泄漏辐射的空气比释动能率不能超过 10mGy/h。此外,在距离 5cm 处的泄漏辐射的空气比释动能率不能超过 300mGy/h。对于管电压在 500kV 以上产生的 X 射线,对 X 射线管的辐射防护应该满足以下条件:①在一个半径为 2m 的圆形平面内以射线束中心轴为中心最大有用射线束以外的区域内,在正常治疗距离上泄漏辐射不超过组织治疗剂量率的 0.2%;②除了这个区域,在电子束方向源和靶之间 1m 处的吸收剂量率不超过治疗剂量率的 0.5%。

结构屏蔽设计是为了保护我们免受有用 X 射线、泄漏辐射及散射辐射的危害。它包含整个 X 射线管及辐射的空间区域。结构屏蔽可以有多种形式,可以是一个放射生物学家在 X 射线管上使用的小铅盒子以用来辐照小生物,也可以是一个周围带屏蔽层的正在接受诊疗程序的病房。屏蔽设计的目的是使人们处于安全的地方,而不是高放射密度的地方。

7.4.1　基本术语及假设

1. 控制区和非控制区

控制区是限制进入的区域,在该区域中工作的人员其职业照射都要受到专门负责辐射防护工作人员的监管。这就意味着,为了辐射防护的目的,该区的进入、工作时间和工作条件都要受到控制。对于放疗设施而言,这些区域通常是靠近辐射所使用区域,如治疗室和控制室,或其他出于辐射防护考虑需要控制进入、工作时间和条件的区域。工作在这些区域的人员需要经过电离辐射使用的特殊培训,并且要对每个人受到的辐射照射进行监测。

出于辐射防护目的而设置的非控制区是指医院及其周边的所有其他区域。特别要指出的是,不仅受过培训的放射肿瘤科的人员和其他经过培训的工作人员,同时还有公众成员,都会经常处在控制区附近的许多地方,如检查室或休息室等。这些区域都作为非控制区处理。选择合适的居留因子不仅可以保护受到职业照射的人,还可以保护其他人员在这些区域受到的照射。

2. 屏蔽设计目标和有效剂量

屏蔽设计目标(P)是指为保护工作人员和公众,在屏蔽构造设计计算和评价中采用的剂量当量(H)水平。控制区和非控制区有不同的屏蔽设计目标。这里主要讨论放疗设施结构屏蔽设计方法、控制和非屏蔽设计目标及 NCRP 推荐的工作人员和公众有效剂量(E)限值的应用,以及它们在新设施设计中控制区和非控制区的应用。

直接将有效剂量 E 作为屏蔽设计的基础并不现实,E 的确定是很复杂的,它依赖于人体辐射敏感器官对穿过的光子和中子的衰减情况,进而也取决于光子和中子能谱,同时还取决于受照者相对于辐射源的体位。工作时,人员要到处走动,并不会仅仅受到一个方向的照射,所以所受到的照射是不断变化的。在这里,屏蔽设计目标以屏蔽体外最近停留位置上的 H(mSv)给出。例如,在放射治疗室的墙外,最接近距离被认为不能少于 0.3m。

屏蔽设计目标是一个实实在在的值,对于单个或多个放射治疗源项而言,其是对防护屏蔽外的参考点进行评估。放射治疗源一般按照周工作负荷来安排,所以屏蔽设计目标通常是按每周值表示。

在控制区工作的人员,其工作期间有极大的、潜在的辐射照射,或直接负责或参与辐射的使用和控制。通常这些工作人员都接受过辐射管理培训,并接受例行的个人剂量监测。NCRP 推荐的个人年有效剂量限值 E 为 50mSv,同时累计有效剂量 E 不能超过 10mSv 与其工龄的乘积(不包括医疗和天然本底照射)[152]。尽管如此,参考文献[152]中仍然建议在新设施设计时,为满足累计有效剂量限值的要求,有效剂量 E 不能超过 10mSv/a。另一个需要考虑的是:孕期辐射工作人员不能暴露在会导致其胎儿每月 0.5mSv 的当量剂量(H_T)限值的辐射水平。为了同时满足以上建议,建议对控制区采用 1/2 E,或 5mSv/a,周屏蔽设计目标的当量剂量为 0.1mSv(即每年的 H 为 5mSv)。

非控制区是患者、访问者(如探视人员、送货员和咨询顾问等)和那些日常工作与辐射源无关的工作人员所处的区域。临近但不属于放疗设施的区域也属于非控制区。基于参考文献[152]和参考文献[153]对公众年有效剂量限值的建议,屏蔽设计时必须将非控制区内公众的有效剂量照射控制在 1mSv/a 以内,对非控制区内或临近辐射设施的人员防护,其源的合理控制:每年的有效剂量为 1mSv。医用辐射设施非控制区周围屏蔽设计目标应满足电离辐射防护与辐射源安全的基本标准(GB 18871—2002)。

3. 屏蔽设计假设

患者对主射束(初级射线束)的衰减可以忽略(患者一般可使主射束衰减达 30% 或更多)。推荐的屏蔽厚度估算常常假设辐射是垂直入射的。如果不做这样的假设,其结果将会有大的变化,对非垂直入射的光子和中子,能穿透屏蔽层的光子和中子将减少。给出的非控制区内的居留因子偏保守,如假设办公室的居留因子为 1,但实际上很少人会 100% 的时间待在办公室。如果使用更加符合实际情况的居留因子,其结果将会有大的变化,通常会导致非控制区内人员接受的辐射照射量减小。

假设从屏蔽墙到居留区域的最小距离为 0.3m。这对于大多数墙而言,是典型的保守性安全评估。如果实际距离大于 0.3m 的假设值,其结果将会有大的变化,辐照水平将随着距离的增加而减小(也有一些特殊的例外情况,如透过薄屋顶后的天空反散射)。只要有不同的辐射成分共同到达某一屏蔽,就要采用双源准则(即操作中涉及一个以上的源)来考虑屏蔽厚度。计算屏蔽厚度时通常采用穿透能力更强辐射的十值层和半值层,因此这是一个保守的安全假设。当双源准则应用于双能设备上时会显得更加保守,因为两种能量并不能同时使用。

上面所讨论的保守安全因子将为屏蔽设计者提供一个重要的措施,确保透射依据本方法而设计的屏蔽后,实际的剂量当量能够明显低于屏蔽设计目标。

4. 工作负荷

设备的工作负荷(W)是指距离源 1m、最大吸收剂量深度处吸收剂量率的时间积分。W 最普遍采用的时间周期规定为 1w。W 的单位是 Gy/w。W 的数值定义为一周内光子在等中心点处的吸收剂量,并根据每一台加速器的使用情况而选取。通常是依据每周平均治疗患者(或照射野)的数量和给予每个患者(或照射野)的吸收剂量来估计。同时还应包括在质量控制检查、校准和其他物理测量时所给予的平均周吸收剂量的估计。

新型医用加速器治疗经常采用低能和高能 X 射线及多种能量的电子束。对于双能设备,所需的屏蔽厚度将由高能决定。然而,在某些情况下确定主屏蔽和次屏蔽厚度时,需要分开考虑每种能量 X 射线的工作负荷。电子束运行的工作负荷可以忽略不计,除非针对单纯采用电子束的加速器屏蔽,如术中放疗设施。现代辐射治疗设备常利用各种技术,如调强适型放疗(intensity-modulated radiation therapy,IMRT)通过多束(小射束)聚焦在靶点处形成一个吸收剂量分布。这些治疗方法会导致辐射泄漏的工作负荷比等中心总的吸收剂量明显要大,从而引发众多学者提出了工作负荷效率因子[114,115],以及分别确定主射束和次级射束的工作负荷。

5. 使用因子

使用因子(U)是主射束工作负荷中射向主屏蔽的份额。U 值取决于辐射设备的类型。例如,传统的设备其射束是绕等中心旋转的,其机架的治疗角度通常是对称分布的,并且主要有 4 个角度(0、90°、180°和 270°)。然而,通过拉伸距离用于全身辐照(total body irradiation,TBI)的设备,对于 TBI 治疗的方向而言,其使用因子将增大。需要进行大量沿乳腺切线治疗的设备,则在相对于机房有倾斜角度的方向上的使用因子较大。因此,在确定设计的使用因子时还要考虑实际的患者治疗方式。

6. 居留因子

某一区域内的居留因子(T)是当射束运行时,最长停留人员在该区域停留时间所占的平均份额。假设放疗设备的使用在工作周内是相对均匀分布的,居留因子即按每年的平均计算,人员在该区域内停留时间占一周工作时间的份额。例如,紧邻治疗室的非控制区内的居留因子指定为 1/40,意味着在 1a 中该区域内最长停留的人员在每工作周内的平均停留时间为 1h。居留因子并不是任何人在该区域内停留的时间份额,而是在该处停留时间最长的那个人所停留的时间份额。工作日内,虽然大部分时间候诊室有人停留,但居留因子很小,因为没有人会在候诊室内待上 50h/a。非控制区的居留因子并不取决于设施的参观者,或是每年偶尔到达其附近的人。最长停留人员应该是设施内的工作人员。控制区的居留因子通常给定一个统一的值。然而,在有些情况下,当有辐射产生时,即使是辐射工作人员进入控制区也要被限制(如加速器辅助设备间)。在这种情况下,专家在屏蔽设计时需要采用各家医院控制区的居留情况等信息。否则,如果采用的居留因子过小,瞬时和时间平均剂量当量率会过高,需要认真考虑居留情况,确保不超过控制区的屏蔽设计目标。

有些情况,医院可能计划每工作周超过正常 40h 的设备运行时间。在这种情况下,居留因子由 1w 内最长受照人员的平均时间与设备使用总的平均时间的比值来确定。估算平均值的时间间隔为 1a。

7. 辐射源

在放射治疗应用中,辐射源包括主射束和次级辐射(图 7-14)。主射束也称为有用射束,是由机器直接发射用于患者治疗的辐射。主屏蔽是墙、屋顶、地板或者其他阻挡由源直接发射辐射的结构。它能够使有用射线和任何可达的次级辐射衰减,满足合适的屏蔽设计目标。次级辐射不仅包括从源的防护壳泄漏出来的辐射,还包括射线与患者或者其他物体相互作用而散射产生的辐射。次屏蔽包括墙、屋顶或者其他阻挡次级辐射的结构。它能够把次级辐射衰减到合适的屏蔽设计目标。

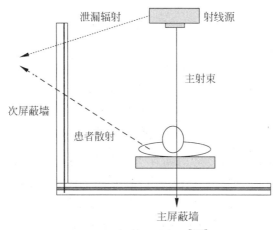

图 7-14　辐射源示意图[116]

7.4.2　屏蔽计算方法

医用放射治疗设施的屏蔽设计基于参考文献[116],随后经 NCRP 修订的简单的经验公式。基本屏蔽示意图如图 7-15 所示,利用屏蔽 B 保护图中 O 点处的人员不被距离 d 外的辐射源 S 所伤害。防护水平由恰当的屏蔽设计目标(P)所决定,并对应于受到的是在控制区的职业照射还是在非控制区的公众照射。如果辐射源在 O 点处所致的辐射水平超过了屏蔽设计目标,则采用屏蔽 B 来减弱辐射水平,使其不超过屏蔽设计目标。依据 ALARA 原则需要合理地设计,使剂量当量低于合适的屏蔽设计目标值[117]。

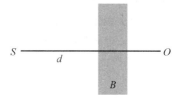

图 7-15　基本屏蔽示意图

本章中涉及的辐射源是指由医用直线加速器产生的韧致辐射光子及由同位素设备或者光子的次级辐射产生的 γ 光子,如图 7-16 所示[118]。韧致辐射过程局限在加速器内靶区,而光中子(γ,n)在加速器机头[119]和机房的屏蔽体中都会产生。中子俘获 γ 射线大部分是在机房的屏蔽体中产生的,是光中子反应的产物。当初级光子能量高于中子结合能时,会发生光中子反应,大多数核素的中子结合能大约是 8MeV。实际上,正如 NCRP 79(1984)中的图 15 所指出的,大多数电子直线加速器材料中的中子产额只有在入射能量高于 10MeV 时才会变得显著。正如参考文献[120]所指出,光中子反应截面随光子能量增大而呈几个数量级增加。对于原子序数小于 40 的轻核,反应截面在光子能量为 20M～23MeV 时达到最大值。对于中等核及重核,反应截面在光子能量为 13M～18MeV 时达到最大值。因此,对加速电压为 10MV 或更低的加速器屏蔽,通常只需考虑光子和电子。不过也有例外的情况,如机房的屏蔽材料仅由高 Z 材料(铅和不锈钢)组成。

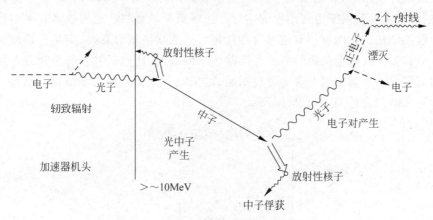

图 7-16　直线加速器所产生的辐射类型
当光子能量高于 10MeV 时,线右边的辐射类型有不可忽视的反应截面

正如前面讨论的情况,通常要考虑两种类型的常规辐射屏蔽体:主屏蔽和次级屏蔽。主屏蔽会受到来自靶或者源的光子直接照射,而次屏蔽体会受到主射束经患者和/或治疗室表面散射后的散射光子照射,以及加速器机头部的泄漏辐射。次级辐射可以发射到各个方向并覆盖到治疗室的各个表面,而主射束的方向受加速器在治疗室中放置和最大照射野所限制。一个经过充分设计的主屏蔽会比需要防护所有次级辐射的次屏蔽更加充分。下面将分别讨论每种类型的屏蔽体。

1. 主屏蔽厚度

在通常的方法中,主屏蔽的设计是为了减弱治疗设备发出的并直接入射到屏蔽体上的光子束流。同时也期望主屏蔽能够充分减弱光子束的次级反应产物在屏蔽外的剂量当量,如初级辐射在加速器机头和主屏蔽中产生的光中子。如果按照下面给出的经验方法,光子屏蔽对于次级中子和沿初级辐射径迹产生的中子俘获 γ 射线来说也是足够的[121]。

对于一个充分的屏蔽体而言,应该使辐射透射过屏蔽后的剂量当量与屏蔽设计目标之比不大于 1。因此,式(7-12)中给出的主屏蔽透射系数(B_{pri})将辐射场减弱到一个可接受的水平,即

$$B_{pri} = \frac{P d_{pri}^2}{WUT} \tag{7-12}$$

式中,P 为屏蔽外的屏蔽设计目标(用剂量当量表示),通常按一周的剂量当量值(Sv/w)来评估。d_{pri} 为从 X 射线靶到防护点的距离,m(本节中所有的距离 d 都是参照距离,在指定的辐射野中距离源 1m。因此,依据平方反比定律,本节中所有公式和计算中 d^2 的值都是除以(1m)^2 得到的)。W 为工作负荷或距离 X 射线靶 1m 处光子每周的吸收剂量,Gy/w(此处 W 是用吸收剂量来表示的,这和用剂量当量表示是等价的,因为光子的品质因子被定

为统一值。因此光子的透射因子 B 是一个无量纲量）。U 为使用因子或主射束可能向此屏蔽投照所占工作负荷的份额。T 为受保护区域的居留因子，或人员在工作周中出现在该屏蔽后的时间分数。通常假设受保护的区域是在该屏蔽体外 0.3m 处（居留因子可参照表 7-10 推荐值）。

表 7-10　推荐的居留因子

位　置	居留因子
全居留（个人全时居留的区域）如行政或文书办公室、治疗规划区、治疗控制室、护士站、接待区、候诊室、附近建筑物的居留空间	1
相邻的治疗室、屏蔽体外相邻的患者检查室	1/2
走廊、病房、员工休息室、工作人员休息室	1/5
走廊的门	1/8
公厕、无人值守的自动售货区、储藏室、户外座位区、候诊室、患者等候区	1/20
只有临时行人或车辆交通的室外区域、无人值守的停车场、停车点、楼梯、电梯等	1/40

然后，可以根据加速器的能量和屏蔽材料种类，利用十值层来确定屏蔽体的厚度。在这里，需要的十值层数由下式得到

$$n = -\log(B_{\mathrm{pri}}) \tag{7-13}$$

屏蔽厚度（t_{barrier}）的计算公式为

$$t_{\mathrm{barrier}} = \mathrm{TVL}_1 + (n-1)\mathrm{TVL}_e \tag{7-14}$$

式中，采用相应材料的第一个十值层（TVL_1）和平衡十值层（TVL_e）来解决辐射贯穿屏蔽时出现的能谱改变。因此，当屏蔽厚度（t）大于 TVL_1 时，总的透射系数由下式得到：

$$B = (10^{-1})10^{-\left[\frac{t-\mathrm{TVL}_1}{\mathrm{TVL}_e}\right]} = 10^{-\left[1+\frac{t-\mathrm{TVL}_1}{\mathrm{TVL}_e}\right]} \tag{7-15}$$

如果主屏蔽体使用的材料是混凝土（不论是普通混凝土还是重混凝土），经验表明这种屏蔽体材料都将充分吸收所有的光中子和中子俘获 γ 射线，不需要附加别的屏蔽，这是由于混凝土中有相对较高的含氢量及其高的中子吸收截面。另外，如果除了混凝土还使用了其他材料作为主屏蔽材料，则需要做一些特殊的考虑。

众所周知，尽管现代的新技术（如 IMRT），需要大量的监测单元或在束时间，但是这些新技术可以利用很小的主射束束流（小于 $1\mathrm{cm}^2$），因此主屏蔽体上任意 $100\mathrm{cm}^2$ 区域的平均工作负荷可以近似为标准工作负荷。

先进的直线加速器还能够产生非常高的瞬时剂量率，并可由某些测量仪器的读数反映出来。然而，应该注意的是屏蔽设计目标是针对确定的时间段来讨论的，因此在决定一个屏蔽是否足够时，其他的一些因素（如使用因子和居留因子）也要加以考虑。尽管测量仪表的读数可以用来估计警戒水平（这一点值得我们进一步思考），但是屏蔽的充分性最终应该取决于与推荐的屏蔽设计目标的符合程度（以一周为一个时间周期）。

通常，主屏蔽体厚度应当由垂直入射束来计算，并且在整个屏蔽宽度内屏蔽体厚度保持一致。这样不仅可以保证屏蔽体的保守安全厚度，而且重要的是它增加了整个建筑结构的质量保证（quality assurance，QA），因为厚度相同的屏蔽体更加容易并可以更可靠地完成建造。但是，在充分考虑空间或质量的情况下，主屏蔽体的厚度可以因为辐射的斜射而做成锥形，斜射时不但增加了与屏蔽间的距离，同时也增加了穿过屏蔽时屏蔽的有效（倾斜）厚度。

同样,倾斜角照射的使用因子也相对较小。

当辐射斜入射到屏蔽时,所需的屏蔽厚度将会小于由上面计算得到的厚度。厚度间的差别取决于斜射角 θ(辐射方向与屏蔽体法线间的夹角)、屏蔽材料、所需的衰减、射线能量。假设在屏蔽材料中没有辐射散射,计算出的倾斜厚度(t_s)和屏蔽体的实际厚度(t)之间的关系为 $t_s = t/\cos\theta$,如图 7-17 所示。然而,对于大角度的倾斜入射而言,散射光子在屏蔽内的径迹可能会小于 t_s。这种效应可能要求屏蔽厚度大于 t。在大多数实际情况中,这种效应较小,为了应对这种效应,可以在估计厚度 t 时略微增加其厚度。

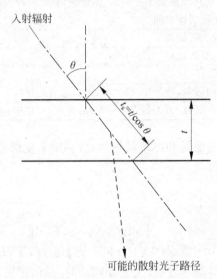

图 7-17　射线以斜射角 θ 入射到屏蔽上时,倾斜厚度和实际厚度之间的关系

然而,如果要求的衰减程度非常高且斜射角很大(大于 45°)时,混凝土屏蔽体对低能光子需要增加大约两个 HVL,对高能光子需要增加大约一个 HVL。

上面的近似计算是针对单一入射角的入射辐射的,如果束流方向较为分散,就不应采用中心射束的斜射角,因为有些射线会有稍微小一些的斜射角。采用最小的斜射角将得到比所需更高的衰减。因此,在选择合适的发散束的斜射角时必须做出评估(更详细的内容见参考文献[121]和参考文献[122])。同样的原因,斜射角只在主射束流中才会被考虑,因为泄漏辐射和散射辐射过于发散而不能采用一个特定的入射角。

用来校准主束下患者定位的激光器,可能嵌入混凝土墙中。对于高能射线来说,嵌入的深度大概等效为一个 HVL 值,所以需要在激光器后使用可以提供与移走的混凝土具有相同衰减能力的不锈钢或铅板。激光器通常需要一个平台,从而可以左右调整激光器的位置,因此这两种功能可以由一块钢板实现。

2. 主屏蔽宽度

按照通常的规则,主射束屏蔽宽度由最大射野的对角线长度再在每边各增加 30cm 计算得到。如果主屏蔽体向机房内凸出,束流的最大尺寸是在内部次屏蔽(即靶侧)平面内计算的(图 7-18(a))。如果主屏蔽体向机房外凸出,束流的最大尺寸是凸在外部次屏蔽平面内计算的(图 7-18(b))。如果主屏蔽体是由混凝土和钢材或铅混合构成的,束流的最大尺寸是在由靶到钢或铅的表面上计算的(图 7-18(c))。然而,正如泰勒(Taylor)等在 1999 年所提出的[123]，对于小于或等于 20°的散射辐射（散射的份额会随着加速电压的增加而急剧增加，并且散射束的能量接近主射束的能量），如果屏蔽体不能挡住 20°以上的散射辐射，则 30cm 的余量对于更高能量的主射束来说或许是不够的。

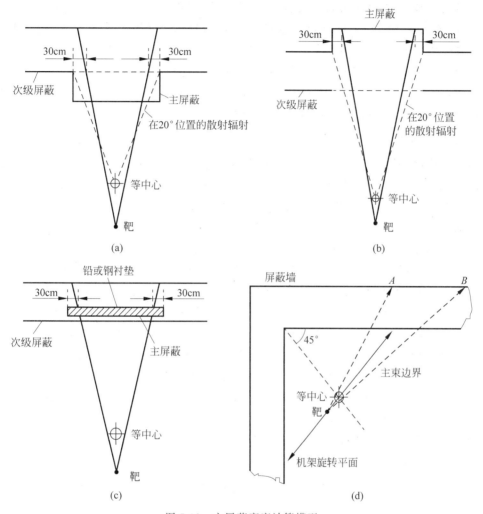

图 7-18　主屏蔽宽度计算模型

(a) 向机房内凸出的主屏蔽宽度；(b) 当内侧墙厚度一致时，主屏蔽的宽度；(c) 当采用铅或钢使墙的厚度保持一致时，主屏蔽的排列；(d) 当机架旋转平面与墙成 45°时，主射束在墙外的两个端点(A, B)与束流的中心轴线是不对称的

对于大多数直线加速器，尽管在源皮距为 100cm 时的最大射野为 40cm×40cm，但通常在源皮距为 100cm 时，主射束最大射野被限定在直径为 50cm，相当于半角为 14°。屏蔽宽度是依据离等中心点最远的主屏蔽墙的顶部确定的，并且在所有主屏蔽区（包括侧墙和顶部）均保持这个宽度。值得注意的是，对于一个宽阔、但天花板较低的机房，直接向上的主射束的宽度会明显窄于该屏蔽宽度。然而，在结构上这样是允许的，否则将需要为一个锥形的主屏蔽体提供更加复杂的设计安排。一个替代方法是部分屋顶的主屏蔽采用不锈钢或铅。

这些材料可以方便地制成板（钢）或块（铅），以致高密度的屏蔽材料可以轻易地覆盖在主射束区域，包括射束穿过屋顶表面的锥形屏蔽。尽管所需的屏蔽厚度会随着射束倾斜角的增加而减小,但射束的宽度也将随着距离的增大而增加。

大部分放射治疗设施的设计是按照机架的旋转平面垂直于主屏蔽。但有时为了空间、美观或为方便患者等,期望在机房内安置直线加速器时,使加速器机架旋转轴与机房墙壁成一定角度,如旋转中心轴与房间的两墙面成45°夹角,几何图如图7-18(d)所示。在这种情况下,主屏蔽的设计应十分小心,因为沿着束流两个相反的对角线边缘出射的光子会以不同的角度穿过屏蔽体。因此,主射束的两侧打在屏蔽墙外面的位置与束流的中心轴是不对称的。这两个位置在图7-18(d)中分别标示为 A 和 B。这种影响取决于屏蔽厚度,对纯混凝土屏蔽而言影响最大。相反,如果使用铅或者不锈钢作为主屏蔽体的一部分,那么这种影响将会得到缓和,因为主屏蔽体的厚度将会显著减少。

3. 混合屏蔽体

如前所述,很多情况下主屏蔽并不仅仅是由相同性质的普通混凝土构成的(密度为 $2.35g/cm^3$)。在空间受限时,通常将普通混凝土与钢或铅混合使用。对光子主射束,总的透射因子是屏蔽体中每种材料各自的透射因子之积(即 $B_T = B_{conc} B_{Pb} B_{steel}$,等号右侧3个符号分别对应混凝土、铅和不锈钢的透射因子)。不过,这并没有考虑光中子和中子俘获 γ 射线的产生和衰减,当加速电压高于10MV时,这些是必须要考虑的。在如此高能量的情况下,如果混合屏蔽体(如混凝土中加钢或铅)在实际中没有很好的设计,金属层可能会变成潜在的光中子源,从而导致屏蔽体外辐射问题的增加。这首先被麦克金雷(McGinley)等在1988年注意到[124],随后在1992年麦克金雷等又用数据更深入地进行了说明[125,126]。值得注意的是,这个问题只存在于主屏蔽体,而在次屏蔽体中不会出现这种情况,因为除主屏蔽外的散射辐射并不具备产生光中子所需的能量。另外,从光中子产生截面考虑,泄漏辐射的强度在次屏蔽体中不会产生大量中子。计算混合屏蔽体的问题是由麦克金雷[125,126]以及麦考尔(McCall)和克莱克(Kleck)[127]提出的。由于麦克金雷[125,126]方法非常直观易懂,并且涵盖了大多数情况,下面对它进行讨论。

当准直器开到最大位置时,经验公式(7-16)[125]用来评估混合屏蔽体外中子每周的剂量当量,如图7-19所示。

$$H_n = \frac{D_0 R F_{max}}{\frac{t_m}{2} + t_2 + 0.3} \left[10^{-\left(\frac{t_1}{TVL_x}\right)} \right] \left[10^{-\left(\frac{t_2}{TVL_n}\right)} \right] \tag{7-16}$$

式中: H_n 为中子每周的剂量当量, $\mu Sv/w$; D_0 为等中心点处 X 射线每周的吸收剂量, cGy/w; R 为中子产生额(以每平方米束流面积、每厘戈瑞 X 射线产生的毫希沃特中子为单位,即 $\mu Sv/cGym^2$); F_{max} 为等中心点处最大野的面积, m^2; t_m 为金属板的厚度,m; t_1 为第一层混凝土厚度,m; t_2 为第二层混凝土厚度,m; TVL_X 为 X 射线主射束在混凝土中的十值层厚度,m(可由表7-5中查出); TVL_n 为中子在混凝土中的十值层厚度,m(可由图7-11查到); 0.3为由屏蔽外表面到居留点的距离,m。

为了使式(7-16)两侧的单位相一致,分母($t_m/2+t_2+0.3$)要除以"米",即 m,以使分母为无量纲量。

根据麦克金雷的报告[125],当加速器工作在18MV时,测量的中子产额(R)对应于铅和不锈钢分别为 $19\mu Sv/(cGy \cdot m^2)$ 和 $1.7\mu Sv/(cGy \cdot m^2)$。当工作在15MV时,铅中 R 减小

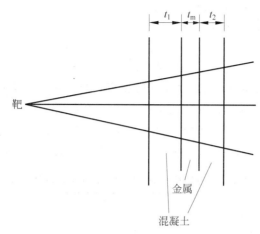

图 7-19 混合屏蔽时厚度为 t_1 和 t_2 的混凝土之间有一个厚度为 t_m 的金属层

到 $3.5\mu Sv/(cGy \cdot m^2)$ 左右。

对于医用加速器所产生的低能中子谱,凯斯(Kase)等[128]在普通混凝土中测得 TVL_n 为 $45g/cm^2$。上述测量中,考虑了中子俘获产生的光子导致的剂量当量。因此,对于普通混凝土及重混凝土,25cm 是 TVL_n 的一个保守估计值①,因为两种混凝土中氢的含量并没有明显的变化。

在铅或钢里面生成中子的过程中及随后中子与主屏蔽体中的混凝土相互作用过程中,均会产生 γ 射线。其中一部分是混凝土中的中子俘获 γ 射线;另外一部分是经过光中子反应后,铅或钢中处于激发态的原子核退激发射的 γ 射线。此时这两种成分的 γ 射线能量和强度不好区分,但在很大程度上它们都依赖于几何结构和材料。麦克金雷和巴特克(Butker)[129]核校了几个屋顶含有混合屏蔽的机房的测量结果。基于他们对不锈钢和混凝土的混合屏蔽在 15MV 和 18MV 光子束下的测量,得出的结论为:如果将计算的透射 X 射线剂量当量(H_{tr})乘以 2.7,会得到以 Sv 为单位的光子(X 射线加上 γ 射线)剂量当量保守估计值(H_{phtr})。因此屏蔽外总的剂量当量(H_{Tot})为

$$H_{Tot} = H_n + H_{phtr} = H_n + 2.7H_{tr} \tag{7-17}$$

当 B_{pri} 已知时,将式(7-12)中的 P 替换为 H_{tr} 即可以得到 H_{tr} 的值。如果总的剂量当量 $H_{Tot} > P$,那么需要进一步通过反复迭代计算减小 H_{tr},直到 H_{Tot} 满足屏蔽设计目标。

4. 次屏蔽体

次屏蔽体的设计中要求充分满足为加速器机房外受到来自以下辐射照射的人员的防护要求:泄漏辐射、来自患者的散射辐射、来自墙壁的散射辐射及加速器机头中或在机房内散射中产生的次级辐射(包括光中子和中子俘获 γ 射线)。在处理次屏蔽体和处理薄屏蔽(如迷道门或空调(HVAC)管道)的过程中,通常只有当光子能量大于 10MeV 时,才会考虑光中子和中子俘获 γ 射线。

由于泄漏辐射和散射辐射的能量差别很大,次屏蔽体需要针对每种辐射进行单独计算

---

① 这个值是基于 $TVL_n = 45g/cm^2$ 且普通混凝土密度为 $2.3g/cm^3$ 得出的:$45g/cm^2/2.3g/cm^3 = 19.6cm$;然后作为一个保守的安全估计增加到 25cm。

和比较,从而给出一个最终的推荐厚度。

经患者散射辐射的屏蔽透射系数计算公式为

$$B_{ps} = \frac{P}{WT\alpha}d_{sca}^2 d_{sec}^2 \frac{400}{F} \tag{7-18}$$

式中:P、W 和 T 的含义同前;d_{sca} 为 X 射线靶点到患者或散射表面的距离,m;d_{sec} 为散射体到防护点的距离,m;α 为散射比或主射束经患者以特定角度散射的吸收剂量分数(即散射因子)(表 7-11);F 为 1m 处患者射野面积,cm^2;400 这个值是假设这些测量中散射比归一化到 20cm×20cm 的射野。距离 d_{sca}、d_{sec} 和射野 F 如图 7-20 所示。

表 7-11　在 400cm^2 照射野及靶到体模距离为 1m 处的散射因子(α)[123,130]

角度/(°)	散射因子(α)			
	6MeV	10MeV	18MeV	24MeV
10	1.04×10^{-2}	1.66×10^{-2}	1.42×10^{-2}	1.78×10^{-2}
20	6.73×10^{-3}	5.79×10^{-3}	5.39×10^{-3}	6.32×10^{-3}
30	2.77×10^{-3}	3.18×10^{-3}	2.53×10^{-3}	2.74×10^{-3}
45	1.39×10^{-3}	1.35×10^{-3}	8.64×10^{-4}	8.30×10^{-4}
60	8.24×10^{-4}	7.46×10^{-4}	4.24×10^{-4}	3.86×10^{-4}
90	4.26×10^{-4}	3.81×10^{-4}	1.89×10^{-4}	1.74×10^{-4}
135	3.00×10^{-4}	3.02×10^{-4}	1.24×10^{-4}	1.20×10^{-4}
150	2.87×10^{-4}	2.74×10^{-4}	1.20×10^{-4}	1.13×10^{-4}

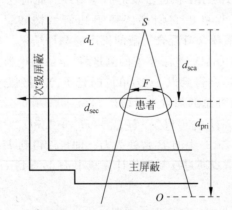

图 7-20　机房示意图,患者散射辐射距离(d_{sca}、d_{sec})和
泄漏辐射距离(d_L)

要注意的是,式(7-18)中患者散射辐射的使用因子为 1。严格地说,使用因子是一个机架角度的函数。然而,即使是以由患者到计算点的最小散射角来计算,通常使用因子也取 1。屏蔽厚度也将由于小的散射角上采用保守的、较大的散射比而被高估。

如前所述,与主射束相比,对于散射角大于 20°的散射辐射,其散射辐射的能量会显著降低,因此计算需要采用不同的透射系数。在表 7-12 和表 7-13 中分别给出了混凝土和铅中不同角度和能量的患者散射辐射的 TVL 值。其他材料中患者散射辐射的 TVL 值可以由表 7-14 中散射辐射的平均能量值及图 7-9(a)和(b)中的 TVL 值估算。

表 7-12　在不同散射角和不同能量下患者散射辐射在混凝土中的十值层厚度[17]

散射角/(°)	TVL/cm							
	^{60}Co	4MeV	6MeV	10MeV	15MeV	18MeV	20MeV	24MeV
15	22	30	34	39	42	44	46	49
30	21	25	26	28	31	32	33	36
45	20	22	23	25	26	27	27	29
60	19	21	21	22	23	23	24	24
90	15	17	17	18	18	19	19	19
135	13	14	15	15	15	15	15	16

表 7-13　在不同散射角和不同能量下患者散射辐射在铅中的十值层厚度[17]

散射角/(°)	4MeV		6MeV		10MeV	
	TVL_1/cm	TVL_2/cm	TVL_1/cm	TVL_2/cm	TVL_1/cm	TVL_2/cm
30	3.3	3.7	3.8	4.4	4.3	4.5
45	2.4	3.1	2.8	3.4	3.1	3.6
60	1.8	2.5	1.9	2.6	2.1	2.7
75	1.3	1.9	1.4	1.9	1.5	1.9
90	0.9	1.3	1.0	1.5	1.2	1.6
105	0.7	1.2	0.7	1.2	0.95	1.4
120	0.5	0.8	0.5	0.8	0.8	1.4

表 7-14　不同散射角和端点能量下患者散射辐射的平均能量[17]

端点能量/MeV	散射角/(°)							
	0	10	20	30	40	50	70	90
6	1.6	1.4	1.2	0.9	0.7	0.5	0.4	0.2
10	2.7	2.0	1.3	1.0	0.7	0.5	0.4	0.2
18	5.0	3.2	2.1	1.3	0.9	0.6	0.4	0.3
24	5.6	3.9	2.7	1.7	1.1	0.8	0.5	0.3

泄漏辐射的屏蔽透射 B_L 计算公式如下所示：

$$B_L = \frac{Pd_L^2}{10^{-3}WT} \tag{7-19}$$

式中,10^{-3} 来自于泄漏辐射占有用束流 0.1% 的假设。使用因子还是取 1,如果加速器所使用的机架角度平均起来可以假设是对称的,那么 d_L 将从等中心点处测量。如果不是这种情况,与各个屏蔽之间的距离则是加速器机头到各个屏蔽最近的距离,且式(7-19)的分母中需要采用实际的使用因子。普通混凝土中测量得到的 TVL 值可以在表 7-5 中查到。如果临床实践中包括 IMRT,那么泄漏辐射的工作负荷(W_L)将做出修正。在使用非 IMRT 时,W_L 等于 W。

泄漏辐射和散射辐射在次屏蔽中的透射系数均已确定后,每种辐射所需的屏蔽材料厚度可以利用十值层(表 7-12、表 7-13 和表 7-5,或图 7-9(a)和(b))经式(7-13)和式(7-14)得到。如果两种成分所需的屏蔽厚度差不多相同(即所考虑的居留区被两个强度近似相等的源所照射),则在较大的屏蔽厚度上再加一个 HVL。如果两种厚度的差别等于或大于一个 TVL,则采用较大的屏蔽厚度,这就是通常所说的双源规则。在大多数的高能加速器设施中,能满足泄漏辐射防护的次屏蔽设计将更能满足散射辐射的防护,但可能不包括与主屏蔽相邻的、对小角度散射的防护。

当式(7-12)、式(7-18)和式(7-19)为 P 求解时,会分别得到主射束、散射辐射和泄漏辐射的剂量当量。对贯穿到被屏蔽区域和被测量到的低 LET 辐射,吸收剂量(以工作负荷 W 表示)换算为剂量当量的品质因子指定为 1。

5. 门和迷道

进入加速器机房的通道采用迷宫式设计,这是从散射辐射的特点和使门的质量尽可能小的角度来考虑的。迷道的设计要考虑两种情况:低能加速器(不大于 10MV)和高能加速器(大于 10MV),主要是因为它们的次级辐射类型和产生的影响存在很大的差别。

1) 低能加速器

图 7-21 所示为确定迷道门屏蔽所用参数的机房平面示意图,其中迷道通常用来降低加速器机房入口处的辐射水平,这种方式的优点为不需要采用厚重的防护门。但是,除非迷道非常长或有多次转折,否则还是需要对门的屏蔽进行评估。这里所介绍的方法是迷道门处的剂量当量的评价,首先是束流直接垂直入射到图 7-21 中 G 墙上;然后采用一个简单的经验公式,将第一步中确定的剂量当量与各个主要方向(上、下、左、右)上的射束对迷道门所产生的总的剂量当量联系起来;最后估计出将剂量当量降低到屏蔽设计目标 P(或更少)以下所需屏蔽材料的厚度。

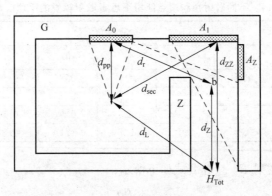

图 7-21　确定迷道门屏蔽所用参数的机房平面示意图

到达迷道门处的辐射来自于光子在机房的墙面或患者身上的散射,以及机头泄漏辐射直接贯穿迷道内墙 Z。这几部分的剂量当量具体描述如下:H_S 为由主射束在机房墙面散射所致的每周剂量当量;H_{LS} 为由机头泄漏的光子在机房墙面散射所致的每周剂量当量;H_{PS} 为由于主射束在患者身上的散射造成的每周的剂量当量;H_{LT} 为由泄漏辐射贯穿迷道内墙所致的每周剂量当量。

最初由 NCRP 51(1977)给出,随后经纽马克(Numark)和凯斯(Kase)[154]进行修改,用于计算主射束打在 G 墙上对迷道门处的散射辐射的公式为

$$H_S = \frac{W U_G \alpha_0 A_0 \alpha_Z A_Z}{(d_h d_r d_Z)^2} \tag{7-20}$$

式中：H_S 为由于主束自墙 G 的散射所致迷道门处的每周的剂量当量；W 为每周的工作负荷,Gy/w；U_G 为墙 G 的使用因子；α_0 为第一次散射面 A_0 的反射系数；A_0 为第一次散射面的束流面积,m^2；α_Z 为迷道表面 A_Z 处第二次散射的散射系数(通常假定能量为 0.5MeV)；A_Z 为从被照射的主屏蔽散射区 A_0 处观察,迷道内入口投影在迷道外墙上的横截面积,m^2；d_h 为靶到第一次散射面的垂直距离(等于 d_{pp}(等中心点到墙的垂直距离,图 7-18)加1m),m；d_r 为从第一个散射面的束流中心点,经过迷道内侧墙边缘,到迷道中心线 b 处距离,m；d_Z 为沿着迷道中心线从 b 点到迷道门处的距离,m。

对于正常角度和 45° 入射到混凝土、铅和不锈钢表面的散射系数(α)值可通过蒙特卡罗方法来计算(IAEA,1979；Lo,1992)。所公布的值已经 NCRP 评估过,误差为 20%～30%,附表 7 给出了建议值。

据麦克金雷报道[130],上述计算应限于设施迷道的高宽比为 1～2,并且只有当(d_Z/(迷道高度×迷道宽度)$^{1/2}$)为 2～6 时,才与 NCRP 51(1977)推荐值一致。尽管第二个条件可能得不到满足,因为许多设施所设计的迷道相对较短,但是对于大多数情况,其误差仍然在 20% 以内。通常可以简单地通过在迷道内入口上方设置门楣来达到所要求的高宽比。

机头泄漏辐射可以打到 G 墙上 A_1 区,则只经过一次散射就可到达迷道门处。迷道门处这部分的剂量当量估算公式为[131]

$$H_{LS} = \frac{L_f W_L U_G \alpha_1 A_1}{(d_{sec} d_{ZZ})^2} \tag{7-21}$$

式中：H_{LS} 为由于机头泄漏辐射经单次散射在迷道门处的每周的剂量当量；L_f 为在距离靶 1m 处机头泄漏辐射率(按照 IEC(2002)标准每个机器为 1/1000,或者 0.1%)；W_L 为泄漏辐射的工作负荷(与主束的工作负荷不同),Gy/w；U_G 为墙 G 的使用因子；α_1 为泄漏辐射在 G 墙上的反散射系数；A_1 为在迷道门处可以看到的 G 墙上的面积,m^2；d_{sec} 为从靶到迷道中心线与 G 墙的交点之间的距离(注意：可能从代表平均靶点位置的等中心点处进行测量),m；d_{ZZ} 为迷道中心线长度,m。

纳尔逊(Nelson)和拉里维尔(Lariviere)在 1984 年发表的文章[132]基于 6MeV X 射线的有效能量为 1.4MeV、10MeV,给出了式(7-21)中的散射系数 α_1。由附表 7 中各表可以获得该种形式下不同轫致辐射能量的散射系数。更高能量将在后面的内容中进行讨论,因为它存在中子俘获过程。

图 7-20 和图 7-21 描绘了计算患者散射辐射所致剂量当量时用到的距离和散射面积。计算迷道门处患者散射辐射的公式如下所示[131]：

$$H_{PS} = \frac{\alpha(\theta) W U_G \left(\dfrac{F}{400}\right) \alpha_1 A_1}{(d_{sca} d_{sec} d_{ZZ})^2} \tag{7-22}$$

式中：H_{PS} 为患者散射辐射所致迷道门处每周的剂量当量；$\alpha(\theta)$ 为在 θ 角散射的患者散射辐射的散射系数(表 7-11)；W 为主束的工作负荷,Gy/w；F 为在 1m 处,患者体内的射野面积,cm^2；α_1 为 G 墙对患者散射辐射的反散射系数；A_1 为在迷道入口处可以看到的 G 墙的面积，m^2；d_{sca} 为靶到患者的距离，m；d_{sec} 为患者到 G 墙上迷道中心线的距离，m；d_{ZZ} 为从散射面 A_1 沿迷道中心线到门的距离，m。

尽管可以根据经患者散射后各种角度散射光子的平均能量得到散射系数 α_1，但在确定散射系数时，从保守计算的角度，光子能量可以采用 0.5MeV。当加速器光子的最大能量大于 10MeV 时，患者散射辐射通常可以忽略，因为与泄漏辐射和慢中子（动能从大约 1eV 到几千电子伏的中子）在迷道中产生的中子俘获 γ 射线所造成的剂量当量相比，患者散射辐射要小得多。

穿过迷道墙 Z 到达治疗室门处的泄漏辐射估算公式为

$$H_{LT} = \frac{L_f W_L U_G B}{(d_L)^2} \tag{7-23}$$

式中：H_{LT} 为穿过迷道内墙的泄漏辐射在迷道门处所致的每周剂量的当量；L_f 为机头泄漏辐射率，保守地取值为有用线束的 10^{-3}；W_L 为泄漏辐射的工作负荷（有别于主射束的工作负荷），Gy/w；U_G 为机架朝向 G 墙的使用因子；B 为沿斜穿路径 d_L 在 Z 墙上的透射因子；d_L 为从靶点穿过迷道内墙到迷道门中心的距离，m。

在各个辐射组成部分分别计算出来后，束流朝向 G 墙（图 7-22）时，在迷道门处总的剂量当量（H_G）就可以由它们的和得到：

$$H_G = fH_S + H_{LS} + H_{PS} + H_{LT} \tag{7-24}$$

值得注意的是，在计算 H_G 时用到了束流朝向 G 墙的工作负荷（即 WU_G），并且在式(7-24)中，主射束贯穿患者的份额由 f 表示。例如，当使用射野尺寸为 40cm×40cm 和体模尺寸为 40cm×40cm×40cm 时，对于 6~10MeV 的 X 射线，f 的值为 0.25[131]。

最后，当各个主要的束流方向（0、90°、180°和 270°）的使用因子均取 1/4 时，光子泄漏辐射和散射辐射在迷道门处所致总的剂量当量（H_{Tot}）并不是简单的 $4H_G$，但可以用 $2.64H_G$ 来估算[130]：

$$H_{Tot} = 2.64H_G \tag{7-25}$$

在设计与图 7-21 有所不同的机房时，使用式(7-25)时应特别注意，需要满足的条件为：$2 < d_{ZZ}/(迷宫宽×高)^{0.5} < 6$ 和 $1 < (迷宫高/迷宫宽 < 2)$。

屏蔽设计目标（P）除以门口外区域的总剂量 H_{Tot} 可以计算出所需的门屏蔽透射系数。对于能量等于或小于 10MV 的加速器，门的屏蔽设计基于 0.2MeV 宽束光子的透射系数数据[131,133]。若迷道内墙非常薄，则门口处辐射的能谱和强度都会增加，因为更多的泄漏辐射可以穿过这面墙。在这种情况下，所需的屏蔽将仅由 H_{LT} 和泄漏辐射能量所对应的透射系数来确定。通常来说，如果 H_{LT} 小于 $1/2$ H_G，则不会出现这种情况。

上面的方法还有一个假设，机架的使用因子在旋转治疗平面的四周是近似于均匀分布的，如果不是这样（如 TBI 手术），则经验因子 2.64 可能将不再适用。

当加速器的光子最大能量大于 10MV 时，上述方法的思路依然适用。不过，在机器运行过程中产生的光中子和中子俘获 γ 射线也必须要考虑。

2）高能加速器

经迷道散射的光子剂量当量的估算依旧可以采用上面的方法，但是，由于在混凝土中中子俘获 γ 射线的平均能量是 3.6MeV[134]，如果迷道和门能为中子俘获 γ 射线提供足够的屏蔽，则该屏蔽对散射光子来说也是足够的。

对于高能加速器机房的迷道而言,图 7-22 中 A 点到 B 点的距离应大于 2.5m,光子辐射场中的主要成分是中子俘获 γ 射线,而散射光子部分可以忽略。事实上,当加速器的准直器由最大尺寸调节到关闭位置或从射束中移走散射体模时,迷道门处的光子剂量当量只会有轻微的变化[135]。因此,高能加速器机房门的屏蔽主要是针对中子俘获 γ 射线和光中子的。

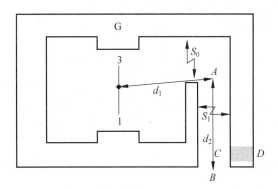

图 7-22 用于计算迷道门处中子俘获 γ 射线和
中子剂量当量的机房平面图

麦克金雷等[136]介绍了一种估算治疗室门处中子俘获 γ 射线剂量当量的方法。等中心点处每单位的 X 射线吸收剂量、中子俘获 γ 射线在迷道入口门外所致的剂量当量(h_φ)的计算公式为

$$h_\varphi = K\varphi_A 10^{-\left(\frac{d_2}{\text{TVD}}\right)} \tag{7-26}$$

式中:K 为图 7-22 中 A 点处中子俘获 γ 射线的剂量当量(Sv)与总的中子通量的比值(通过对 22 台加速器设施的测量,得到每单位中子通量 K 的平均值为 6.9×10^{-16} Sv/m^2);φ_A 为 X 射线在等中心每单位吸收剂量(Gy)所致 A 点处总的中子通量,m^{-2};d_2 为从 A 点到门的距离,m;TVD 为 1/10 值距离(即指光子注量减少 1/10 所需的距离),18～25MeV 的 X 射线约为 5.4m,15MeV 的 X 射线约为 3.9m。

X 射线在等中心处每单位吸收剂量所致迷道内测入口处(图 7-22 中 A 位置)总的中子通量估算公式为[118,137]

$$\varphi_A = \frac{\beta Q_n}{4\pi d_1^2} + \frac{5.4\beta Q_n}{2\pi S_r} + \frac{1.3 Q_n}{2\pi S_r} \tag{7-27}$$

式中:等号右侧 3 项分别代表直接入射中子、散射中子和热中子,β 为贯穿机头屏蔽的中子透射系数(铅屏蔽机头为 1,钨屏蔽机头为 0.85);d_1 为图 7-22 中等中心点到 A 点的距离,m;Q_n 为 X 射线在等中心处每 Gy 吸收剂量所致机头发射的中子源强;S_r 为治疗室总的表面积,m^2。在散射和热中子项中,$1/(2\pi)$ 表示进入迷道内的中子份额。

中子俘获 γ 射线所致门口处的每周剂量当量(H_{cg},Sv/w)为泄漏辐射造成的工作负荷(W_L)与 h_φ 的乘积:

$$H_{cg} = W_L h_\varphi \tag{7-28}$$

医用加速器在 10MV 以上运行时,屏蔽门不仅能屏蔽光子,还能屏蔽中子。尽管迷道入口处中子剂量当量会有变化,但在很大程度上不受准直器的设置所影响[135]。因为最大的中子通量是在准直器关闭时得到的,所以可以认为光中子是在治疗用加速器机头内产生的[119,138]。迷道中的中子场是机架角度与靶旋转平面在治疗室中位置的函数。例如,据麦克金雷和巴特克的报道[139],当机架的角度按照图 7-22 中标示的 3-1 水平连线方向时,治疗室门口处的中子水平达到最大值。这一直线放置比机架和靶位于旋转平面的其他位置时,中子源(靶)更靠近迷道的内入口。对于这种机房布局,当机架角度改变时,迷道门处的中子剂量当量有 2 倍的变化。

确定迷道入口处的中子剂量当量也可以采用下列几种分析方法。这些方法都使用了早期马克尔(Maerker)和穆肯塔勒(Muckenthaler)[140]提出的、热中子通过迷道和大的管道时衰减的 1/10 值距离概念。他们的数据在参考文献[19]的图 F.11 中列出,并表明 TVD 约等于 3 倍敞开部分高宽乘积的平方根,并且在敞开部分中每增加一次转折,将使注量会减弱 1/3。

第一种:克尔西(Kersey)方法[141]。在迷道入口处中子通量的估算较早的一种方法是由克尔西于 1979 年提出的。在这个方法中,有效中子源位置被认为是加速器的等中心处。X 射线在等中心点处每单位吸收剂量所致迷道入口处的中子剂量当量计算公式为

$$H_{n,d} = H_0 \frac{S_0}{S_1} \left(\frac{d_0}{d_1}\right)^2 10^{-\left(\frac{d_2}{5}\right)} \tag{7-29}$$

式中:H_0 为每单位 X 射线在等中心处的吸收剂量所致距靶 d_0(1.41m)处总的中子剂量当量(包括直射、散射和热中子),mSv/Gy;S_0/S_1 为迷道内入口的横截面积与迷道通道上的横截面积之比(图 7-22)。虽然它们的高度由于迷道内入口门上是否采用横梁而有差别,但主要由于两处的宽度不一样,它们的剂量当量通常有很大差异。距离 d_1 为等中心点经迷道内墙切点,再与迷道中心线相交点 A 之间的距离。对于图 7-22 中只有一次转折的迷道,d_2(m)是从 A 点到 B 点的距离。对于有二次转折的迷道,d_2 是从 A 点到 C 点、再加上从 C 点到 D 点的距离。注意:采用这种方法时,迷道对中子衰减的 TVD 为 5m。

克尔西方法已经被麦克金雷和巴特克[139]在大量的治疗设施和不同厂家生产的多种型号的加速器上评估过。被调查加速器的加速电压范围是 15～18MV。在这项研究所调查的 13 台加速器设施中,采用克尔西方法算出的中子剂量当量与测量的中子剂量当量之比在 0.82～2.3 范围内波动。麦克金雷和巴特克发现[139],大约有 16% 的迷道,中子的 TVD 小于 5m。因此,当在迷道外入口确定中子剂量当量时,中子的 TVD 取 5m 是一个保守值。同时还发现,有二次转折的迷道,对中子的衰减与克尔西方程得到的结果相比,至少是 3 倍。因此,他们建议修正克尔西方法,以得到一个更接近真实的情况。

第二种:克尔西方法的修正。由于有上面的这些发现,麦克金雷和哈夫曼(Huffman)修正了克尔西方程,以期得到更好的迷道内中子剂量当量表示方法。他们发现,X 射线在等中心处每单位吸收剂量所致中子剂量当量(Sv/Gy)是沿图 7-22 中迷道中心线上距离 d_2 的函数,它是两个指数函数的和。

随后,吴(Wu)和麦克金雷[142]指出,在麦克金雷和哈夫曼[143]的近似公式中并没有考虑到非标准表面积机房或异常宽度和长度迷道等情况,他们进一步分析了测量数据,并进行了修正,给出迷道内中子剂量当量的计算公式为

$$H_{n.D} = 2.4 \times 10^{-15} \varphi_A \sqrt{\frac{S_0}{S_1}} \left[1.64 \times 10^{-\left(\frac{d_2}{1.9}\right)} + 10^{-\left(\frac{d_2}{TVD}\right)} \right] \tag{7-30}$$

式中：$H_{n.D}$ 为 X 射线在等中心处每单位吸收剂量（Gy）所致迷道入口处的中子剂量当量，Sv/(n·m²)；φ_A 为同式(7-26)，光子在等中心处单位吸收剂量所产生的中子通量，m⁻²·Gy⁻¹；S_0/S_1 为迷道内入口的横截面积与迷道通道的横截面积之比；TVD 为 1/10 值距离，m，随迷道横截面面积 S_1 的平方根而变化，即

$$TVD = 2.06 \sqrt{S_1} \tag{7-31}$$

门口处中子所致的每周剂量当量 H_n(Sv) 的计算公式为

$$H_n = W_L H_{n,D} \tag{7-32}$$

式中，W_L 为每周的泄漏辐射的工作负荷。

迷道入口处总的每周剂量当量(H_w)是所有泄漏辐射和散射辐射(式(7-25))、中子俘获 γ 射线(式(7-28))和中子(式(7-32))等所致剂量当量的总和，即

$$H_w = H_{Tot} + H_{cg} + H_n \tag{7-33}$$

对于大多数能量在 10MeV 以上加速器的机房迷道而言，H_{Tot} 比 H_{cg} 和 H_n 之和要小几个数量级，因此可以忽略。

3) 门的屏蔽设计

针对散射和泄漏光子，迷道门的屏蔽在前面已经介绍过。然而，散射和泄漏的剂量当量与其他成分（光中子和中子俘获 γ 射线）相比相对较低，并且能量越高越是如此[135]。中子俘获 γ 射线的平均能量为 3.6MeV[143]，并且在非常短的迷道中可以高达 10MeV[118]。因此，铅的 TVL 需要取 6.1cm。

据报道，迷道入口处的中子平均能量大约为 100keV，在聚乙烯中的 TVL 为 4.5cm[118]。含硼聚乙烯(BPE)(质量分数为 5%)与不含硼的聚乙烯相比，对快中子的屏蔽效率只略微低一点，但对热中子的屏蔽效率却高很多。2MeV 的中子，BPE 的 TVL 值为 3.8cm，对热中子则为 1.2cm。为了达到迷道门的屏蔽目的，一个保守的建议是采用 4.5cm 的 TVL 来计算所需的 BPE 厚度。

很多加速器机房的迷道长度达到 8m 或更长，门的屏蔽则只需 0.6~1.2cm 的铅和 2~4cm 的 BPE。铅和 BPE 的排列建议是：铅、BPE、铅。靠源一侧在 BPE 之前的铅的作用是利用非弹性散射来降低中子的能量，从而可以提高 BPE 对中子的屏蔽效率。BPE 外侧的铅用来衰减在 BPE 中中子俘获所产生的 478keV 的 γ 射线。通常，当迷道足够长时，中子到达门之前明显衰减，外侧的铅是可以不要的[118]。

4) 迷道和门的替代设计

上面对典型迷道门的设计方法会使设计的门既笨重又昂贵，并且需要安装机械开门装置。已经有建议[118]指出，通过防止中子进入迷道，可以减少门的屏蔽厚度，甚至可以完全取消屏蔽。下面列出了参考文献[136]中研究的 3 种阻止中子离开治疗室而进入迷道的技术方案：减小迷道内入口的开口；在迷道内入口处增加一道含有热中子吸收剂（质量含量为 9% 的硼）的轻质门；在迷道入口内安装一道含硼 5% 的含硼聚乙烯门。

表 7-15 为 18MV 加速器分别采用上面 3 种技术方法，在迷道入口外测量的剂量当量率，并与传统迷道相比较。每项迷道长度(d_2)都为 6.5m，在加速器等中心点处 X 射线吸收

剂量率均为 6.67×10^{-2} Gy/s(4Gy/min)的条件下运行。

表 7-15 18MV 的加速器等中心处每单位 X 射线吸收剂量率所致中子俘获 γ 射线和中子在迷道入口外侧的剂量当量率[136]

门和迷道的类型	等中心处每单位 X 射线吸收剂量率(Gy/h)所致剂量当量率/((Sv/h)Sv/Gy)		
	中子俘获 γ 射线	中子	总和(中子和 γ 射线)
传统的	5.8×10^{-7}	17.4×10^{-7}	23.3×10^{-7}
减小内入口	2.6×10^{-7}	5.8×10^{-7}	8.4×10^{-7}
内部硼门	1.9×10^{-7}	4.8×10^{-7}	6.7×10^{-7}
内部含硼聚乙烯门	1.0×10^{-7}	1.5×10^{-7}	2.6×10^{-7}

注：表中中子剂量当量率是采用经含重水慢化剂的^{252}Cf 中子源刻度的雷姆表测量的。

在方案 1 采用 45.7cm 厚的混凝土环绕在开口处,将迷道内入口面积减小到(1.22×2.13)m^2。方案 2 中采用 7mm 厚、含硼 8.9% 的平板。方案 3 采用的是 5cm 厚的聚乙烯(含硼 5%)门。方案 3 对总的剂量当量减弱最大,并且迷道外门只需厚度 1cm 左右很薄的铅皮。拉隆达(Lalonde)[145] 和厄密诺(Uwamino)等[146] 将迷道内入口分别用 2.25cm 厚的聚乙烯加上 3mm 厚的硼板或 11.54cm 厚的聚乙烯板,在迷道入口外测量也得到了相似的结论。另外,据拉隆达报道,在迷道墙上使用中子慢化材料做衬里(如聚乙烯),对于加速器设施而言效果较差。

5) 直接屏蔽门的设计问题

有些情况下,为节省迷道所需的空间而选择采用一个很重的直接屏蔽门[147]。该屏蔽门必须具有与其相邻次屏蔽墙相同的屏蔽能力。通常选择铅和钢(门的外壳)的混合屏蔽材料,如果有光中子,还要添加 BPE。最常采用的是质量分数为 5% 的硼。对一个 120cm 宽,可以移动的门实际限制质量为 8000~9000kg。超过这个质量,则要采用两扇窄门或一扇滑动门。滑动门悬挂在轨道上或在地面的钢支撑上滚动。选择哪种方式由工程师来决定,不同的厂家会有不同的选择。不论哪种情况,这些门都要由电或液压驱动。制订在停电或驱动装置故障时将患者移出的备用计划是非常重要的。考虑到门的质量,最可靠的方法是在其他屏蔽墙上预留一个逃离口。为了应对门的关闭系统事故或支撑结构本身的故障,强烈建议对带有自动开启和关闭系统的门制订周期性检查和日常例行保养与维护计划[148]。图 7-23 所示为直接屏蔽门的机房平面图,图 7-24 所示为门处屏蔽不完全示意图,图 7-25 所示为门处过多重叠的替代方法示意图。

图 7-24 中标记为 A、B、C 的 3 条射线来自等中心泄漏辐射的方向。射线 A 穿过的铅和 BPE 比正常情况要薄。射线 B 穿过比较薄的混凝土,大约 41cm,而墙的厚度是 104cm。射线 C 的入射点其斜穿厚度正好等于混凝土屏蔽墙厚度(104cm)。这是直接屏蔽门常见的问题,并且不能通过调整门内铅和 BPE 的位置来解决。有两种办法可以解决这个问题:一种是增加门的宽度让门与墙的重叠区域变大;另一种是设计一个屏蔽性的门挡,如图 7-25 所示。同时,在混凝土墙的表面上还需要增加铅和 BPE。增加门的宽度会显著增加门的质量、机械驱动的负荷及开门需要的时间和成本,因此这是一个缺乏吸引力的选择。从屏蔽的

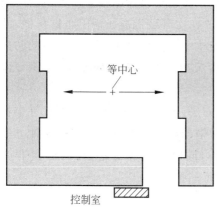

图 7-23 直接屏蔽门的机房平面图

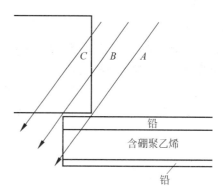

图 7-24 门处屏蔽不完全示意图

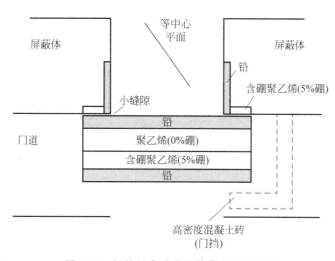

图 7-25 门处过多重叠的替代方法示意图

观点来看,这些解决方法都很好,具体方案应该根据建筑学或其他因素做出选择。因为只能对屏蔽门与侧墙之间的空隙(屏蔽门门挡)进行屏蔽,所以重要的是门的安装要合理,使加速器中直接的泄漏辐射朝向有屏蔽性门挡的一侧,而不是接近操作者的一侧。麦克金雷[147]评价了这些方案遇到的很多实际问题,在最终设计完成之前,必须对其细节进行认真考虑。这些门的复杂程度非常高,并且一旦出现差错,后果将很严重,所以只能由有丰富经验的人来设计。

实际中,门的屏蔽首选的布置方式为铅在靠加速器机房的一侧、含硼聚乙烯在外侧。一些设计者通过在外侧再增加铅层来衰减从含硼聚乙烯材料中出来的中子俘获 γ 射线。硼的中子俘获 γ 射线能量只有 480keV,1.9cm 的铅就可以使其强度减弱到原来的 1/100。内侧的铅通过非弹性散射降低中子能量使含硼聚乙烯材料更有效地屏蔽中子。

当选择采用直接屏蔽门时出现的一个问题是:是否需要考虑机房墙面上产生的中子俘获 γ 射线。麦克金雷和麦纳(Miner)[136]的总结如下:由于没有治疗室内中子俘获 γ 射线强度的实验数据,最好的方法只能是估算,保守的方法是算出泄漏辐射所需门的屏蔽厚度后,再加上一个半吸收厚度。值得注意的是,不需要在次屏蔽混凝土墙上也这样做,因为假设所有的中子俘获都产生 7.2MeV 的 γ 射线,混凝土中对这些中子俘获 γ 射线的防护是保守的。它们在混凝土中的 TVL 约为 38cm,与泄漏 X 射线的 TVL 相近。因此,只要屏蔽能满足其中的一种,对另一种也是充分的。

　　布里什(Brish)[149] 描述了这样一种机房设计方法:治疗设备的机架背面安置在机房中靠门的一侧,建一面矮墙来减弱到达门处次级辐射中的泄漏辐射部分。据称这种方法可以将门的厚度减少近 50%,因此将会大幅减少成本,同时也会降低建造、运行和维护的复杂性。

第8章

内照射的防护方法与屏蔽设计

内照射剂量是指放射性核素通过某种途径被摄入人体后对人体所产生的照射剂量。放射性物质进入人体后,除放射性核素的自发衰变及人体的代谢过程而排泄出体外,将有相当一部分滞留于体内,从而直接且不间断地对人体组织产生照射,这种照射无法通过一般的时间、距离和屏蔽等控制方法来控制。因此,内照射是更危险的照射,其剂量的确定也比外照射更复杂一些,它涉及更多的因素。

放射性物质可以分为两种类型——密封型和非密封型。没有包壳,并有可能向周围环境扩散的放射性物质,称为开放型或非密封型放射性物质。从事开放型放射性物质的操作称为开放型放射工作。进行这类工作时,仍应考虑缩短操作时间、增大与辐射源距离和设置防护屏障,以防止射线对人体过量的外照射,同时还要考虑防止放射性物质进入人体所造成的内照射。当放射性物质被意外释放出来或者出现在不希望出现的地方(包括体内或身体上)时,就定义为放射性污染。这种内部污染所带来的结果可能是无害的,也可能是非常严重的,这取决于受污染的放射性核素的数量及其传播的剂量。在很多情况下,污染的程度要经过长时间的调查才会知晓,包括生物探测法。因此,内照射安全关心的主要是预防及将进入人体内的放射性核素最小化,减小放射性在体内的沉积。这可以通过程序设计使环境污染保持在可接受的范围内和合理可行的、尽可能低的污染程度。所以,保持尽可能低的、合理可行的环境污染水平在内照射安全中尤其重要。因工作内容和条件不同,工作人员所受照射可能仅有外照射或仅有内照射,也可能两者都有。同一数量的放射性物质进入人体后引起的危害,大于其在体外作为照射源时所造成的危害。这是因为放射性物质进入人体后,组织或器官将受到连续照射,直至该放射性核素衰变完或全部排出体外为止;同时,也因 α 射线、低能 β 射线等辐射的所有能量均将耗尽在组织或器官内。非密封源经常使用在工业、科研和医学等领域,应用较广泛的是在放射医学领域。

外照射是由于辐射源在人体外部释放出的粒子,人体与辐射源没有直接接触,当人体离开放射区域及辐射源被移走时,危害停止。因为外照射的测量可能相对而言比较容易和准确,所以对于潜在和实际的风险的估计就有更大的信心。而在内照射的情况下,辐射剂量很难直接测量,只能靠计算。作为沉积在人体内的结果,即便人已离开污染发生的区域,辐射污染仍在继续。然而,必须强调,人体内部沉积的放射性同位素会持续性地产生辐射,这个事实在计算内沉积放射性同位素的剂量中及计算一年放射性核素摄入限度时需要清楚地考虑。对于潜在危险而言,体内放射性核素的辐射剂量与外照射相同剂量辐射时并无不同。因此,我们必须强调,不论是通过外照射传播还是内照射传播,其结果是一样的。内照射防护的基本原则是制定各种规章制度,采取各种有效措施,阻断放射性物质进入人体的各种途径,减少放射性物质进入人体的一切机会。在最优化原则的范围内,使摄入量减少到尽可能低的水平。

8.1　放射性物质进入人体的途径及摄入模式

8.1.1　放射性物质进出人体的途径

放射性核素进入人体内的途径同其他有毒物质一样,主要通过以下 4 种途径进入人体内:食入、吸入、通过皮肤渗入及通过伤口进入,从而造成放射性核素的体内污染。图 8-1 所示为放射性核素在体内的主要代谢途径。了解放射性物质在人体内的行为,把体内或排泄物内活度测量值换算成摄入量或待积当量剂量、待积有效剂量是非常必要的。放射性核素入体后接着向体液(主要指血液,图 8-1 中为转移隔室)转移,这就是吸收过程。接着,放射性核素经历多种多样而且往往是非常复杂的转移过程,这些转移决定着放射性核素在体内的滞留和排泄。体内吸收的放射性核素的分布可能是弥漫性的,而且相对来说是均匀的,

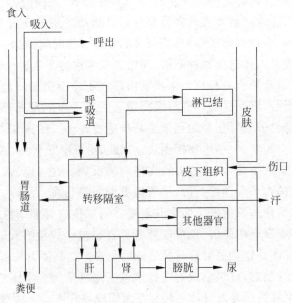

图 8-1　放射性核素在体内的主要代谢途径

如氚水；也可能集中在某些器官和组织内，如碘(甲状腺)、碱土金属(骨)和钍(骨和肝)。此后，放射性核素通常经由尿和粪便逐渐排出体外。

1. 食入

放射性物质通过口腔经消化道进入体内，主要是由于衣物、器具、水源被污染，在通常情况下，食品被放射性物质污染较少见。工作人员食入放射性物质的情况较少发生，但有可能经被污染的手接触食品而将放射性物质转移到体内。当环境介质受到放射性物质污染时，则有可能通过食物、饮用水等导致居民和工作人员较长时间食入放射性物质。某些水生植物和鱼类能浓集某些放射性核素，人类食用后造成人体内放射性核素的沉积。放射性事故发生后要密切关注是否造成对环境的污染。放射性核素由肠胃道进入体液的分数用 F1 表示，F1 值等于 1 时，表示食入放射性核素全部被体液吸收。若食入物质为非转移性的(F1很小)，则其中大部分随粪便排出体外；若食入物质为可转移性的，则很大一部分经小肠吸收入体液，然后转移至各有关器官。

2. 吸入

逸入空气中的放射性气体或以气溶胶形式存在于空气中的液体和固体会使空气受到不同程度的污染，有时还很严重。工作人员或公众通过呼吸将这些放射性物质吸入体内。空气被污染是造成放射性物质经呼吸道进入体内的主要途径。放射性气溶胶被吸入后，根据它们的物理、化学特性，可以有许多不同的去向。除一部分被直接呼出外，其余则在呼吸道各部分沉积下来，这些沉积下来的粒子或被体液吸收，或由于纤毛运动转至咽喉，而后咽入胃肠道，在胃肠道又有一部分被体液吸收。放射性核素在上述过程中的转移速率和份额，很大程度上依赖于气溶胶粒子的化学形态，如吸入呼吸系统深部的放射性化合物是非转移性的，则可以以很低的速率向肺淋巴结转移，在肺淋巴结内的非转移性放射性物质将比较长期的滞留下来。

3. 通过皮肤渗入

完好的皮肤提供了一个有效防止大部分放射性物质进入体内的天然屏障。但是有些放射性蒸气或液体(如氧化氚蒸气、碘及其化合物溶液)能通过完好的皮肤而被吸收。当皮肤破裂时，放射性物质可以通过皮下组织而被吸收进入体液。

4. 通过伤口进入

当皮肤出现破裂、刺伤或擦伤时，放射性物质可能透过皮下组织被吸收进入体液。

综上所述，放射性核素可以通过以上 4 种单一或组合方式进入体内。不同方式进入人体后，在人体内的分布有其自身的特点，因此对人体所形成的内照射方式也不同。

8.1.2 放射性核素的摄入模式

体内放射性核素的摄入，就其发生的时间进程来说，可以分成两种截然不同的摄入模式：连续(慢性)摄入和单次(急性)摄入。

(1) 连续摄入是指每年大多数时间以相当恒定的速度对放射性核素的摄入。食用受污染食品和饮用受污染水的居民，或当核素在空气中的浓度保持不变时，长期暴露于这种浓度下的工作人员对放射性核素的摄入属于连续摄入。

（2）单次摄入是指持续时间不超过几小时的放射性核素摄入。当核装置意外释放的放射性烟云通过时，对部分居民来说这种摄入方式是可能的，但可能性极小。然而，对放射性工作人员来说单次摄入的可能性较大（事故性摄入）。

另外，还有短期内多次摄入，它是单次摄入的推广，指在一个短时期内（如一两个月）发生的大小不等的几次摄入。

通过食入、吸入、完好皮肤或皮肤伤口进入体内的放射性核素的量称为摄入量，单位为Bq；吸收量是指吸收到体液（主要是血液）中的放射性核素的量，即从摄入部位转移到身体器官或组织的量，单位为Bq。

8.2　体内放射性核素的易位和沉积

描述吸入或食入放射性核素在体内代谢的函数是非常复杂的，为方便起见，通常采用一些便于计算的简单模型来描述放射性物质在体内的转移。根据这些模型计算的剂量，对于辐射防护的目的来说是足够准确的。内照射剂量的估算中所用的模型是以假设核素在体内的代谢可用一系列库室（或隔室）来描述为基础的。一个库室可以指一个空间、一个组织或器官。任何一个器官或组织可以含有一个或几个库室，库室中放射性核素的减少服从一阶动力学规律。因此，一种元素在任何器官或组织中的滞留，通常可由一个指数函数项或若干个指数项之和、幂函数以及指数函数和幂函数之和来描述。

本节主要介绍有关放射性核素在体内代谢过程中的几个基本概念。

8.2.1　沉积和沉积量

放射性物质进入并驻留于器官或组织内称为沉积。放射性物质在体内从一个器官或组织到另外一个器官或组织的易位称为转移。食入的放射性物质会随食物在胃肠道中转移，放射性核素还可以利用渗透和扩散透过生物膜而转移到体液中。不同的放射性物质透过生物膜的能力有很大差别，易于通过机体生物膜且易于转移的放射性物质称为可转移的放射性物质，而难以通过机体生物膜且不易转移的放射性物质称为不可转移的放射性物质。

摄入时在呼吸系统和胃肠道的沉积为直接沉积，放射性核素通过体液然后沉积到器官或组织的沉积称为内吸收沉积或相关沉积。驻留于所考虑器官内的物质的量称为沉积量。

8.2.2　廓清和滞留

放射性核素从所考虑的器官内移出的过程称为廓清，廓清和放射性衰变是器官和组织内放射性物质改变的两种方式。放射性物质在器官、组织的驻留称为滞留，在摄入、沉积或吸收后器官、组织或全身放射性物质的量的多少称为滞留量。

体液是被吸收放射性核素由身体的一个部位转移到另一部位的主要媒介物。放射性核素进入体内后，以两种方式参与体内的代谢过程：一种是参与体内稳定性核素的代谢过程，如放射性钠和碘参与体内稳定性^{23}Na和^{127}I的代谢；另一种是参与同族元素的代谢过程，如放射性核素^{90}Sr和^{137}Cs分别参与Ca和K的代谢过程。根据其在组织和器官中的代谢特点,可分为均匀性分布和选择性分布:某些放射性核素较均匀地分布于全身各组织、器官中,如^{14}C、^{24}Na、^{40}K、^{3}H等;某些放射性核素选择性地蓄积于某些组织、器官中,如放射性碘大部分蓄积于甲状腺中,碱土族元素^{89}Sr、^{90}Sr、^{45}Ca等主要蓄积于骨骼中,镧系元素^{140}La、^{144}Ce、^{147}Pm等主要蓄积于肝脏中,^{106}Ru、^{129}Te、^{106}Rh等主要蓄积于肾脏中。

8.2.3　排出和排泄

物质随尿、粪便、汗和呼出气体从体内移出的过程称为排出。其中随尿、粪便的排出称为排泄。随汗和尿排出的物质是被吸收到细胞间液而后被排出的,这种经过了被细胞间液吸收而后被排出的过程称为相关排出;随粪便排出的包括两种成分,除了相关排出外还有直接排出。直接排出指放射性物质以一定的廓清半衰期直接由血液排出到膀胱或直接由血液排出到肠胃道。

放射性核素进入体内后,由于核素的自身衰变和参与人体的内循环,核素在人体内某一器官或组织的剂量随时间而动态变化。体液是可转移的化合物,是由身体一部分转移到另一部分的主要媒介物,体液中的放射性核素一部分通过肾、肝、肠、皮肤或肺排出,其余的将沉积在它所亲和的器官中,个别的在全身均匀分布。人体排泄物中放射性核素的出现,可以作为体内放射性污染的一种指标,全身污染物的排出速率与它们在体液中的浓度相关联,可通过测定排出速率推出初始吸收量和估算内照射剂量。

放射性核素从体内排出的途径、速度和排出率与放射性核素的理化性质和代谢特点有关。进入体内的放射性物质可通过胃肠道、呼吸道、泌尿道及汗腺、唾液腺和乳腺等途径从体内排出。经口摄入或吸入后转移到胃肠道的难溶性或微溶性放射性核素,在最初的2~3d内,主要由粪便排出体外,如^{144}Ce、^{239}Pu、^{210}Po由粪便可排出90%以上。气态放射性核素(如氡、氙)及挥发性放射性核素主要经呼吸道排出,而且排出率高、速度快。例如,氢和氙进入体内后,在最初0.2~2h内大部分经呼吸道排出。停留在呼吸道上段的放射性核素,可随痰咳出。经各种途径进入体内吸收入血的可溶性放射性核素主要经肾随尿排出,如^{34}Na、^{131}I、^{3}H等进入体内后第一天尿中排出量占尿总排出量的50%左右,3天内占尿总排出量的90%左右。

滞留在体内的放射性物质,其数量不但因放射性衰变而减少,而且由于机体的代谢,一部分放射性物质将从体内排出。沉积在体内的放射性核素自体内排出的速度以有效半减期(effective half-life,T_e)表示。它是指体内放射性核素沉积量经放射性衰变和生物排出使放射性活度减少一半所需要的时间。某放射性核素的有效半减期T_e取决于该核素的物理半衰期(physical half-life,T_p)和生物半衰期(biological half-life,T_b),其相互关系为

$$T_e = \frac{T_p \times T_b}{T_p + T_b} \tag{8-1}$$

【例8-1】　已知^{35}S的物理半衰期为87.24d,生物半衰期为623d,试求其有效半衰期。

解:

已知$T_p=87.24$d,$T_b=623$d,则有

$$T_e = \frac{T_p \times T_b}{T_p + T_b} = (87.24 \times 623)/(87.24+623)\text{d} \approx 76.5\text{d}$$

8.3　放射性核素在人体内的分布和滞留

8.3.1　滞留函数方程和排出函数方程

1. 滞留函数和排出函数

描述滞留量与时间关系的函数称为滞留函数。滞留函数的负导数即排出函数,设全身一次吸收放射性核素 q_0(Bq),t d 后的滞留量为 $q(t)$(Bq),显然单位时间内全身滞留量的减少等于单位时间内由于生物排出和物理衰变而减少的数量,即

$$-\frac{\mathrm{d}q(t)}{\mathrm{d}t}=E(t)+\lambda q(t) \tag{8-2}$$

式中:$E(t)$ 为 t 时刻单位时间内生物排出的数量;$\lambda q(t)$ 为 t 时刻单位时间内衰变掉的量。

式(8-2)两边同时除以 q_0,可得

$$-\frac{\mathrm{d}q(t)}{q_0\mathrm{d}t}=\frac{E(t)}{q_0}+\frac{\lambda q(t)}{q_0} \tag{8-3}$$

设

$$r(t)=\frac{q(t)}{q_0}$$

也可写成如下形式:

$$\frac{\mathrm{d}r(t)}{\mathrm{d}t}=-y(t)-\lambda_r\times r(t) \tag{8-4}$$

即放射性核素一次吸收后的有效滞留函数,它表示初始全身含量在 t 时刻剩下的份额为

$$y(t)=\frac{E(t)}{q_0} \tag{8-5}$$

即放射性核素一次吸收后的有效排出函数,它表示 t 时刻单位时间内的生物排出量占初始全身含量的比例。

放射性核素的生物代谢和排出仅由元素的性质决定,与同位素的种类无关。

$r(t)$ 可表示为物理衰变 $\mathrm{e}^{-\lambda_r t}$ 和生物代谢函数 $R(t)$ 的乘积,即

$$r(t)=\mathrm{e}^{-\lambda_r t}\times R(t) \tag{8-6}$$

式中:λ_r 表示放射性核素的衰变常数;$R(t)$ 表示放射性核素一次吸收后的滞留份额,其含义为当不考虑放射性衰变($\lambda_r=0$)时,由于生物代谢的作用,初始全身含量在 t 时刻剩下来的分数,适用于该元素的同位素。

将式(8-6)代入式(8-4),可得

$$y(t)=\lambda_r\mathrm{e}^{-\lambda_r t}\times R(t)-\mathrm{e}^{-\lambda_r t}\frac{\mathrm{d}R(t)}{\mathrm{d}t}-\lambda_r\mathrm{e}^{-\lambda_r t}\times R(t)$$

$$=-\mathrm{e}^{-\lambda_r t}\frac{\mathrm{d}R(t)}{\mathrm{d}t}=\mathrm{e}^{-\lambda_r t}\times Y(t) \tag{8-7}$$

式中,$Y(t)=-\dfrac{\mathrm{d}R(t)}{\mathrm{d}t}$ 表示放射性核素一次吸收后的排出份额,其含义为当不考虑放射性衰

变时$(\lambda_r = 0)$，t 时刻单位时间内的排出量占全身初始含量的比例。

2. 滞留函数方程和排出函数方程

在放射性核素代谢的实际研究工作中，一般先得到排泄数据，用数学方法导出 $Y(t)$ 排出函数方程，再由 $Y(t)$ 导出相应的滞留函数 $R(t)$ 的表达式。

可溶性物质从体内的排出大致可分为以下 3 类。

第一类：在体内并不显著地聚集在任何一个组织中，它的排出遵从指数规律，即

$$Y(t) = k \mathrm{e}^{-\lambda_r t} \tag{8-8}$$

式中，k 表示常数。例如，氧化氚、氯化物和钚的化合物在半对数坐标纸上是一条直线。

第二类：如碘、铯等在体内主要集中在一个器官内，可以表示为若干个指数项之和，即

$$Y(t) = k_1 \mathrm{e}^{-\lambda_{r1} t} + k_2 \mathrm{e}^{-\lambda_{r2} t} + \cdots \tag{8-9}$$

式中，k_1 和 k_2 表示常数。在半对数坐标纸上分段。

第三类：亲骨性元素，锶、镭、钇等分段表示为指数项和幂函数项之和，即

$$Y(t) = k_1 \mathrm{e}^{-\lambda_{rb} t} = k_2 t^{-(n+1)} \tag{8-10}$$

近年来，学者做了大量的研究、实测，已给出了大量元素在体内的分布和滞留函数方程。在单次摄入的情况下，可根据 t 时刻观察到的滞留量 $q(t)$、排出量 $E(t)$ 来推算初始含量为

$$q_0 = \frac{q(t)}{E(t)} \quad \text{或} \quad q_0 = \frac{E(t)}{y(t)} \tag{8-11}$$

8.3.2　胃肠道的剂量学模式

为了剂量计算的需要，ICRP 30 中叙述了根据吸入和食入很多不同种类和化学形态的放射性核素的摄入量，从而计算器官和组织的剂量当量的生物动力学模型。但是，ICRP 30 中给出的模型并没有全面描述体内放射性核素的生物动力学行为，它们通常只是一些简单的库室模型，这些模型主要采用一阶动力学方程模拟物质在各室之间的转移，如胃肠道模型、呼吸道模型及其他器官（组织）模型。这些模型的设计目的主要是用于根据体内结合的放射性核素计算预期剂量和设定摄入量限值，而不打算用它们来解释生物学分析的数据，当放射性核素摄入量很小时，这些模型对于防护是足够的。食入放射性核素后，放射性核素在胃肠道中的沉积、转移及由胃肠道向体液（T）的转移用胃肠道剂量学模型描述。从内照射的角度讲，将胃肠道分为胃（stomach，ST）、小肠（small intestine，SI）、上部大肠（upper large intestine，ULI）和下部大肠（lower large intestine，LLI）4 个部分。每一部分都用在该部分中的放射性物质的平均滞留时间来描述，4 部分中的每一部分均视为一个单独的库室，而且认为由一个库室向下一个库室的转移服从一阶动力学。由于缺乏有关的资料，这个模型及其参数数值既用于婴儿、儿童和公众的成年成员，又用于工作人员。图 8-2 所示为胃肠道库室模型的示意图。

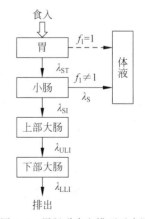

图 8-2　胃肠道库室模型示意图

1. 胃肠道模型

在图 8-2 中,胃肠道的库室模型由胃(ST)、小肠(SI)、上部大肠(ULI)和下部大肠(LLI)组成,其各以一个独立的库室来表示,计算剂量时把胃肠道各段视为独立的靶器官。食入的放射性核素以一定的速率从胃肠道的一个库室向另一个库室转移,生物廓清常数(也称为转移常数)分别为 λ_{ST}、λ_{SI}、λ_{ULI} 和 λ_{LLI},转移受一级动力学支配;假定放射性核素从胃肠道向体液的转移仅发生在小肠,且有

$$f_1 = \frac{\lambda_S}{\lambda_S + \lambda_{SI}} \tag{8-12}$$

或

$$\lambda_S = \frac{f_1 \lambda_{SI}}{1 - f_1} \tag{8-13}$$

式中:λ_S 表示小肠内放射性核素向体液转移的常数,也称为体液对小肠的吸收常数;f_1 表示肠吸收份额,即食入后通过小肠到达体液的稳定元素的份额,或用于预计在工作场所遇到的那些化学形态的元素的摄入,或用于跟食物和饮用水结合的放射性核素的摄入。还有证据表明,放射性核素在胃肠的吸收对新生儿来说往往较高,在大多数情况下,大约在断奶时达到成人数值。因此,成年人的 f_1 可用于 1 岁或 1 岁以上的儿童。当 $f_1 = 1$ 时,食入的放射性核素全部转移到体液,意味着放射性物质在小肠内的滞留时间为零,λ_S 趋于无穷大,也就是食入的放射性核素将在胃部被吸收而不再进入胃肠道的其他部分。胃肠道模型的有关参数见表 8-1。

表 8-1　胃肠道模型的有关参数

库　　室	壁质量/g	内容物质量/g	平均停留时间/d	转移常数 λ/d^{-1}
胃	150	250	1/24	24
小肠	640	400	4/24	6
上部大肠	210	220	13/24	1.8
下部大肠	160	135	24/24	1

2. 食入核素转移的动力学方程

根据推荐的代谢模型,可以算出体内各库室中的放射性活度。沿着各条转移链,假定物质从各个库室中的廓清服从一阶动力学方程,那么可以列出描述各库室中放射性物质变化率的一组一阶微分方程。为了方便,仍以 ICRP 30 号报告的模型为例,令 $I(t)$ 为 t 时刻单位时间内食入的放射性核素的数量,则食入的放射性核素在胃肠道各段转移和吸收可用下列一组微分方程进行描述。

胃(ST):

$$\frac{dq_{ST}(t)}{dt} = I(t) - \lambda_{ST} q_{ST}(t) - \lambda_r q_{ST}(t) \tag{8-14}$$

小肠(SI)：

$$\frac{\mathrm{d}q_{\mathrm{SI}}(t)}{\mathrm{d}t}=\lambda_{\mathrm{ST}}q_{\mathrm{ST}}(t)-\lambda_{\mathrm{SI}}q_{\mathrm{SI}}(t)-\lambda_r q_{\mathrm{SI}}(t)-\lambda_{\mathrm{S}}q_{\mathrm{SI}}(t) \tag{8-15}$$

上部大肠(ULI)：

$$\frac{\mathrm{d}q_{\mathrm{ULI}}(t)}{\mathrm{d}t}=\lambda_{\mathrm{SI}}q_{\mathrm{SI}}(t)-\lambda_{\mathrm{ULI}}q_{\mathrm{ULI}}(t)-\lambda_r q_{\mathrm{ULI}}(t) \tag{8-16}$$

下部大肠(LLI)：

$$\frac{\mathrm{d}q_{\mathrm{LLI}}(t)}{\mathrm{d}t}=\lambda_{\mathrm{ULI}}q_{\mathrm{ULI}}(t)-\lambda_{\mathrm{LLI}}q_{\mathrm{LLI}}(t)-\lambda_r q_{\mathrm{LLI}}(t) \tag{8-17}$$

若食入的放射性核素的子体仍然是放射性的，则子体在胃肠道各段的转移和吸收可用一组类似的方程描述。解上述方程组可得到食入放射性核素及其子体在胃肠道各段的滞留量随时间的变化。由吸入而进入呼吸系统的核素，有一部分要转移到胃肠道部分，同样可以用上述方程进行描述。

3. 从胃肠道转移到体液的放射性核素的数量 $Q_{\mathrm{GI\text{-}BF}}$(GI：gastrointestinal，BF：body fluid)

设放射性核素从胃肠道向体液转移的速率为 $\lambda_{\mathrm{S}}q_{\mathrm{SI}}(t)$，则50a转移的数量为

$$Q_{\mathrm{GI\text{-}BF}}=\int_{t_0}^{t_0+50}\frac{\mathrm{d}q_{\mathrm{ULI}}(t)}{\mathrm{d}t}=\lambda_{\mathrm{ULI}}q_{\mathrm{ULI}}(t)-\lambda_{\mathrm{LLI}}q_{\mathrm{LLI}}(t)-\lambda_r q_{\mathrm{LLI}}(t) \tag{8-18}$$

$$Q_{\mathrm{GI\text{-}BF}}=\int_{t_0}^{t_0+50}\lambda_{\mathrm{S}}q_{\mathrm{SI}}(t)\mathrm{d}(t)\quad(\mathrm{Bq}) \tag{8-19}$$

同样，子体核素50a内转移的数量为

$$Q'_{\mathrm{GI\text{-}BF}}=\int_{t_0}^{t_0+50}\lambda'_{\mathrm{S}}q'_{\mathrm{SI}}(t)\mathrm{d}(t) \tag{8-20}$$

4. 胃肠道各段的待积剂量当量的计算

为了计算内照射剂量的需要，ICRP 30中引入了比有效能量 SEE(T←S)的概念，它把器官(或组织)分为源器官和靶器官(或靶组织)两类。放射性核素摄入体内以后，含显著放射性核素量的器官称为源器官，吸收辐射的器官称为靶器官。源器官和靶器官可以是同一器官，也可以是不同器官。例如，肺里沉积了γ放射性核素，故肺是源器官，而肺中沉积的γ射线不但使肺本身受到照射，而且使邻近器官(如心脏)受到照射，故肺和心脏都称为靶器官。比有效能量是指在源器官(S)内，每次核衰变所发射的某一特定的辐射 i 授予每克靶器官的能量(MeV)，并用辐射权重因子进行修正后的值。

源器官S中的放射性核素 j 对靶器官T所产生的比有效能量 SEE(T←S)$_j$ 的计算公式为

$$\mathrm{SEE}(\mathrm{T}\leftarrow\mathrm{S})_j=\sum\frac{Y_iE_i\mathrm{AF}(\mathrm{T}\leftarrow\mathrm{S})_iW_{\mathrm{R}i}}{M_{\mathrm{T}}} \tag{8-21}$$

式中：Y_i 表示放射性核素 j 每次核衰变时产生的辐射 i 的产额；E_i 表示辐射 i 的能量或平均能量，MeV；AF(T←S)$_i$ 表示源器官S中，每发射一次辐射 i，靶器官T所吸收的辐射能量的份额；$W_{\mathrm{R}i}$ 表示辐射 i 的辐射权重因子；M_{T} 表示靶器官T的质量，g。

式(8-21)中包括在源器官S中由放射性核素 i 每次衰变所产生的所有辐射。

由若干个包含 j 个放射性核素混合物的源器官 S 对任一靶器官 T 产生的待积剂量当量 $H_{50,T}$ 为

$$H_{50,T}=1.6\times10^{-10}\sum\sum\left[(50)_S\sum SEE(T\leftarrow S)_i\right]_j \quad (Sv) \qquad (8\text{-}22)$$

式中：$(50)_S$ 表示摄入放射性核素后 50a 内，源器官 S 所含放射性核素 j 所发生的核衰变数；$SEE(T\leftarrow S)_i$ 表示源器官 S 中每次核衰变所发射的辐射 i 授予靶器官 T 的比有效能量；1.6×10^{-10} 表示 MeV 转换为 J，以及 g^{-1} 转换为 kg^{-1} 的系数。

需要注意的是，从这里开始，特别把摄入 1Bq 放射性核素 j 后，50a 内在源器官 S 中发生的核转变总数记作 u_{Sj}，与此相应的靶器官受到的待积剂量当量记作 $h_{50,T}$，因而在放射性活度单位摄入量的情况下，内照射剂量的计算公式可写成如下形式：

$$h_{50,T}=1.6\times10^{-10}\sum\sum\left[u_S\sum SEE(T\leftarrow S)_i\right]_j$$
$$=1.6\times10^{-10}\sum\sum\left[u_{Sj}\sum SEE(T\leftarrow S)_i\right]_j \quad (Sv/Bq) \qquad (8\text{-}23)$$

食入 1Bq 放射性核素后，50a 内在胃肠道各段内容物中发生的核转变数及转移到体液的放射性活度具体如下。

胃：

$$U_{ST}=\frac{1}{\lambda_{ST}+\lambda_r} \qquad (8\text{-}24)$$

小肠：

$$U_{SI}=\frac{\lambda_{ST}}{(\lambda_{ST}+\lambda_r)(\lambda_{ST}+\lambda_s+\lambda_r)} \qquad (8\text{-}25)$$

上部大肠：

$$U_{ULI}=\frac{\lambda_{ST}\lambda_{SI}}{(\lambda_{ST}+\lambda_r)(\lambda_{ST}+\lambda_s+\lambda_r)(\lambda_{ULI}+\lambda_r)} \qquad (8\text{-}26)$$

下部大肠：

$$U_{LLI}=\frac{\lambda_{ST}\lambda_{SI}\lambda_r}{(\lambda_{ST}+\lambda_r)(\lambda_{ST}+\lambda_s+\lambda_r)(\lambda_{ULI}+\lambda_r)(\lambda_{LLI}+\lambda_r)} \qquad (8\text{-}27)$$

由胃肠道向体液转移的放射性活度为

$$Q_{GI\text{-}BF}=\frac{\lambda_{ST}\lambda_s}{(\lambda_{ST}+\lambda_r)(\lambda_{SI}+\lambda_s+\lambda_r)} \qquad (8\text{-}28)$$

8.3.3　呼吸系统的剂量学模式

通过呼吸道吸入的放射性物质是职业工作人员内辐射剂量的主要来源，也是一般居民有效剂量的主要来源（吸入氡子体）。为了描述吸入的放射性核素在呼吸系统及向身体的其他器官和组织的滞留和转移及廓清规律和所产生的剂量当量，提出呼吸系统模型（肺模型）。呼吸系统模型主要用于辐射防护。

在大多数情况下，空气中的放射性核素是以气溶胶形式存在的。气溶胶是指悬浮在空气中的固体或液体的微粒。以气溶胶方式悬浮在空气中的放射性核素通过呼吸道进入人体

肺部,在肺部的滞留和廓清过程中,一方面会对肺部本身产生直接照射;另一方面通过肺部和胃肠道转移到体液,从而进入人体的其他组织或器官。

气溶胶微粒在肺中的滞留与许多因素,如粒子大小、形状、密度、化学形式及人员是否用口呼吸等有关。

国际放射防护委员会曾使用过两个呼吸道模型,即 ICRP 第 2 号和第 30 号出版物推荐的模型。ICRP 于 1966 年对 ICRP 第 2 号出版物推荐的肺模型作过修订(TGLD66)[150]。虽然在 ICRP 第 30 号出版物以前并未将 TGLD66 用于放射性核素摄入量限值的计算,但它却是建立 ICRP 第 30 号出版物肺模型的基础。ICRP 于 1994 年出版的第 66 号出版物在改进 ICRP 第 30 号出版物肺模型的基础上建立了用于辐射防护的人类呼吸道模型。

ICRP 第 66 号出版物人呼吸道模型由 6 部分组成:①形态学模型,描述了呼吸道的结构和剂量计算所需要的重要参数;②生理学参数,这是很重要的组成部分,因为吸入和呼出空气的速率和体积决定了在呼吸道中沉积的放射性粒子的数量;③辐射生物学考虑,主要讨论了辐射对呼吸道产生的生物效应,确定了处于危险的组织和细胞,明确了模式的重点;④沉积模型,给出了吸入的放射性物质在不同解剖学部位的初始分布,因个体的年龄、性别和生理状况的不同而异;⑤廓清模型,估计出沉积物质通过粒子转移和血液吸收而被清出的速率,从而估计出这些物质在不同部位的滞留时间和转移到胃肠道、循环血液及体内其他组织的份额;⑥剂量计算,计算了单位质量的靶组织所吸收的发自所有可能的源器官中各种放射性核素发射的辐射能量。

1. 形态学模型

形态学模型将呼吸道分为 4 个解剖区(图 8-3):①胸腔外区(extrathoracic region,ET),包括前鼻通道(Anteriornose,ET$_1$)、后鼻通道、口腔、咽、喉(ET$_2$);②支气管区(bronchial region,BB),包括气管和支气管(导气管分段 0~8),沉积的物质靠纤毛运动廓清出去;③细支气管区(bronchiolar region,bb),包括细支气管和终末细支气管(导气管分段 9~15);④肺泡-间质区(alveolar-interstitial region,AI),包括呼吸细支气管、肺泡小管、带有小泡的小囊和间质结缔组织(导气管分段 16~26)。所有四个区都含有淋巴组织(LN):LN$_{ET}$ 负责排出 ET 区物质,胸区(包括 BB、bb 和 AI)的淋巴组织 LN$_{TH}$ 负责排出胸区(TH)的物质。

为了剂量计算的目的,该模型给出了 4 个分区的敏感靶细胞的有关参数,并对于参考工作人员和选定的公众成员的上述解剖学分区指定了形态学和细胞学参数(尺寸大小),选定公众成员的年龄分组为:3 个月、1 岁、5 岁、10 岁、15 岁和成年人。4 个分区中的敏感靶细胞是:ET 区的上皮基底细胞,BB 区的基底细胞和分泌细胞,bb 区的分泌细胞(Clara 细胞),AI 区的分泌细胞(Clara 细胞)和Ⅱ型肺泡细胞。

2. 生理学参数

呼吸道组织和细胞所受的剂量与呼吸特点和某些生理参数有关,因为它们影响吸入空气的体积、速率、通过鼻和口吸入的分数,因而决定了吸入放射性粒子和气体的量。呼吸特点和生理参数在不同种族人群中变化颇大,它们随身体大小、体力活动的轻重、呼吸道的健

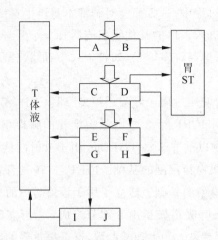

图 8-3　新型肺模型示意图

A~B：鼻咽区；C~D：气管-支气管；E~H：肺；I,J：淋巴

A~J 表示与沉积在各区中的粒子清除有关的各种吸收和转移过程：

A 表示沉积在鼻咽区的粒子向血液的快速转移；

B 表示通过纤毛、黏液的传送将沉积在鼻咽区的粒子清除到胃肠道的过程；

C 的过程与 A 相似；

D 的过程与 B 相似；

F 为吞噬细胞,纤毛和黏液的传送作用,使沉积在肺部区域的粒子清除得较快的过程；

G 表示在肺区的次清除过程,比 F 过程要慢得多,但仍然依靠内吞作用和纤毛、黏液的传送,使沉积在肺部的粒子,由气管和支气管进入到胃肠道；

H 表示沉积在肺区的粒子经由淋巴系统的缓慢清除过程；

I 表示经由淋巴系统将放射性粒子清除到血液的次过程；

J 表示经由胃肠道向血液的清除过程

康状况以及是否吸烟而变化。显而易见,适用于不同种族群体的所有个体的呼吸道模型必然极为复杂,看来这既不现实也没有必要。在 ICRP 第 66 号出版物呼吸道模型中,给出了有代表性民族的男女两性、不同年龄和不同体力活动的有关数据。此模型选择有代表性的工作的欧洲人(男性和女性)用于工作人员；选择所有年龄的不处于工作状态的男女欧洲人代表公众成员。为了评价个体受照剂量,建议在模型中采用该个体所特有的呼吸道参数,并要考虑其受照情况(是工作时还是休息时受照等)。

3. 辐射生物学考虑

从辐射防护的角度考虑,辐射在呼吸道引起的有害效应主要是癌症。为了考虑不同区组织对危害的贡献,对其指定了危害权重因子(用占组织权重因子 W_T 的份额表示),在 ET 区中,对 ET_1、ET_2 和淋巴组织分配的危害权重因子分别为 0.001、0.998 和 0.001。胸区危害的分配考虑了 4 部分,在缺乏关于胸区中组织相对敏感性的更为合适的定量资料的情况下,ICRP 推荐,对 BB、bb 和 AI 区的危害权重因子均为 0.333,对该区的淋巴系统与 ET 区一样,权重因子也等于 0.001。呼吸道组织的危害权重因子在表 8-2 中给出,用这些权重因子加权求和,即可得到呼吸道各分区的危害加权当量剂量。

表 8-2 呼吸道各组织的危害权重因子 A

组　　织	A（占组织权重因子（$W_T=0.12$）的份额）
胸腔外区	
ET_1（前鼻通道）	0.001
ET_2（后鼻通道、咽、喉和口腔）	0.998
LN_{ET}（淋巴组织）	0.001
胸区	
BB（支气管）	0.333
bb（细支气管）	0.333
AI（肺泡-间质）	0.333
LN_{TH}（淋巴组织）	0.001

根据 ICRP 第 66 号出版物肺模型，1990 年建议书对肺指定的组织权重因子 $W_T=0.12$ 全部用于对胸区各组织所计算的经过用危害权重因子修正的当量剂量，即 BB、bb 和 AI 区的组织权重因子各为 0.04（0.333×0.12＝0.04）。LN_{TH} 的组织权重因子为 0.00012，胸腔外区组织（ET_1 和 ET_2）被归到其他组织中。

4. 沉积模型

呼吸道的沉积模型要计算出吸入物质在每一个解剖学分区所沉积的份额，该份额受粒子大小、形状、密度及吸入个体的解剖学特征和生理参数及呼吸习惯等因素的影响。ICRP 第 66 号出版物呼吸道模型的沉积和廓清模型可用下列几个库表示（图 8-4，箭头表示廓清）。沉积在前鼻通道 ET_1 表面的物质假定只靠外来作用（如擦鼻子）排出，而沉积在鼻、口、咽和喉（ET_2）的物质属于快廓清物质。沉积在所有库室的大部分粒子都可籍气道表面的粒子转

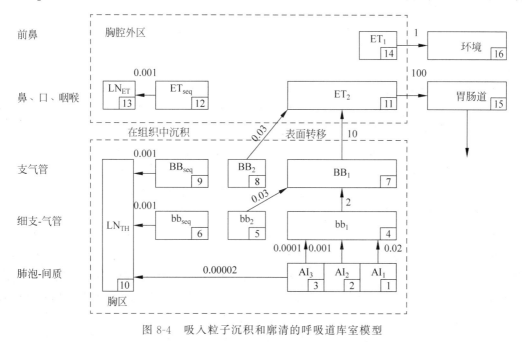

图 8-4　吸入粒子沉积和廓清的呼吸道库室模型

移而被运到咽部,在这里被吞咽入胃肠道。实验证明,沉积在 ET、BB 和 bb 区的一小部分粒子长期滞留在气道壁,这几个区分别用 ET_{seq}、BB_{seq} 和 bb_{seq} 来表示。沉积在 BB 和 bb 区的大部分粒子因黏液纤毛运动而很快被廓清,这两个快廓清区分别用 BB_1 和 bb_1 表示。一部分粒子廓清要慢得多,这两个慢廓清区分别用 BB_2 和 bb_2 表示。沉积在 AI 区的三个亚区 AI_1、AI_2 和 AI_3 的物质廓清很慢。每个库室右下角的阿拉伯数字为该库室的序号,箭头旁边的数字为粒子的转移常数,单位用 d^{-1} 表示。

为了计算工作人员吸入放射性核素的剂量系数,轻体力工作情况下正常鼻呼吸的成年男性作为参考工作人员。某个气溶胶粒子在空气中沉降时的滑流末速度,与一个密度为 $1g/cm^3$ 的球体在相同的空气动力学条件下沉降时的滑流末速度相等时,此球体的直径称为该气溶胶粒子的空气动力学直径。如果在所有气溶胶粒子中,直径大于和小于上述空气动力学直径的粒子所具有的活度各占总活度的一半,则此直径称为活度中值空气动力学直径(activity median aerodynamic diameter,AMAD),AMAD 通常以 μm 为单位。对于受到 AMAD 为 $5\mu m$ 气溶胶的职业照射的参考工作人员(轻体力劳动)来说,AMAD 取 $5\mu m$ 比 $1\mu m$ 更能代表工作场所的气溶胶。$1\mu m$ 和 $5\mu m$ 吸入粒子在参考工作人员呼吸道各区的沉积份额列于表 8-3 中。粒子在参考工作人员呼吸道各区中的沉积份额用吸入空气中放射性活度的百分数表示。

表 8-3　吸入气溶胶在参考工作人员体内呼吸道各区的沉积份额(用吸入活度的%表示)

区	$1\mu m$	$5\mu m$
ET_1	16.52	33.85
ET_2	21.12	39.91
BB	1.24(47% 在 BB_2 中)	1.78(33% 在 BB_2 中)
bb	1.65(49% 在 bb_2 中)	1.10(40% 在 bb_2 中)
AI	10.66	5.32
总计	51.19	81.96

5. 廓清模型

沉积在呼吸道中的物质主要靠下述三个途径廓清:吸收入血,通过咽喉进入胃肠道,通过淋巴管进入淋巴结(图 8-5)。物质由呼吸道向胃肠道、淋巴结和由呼吸道的一部分向另一部分的转移称为粒子的转移过程。

图 8-5 中,$s_i(t)$ 表示从 i 区向血液的吸收速率;$g_i(t)$ 表示粒子向胃肠道的转移速率;$l_i(t)$ 表示粒子向淋巴结的转移速率;$x_{ET}(t)$ 表示 ET 区因外来作用产生的廓清速率。不同物质被血液吸收的速率差别很大。本模型将物质分为 F、M 和 S 类,它们分别指快速、中速和慢速被血液吸收的物质。F 类物质是指快速被血液吸收的物质,快速溶解速率 s_r 等于 $100/d$,半减期 $t_{1/2}$ 近似为 10min,即全部物质以 10min 的生物半衰期入体液。M 类物质是指以中等速率从呼吸道吸收入体液的物质,对这类物质来说,快速吸收份额 f_r 约为 10%,快速溶解速率 s_r 等于 $100/d$,慢速溶解速率 s_s 为 $0.005/d$,即其 10% 以 10min 的生物半衰期入体液,90% 以 140d 的生物半衰期入体液。S 类物质是指相对难溶的物质,被血液吸收的速率 s_s 为 $0.0001/d$,半衰期 $t_{1/2}$ 近似为 7000d,即其 0.1% 以 10min 的生物半衰期入体液,99.9% 以 7000d 的生物半衰期入体液。对于 F 类物质来说,几乎所有沉积在 BB、bb 和

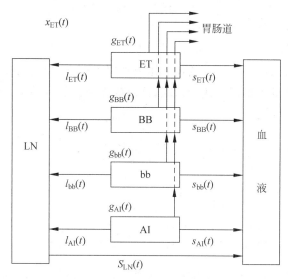

图 8-5　物质从呼吸道的廓清途径

AI 区的物质和在 ET_2 区沉积物质的 50% 被快速吸收,这样,在 ET 区沉积的物质的 25%(对用鼻呼吸者)和 50%(对用口腔呼吸者)属于快速吸收;对于 M 类物质来说,在 AI 区沉积物质的 70% 最终能进入血液,在 BB 和 bb 沉积物质的约 10%,在 ET_2 区沉积物质的 5% 被快速吸收入血,这样,在 ET 区沉积物质的大约 2.5%(对鼻呼吸者)和 5%(对于口腔呼吸者)属快速吸收。对于 S 类物质来说,在 ET、BB 或 bb 区内,几乎不被血液吸收,在 AI 区沉积物质的 10% 最终被血液吸收。F、M 和 S 类物质的吸收参数列于表 8-4。

表 8-4　F、M 和 S 类物质的吸收参数[①]

吸收类别	F	M	S
快速溶解份额 f_r	1	0.1	0.001
近似溶解速率:			
快速(d^{-1}),s_r	100	100	100
慢速(d^{-1}),s	—	0.005	0.0001
模型参数:			
初始溶解速率(d^{-1}),s_p	100	10	0.1
转换速率(d^{-1}),s_{pt}	0	90	100
最终溶解速率(d^{-1}),s_t	—	0.005	0.0001
结合态份额,f_b	0	0	0
由结合态的吸收速率(d^{-1}),s_b	—	—	—

注:① 对三个类型物质 $f_b = 0$,半减期近似值:对 F 类;10min(100%);对 M 类,有两项,10min(占 10%),140d(占 90%);对 S 类,有两项,10min(占 0.1%),7000d(占 99.9%)。

8.3.4　放射性核素的摄入模式

根据具有放射性的物质进入人体内的时间进程,可以分为单次摄入和连续摄入两类,因而提出了两种摄入模式。短期内反复多次摄入,可以视为单次摄入的特殊方式。但具体而言,可以分为以下 3 种方式。

1. 长期均匀摄入

每年的大多数时间,以基本恒定的速率摄入放射性核素,如长期吸入恒定污染水平的空气、食入恒定污染水平的水即属于此种情况,体液吸收率 $I(t)$ 不变,如图 8-6(a)所示。

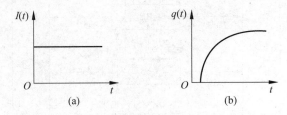

图 8-6　长期均匀摄入放射性核素体液吸收率
（a）吸收速率随时间的变化；（b）体内器官滞留量随时间的变化

对于这种摄入,体液吸收率保持不变,而体内器官滞留量 $q(t)$ 随时间而增加,如图 8-6(b)所示。对于器官的有效半廓清期短的核素,滞留量很快达到平衡;对于器官的有效半廓清期长的核素,器官的滞留量随时间增长,不易达到平衡。

2. 单次摄入(可溶性核素)

一次摄入且持续时间不超过几小时的摄入,体液吸收率 $I(t)$ 突然增大,很快变小,如图 8-7(a)所示;体内器官滞留量 $q(t)$ 突然增大,然后按指数规律减小,如图 8-7(b)所示。

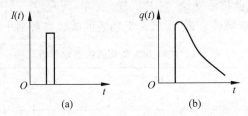

图 8-7　单次摄入且持续时间不超过几小时体液吸收率和
体内器官滞留量随时间的变化
（a）体液吸收率随时间的变化；（b）体内器官滞留量随时间的变化

3. 短期多次摄入

在一定时期内,反复摄入一种核素,体液中的吸收 $I(t)$ 突然变化,如图 8-8(a)所示。体内器官内的滞留量 $q(t)$ 在每次吸收后又突然增加,以后按指数规律减小,第二次吸收后又突然增加,结果呈锯齿状增加,再到最后一次才按指数规律逐渐减小,如图 8-8(b)所示。

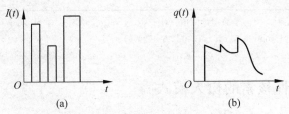

图 8-8　短期多次摄入体液吸收率和体内器官滞留量随时间的变化
（a）体液吸收率随时间的变化；（b）体内器官滞留量随时间的变化

对于伤口而言,单次受不可转移性核素污染,或单次吸收时肺内沉积不可转移性核素即属此种情况。体液吸收率开始大,以后逐渐减小,体内器官滞留量逐渐增加,达到极大值,然后逐渐减小。

8.4 内照射防护方法

放射性粉尘或放射性气体逸入空间,可能造成工作场所空气的严重污染,如铀矿开采、选矿、金属铀加工和精制、浓缩铀的生产、燃料元件制造、辐照过核燃料的后处理、放射性同位素等环节中,以及夜光粉的生产和夜光粉涂料车间、放射化学实验室等场所。空气污染是造成放射性物质经呼吸道进入体内的主要途径。一般,防止内照射的安全措施主要为切断放射性物质进入人体的各种途径及减少放射性物质进入人体的一切机会。对辐射源采取良好的密封隔离措施,工作人员穿着防护服,准备呼吸保护装置。另外,应该做好练习、制订好计划,以使污染及环境污染最小化。值得注意的是,这些保护措施与工业中非放射性有毒物质的保护措施是一样的。然而,所需的放射性安全的控制程度总是远远超出化学物质的安全控制程度。表 8-5 中比较了大气中无放射性有毒物质的最大允许值及国际放射性保护委员会所推荐的最大放射性允许值。

表 8-5 基于化学和放射毒性的几种物质的浓度限值

物 质	浓度限值/(mg/m³)		
	非放射性	放射性	
Be	0.002	^{7}Be	1.7×10^{-8}
Hg	0.1	^{203}Hg	5×10^{-9}
Pb	0.05	^{210}Pb	1×10^{-9}
As	0.01	^{74}As	3×10^{-9}
Cd	0.1	^{115}Cd	4×10^{-10}
Zn	5	^{65}Zn	1.2×10^{-8}

内照射的防护主要是根据人体摄入放射性核素的途径,采取有针对性的防护措施来限制放射性核素的摄入。空气污染是造成放射性物质经呼吸道进入体内的主要途径。通常对空气污染的防护和对表面污染的防护是防护的重点。

在所有处理放射性核素的过程中,应该按照 ALARA 原则,将放射性活度降到尽可能低的水平。放射性活度最小化不仅降低内照射危害,还会减少对工作人员的外照射剂量。

内照射防护的一般方法是"包容、隔离""净化、稀释"和"遵守规章制度、做好个人防护"。同时,对开放型放射工作场所的分级、分区也是非常重要的。

8.4.1 包容与隔离

包容是指在操作过程中,将放射性物质密闭起来,如采用通风橱、手套箱等,均属于这一类措施。在操作高活度放射性物质时,应在密闭的热室中用机械手操作,这样使其与工作场所的空气隔绝。

　　隔离就是根据放射性核素的毒性大小、操作量大小和操作方式等,将工作场所进行分级、分区管理。

　　在污染控制中,包容、隔离是主要的,特别是在放射性毒性高、操作量大的情况下更为重要。开放型放射工作场所的空气污染是造成工作人员内照射的主要途径,必须引起足够重视。应采取良好的密封隔离措施,尽量避免或减少空气被放射性物质污染。

8.4.2　净化与稀释

　　净化就是采用吸附、过滤、除尘、凝聚沉淀、离子交换、蒸发、储存衰变等方法,尽量降低空气和水中放射性物质的浓度,降低物体表面放射性污染水平。例如,空气净化就是根据空气被污染性质的不同,分别选用吸附、过滤、除尘等方法降低空气中放射性气体、气溶胶和放射性粉尘的浓度。再如,放射性废水在排放前应根据污水性质和被污染的放射性核素特点,选用凝聚沉淀、离子交换、储存衰变等方法进行净化处理,以降低水中放射性物质的浓度。

　　稀释就是在合理控制下,利用干净的空气或水使空气或水中的放射性浓度降低到控制水平以下。在净化与稀释时,首先要净化,将放射性物质充分浓集;然后将剩余的水平较低的含放射性物质的空气或水进行稀释,经监测符合国家标准,并经审管部门批准后,才可排放。

　　在开放型放射性操作中,“包容、隔离”和“净化、稀释”往往联合使用。例如,高毒性放射性操作要在密闭手套箱中进行,把放射性物质包容在一定范围内,以限制可能被污染的体积和表面。同时操作的场所要通风,把工作场所中可能被污染的空气通过过滤净化经烟囱排放到大气中得到稀释,从而使工作场所空气中放射性浓度控制在一定水平以下。这两种方法配合使用可以达到良好的效果。

8.4.3　遵守操作规程并做好个人防护措施

　　工作人员操作放射性物质,必须遵守相关的规章制度。制定切实可行而又符合安全标准的规章制度,并付诸严格执行,是减少事故发生、及时发现事故和控制事故蔓延扩大的重要措施之一。

　　正确使用个人防护用具也是非常重要的防护手段。供从事放射工作使用的防护用具,不但应满足一般劳动卫生要求,而且应满足辐射防护的特殊要求。

　　放射工作人员的个人防护措施主要包括:在操作放射性物质前必须做好准备工作,采用新的操作步骤前需做空白实验。进入放射性实验室必须正确使用外防护用品,佩戴个人剂量计。禁止在放射性工作场所内吸烟、饮水和进食。保持室内清洁,经常用吸尘器吸去地面上的灰尘,用湿拖布拖地;尽量减少或杜绝放射性物质弥散造成的污染。固体放射性废物应存放在专用的污物桶内,并定期处理。放射性废物的管理是放射性污染控制一个非常重要的方面,但经常被忽视。防止玻璃仪器划破皮肤而造成伤口污染,若有伤口必须妥善包扎后戴上手套再工作,若伤口较大则应停止放射工作。离开工作场所前应检查手及其他可能被污染的部位,若有污染应清洗到表面污染的控制水平以下。对放射工作人员必须进行定期健康检查,发现有不适应者,应进行妥善安排。放射工作人员必须参加就业前和就业期间的安全思想和安全技术教育、训练和考核,这是使防护工作做到预防为主,减少事故发生的一项重要措施。

8.5 开放型工作场所

8.5.1 开放型放射工作场所的分级与分区

开放型放射工作潜在危险的大小与所操作放射性物质活度、相对毒性、操作方式等因素有关。因此根据这些因素，可以对放射工作场所进行分区和分级，以便对一定级别的工作场所提出相应的防护要求，采取不同的防护措施，并根据规定和标准进行设计与建造，从物质条件上采取措施来确保工作人员的安全和尽量减少对环境的影响。

1. 放射性核素的毒性分组

为了便于确定工作场所应装备的设备、装置和防护措施，制定放射工作下限，在开放型放射性物质操作中，常把放射性核素分成 4 组。它们的划分是根据操作该放射性核素可能造成的空气污染和对操作人员的危害程度，用核素在工作场所中的导出空气浓度来确定的。《电离辐射防护与辐射源安全基本标准》（GB 18871—2002）中对 851 种核素都做了分组，把放射性核素根据其毒性大小分为以下 4 组。

（1）极毒性：共 45 种核素，如 ^{239}Pu、^{241}Am、^{210}Po、^{226}Ra 等。

（2）高毒性：共 53 种核素，如 ^{60}Co、^{90}Sr、^{210}Pb、^{237}Np 等。

（3）中毒性：共 326 种核素，如 ^{137}Cs、^{32}P、^{131}I 等。

（4）低毒性：共 427 种核素，如 ^{201}Tl、^{235}U、^{238}U、^{3}H 等。

2. 开放型放射工作场所的分级

在相同防护条件下，操作放射性核素时对人体造成的危害取决于所操作的放射性核素的活度、毒性及操作方式与放射源状态。

为了便于防护管理，根据开放型放射工作所用放射性核素的日等效最大操作量，将开放型放射工作场所分为 3 级，如表 8-6 所示。

表 8-6 开放型放射工作场所的分级

级别	日等效最大操作量/Bq
甲	$>4\times10^{9}$
乙	$2\times10^{7}\sim4\times10^{9}$
丙	豁免值以上～2×10^{7}

3. 开放型放射工作场所的分区

为了便于控制污染，通常需要对开放型工作场所按有可能产生污染危险程度的大小实行分区布置和管理。开放型放射工作场所的分区（ISO 建议）标准如下。

一区：白色区，正常情况下，不会大于职业放射性工作人员年剂量限值的 3/10；通常包括办公室、会议室、休息室、"冷"实验室。

二区：绿色区，可以超过放射性工作人员年剂量限值的 3/10，但不得超过年剂量限值；通常包括设有用于操作放射性物质的屏蔽室或密封容器的那些房间。

三区：橙色区，可能超过放射性工作人员年剂量限值，工作人员在该区停留的时间受限制；必须采用严格措施，控制污染向一区、二区和外环境扩散；通常包括用于转移、安装、维修四区的设备和去污的检修间。

四区：红色区，工作期间不准任何工作人员接近和进入，能够控制该区对其他区域的污染和外照射；通常包括屏蔽小室、装有强源的密封容器、管道和阀门等。

放射工作场所已按操作内容、工作性质、操作量的不同等进行了分级和分区，因此除了一些共同要求外，对它们还有各自不同的要求。按我国情况，开放型放射工作场所的主要防护要求如下。

(1) 甲级开放型工作场所：三区原则，即一区与二区严格隔离，二区与三区间设卫生通道；运送放射性物质通道与人员通道分开；换气次数要求，负压气流；严格过滤。

(2) 乙级开放型工作场所：一般二区原则，运送放射性物质通道与人员通道不必分开。

(3) 丙级开放型工作场所：一区原则，有检查手和衣服污染的监测设备，有换气次数要求或自然通风。

8.5.2　开放型放射操作的防护要求

开放型放射操作的防护要求具体如下。

(1) 开放型放射操作设备包括屏蔽工作箱($10^7 \sim 10^{13}$Bq)、热室($10^{13} \sim 10^{16}$Bq)。

不溶解固体或密封放射性物质应放于 2.5～6m 深的水下。

(2) 个人的防护措施：用于个人防护的基本防护用品包括工作服、帽子、靴鞋、手套、口罩、防护眼镜等。工作人员必须遵守规章制度，严禁在放射性工作场所吸烟、饮水、进食、化妆等。

(3) 开放型放射操作安全操作规程包括：必须在通风柜或操作箱操作；在铺有瓷砖、塑料、不锈钢、橡胶等材料的工作台面或搪瓷盘内进行；使用移液器具时严禁用嘴操作；使用适当屏蔽及远程操作器材；区分污染区与非污染区；事故后及时除污和报告；等等。

(4) 放射性废物的处理与表面放射性污染的去除：在实际操作中应尽量减少废物的产生量，即废物的最小化，从而最大限度地减少危害和最大限度地利用处置设施的空间。放射性废物与非放射性废物要严格区分开，放射性废物要有专门的收集存放地点，不能私自排放、烧毁或丢弃。

(5) 放射性污染的类型分为机械吸附、物理吸附和化学吸附，具体如下。

① 机械吸附：粗糙、有裂缝或微孔的表面会造成机械嵌入和附着。

② 物理吸附：电性质造成相反电荷产生放射性尘埃的吸附。

③ 化学吸附：与污染表面发生化学反应形成离子交换，同位素交换。

(6) 用各种手段把放射性物质从被污染的表面清除的过程称为放射性污染去污。去污方法分为干法、湿法。可供使用的去污剂可以分为以下类型。

① 表面活性剂：分子中含有亲水基和增水基，能降低溶液或溶剂的表面张力，如肥皂、各种合成洗涤剂。

② 络合剂：能与金属离子形成稳定络合物促排放射性，进行表面去污(EDTA)。

③ 酸碱溶液：用来去除不明核素的表面污染。

④ 有机溶剂：煤油和汽油(不能用于皮肤)。

⑤ 氧化剂：$KMnO_4$ 既可皮肤去污，又可消毒。

（7）表面去污结果可用以下几个参数加以说明：

① 去污因子：

$$DF = A_1/A_2$$

② 去污率：

$$D = (A_1 - A_2)/A_1 \times 100\%$$

③ 去污指数：

$$DI = \log(A_1/A_2)$$

式中，A_1、A_2 分别为去污前后表面放射性活度。

第9章

电离辐射监测概述

为了评估和控制工作场所和周围环境的电离辐射或放射性物质的照射水平,以及工作人员和公众所受的辐射剂量,需要对电离辐射或放射性物质进行测量并对测量结果进行分析和解释。需要注意的是,监测的含义不仅仅等于测量。监测包括纲要的制定、测量、结果的解释和评价3个环节。

电离辐射监测在习惯上也称为放射性监测或辐射监测。其中,辐射监测是辐射防护的重要组成部分,包括个人剂量、工作场所、环境、流出物与感生放射性的监测等方面。对于辐射防护而言,监测本身并不是目的,而是为了达到辐射防护应采取的一种必要手段。

9.1 辐射测量的基本方法

辐射测量的基本方法包括主动方法和被动方法。主动方法的探测器主要包括气体探测器、闪烁体探测器及半导体探测器等。被动方法的探测器主要包括热释光剂量计(thermoluminescence dosimeter,TLD)、固体核径迹剂量计(soild state nuclear track detector,SSNTD)及光释光剂量计(optically stimulated luminescence,OSL)等。

9.1.1 绝对测量和相对测量

电离辐射是人们不能感知的,因此必须借助于电离辐射探测器探测各种电离辐射,给出电离辐射的类型、强度(数量)、能量及时间等特性,即对电离辐射进行测量。量热法是测定吸收剂量最直接、最基本的方法,可以作为绝对测量方法,但测量过程烦琐,速度缓慢,不适合快速的现场测量。

对电离辐射在气体、液体或固体中引起的电离、激发效应或其他物理、化学变化进行探测,进而推算出相应的辐射剂量水平,称为相对测量。实际应用的大多数测量仪器采用的是这种方法。

9.1.2 探测器的基本构成

利用电离辐射在气体、液体或固体中引起的电离、激发效应或其他物理、化学变化进行辐射探测的器件称为电离辐射探测器或辐射探测器。用于辐射探测的器件称为辐射探测元件。这些元件结合各种电子学电路和微机技术,可以制造成各种类型的探测仪器,它们是辐射测量得以实现的工具。人们根据射线与物质相互作用使物质的原子或分子电离或激发的原理,研制出了不同类型的探测器。目前常用的能起到探测作用的探测器包括气体电离室、正比计数管、G-M 计数管、闪烁计数器、半导体探测器、胶片、热释光及光释光材料等,新的材料也在不断被发现。各类探测元件对射线的响应原理是各不相同的,响应机理不同,用途也不同。

电离辐射测量的基本过程简单归纳如下:电离辐射粒子射入探测器的灵敏体积;入射粒子通过电离、激发等效应在探测元件中沉积能量;探测器通过各种机制将沉积的能量转换成某种形式的输出信号;信号处理电路把原始信号转变成不同形式的可供直观读出的数字或图形显示输出。一般,辐射剂量探测仪器可简单地分为探测器、信号成型、显示和电源 4 个部分。这 4 个部分组装在一起时,质量大的成为固定式仪表,质量小且不需外接电源的就成为便携式仪表。有时,探测器单独成为一个单元,而另外 3 个部分组成另一个单元,两者用电缆连接组成一个测量仪器,这类仪表可用于远距离或高剂量场的测量。个人剂量计除带有报警器的以外,一般自身不带电源,而是借助别的仪器测出辐射在剂量计上的能量沉积响应之后才能给出剂量值。

一般地,探测器有两种重要的工作模式:一种是脉冲工作方式,该模式采用的是负载电阻电压,属于单个电子的电离效应,其特点是信号强,灵敏度高;另一种是电流工作模式,该模式采用的是平均直流电流,属于大量粒子的平均效应,其特点是信号弱,响应慢,但电路简单。

9.2 常用探测器及其刻度

9.2.1 气体探测器

气体探测器采用的是电离室法,以气体为工作介质,由入射粒子在其中产生的电离效应引起输出电信号的探测器,即利用电离辐射在探测元件介质中的电离作用原理,用收集电离产生的荷电粒子的方法来探测辐射,因此也称电离室型探测器(图 9-1)。这类探测器实质上是一个充气的密闭容器,中间有一个与外壳绝缘的高压电极,它与器壁形成很大的电位差。由于产生信号的工作机制不同,该类探测器分为电离室、正比计数器和 G-M 计数管 3 种,它们都属于充气电离室型探测器。辐射在电离室室壁和气体介质中,通过直接和间接致电离效应产生电子和正离子,分别被加有电压的两个电极收集起来,而在外电路上形成电压脉冲或电离电流。通过测量电压脉冲或电离电流,可以推算辐射的强度和能量。其结构示意图如图 9-2 所示。

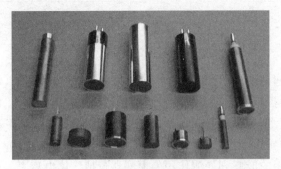

图 9-1　电离室型探测器

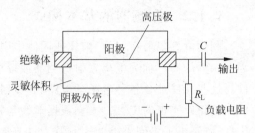

图 9-2　气体探测器结构示意图

实验证明,在相同射线(种类、能量和强度相同)照射下离子收集数-极间电压(U)曲线如图 9-3 所示。

图中曲线可以分为 6 个区段,各区段的特性及用途具体如下。

1. 复合区

随着极间电压增加,正离子和电子的复合(即复合成一个中性分子或原子)概率变小,电离电流却随之增加。在复合区,极间电压低,复合显著。正负离子复合时,收集不到电流信号。因此,复合区一般不能用于探测辐射。

2. 电离室区

这个区段复合损失已小到可以忽略,辐射产生的离子几乎全部被电极收集,并且在相同能量射线照射

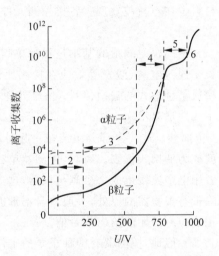

图 9-3　离子收集数-极间电压关系曲线
1:复合区;2:电离室区;3:正比区;
4:有限正比区;5:G-M 区;6:连续放电区

下电离电流为常数。当射线能量升高时,因产生的离子对多,电离电流也大,所以这个区段既可以作辐射的强度测量,又可以作能谱测量。电离室就工作在这个区,故称为电离室区。在电离室区的电压范围内,电子向电极移动时,虽然在电场中获得能量,但还未能获得足以使其在与气体分子碰撞时能产生次级电离的能量。如果电子获得了足以产生次级电离的能量,则可在气体中撞出次级电子,次级电子又可产生新的次级电子,使电子数目增加,这称为气体放大现象。在电荷收集过程中,如果每个初始离子对(直接由辐射产生)在电场作用下总共产生了 A 个离子对,就称气体放大倍数为 A。但是电离室没有放大作用,所以灵敏度较低。

电离室具有测量范围宽、能量响应好和工作稳定可靠等特点,广泛应用于 X 射线和 γ 射线的剂量测量、工业核测控仪表和核医学等领域。

3. 正比区

正比区是气体放大区。在该区,一方面,气体放大倍数 A 随电离室极间电压升高而增加;另一方面,在一定电压下 A 是相同的(约 10^4),因此最后在阳极上收集到的电子数与初始电离的电子数成正比。正比计数管就工作在这个区。

正比计数管的特点如下：可使入射粒子产生的离子对在计数管内部的强电场区发生增殖，从而使输出的脉冲幅度放大一定的倍数，便于后面的测量。气体放大倍数 A 取决于所充气体的性质、压强、电极半径和工作电压等。

正比计数管一般设计成圆形。因为要实现离子对在气体中的放大，外加电场必须足够强。在一个大气压下，电子与气体分子碰撞的平均自由程为 $10^{-4} \sim 10^{-3}$ cm，气体分子的电离电位为 $10 \sim 20$eV，要使电子在一个自由程内获得能使气体分子电离的能量，电场强度约需 10^4 V/cm。在平行板电离室结构中，在间距为 1cm 的两极间加 10^4 V 电压是难以实现的。

正比计数器的脉冲高度比电离室增大 A 倍，因此降低了对电流放大的要求。在一定的工作电压下，A 是常数，正比计数管输出脉冲幅度正比于入射粒子的能量，因此它相当于脉冲电离室，并且具有较高的灵敏度，正比计数器原则上只要有一对离子就可以被记录下来，因此常用于电离能力弱的粒子，如软 β 射线和 X 射线、γ 射线的能谱测量。另外，正比计数器的坪特性好，分辨时间短，能在大气压或流气情况下工作，因此可以制成薄窗或无窗流气式，用于测量低能（小于 0.2MeV 的）β 射线，利用 4π 正比计数器进行 β 射线绝对测量精确度较高，误差在 1% 以下。

内部充以 ^{3}He 和 BF_3 气体的正比计数器和内部涂层为 ^{6}Li、^{7}Li 和 ^{10}B 的正比计数器，可以用来测量能量低于 0.5eV 的慢中子；内部充以含氢物质（如甲烷、聚乙烯）的计数器，可以用来测量能量大于 100keV 的中子。

4. 有限正比区

在有限正比区中，放大倍数 A 的变化不再与带电粒子所产生的电子对数无关。初始电离小的放大倍数比初始电离大的高，从而不能鉴别不同类型的辐射。所以，比电离大的 α 粒子和比电离小的 β 粒子的脉冲幅度逐渐接近一致，因此探测器不能工作在这个区域。

5. 盖革计数区

继续增加极间电压，使所有脉冲幅度都变得相等，也就是说与形成的初始离子数无关。这表示只要能产生一对离子，最终的电离电流都是相等的。盖革-弥勒计数管（简称 G-M 计数管）就工作在盖革计数区。G-M 计数管的优点包括气体放大倍数极高，入射线只要在管内产生一个离子对就引起放电而被记录；输出脉冲幅度大，所需的测量仪器简单；不易损坏，价格低廉。其缺点是分辨时间太长，不能用于高计数率测量；对 γ 射线探测效率较低。

G-M 计数管会形成连续放电过程，因此必须解决放电的淬灭问题，即第二个离子来之前如何使计数管终止放电。所以，G-M 计数管内大多加入少量淬灭性气体。大多数多原子气体和有机化合物气体具有淬灭性能，常用的有乙醇、甲烷、石油醚、戊烷等，包含这类物质的管子称为有机 G-M 计数管；包含卤素气体，如 Br_2 等的管子被称为卤素 G-M 计数管。可以近似地认为 G-M 计数管对带电粒子的探测效率（探测器输出脉冲数与射入灵敏体积内的粒子数之比）为 100%。相比之下，G-M 计数管对 γ 射线的探测效率就小得多，这时的探测效率主要取决于计数管阴极即管壁的材料和厚度，一般约为 1%。G-M 计数管对电子学记录仪器的要求低，可用作 α 射线、β 射线、γ 射线强度的相对测量，对 β 射线也可以做绝对测量，它可分别用在固定式或便携式仪表上，但是 G-M 计数管不能用于能谱分析。另外，每次放电后，大量空间电荷的作用使每产生一个脉冲后就有一段"死时间"，在"死时间"内进入计数管的粒子不能被记录,因此 G-M 计数管不能用于计数率很高情况下的测量。

6. 继续放电区

继续放电区电压太高,极间能连续放电,所以不能作为探测器的工作区。

按电离室的工作性质,可以分为电流电离室和脉冲电离室两类。前者用来测量大量粒子产生的平均电离电流或积累的电荷,以确定剂量的大小,它既可以做成标准剂量仪器,也可以做成便携式或固定式的剂量仪器。

常用的电离室型剂量仪器中,大多用铝作电离室壁,室中只充有空气。对于能量为 $0.4 \sim 2.0 \mathrm{MeV}$ 的 γ 辐射而言,它所给结果的误差是比较小的。电离室产生的电离电流是很小的,一般在 $10^{-16} \sim 10^{-9} \mathrm{A}$。充高气压(几十个大气压)的高压电离室,灵敏度要高得多,常用于环境监测和 γ 能谱测量中。

正比计数管和 G-M 计数管大多是一个圆柱形的电离室,也可以根据需要做成其他形状。圆柱形的金属外壳作为阴极,中央安放的金属细丝作为阳极。

9.2.2 闪烁计数器

1. 工作原理

闪烁探测器的探测原理是利用辐射引起闪烁体分子(或原子)的激发,通过收集这些受激分子退激时发射的荧光来探测辐射的强度和能谱。带电粒子通过闪烁体时,使闪烁体的原子或分子激发至高能级,在它们退回到初始能级(基态)时,发射出荧光。辐射粒子与闪烁体作用后,大约在 $10^{-11} \mathrm{s}$ 内就损失其能量,使大量的原子、分子被激发。激发后的原子、分子退激时会发出荧光,其发光衰减时间为 $10^{-9} \sim 10^{-6} \mathrm{s}$,从而产生探测信号。但对于 γ 射线而言,激发是由 γ 光子在闪烁体内产生次级电子引起的。这些荧光是很弱的,为了减少荧光在收集过程中的损失,还要利用光导和反光材料,将大部分荧光收集到光电倍增管的光阴极上倍增,经电子学系统放大后才能把辐射用电子学装置记录下来。光电倍增管是最灵敏的光电转换元件,能把极微弱的光成比例地转变成较大的电脉冲,由电子学装置记录下来。

光电倍增管在辐射探测中占有重要的地位,又是比较贵重的元件,在使用时必须十分小心,应注意下述几点。

(1) 光电倍增管必须置于不透光的暗盒中工作,以减少本底,提高探测灵敏度。

(2) 探头的暗盒有透光时(即使十分微弱),绝不能加高压,否则会把管子烧坏。探头的铝箔破了就会漏光。

(3) 正式测量前,管子应预热 1h,以便使管子达到稳定工作状态。若输出脉冲太大,应降低所用的高压,并选择级数合适的管子。磁场对光电倍增管的工作有很大影响,因此在磁场附近或做精确测量时,必须采取磁屏蔽措施。

2. 组成

闪烁计数器是由闪烁体、光电倍增管和电子学装置等部分组成的。它是探测技术中的重要工具。用于测量辐射的闪烁体可分为有机晶体和无机晶体两大类。单晶体,如 Tl(铊)激活的 NaI(碘化钠)和 CsI(碘化铯);粉末晶体,如 Ag(银)激活的 ZnS(硫化锌)等,都是无机晶体。固体有机晶体、有机溶液和塑料闪烁体都是有机晶体。

(1) NaI(Tl)为透明单晶体,其优点是发光效率高,晶体密度大($3.67 \mathrm{g/cm^3}$),容易制成较大体积的单晶。NaI(Tl)闪烁体探测γ射线的效率很高,是用于γ射线能量测量较好的一种闪烁体。缺点是容易潮解,吸收空气中水分后会发黄变质,因此必须封装。由于密封的外壳会强烈吸收带电粒子,NaI(Tl)闪烁体无法测量带电粒子。

(2) CsI(Tl)与NaI(Tl)相近,不潮解,不需要密闭封装,而且易加工成薄片或薄膜,厚度可到0.03mm,适用于强γ辐射场中低能X射线和α粒子的测量。它的缺点是成本高,发光效率低,仅为NaI(Tl)的40%。

(3) ZnS(Ag)为白色多晶粉末,涂层厚度一般为$8 \sim 10 \mathrm{mg/cm^2}$,若超过此厚度则晶体的透明性就很差了。ZnS(Ag)发光效率高,对重带电粒子阻止本领大。ZnS(Ag)的涂层很薄,对γ射线不灵敏,因此适于在有β、γ本底的条件下测α等重带电粒子。它的缺点是晶体透明性较差,不能用于测量粒子能量,只适于测量粒子数。另外,它的发光衰减时间有两种成分,其中的慢成分约$10 \mu \mathrm{s}$,所以使用时计数率不能太高。

3. 特点

闪烁探测器具有独特的特点,具体如下。

(1) 能够探测各种类型的粒子,包括中性粒子,并能测量它们的能量和性质,可以在各种场合与复杂环境中使用。

(2) 闪烁体可以是固体和液体介质,且可以加工成很大的尺寸,因此其探测效率很高,特别是对γ射线的探测效率可达到百分之几十,甚至百分之百,比气体探测效率和半导体探测器高几倍到几十倍,同时它也可以用于高能粒子的探测。

(3) 有较小的分辨时间,允许在高计数率场合工作,这对时间测量有重要的意义,可以在较强的粒子源场合与符合测量中使用。所以,闪烁探测器的应用非常广泛。

4. 应用

闪烁探测器主要用于构成γ谱仪。根据输出脉冲幅度与入射粒子在闪烁体内消耗的能量之间的已知关系,就能从脉冲高度分析出粒子的能量。放射性核素衰变时有它的特征能量,因此可以根据射线谱的能量判断出是何种核素。这种鉴别同位素的方法称为能谱分析法。用闪烁计数器分析能谱,实质上就是对脉冲高度进行分析。闪烁计数器应用极其广泛,在放射性活度测量方面,主要应用情况如下。

(1) α粒子探测:适宜的闪烁体是ZnS(Ag),它对α粒子探测效率几乎是100%。晶体厚度一般为$10 \mathrm{mg/cm^2}$左右。这种晶体不吸潮,因此使用较方便。

(2) β粒子探测:常用的是有机闪烁体,可做成任意大小的晶体、液体或固溶液。探测效率可达10%左右,本底较低,用于低水平放射性测量具有很大的优越性。对低能β粒子,如对氚和碳-14等测量时,用液体闪烁计数器是十分有效的。

(3) γ射线探测:用NaI(Tl)较为理想,晶体可做成不同大小、不同形状,探测效率一般为30%,高的可达50%。采用屏蔽措施后可进行弱γ辐射的测量。

(4) γ射线能谱分析:根据输出脉冲幅度与入射粒子在闪烁体内消耗的能量之间的已知关系,就能从脉冲高度分析出粒子的能量。放射性核素衰变时有它的特征能量,因此可以根据射线谱的能量判断出是何种核素。这个鉴别同位素的方法称为能谱分析法。用闪烁计数器分析能谱,实质上就是对脉冲高度进行分析。在这方面已研制成了许多种闪烁谱仪,如用蒽晶体做成的β闪烁谱仪、用NaI(Tl)晶体做成的γ谱仪等。

另外,闪烁计数器目前在测量 β 吸收剂量和中子通量及中子剂量中也有应用。

9.2.3　半导体探测器

1. 工作原理

半导体探测器的基本原理是当带电粒子进入灵敏体积后,由于电离产生了电子-空穴对,并在电场作用下分别向两个电极运动,最后被电极收集,形成脉冲信号。此脉冲信号被低噪声的电荷灵敏放大器和主放大器放大后,由多道分析器和计数器来分析和记录样品中的放射性。

2. 组成

半导体探测器是发展得很快的一种新型探测器。它具有能量分辨本领好、分辨时间短等优点,所以在核辐射探测领域应用越来越广泛。

半导体探测器实质上是一个固体电离室。电离介质是固体,固体密度为气体的 10^3 倍以上。收集的荷电粒子是电子和空穴,而电离室收集的是电子和正离子。半导体分为 p 型和 n 型,它们都是在纯半导体中掺入不同杂质而构成的。在硅或锗材料中掺有第三族元素,如硼制成的半导体称为 p 型半导体,其中有许多带正电的空穴(满带中电子空缺)。在硅或锗材料中掺有第五族元素,如磷制成的半导体称为 n 型半导体,它们中有许多自由电子。通常的半导体计数器材料,就是上述 pn 结型半导体。

pn 结型半导体探测器是这两种半导体直接接触(接触距离小于 10^{-4} mm)组成的一种元件。在接触的交界面处,由于 n 区的电子向 p 区扩散,而 p 区空穴向 n 区扩散,造成交接面处电子和空穴这两种载流子的密度特别小,即相当于电阻特别大。在使用时,p 型上加负电压,n 型上加正电压,电子和空穴背向运动,造成了载流子很少的耗尽层,被称为半导体的灵敏体积。

3. 特点

半导体探测器的特点是密度大,因此对 γ 射线探测效率高;加之平均电离能小(约 3eV),因此能量分辨率好。

4. 应用

半导体探测器的应用主要如下。

谱仪:用半导体探测器做成的 α 谱仪本底低,稳定性好。用大体积的探测器可做成 β 谱仪和 γ 谱仪。特别是用 Ge(Li)探测器做成的谱仪,虽然探测效率低一点,但分辨能力好,适用于环境样品 γ 能谱分析。

探测器:做成各种低本底仪器和低能粒子探测仪器,测量放射性活度、X 射线荧光分析,进行核物理研究等。

9.2.4　热释光探测器

1. 工作原理

热释光剂量元件不同于闪烁体元件可以在射线作用下立即发光,而是把接收到的射线能量储存积累起来,在测量时再使其发光,根据它发出的光的强度,就能推测出所受的积累剂量。根据经典的固体能带理论,热释光探测器的工作原理为:当磷光体(晶体)受到辐射照射时,晶体产生电离和激发,使晶体价带中的电子获得足够的能量,游离出来上升到导带,在价带中剩下空穴;被电离激发的电子和空穴在亚稳态能级分别被晶格中的缺陷所俘获,这些缺陷称为陷阱(俘获电子的缺陷),统称为发光中心;处于亚稳态能级上的电子和空穴在无外源激发的环境下可以长时间滞留在缺陷中,常温下不会释放;加热磷光体时,电子和空穴从发光中心逸出,电子与空穴迅速复合,在复合过程中以荧光形式释放出来。荧光量与辐射能量定量有关,通过热释光探测器测量荧光量,根据刻度从而得到热释光元件所受的辐射剂量。热释光探测器的发光机理如图9-4所示。

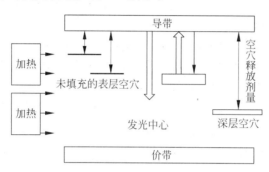

图 9-4　热释光探测器的发光机理示意图

2. 组成

热释光探测器读出系统用于加热并读取热释光探测器中的信号,其主要由加热系统、光探测系统、信号转换系统和信号输出系统组成,如图9-5所示。读数过程中,探测器被加热,释放出光子,这些光子被读出器收集并转换成电信号输出。整个热释光探测系统中还包括热释光探测器、辐照器、退火炉、冷却炉、配套计算机(包括专用软件)等辅助设备。辐照器主要用于探测器的筛选,退火炉用于探测器使用前的信号清零,冷却炉用于探测器退火后的快速冷却。

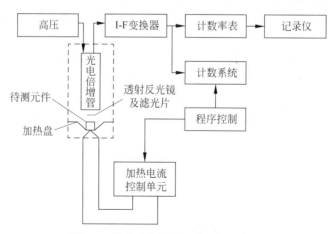

图 9-5　热释光探测器工作原理示意图

3. 特点

热释光探测器具有体积小、能量响应好、灵敏度高的特点,可用于测多种射线。用热释光材料做成的剂量计称为热释光剂量计。放射工作人员的个人剂量监测多数使用这种类型剂量计,材料为氟化锂(LiF)、氧化铍(BeO)等,其组成接近等效组织材料。热释光剂量计的缺点是不能即时反映出剂量值,且不能重复读数。

4. 应用

热释光剂量计在辐射防护、放射医学、放射生物学、地质考古学、环境保护等领域都得到广泛应用,具体如下。

(1) 辐射剂量学:首次成功地将热释光技术用于辐射剂量学是 1953 年用 LiF 测原子武器爆炸后的辐射剂量。后来发现 $CaSO_4$ 也是很好的辐射剂量测量材料,如用 $CaSO_4$(Tm)测秦山核电站的烟羽剂量。

(2) 地质学:某些矿物的发光曲线随产地变化使热释光技术可用于矿物资源产地的识别。热释光对陨石和月球物质的研究是其重要的应用,利用辐射充填陷阱及其热释放间的平衡关系可以测算陨石在太空时距太阳的距离。

(3) 古陶瓷年龄测定:热释光探测器已广泛用于古陶瓷年代鉴定。古陶瓷年龄测定原理是,陶瓷烧制时原始的热释光能量因高温而全部释放,此后陶瓷重新接受黏土及周围环境中放射性元素及天然射线的照射,自然环绕中放射性剂量相对恒定,因此热释光强度和受辐射时间成正比,可计算其年代。

(4) 石油勘探:利用热释光可分析出油水边界的地表投影线位置和地下油气藏的分布趋势。

(5) 其他应用:固体缺陷分析、通过砖石来鉴定雷电的情况等。

9.2.5 光致发光探测器

1. 工作原理

光致发光(optically stimulated luminescence,OSL)技术中,OSL 剂量片受到射线照射后,所产生的电子-空穴对会被晶格缺陷捕获,用特定波长的光激发受过辐照的晶体,导致电荷从空穴场运动到发光中心,晶体受入射光激发后的发光量与晶体所受剂量和入射光的强度成正比,激光(laser)或发光二极管发出的光提供能量,使电子从空穴激发至导带和发光中心,只有少数电子被激发,使剂量计具有重复分析能力。发光量取决于剂量计所接受射线的剂量大小和入射光的强度,与热释光探测器材料相比,采用 Al_2O_3:C 晶体(又称刚玉或蓝宝石)作为探测材料的 OSL 系统在辐射剂量测定领域具有巨大优势。光致发光的发光机理如图 9-6 所示。

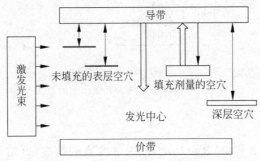

图 9-6 光致发光的发光机理示意图

2．特点

目前市面上广泛使用的美国蓝道尔公司的 InLight 200 型 OSL 剂量计(简称 InLight 剂量计)具有如下特点。

1) 重复分析

InLight 剂量计可以完全进行重复分析,相比于 TLD 对剂量信号的破坏性读取,InLight 剂量计可以方便地用于剂量验证、存档、复核及取证;用于运行过程质量控制的 QC 剂量计和系统刻度剂量计的复读性能可大大减少标准剂量的照射费用,极大地降低了运行成本。

2) 环境稳定性

Al_2O_3：C 材料本身的特性及 InLight 剂量计的实用性设计,使剂量计具有抗冲击,同时对湿、热及化学物质不敏感。

3) 无衰退

InLight 剂量计的极佳衰退特性可以延长佩戴期限,同时保证剂量数据的准确可靠,以有效地降低佩戴成本。

4) 灵敏响应

InLight 剂量计借以 Al_2O_3：C 的优良性能,使在低剂量和低能量(可低至 5keV)的应用场所保证测量数据的精确。

5) 灵敏度因子

用户再也不需要进行烦琐的热释光探测器元件的灵敏度因子(ECC/ECF)的确定工作,高品质 InLight 剂量计的 4 个元件具有相同的灵敏度因子,该系数永无变化,它以二维条码刻在剂量片上,测量时读数仪自动读取。这使剂量计可以在任何一台 InLight 读数仪上读取数值,佩戴和测读变得更加灵活。

6) 无加热

光学系统摒弃了加热和氮气,创造了洁净、安静的实验室环境,也使读数仪变得稳定与耐用,故障率大幅降低,极大地降低了维护成本。

7) 高速测读

光激发使测读速度比加热快得多。InLight 剂量计可以实现 280 个剂量计每小时的剂量计测量速度。

8) 一致性刻度

同一套刻度片可以反复使用,使不同系统或者同一系统在相当长时间内保持刻度的一致性,除极大减少了频繁的标准刻度片的照射工作外,也避免了不同次照射的误差影响。

3．剂量片及其用途

个人剂量片的探测元件采用的是 Al_2O_3：C,根据滤片选择不同,将剂量片分为 XA、EA、AA 3 种型号,可以满足不同的用途(表 9-1 和表 9-2)。通过模拟人体处于均匀的辐射场内,选用不同滤片的剂量片来测量各类能量(高能、中能及低能射线)的辐射,再拟合计算出人体在辐射场内受的深部剂量 $H_p(10)$、眼晶体剂量 $H_p(3)$ 和浅表剂量 $H_p(0.07)$。

表 9-1　OSL 剂量片适用的能量与探测范围

射 线 种 类	能 量 范 围	剂 量 范 围
X 射线	5keV~40MeV	0.01mSv~10Sv
γ 射线	5keV~40MeV	0.01mSv~10Sv
β 射线	150keV~10MeV	0.01mSv~10Sv

表 9-2　剂量片类型和用途

型　　号	用　　途	滤片选择
AA	刻度	开窗、塑料、铜、铅
XA	个人剂量	开窗、塑料、铜、铅
EA	环境监测	开窗、塑料、铜、铅

9.2.6　测量仪器的刻度

仪器的刻度是为了保证仪器的正常工作和准确,刻度内容包括能量响应、角响应、线性、仪器刻度系数等。刻度(也称定标)对辐射防护仪表非常重要,原因有两个:第一,所测辐射的特性不同。例如,某些探测器对不同能量射线的响应不同,以致仪表读数和真实值相差很多,甚至可达十倍以上。又如,在不同测量条件下,反散射也相差很大。因此要对仪表按监测对象和测量的环境条件进行刻度。第二,仪器工作状态会改变。例如,电路元件性能的改变、机械形状和电压的改变等都会影响测量结果,所以要定期进行刻度校正。刻度的目的除获得较精确的测量数据外,也可以发现仪器存在的问题,及时处理。

刻度是将待刻度仪器的读数(指示)与标准进行比对,并调整待刻度仪器的读数与标准相一致的基准。这是在仪器有了一定的精密度基础上达到必要的准确度的手段。同时,还要通过刻度判定仪器能否正常工作,以往的监测数据是否可信。

刻度的方法可简单分成以下两种。

第一种是刻度源法,即用一个已知强度的辐射源(经过精确测量的)产生的辐射场,通过理论计算,算出在不同位置的剂量率或通量率(计数率),然后将待刻度仪表放入辐射场相应位置,使仪表读数和计算值一致(计数率仪表要考虑计数效率)。为了对仪表读数上几个不同剂量率(或总剂量)量程进行刻度,可以把仪器置于离源不同距离处(或控制时间来)。对放射性污染测量仪或放射性样品测量仪,是刻度它的探测效率。用已知强度的辐射源(几何形状与尺寸应与监测样品相近)放在样品测量位置上,其计数率 N 与放射性活度 A 之比(N/A,与时间单位相同)就是仪器的探测效率。

用标准源法刻度仪器时,应注意以下问题:刻度地点应排除标准源以外的其他一切辐射来源;应尽量选用与被测辐射场能量相近的辐射源,以减少剂量仪表因能量响应产生的差异;刻度时仪表探头到源的距离应大于仪表探头及辐射体线度的 5~6 倍,这时可用点源公式计算辐射场剂量率;刻度地点空气的湿度和尘埃悬浮物含量不能太高,这样就可以忽略空气自吸收;要消除散射影响,一般希望源与探测器都离四周散射体 1.5m 以上;应消除电源电压对读数的影响;要做放射性活度衰变的修正。

第二种方法是采用标准仪器,即将待刻度的仪器与标准仪器(更精确刻度的仪器)进行比对。在同一剂量(辐射强度)点上,使被刻度的仪表读数与标准仪器读数相一致。

用标准仪器法刻度仪器要注意:尽量选择在满量程上刻度,因为仪器误差通常用满量程的百分数做标称;应消除两个仪表所具有的能量响应差异。

刻度需要标准源,可到生产厂家购买,也可以用自己的辐射源请计量单位测定。常用的标准源分为两大类:一类称为参考源,另一类称为工作源。参考源按照放射性活度测量的精确程度分为一级参考源(测量误差为 1%～2%)和二级参考源(测量误差为 3%～5%),它们都可以用于刻度、校正放射性测量仪器和辐射剂量仪器。工作源的放射性活度或计量率没有经过精确测量,它们只能用于检查仪器是否工作及粗略地校对上次的刻度是否有效。

9.3　探测器的选用原则和测量时的注意事项

9.3.1　探测器的选用原则

辐射防护监测的对象十分复杂,因此所采用的测量方法和使用的仪表也很多,且各有特点。在使用中一定要选择适用的类型,并注意仪表的各项参数。测量仪器的主要性能指标包括以下几个方面。

1. 灵敏度

对探测器、剂量计或测量装置都有灵敏度的要求。以测量装置灵敏度为例,它表示对于一个给定的被测量的数值而言,被测量观测值的变化除以相应的被测量的变化所得的商。在使用中应注意灵敏度的变化,如热释光剂量计,它的灵敏度改变包括两方面:读数仪器本身不稳定及热释光元件的灵敏度改变。

2. 能量响应

能量响应也称能量依赖性。它表征辐射探测器的灵敏度与入射辐射能量的依赖关系。对于给定类型的辐射,仪表的读数与辐射能量有关,尤其是测量剂量时,剂量计的响应 R 与吸收剂量 D_m 的比值将随辐射能量而变化,这就是剂量计的能量响应。在实际监测中必须考虑或利用能量响应。同一类型辐射的 LET 值将随辐射粒子的能量而变化,这时能量响应和 LET 量有依赖性。使用者希望有一个比较宽的能量范围,但往往难以满足。一般要求仪器对 X、γ 的辐射响应,在 50keV～3MeV 能量范围内的响应与对 ^{137}Cs γ 参考源辐射响应的差别不得超过 30%。

3. 重复性和剂量及剂量率响应

剂量计读数的重复性,又称为精密度,它是单个剂量计在短时间内相同条件下相继受到同样照射时读数的一致性。重复性取决于辐射场和测量装置的统计涨落性质。热释光剂量计和辐射光致发光剂量计等固体剂量计必须经过退火处理后才能重复测量,其重复性还依赖于退火处理后剂量计性能的再现程度。每种剂量计或剂量仪器都会有一定的剂量及剂量率响应范围。低于此范围会造成无响应或误差过大,高于此范围会形成饱和,从而造成错误。

4. 探测限和测定限

探测限是在辐射监测中,用于评价探测能力的一种统计量的值。探测限是剂量计能够可靠地探测到的剂量下限,也就是剂量计的读数明显不同于零的最小剂量值。这里可靠地探测到是指漏测的概率很小。探测限与测得量的可靠性相关联,它不涉及测量值的精密度。测定限或者剂量读数下限是剂量计能够以指定的精密度测得的剂量下限。一般希望有较低的测量下限。在使用热释光剂量计时,探测下限取决于磷光体本身的特性(制备方法、材料的物理状态、制成元件的尺寸),使用过程中的环境条件(摩擦、化学浸蚀表面、紫外光照射),测读方法和设备及精度要求。

5. 量程和线性

量程是测量仪器或剂量计可以测量的剂量或剂量率范围。量程下限取决于本底读数的涨落;测量上限取决于剂量计自身的饱和(如乳胶中所有银颗粒形成了显影中心)效应和辐射损伤,也受到外部仪表或器件的限制。仪表读数在量程范围内的一致性称为线性。良好的线性对简化刻度方法和方便测量是很必要的。在使用荧光玻璃剂量计时,线性范围和玻璃的尺寸、读数仪的类型有关。

6. 辐射响应

辐射响应即仪器的响应值 R 等于仪器的测量值与同样测量条件下给出的约定真值之比。有时也表达成定值剂量除以空气吸收剂量约定真值的商。这个比值或商,在同一个探测器或同一个剂量计测量不同的辐射时是很不相同的。这就是辐射响应。因此在实际监测中必须根据不同的辐射场或混合场,按所需测的量选用不同的探测器或剂量计。

7. 角响应

角响应即仪器的响应与入射辐射的方向之间的关系。对于恒定的照射量或照射量率,是仪器的响应与探测器对辐射源取向的关系。对 ^{60}Co 或 ^{137}Cs 发射的 γ 射线,在所有方向的平均响应与特定方向的响应的差值不大于 15%。在实际监测中,中子入射方向往往是变化的,因此要求中子探测器的角响应尽可能小。

9.3.2　测量时的注意事项

1. 剂量计或剂量仪器对辐射场时间结构的响应

从时间结构分析,辐射场可分为稳恒场和瞬发场。稳恒场的测量比较容易,各种放射源周围的辐射场是典型的稳恒场。对于瞬发场,占空因子是一个重要的物理量。稳恒场的占空因子可以认为是 1。占空因子越小的瞬发场,对测量仪器的选择越要小心。加速器和目前的托卡马克试验装置周围的辐射场多为占空因子很小的辐射场,有的可达 10^{-7} 或更小。凡是计数式仪器都有一定的死时间,最好选用与时间结构无关的剂量计对这样的场进行测量,如热释光、胶片、丙氨酸和化学剂量计等。它们的缺点是不能做实时监测。为了弥补这一缺点,可以采用电离室测量电离积累电荷的方法予以补充。使用一般的计数式仪器,要仔细研究辐射场脉冲宽度、仪器死时间长度、辐射场强度之间的关系。而死时间很长的仪器,如 G-M 计数管仪器,在占空因子较小的辐射场中就不能使用了。

2. 辐射场的方向性及角分布对辐射测量的影响

任何辐射场的分布几乎是不均匀的,空间分布简单的辐射场是各种放射源周围的辐射场。但即使是这样的辐射场,分布也不是遵循严格意义上的距离平方反比规律(且没有真正意义上的点源),地面、墙、顶盖和其他一些屏障等的反散射都会扰乱辐射场原有的分布规律。加速器,尤其是高能加速器周围的辐射场具有强的方向性和恶劣的角分布。如果辐射场是一个混合辐射场(γ、电子、中子、质子、离子等两种或两种以上),各种成分的方向分布也完全不同。这都是辐射场测量中必须要考虑的。

3. 混合辐射场的测量

因为辐射场中各种不同的粒子与介质作用的机理不同,所以对不同种类的粒子的探测机理和方法也完全不同。在混合场中,几乎没有任何一种单一的辐射测量仪器可以满足对各种辐射成分的测量要求。一般,针对不同种类的粒子要使用不同的探测器。只有两种情况可以使用单一的探测器:一种是其中一种辐射的当量剂量水平在总当量剂量中永远占有绝对优势(95％以上);另一种是各种辐射水平的比例基本固定,通过测量其中一种辐射,经加权后再显示记录总水平。

4. 潜象衰退

胶片及核乳胶片,它们受到辐射照射时形成的潜象是不稳定的,会随着辐射照射与暗室处理之间的间隔时间延长而逐渐消失,这种现象称为潜象衰退。衰退的影响因素很多,如乳胶成分、颗粒大小和储存条件等。由于衰退和环境条件密切相关,潜象衰退随周围环境温度和湿度增加而加快,而且在实际监测中难于修正。热释光剂量计也有热释光衰退的问题,即磷光体经过辐射照射后热释光随时间而衰减的现象,随温度的增加衰退也变大,不同的热释光材料,因为它们具有不同深度的俘获陷阱,所以衰退也就不同。

5. 环境条件

剂量计能否测出准确值往往与使用和储存的环境条件密切相关。例如,热释光片在50℃时储存30d,读数变化小于20％。荧光玻璃有避光的要求,室内光线或灯对荧光中心的影响可以忽略,但紫外光和直射日光照射1h会引起7％的衰退,因此保存和佩戴玻璃剂量计时,都应避免日光直射。在使用核乳胶片时,为了防止潜象衰退提出了许多方法,要点是将核乳胶储藏或密封在温度较低和干燥的环境中。

在具体进行实际监测时,必须考虑到实际情况,如监测中子剂量、混合辐射场、内照射监测、事故监测、生物剂量计的使用等,它们都各有特殊性。一种监测仪表不可能满足以上各条,因此在选用监测仪表时必须综合考虑,突出重点,兼顾一般。

9.4 辐射防护监测

辐射防护监测包括个人剂量监测、工作场所监测、环境监测、流出物与感生放射性监测等。相关测量过程主要有以下特点。

(1) 监测介质的放射性水平一般较低,因此要求监测仪器灵敏度高,测量中需要低水平放射性测量和微量分析技术。

(2) 监测的对象复杂,有空气、水、生物、土壤、食品、物体表面等,且干扰因素多,因此需要多种有关样品采集、处理、测量和分析的技术。

(3) 分析测量样品多且变化速度,有时很快,因此有些情况下还需配备自动连续监测和数据处理系统。

9.4.1　外照射个人剂量监测

个人剂量监测是直接对人进行的监测,监测的目的是记录、评定工作人员的受照剂量,将其限制在国家规定的限值之内,以及当事故发生时,测出并估算受照人员所受的剂量。个人剂量监测包括外照射、内照射、皮肤污染及核事故等对人体有影响的监测,要根据人员具体受照情况决定监测内容。在控制区工作或有时进入控制区并可能受到显著照射,或职业照射剂量大于 5mSv/a 的工作人员一定要进行该项监测。预计职业照射剂量为 $1\sim5$mSv/a 的工作人员,应尽可能进行个人剂量监测。

1. 外照射个人剂量监测概述

外照射个人剂量监测是实现辐射防护目的的重要环节之一。这种监测的主要目的是对明显受到照射的器官或组织所接受的平均当量剂量或有效剂量做出估算,进而限制工作人员所接受的剂量,并且证明工作人员所接受的剂量是否符合有关标准。其附加目的是提供工作人员所受剂量的趋势和工作场所的条件,以及在事故照射情况下的有关资料。另外,外照射个人剂量监测结果经过必要的修正,对于低剂量受照人群的辐射流行病学调查也是有用的。

外照射个人剂量监测分为 3 类。

(1) 常规监测:用于连续性作业,目的在于证明工作环境和工作条件的安全得到保证,并证明没有发生需要重新评价操作程序的任何变化。

(2) 操作监测:当某一项特定操作开始时进行的监测,这种监测特别适用于短期操作程序的管理。

(3) 特殊监测:在异常情况发生或怀疑其发生时进行的监测。应当根据监测目的和作用来制订监测计划。

2. 外照射个人监测的量

外照射个人监测的量包括以下内容。

(1) $H_p(10)$:适用于体表下 10mm 深处的器官或组织的监测,在特定条件下用于有效剂量评价,单位为 mSv。

(2) $H_p(3)$:适用于体表下 3mm 深处的器官或组织的监测,用于晶状体剂量评估,单位为 mSv。

(3) $H_p(0.07)$:适用于体表下 0.07mm 深处的器官或组织的监测,用于皮肤剂量评估,单位为 mSv。

事故剂量应用深部(10mm)吸收剂量 $D_p(10)$ 表示,单位为 J/kg 或 Gy。

3. 外照射个人剂量计的选择与使用

个人剂量监测的基本手段是使用个人剂量计,剂量计佩戴在人体表面具有代表性的部位上,如胸部、头部、腹部、前臂等。用于外照射个人剂量监测的剂量计要求测量系统的响应基本不受温度、湿度、灰尘、风、光、磁场、电源电压波动和频率涨落等因素的影响,并具有适当的量程(0.1mGy $\sim$ 10Gy),以及有足够高的灵敏度或足够的最低探测水平,方向依赖性小、体积小、质量小、能响好、性能稳定等,还要易于佩戴。

常用的个人剂量监测计包括以下内容。

（1）X 射线或 γ 射线：直读式袖珍剂量计、热释光剂量计、光释光剂量计。

（2）β 射线：胶片剂量计和热释光剂量计。

（3）中子：固体径迹剂量计、热释光剂量计、光释光剂量计等。

剂量计的佩戴部位和监测周期可以根据具体工作场所情况而定，一般可按周、月或季度定。只有在重大照射事故发生时，才需要具体估计器官或组织的吸收剂量。在这种情况下，为了测量和评价体内各部位受到的照射，通常需要进行模拟试验，确定剂量场的分布。

9.4.2 内照射个人剂量监测

1. 内照射个人剂量监测概述

根据工作性质和现场条件，应定期对有可能吸入放射性物质的工作人员测出真正吸入的量，但在有任何可疑情况下，还要及时对工作人员进行针对性的内照射监测。内照射个人剂量监测的对象主要是从事以下工作的人员：天然铀、钍矿的开采、粉碎和精炼；经常从事天然铀、浓缩铀的加工及燃料元件的制造；操作铀、钚等的后处理车间；操作大量气态或挥发性放射性物质的场所，如发光粉涂料车间、操作碘同位素及重水堆中氚的氧化物；可引起裂变和活化产物照射的反应堆维修、使用 ^{131}I 进行甲状腺肿瘤治疗等。

一般认为，空气监测的年平均值小于最大容许浓度的 1/30，可判断工作人员在此条件下所接受的内照射剂量，不大可能超过年有效剂量限值的 3/10，因此，不需进行常规个人监测。

2. 内照射个人剂量监测方法

内照射个人剂量的监测方法有全身或器官中放射性核素的体外直接测量（简称体外直接测量），排泄物或其他生物样品中放射性核素的分析（简称排泄物分析）和空气样品中放射性核素的分析（简称空气采样分析）。每一种测量方法应能对放射性核素定性、定量表述，依据测量结果可进行摄入量或待积有效剂量评价。

1) 体外直接测量

对于发射特征 X 射线、γ 射线、正电子和高能 β 粒子的放射性核素，可以在体外用高灵敏的仪器直接测量，经过探测效率的校正，可以得出体内现存核素含量。也可直接测量全身、肺或甲状腺的放射性含量，这是估算发射 γ 射线核素在体内污染较为合适的方法。用于全身或器官放射性核素含量的体外直接测量设备由一个或多个安装在低本底环境下的高效率探测器组成。探测器的位置应符合测量目的。对于发射 γ 射线的裂变产物和活化产物，如 ^{131}I、^{137}Cs 和 ^{60}Co，可用能在工作场所使用的较简单的探测器进行监测。对少数放射性核素，如钚的同位素，则需要高灵敏度探测技术。如果放射性核素污染的伤口中有发射高能 γ 射线的放射性物质，通常可用 β-γ 探测器。当污染物为某些能发射特征 X 射线的 α 辐射体时，可用 X 射线探测器。当伤口为多种放射性核素污染时，应采用具有能量甄别本领的探测器。伤口探测器应配有良好的准直器，以便对放射性污染物进行定位。在进行体外直接测量前应进行个人表面去污。

2) 排泄物分析

吸入的放射性物质通过排泄物（如尿、粪便）或体液排出。对于不发射 γ 射线或只发射低能光子的放射性核素，需要采用排泄物检测技术。对于发射高能 β、γ 射线的辐射体，也可采用排泄物监测技术。一般采用尿样分析进行排泄物监测,对主要通过粪便排泄时要求分析粪样。分析尿的测量可以说明已进入血液循环的放射性核素的情况。只要知道代谢参数(或排除规律)就能由排泄物中放射性核素的活度计算出摄入量。排泄物分析方法对各种辐射的放射性核素都适用,而且不受体表污染的影响。

在一些特殊调查中也可分析其他生物样品,如可分析鼻腔分泌物或鼻拭样。怀疑有高水平污染时,可分析血样。在有 ^{14}C、^{226}Ra 和 ^{228}Th 内污染的情况下,可采用呼出气活度监测技术。在极度放射性核素(如超铀元素)污染伤口的情况下,应对已切除的组织样品进行制样和(或)原样测量。

生物样品中 γ 辐射体可用闪烁探测器或半导体探测器直接测量。对于 α 和 β 辐射体应先化学分离,然后采用合适的测量技术。可将样品中总 α 或总 β 活度的测量作为一项简单的筛选技术,但它不能用来定量估算摄入量或待积有效剂量,除非已知放射性核素的组成。

3)空气采样分析

根据空气样品的测量结果估算摄入量具有很大的不确定度。一种专门设计用来测量职业人员呼吸带空气中的放射性气溶胶或气体时间积分活度浓度以估算该职业人员摄入量的便携式个人空气采样器的采样头应处于呼吸带内,采样速率最好能代表职业人员的典型吸气速率(约 $1.2\text{m}^3/\text{h}$)。可在取样周期终了时用非破坏性技术测量滤膜上的放射性,以及时发现不正常的高水平照射。然后将滤膜保留并合并较长时间积累的滤膜,用放射化学分离提取方法和高灵敏度的测量技术进行测量。

体外直接测量仪包括全身计数器、肺部计数器、甲状腺碘测量仪、伤口探测器等。

体外直接测量和生物检验方法是内照射监测的主要方法,各有优缺点,还可以用实物样品测量作为补充方法,如从空气取样器取下滤样,测量后估算内照射剂量。

在选择以上几种内照射监测方法时,应考虑以下几个因素:放射性核素的辐射特性;污染物的生物动力学行为,特别是生物学廓清及放射性衰变后污染物在体内的滞留特性;监测周期;测量设备的灵敏度、适用性及是否有这种设备。

不同放射性核素分析的内照射个人监测方法选择和基本要求见表9-3。

表 9-3　内照射个人监测方法选择和基本要求

核素	实用监测方法		最低探测限	说　　明
	设备	监测类型		
^{3}H	液闪	尿样	100Bq/L	—
^{59}Fe	γ射线谱	全身测量	50Bq	—
		尿样	1Bq/L	—
^{57}Co	γ射线谱	全身测量	100Bq	—
		肺测量	200Bq	—
		尿样	1Bq/L	—
		粪样	1Bq/样品	—
^{58}Co 及 ^{60}Co	γ射线谱	全身测量	50Bq	—
		肺测量	100Bq	—
		尿样	1Bq/L	—
		粪样	1Bq/样品	—

续表

核素	实用监测方法		最低探测限	说　明
	设备	监测类型		
^{85}Sr	γ 射线谱	全身测量	100Bq	—
		尿样	1Bq/L	—
^{89}Sr 及 ^{90}Sr	β 计数	尿样	1Bq/L	应先进行化学分离
^{106}Ru	γ 射线谱	全身测量	200Bq	S 类常规监测要求有更低的最低探测限[①]
		尿样	5Bq/L	
^{125}I、^{129}I 及 ^{131}I	γ 射线谱	甲状腺测量	100Bq	如果甲状腺已被阻止吸收碘,应采用尿样测量
		尿样	5Bq/L	
^{134}Cs 及 ^{137}Cs	γ 射线谱	全身测量	50Bq	—
		尿样	5Bq/L	
^{226}Ra	γ 射线谱	全身测量	200Bq	—
		尿样	10mBq/L	应先进行化学分离,对小于 1/2 年剂量限值的常规监测要求更低的最低探测限
^{228}Ra	γ 射线谱	全身测量	200Bq	测量衰变产物,适用于特殊监测和接近年剂量限值的常规监测
		尿样	1Bq/L	应先进行化学分离,适用于常规监测,仅适用于摄入时间不超过 5d 的特殊监测
^{228}Ra 及 ^{232}Th	γ 射线谱	尿样	10mBq/L	应先进行化学分离,尿样仅适用于 M 类吸入的特殊监测,粪样的常规监测,要求有更低的最低探测限[②]
		粪样	10mBq	
^{234}U、^{235}U 及 ^{238}U	γ 射线谱	肺测量	200Bq	仅适用于 ^{235}U 特殊监测和接近年剂量限值的常规监测
		尿样	10mBq/L	应先进行化学分析
		粪样	10mBq	
^{237}Np	α 谱	粪样	4mBq	活体测量不适用于低于年剂量限值的监测,尿样有较好的灵敏度
		尿样	1mBq/L	
	γ 射线谱	肺测量	500Bq	
^{238}Pu	γ 射线谱	肺测量	1kBq	灵敏度与胸壁厚薄有关,不适用于低于年剂量限值的监测
	α 谱	尿样	1mBq/L	应先进行化学分离,尿样和粪样虽有较好的灵敏度,但只能在摄入发生的几天之内测量才有效;裂变径迹和质谱分析的灵敏度会更高些
		粪样	1mBq	
^{239}Pu 或 ^{240}Pu	γ 射线谱	肺测量	2.0mBq	灵敏度与胸壁厚薄有关
	α 谱	尿样	1mBq/L	应先进行化学分离,尿和粪样可用于 M 类的日常和特殊监测;仅粪样可用于 S 类的常规监测,但仅在摄入几天内有效。裂变径迹和质谱分析的灵敏度会更高些
		粪样	1mBq	
^{241}Am	γ 射线谱	肺测量	20Bq	不适用于低于年剂量限值的监测
		骨测量	20Bq	
	α 谱	尿样	1mBq/L	应先进行化学分离
		粪样	1mBq	

续表

核素	实用监测方法		最低探测限	说　明
	设备	监测类型		
^{242}Cm 及 ^{244}Cm	γ射线谱	肺测量	2kBq	灵敏度低,不能满足监测要求
	α谱	尿样	1mBq/L	应先进行化学分离。适于特殊和常规监测
		粪样	1mBq	
^{252}Cf	α谱	尿样	1mBq/L	应先进行化学分离。适于特殊和常规监测
		粪样	1mBq	
	γ射线谱	肺测量	2kBq	灵敏度低,一般不能满足监测要求

注:① S类物质指的是能被呼吸道以慢吸收速率吸收进入体液的沉积物,它的 99.9% 以生物半吸收期为 7000d 被吸收,0.01% 以生物半吸收期为 10min 被吸收。

② M类物质指能被呼吸道以中等吸收速率吸收进入人体液的沉积物质,它的 90% 以生物半吸收期为 140d 被吸收,10% 以生物半吸收期为 10min 被吸收。

3. 个人内照射的评价方法

体外直接测量和排泄物个人监测时,应采用 $m(t)$ 值估算摄入量。$m(t)$ 是摄入单位活度后 t d 时体内或器官内放射性核素的活度,或日排泄量(Bq/d)的预期值。这个值主要用于内照射摄入量估算,也可以用于次级限值(ALI)和导出水平的估算。

对特殊监测或任务相关的监测而言,只要知道摄入时间就可以通过个人监测的测量值 (M) 和附表8中特殊监测时的 $m(t)$ 值估算出摄入量 I,仅有一次测量时间时,I 的计算公式如下:

$$I = M/m(t) \tag{9-1}$$

式中,I 为放射性核素摄入量,Bq。M 为摄入后 t d 测得的体内或器官内放射性核素的浓度,Bq;或日排泄量,Bq/d。$m(t)$ 为摄入单位活度后 t d 时体内或器官内放射性核素的活度或日排泄量的预期值。

特殊或任务相关监测的 $m(t)$ 值参见附表8。当不知道摄入时间时,应先确定摄入时间再进行评估。当有多次测量结果时,可用最小二乘法估算摄入量。

4. 皮肤污染监测

工作人员的体表污染也是一项重要的监测项目,在较大的放射性控制区出口设有全身表面污染仪,以有效防止工作人员带出放射性物质,污染非控制区。皮肤的厚度随身体部位不同而有较大变化,表皮的基底细胞层是受到危险最大的皮肤组织,深度为 $50\sim100\mu m$,平均为 $70\mu m$。皮肤剂量就是指皮肤基底层所受的剂量。其剂量限值是根据确定性效应所定,目前规定为 500mSv/a。

皮肤污染一般是不均匀的,体表某些部位,特别是手部更容易受到污染,但污染不会持续数星期之久,而且不一定重复发生在完全相同的部位,作为常规监测应该以此为依据来评价,并将 $100cm^2$ 上的皮肤剂量的平均值与皮肤剂量的控制值相对照。

9.4.3　工作场所监测

工作场所的辐射监测,目的是保证工作场所的辐射水平及放射性污染水平低于预定要求,以确保工作人员处于合乎防护要求的环境,同时还能及时发现偏离上述要求的情况,以及时纠正或采取补救的防护措施,从而防止或及时发现超剂量照射事件的发生。

工作场所监测一般包括中子、X、γ、β的外照射监测,表面污染监测,空气污染监测 3 个方面。

1. 中子、X、γ、β的外照射监测

工作场所的外照射监测主要包括常规监测和操作过程的监测。

1) 常规监测

任何新的辐射装置交付使用之前或现有装置发生任何改变以后,都需要对工作场所进行综合的外照射辐射场监测,为制订常规监测方案提供依据。若辐射场比较稳定,则很少需要对工作场所进行常规监测。另外,若有条件,常规监测应制度化立立。假如工作场所的辐射场容易发生变化,但变化缓慢,且不甚严重,则只需要在预先设置的观察点上进行周期性或临时性的检查,就能充分反映出辐射水平的变化。若辐射场变化速度很快,而且变化的严重程度无法预料,就需要在现场安装一个报警系统,或由工作人员随身携带一个报警装置。

2) 操作过程的监测

操作监测方案的制订,在很大程度上取决于在操作过程中工作现场辐射场是否始终保持基本恒定。在恒定情况下,通常只要对工作人员所在区域的辐射水平进行初步巡视即可。如果操作本身就可能引起辐射场的明显变化,则需要在操作过程中对操作现场进行一系列连续监测。

工作场所的辐射性质和水平常随空间、时间变化,而工作人员在其中的活动方式既不能预测也难以确切了解,因此要用工作场所的测量结果推测工作人员所受的照射剂量一般是极为困难的。因此必须引入一些简化假设。为了安全和方便,可以假定工作人员在整个工作时间内都处于工作场所中辐射水平最高的地方。这样便可以确定工作人员所受照射的上限值,这样做的优点是只要这个上限值远低于相应的导出限值,就无需限制工作人员在工作场所内的活动,也不必限制工作人员在工作场所内的停留时间。实际上,在这样一个场所内,工作人员所受的辐射将远低于相关的剂量限值。如果不能把工作场所的辐射水平保持在足够低的水平,要想利用上述简单评价方法就必须对工作场所的剂量分布做必要的估计,有时要限制人员接近高辐射水平区的时间。

在操作工作的监测中,评价工作往往表现为确定一个特定的工作时间,在此时间内,任何工作人员也不会接受超过某一水平的照射。这个时间段的选择,原则上需要知道在所控制的时间内要完成的任务,并需要由防护部门和管理机构共同来商定。

工作场所外照射监测所用的仪器既有固定式的也有便携式的,这类仪器常用的有电离室、G-M 计数管、闪烁体计数器等。不同性质的辐射场要选择不同测量原理的探测器,否则不仅不能正确反应辐射水平,还会导致错误的判断,从而增加发生辐射事故的可能。对于固定式监测器,要有在辐射水平超过预定值时能自动报警的功能。

2. 表面污染监测

工作场所表面污染监测的主要目的如下：防止污染扩散；检查污染控制是否失效或是否违反操作规程；把表面污染限制在一定的水平内,以防止工作人员受到过量照射,从而为制订个人监测方案、空气污染监测方案及操作规程提供资料。可能出现放射性物质缓慢泄漏的工作场所,可以经过检查拖布、吸尘器过滤袋、控制区出口的鞋刷、工作鞋、手套及衣服

口袋等表面的污染水平来实现。虽然这些方法既不能探测出孤立发生的小量污染事件,也不能定量估算表面污染水平,但它们可以给出污染水平的一般指示。

对于容易发生放射性污染的场所,为防止工作人员把大量放射性物质带出工作区,必须在更衣室和工作区出口处设置污染监测仪,以便有可能探测出污染事故。某些情况下操作工作过程的监测结果有利于避免或限制操作过程中污染的扩散。密封源也需要定期检查表面的污染,因为有些情况下密封源可能会出现泄漏现象。

需要监测表面污染的主要辐射类型是 α、β 放射性。监测方法可分为直接测量和间接测量。直接测量是将探头贴近被测表面,通过测量 α、β 放射性活度来确定表面的污染水平。间接测量可采取擦拭法,主要用于不便直接测量的表面或被监测的表面附近有很强的辐射本底而无法进行直接测量的场合。

为了得到正确的结果,要根据污染的性质正确选择测量方法和检查仪器。为使测量结果准确,测量前应采用与被测核素种类相同的标准源对仪器进行校准,并尽量使测量的几个条件与校准时相同。用于 α、β 污染的探测器一般为 G-M 计数器或闪烁体计数器。

表面污染水平和工作人员受照剂量之间的关系十分复杂,为了评价表面污染的测量结果,必须把它们与表面污染的导出限值联系起来。如果工作场所的表面污染水平比相应的导出限值低或者低得多,那么没有必要再进行其他形式的污染监测。

3. 空气污染监测

在开放型放射工作场所,空气有可能受到放射性物质的污染,在空气中形成放射性气溶胶。当工作人员吸入气溶胶时,其中部分放射性核素将会留在体内,形成内照射危害,所以工作场所的空气污染监测对保障工作人员的安全具有重要意义。这种监测的主要目的如下:确定工作人员可能吸入放射性物质的摄入量上限,以估计安全程度;及时发现异常或事故情况下的污染,以便及早报警,并对异常情况或事故进行分析,采取相应措施;为制订内照射个人剂量监测计划提供必要的参考资料,提出特殊的内照射监测要求;在某些产品投产初期,鉴定工艺设计、工艺设备性能或操作程序是否符合安全生产的要求。

最普通的空气污染监测方式是采用空气取样器进行监测。取样器应放置在能代表工作人员呼吸带的位置上。为了探测意外的空气污染,可能有必要设置连续监测装置,连续取样测量,一旦浓度超过预定值就发出报警信号。

9.4.4　辐射环境监测

辐射环境监测是环境保护的重要一环,它既是评价放射性工作对环境影响的依据,又可以及时发现事故和隐患。辐射环境监测的对象是环境介质和生物。环境监测的主要目的如下:对核设施正常运行时对周围居民产生的照射和潜在照射进行评价,检验核设施运行在周围环境中造成的辐射和放射性水平是否符合国家和地方的有关规定;核设施发生事故时,尽快给出监测结果,为评价事故后果和应急措施决策提供依据;改善与公众的关系,使公众感到生活在该环境是安全的。当然,环境监测所获得的大量数据也可用于有关的科学研究。

辐射环境监测包括辐射环境本底调查、运行环境监测、退役环境监测和事故应急监测。监测项目包括对空气、水、土壤的污染监测;动植物中放射性核素监测,环境地面 α、β、γ 的

污染监测和环境中 γ 辐射的监测等。表 9-4 为辐射环境监测的对象、项目及频次,表 9-5 为环境监测的分类及其主要任务。

表 9-4　辐射环境监测的对象、项目及频次

监测对象	分析测量项目	监测频次
陆地 γ 辐射	陆地 γ 辐射空气吸收剂量率 陆地 γ 辐射累积剂量	连续监测或次/月 1 次/季
氚	氚化水蒸气	1 次/季
气溶胶	总 α、总 β、γ 能谱分析	1 次/季
沉降物	γ 能谱分析	1 次/季
降水	^3H、^{210}Po、^{210}Pb	1 次降雨(雪)期/年
水	U、Th、^{226}Ra、总 α、总 K、总 β、^{90}Sr、^{137}Cs	1 次/半年
土壤和底泥	U、Th、^{226}Ra、^{90}Sr、^{137}Cs	1 次/年
生物	^{90}Sr、^{137}Cs	1 次/年

表 9-5　辐射环境监测的分类及其主要任务

监测类别		主要任务
常规监测	运行前监测	(1) 获得核设施或射线装置运行前的环境中辐射水平和放射性物质浓度水平及其变化规律的本底资料; (2) 获得核设施或射线装置附近的自然环境和社会环境资料,包括水文、地址、气象、生态、人口分布、生活及饮食习惯、交通、工农业生产、土地利用等; (3) 尽量识别可能的关键核素、关键途径及关键居民组,识别可能的生物指示体(即放射性物质具有浓集左右而可以作为指示性监测对象的生物)。为制订针对性监测计划服务;为运行时监测所需的监测方法和程序提供考核和演习
	运行时监测	(1) 通过对监测结果的分析,估算关键组所受剂量当量或其可能上限的相关资料,监督核设施或射线装置运行对周围环境所产生的即时影响或长期累积趋势,以便查找原因、采取措施; (2) 重点在于对关键途径产生的照射进行常规监测; (3) 通过实际测量,不断积累资料,以便进一步确认"三关键"(即关键居民组,关键途径,关键核素),并确定监测时采用的各种参考水平值; (4) 通过对监测结果的分析,发现原来监测计划的不完善环节,加以评议并改进; (5) 除了评价剂量大小,有时还需注意污染变化趋势,发现异常释放时,尽快跟踪监测,必要时转入事故应急监测; (6) 通过对监测结果的分析,并补充必要的研究工作,以便尽可能为摸索核素在环境中的转移规律和参数,收集有用的实际资料
	退役监测	对核设施退役过程中和退役后的环境影响进行监测
事故应急监测		(1) 迅速估计事故释放对公众可能产生的照射水平和影响地域范围; (2) 中、后期还需监测食物和水的污染水平; (3) 协助评估防护措施的效能

1. 辐射环境本底调查

为确保核设施或射线装置投入运行以后所进行的环境监测的有效性,我国 2003 年 6 月 28 日通过,2003 年 10 月 1 日起施行的《中华人民共和国放射性污染防治法》明文规定对核

设施或射线装置在投入运行前要进行辐射本底调查。对于大型的核设施（如核电站），这种调查至少要持续进行两年。

可见核设施或射线装置投入前的调查对于以后制订有效的和经济的环境监测方案是十分重要的。因为只有通过运行前的调查才能获得该地区运行前的辐射本底水平和环境生态的初始状态，所以也可以对运行后的监测数据或环境状态做出正确的解释，也只有依据这些调查才能推导出适合该场址的一些有用的常规监测参考水平，并为环境评价中重点关注的关键核素、关键居民组（代表性个人）等因素的确定提供初步资料。

2. 运行环境监测

运行环境监测是指核设施或射线装置正式投入运行后进行的监测。设施或装置的正式运行意味着放射性物质向环境释放的可能性已经存在，因此从理论上讲，以后的环境状态一般不能被看成不受干扰的初始状态。前面讲到的环境监测的各项主要目的，主要还是通过运行时的监测计划来达到。因此，一般运行时监测计划的内容和范围是全面详尽的。

3. 退役环境监测

退役环境监测是指核设施或射线装置进入退役阶段以后所进行的环境监测。其主要任务分为对退役过程和退役终态两个阶段的环境监测，其目的是为相应阶段的环境评价提供依据，并验证退役过程和退役终态的环境影响符合国家相关标准要求。退役阶段的环境监测要求基本上和运行阶段的环境监测要求相同，只要针对退役操作与正常操作的差别做出某些变更。但退役终态环境监测的要求，是要验证场址退役和开放后其环境影响符合国家场址开放的要求。这时评价的对象不再是流出物的影响，而是环境（主要是土壤）中残留放射性对今后相当长时间内的影响。因此从照射情景、照射途径和监测敏感度等方面来讲也都有所不同。

4. 事故应急环境监测

核设施或射线装置进入事故应急工况以后进行的非常规性环境监测称为事故应急环境监测。对于大中型的核设施，在宣布进入应急状态以后，随着应急响应体系的启动，环境监测也将按照应急监测实施程序在应急组织统一指挥下逐步开展。应急监测计划虽然与常规检测计划有某些联系和类同之处，但其差别也是明显的。应急监测的目的是尽可能及时提供关于事故对环境及公众可能带来的辐射影响方面的数据，以便为剂量评价及防护行动决策提供技术依据。由于时间的紧迫性及对测量人员照射威胁的不同，不同事故阶段的应急监测的目的和任务也不尽相同。在事故早期，主要是尽可能多的获得关于放射性特性（如烟羽的方向、高度、核素组成及其时空分布等），以及地面上的辐射水平（地表、空气中浓度）方面的资料。而在事故中后期，则主要是获得关于地面上的辐射水平及食物链（特别是水和食品）污染状况有关的资料。在后期还要涉及更加广泛的区域。

对于与常规监测的差别而言，应急监测方法要求应该特别注意以下两个方面。

（1）需要有足够的测量速度，应急监测对速度的要求一般要比对常规测量更高，尤其在事故早期。在事故早期，对取样代表性和测量精度的要求只能在权衡必要的监测速度的前提下实现。

（2）尽可能注意测量值的时空分布及与释放源项的相关性。

相对于与常规监测的联系而言，对应急监测计划的设计，一般应考虑以下 3 个原则。

（1）兼容性：与常规监测系统积极兼容，只要有可能，应急监测系统应当尽可能做到和常规监测系统积极兼容。这样做不仅可以节约大量开支，更重要的是可以保证监测系统经常处于有人使用和维护的可运转状态，这对于保持应急监测能力是至关重要的。

（2）适用性：能满足应急监测工作的需要。这主要指响应速度、测量内容（注意事故条件下出现的测量内容）、测量量程、使用条件、配置方位等方面应满足应急监测的特殊要求。

（3）适度性：应急监测系统在相对于常规系统性能指标的扩展和监测点与监测器的增设方面，要优化适度。

同样，核设施的和地方应急组织的应急监测方案也有类同和不同的地方。监测的内容基本类似，但监测的侧重面和地域大小是不同的。核设施主要侧重于确定释放源项及其可能影响大小；地方政府主要是根据核设施的初步建议，做进一步的补充性测量，以利于公众防护措施的实施。

9.4.5　放射性流出物监测

放射性流出物在这里特指实践中源所造成的以气体、气溶胶、粉尘或液体等形态通过烟囱、管道、水渠等排入环境，通常可在环境中得到稀释和弥散的放射性物质。为了控制和评价核设施或射线装置放射性流出物对周围环境和居民产生的辐射影响，通过对流出物进行采样、分析或测量，以弄清流出物特征而进行的监视性测量，称为放射性流出物监测。加强流出物的监测具有特殊的重要性。首先，除在某些特殊的环境介质中可能发生放射性物质浓集的情况以外，一般来讲，在排入环境前，流出物中的放射性浓度通常会比进入环境后的浓度高得多，因此流出物监测可以以较高的准确度来鉴别和确定释放入环境的放射性核素组成和量。其次，由于流出物与设施运行的归属关系十分清楚，进行流出物监测十分有利于对污染源的控制和评价。

流出物监测的目的是检验流出物的放射性水平是否符合国家标准、管理标准和运行限值，为环境影响评价提供依据。

1. 放射性流出物监测的类型

放射性流出物的监测一般有气载流出物监测及液态流出物监测两大种类。表 9-6 和表 9-7 所示为常见核设施的气载和液态流出物监测。

表 9-6　常见核设施的气载流出物监测

场　　所	监测对象和方法
核动力厂	惰性气体、^{131}I、^{3}H、^{14}C 及气溶胶的连续监测
核燃料后处理	惰性气体、^{131}I、^{3}H 及气溶胶的连续监测
铀钚操作	在烟囱排放口进行气溶胶连续监测
研究性反应堆	惰性气体、^{131}I 及气溶胶的连续监测

表 9-7　常见核设施的液态流出物监测

监测位置	监测对象
废液罐（池）和排放管线	样品的放射性核素活度和成分
废水排放口的下游	样品的放射性核素活度和成分

2．对放射性流出物排放的控制要求

在《电离辐射防护与辐射源安全基本标准》（GB 18871—2002）中，对放射性流出物向环境的排放明确提出如下控制要求。

"8.6.1　注册者和许可证持有者应保证，由其获准的实践和源向环境排放放射性物质时符合下列所有条件，并已获得审管部门批准：

（1）排放不超过审管部门认可的排放限值，包括排放总量限值和浓度限值；

（2）有适当的流量和浓度监控设备，排放量受控的；

（3）含放射性物质的废液是采用槽式排放的；

（4）排放所致公众照射符合标准所规定的剂量限制的要求；

（5）已按标准的有关要求使排放的控制最优化。

8.6.2　不得将放射性废液排入普通下水道，除非经审管部门确认是满足下列条件的低放废液，方可直接排入流量大于 10 倍排放量的普通下水道，并应对每次排放做好记录：

（1）每月排放的总活度不超过 $10ALI_{min}$（ALI_{min} 是相应于职业照射的食入和吸入 ALI 中的较小者）；

（2）每一次排放的活度不超过 $1ALI_{min}$，并且每次排放后用不少于 3 倍排放量的水进行冲洗。"

3．放射性流出物监测的法规要求

《中华人民共和国放射性污染防治法》明确规定"核设施营运单位应当对核设施周围环境中所含的放射性核素的种类、浓度以及核设施流出物中的放射性核素总量实施监测，并定期向国务院环境保护行政主管部门和所在地省、自治区、直辖市人民政府环境保护行政主管部门报告监测结果"，还规定"国务院环境保护行政主管部门负责对核动力厂等重要核设施实施监督性监测，并根据需要对其他核设施的流出物实施监测"。

在《电离辐射防护与辐射源安全基本标准》（GB 18871—2002）中，对放射性流出物监测的要求规定得更加具体，对业主提出如下主要要求。

（1）制定并实施详细的监测大纲，以保证有关照射源所致公众照射的各项要求得以满足，并可以对这类照射进行评价。

（2）制定并实施详细的监测大纲，以保证有关放射性物质向环境排放的各项要求和审管部门所制定的各项要求得以满足，使审管部门能够确认在推导排放管理限值时的假设条件继续有效，并能依据监测结果估算关键人群组的受照剂量。

（3）按规定保存好监测记录。

（4）按规定期限向审管部门提交监测结果的摘要报告。

（5）及时向审管部门报告环境辐射水平或污染显著增加的情况；若这种增加可能是由其所负责源的辐射或放射性流出物所造成的，则应迅速报告。

（6）建立和保持实施应急监测的能力。

4．放射性流出物排放的管理限值、运行限值和行动水平

为限制放射性流出物的排放提供了依据，每个核设施必须在正式运行之前确定好限制流出物排放的相应排放限值（又称管理限值）、运行限值和行动水平。

1）排放（管理）限值

排放（管理）限值是由国家环境保护行政主管部门根据相关法规的要求，并结合核设施的具体情况批准的核设施流出物中放射性成分的相应数量限值。一般是由设施的运管单位根据排放所致公众剂量不能超过规定的剂量约束值、辐射防护最优化分析，以及今后发展和估算不确定度留有一定余地等因素的考虑提出申请值，后经国家审管部门批准。其数值将以书面形式包括在批准文件中，成为运营单位应当遵守的法定限值。它可以分别针对各种核素给出，也可以以惰性气体、卤素核素、总 α 或总 β 活度等分类形式给出。

用来确定排放（管理）限值的申请值的计算公式如下所示：

$$\sum_i \sum_k (f_{ik})_{\text{模式}} \cdot Q_{ik} \leqslant \frac{E_{\text{约束}}}{Y} \qquad (9-2)$$

式中：$(f_{ik})_{\text{模式}}$ 为对关键组成员的最大年剂量，它是采用一种特定的模式，针对核素或核素组 i 通过排放途径 k 的每 Bq 排放计算得到的；Q_{ik} 为以 Bq 表示的、针对核素或核素组 i 通过排放途径 k 的年排放量的限值；$E_{\text{约束}}$ 为对受控源的剂量约束值；Y 为考虑到计算剂量采用的模式的不确定性而引入的安全系数。

2）运行限值

运行限值是为了确保达到排放（管理）限值的要求和运行管理的需要，而由运行单位自行制定的流出物中放射性成分的数量限值。运行限值在数值上要低于国家审定的排放限值。

除了以年排放限值作为基础以外，也可以设置较短期间内的运行限值，以便于：①启动调查行动；②保证所采用的程序和估计剂量用的相应条件和假定保持有效，即防止在非常不良的环境扩散条件下，由明显高于正常排放引起明显高得多的公众剂量。

这种较短期间内的限值，可以在考虑到源的特性和运行情况的基础上，视情况采用年限值的 50% 作为日历季度的限值；年限值的 20% 作为日历月的限值；或者年限值的 10% 作为周的限值。显然，如果这些较短期的限值被超过，不能简单地视为违反了法定的排放限值。但是当出现被超过的情况时，运行单位应当通知审管部门，说明它们被超过的原因，并提出有关补救措施的建议。

在关于排放的批准文件（或其他相关文件）中，还应说明某排放限值的有效期，以及所需要的评审期长短。

3）行动水平

行动水平是出于管理工作的需要，由运行部门根据排放限值得到遵守（因而留有余地）的原则而制定的流出物的阈值浓度。当流出物的浓度达到该阈值时，需采取某种行动。

9.4.6 感生放射性的监测

感生放射性是指原本稳定的材料因为接受了特殊的辐射而产生的放射性。多数辐射不会诱导其他材料产生辐射，中子活化是感生放射性的主要形式。当自由中子被原子核俘获时会形成新的同位素，这种同位素不一定稳定，它的性质取决于原来的元素。脱离原子核的中子会在几分钟内衰变，因此中子辐射只能由元素的衰变、核反应和高能反应（如宇宙簇射或粒子加速器中的碰撞）产生。被中子慢化剂减速的中子（即热中子）比快中子更容易被原子核俘获。

　　运行在 10MeV 能量以上的放射治疗和工业辐照用的电子加速器、高能加速器均可能产生感生放射性,其强度取决于加速电子能量、束流功率和被照材料的类型。电子能量在阈能为或近似于 35MeV,中子基本上产生于"巨光核共振"。医用加速器的 X 射线靶、固定和可变准直器、X 射线过滤器、电子散射箔等是产生感生放射性的主要部件,辐照加速器中束流偏转扫描装置辐照容器等也是感生放射性的主要来源。电子直线加速器的加速管、刮束器等部件都会有感生放射性的存在。某些型号的反应堆中会产生高能中子流,能引发感生放射性。这些反应堆的组件也会因为所受到的强烈辐射而具有很强的放射性。还有一些感生放射性是由本底辐射导致的,主要是自然界的贡献。然而,由于天然辐射不是非常强烈地存在于地球的多数地方,大部分地方的感生放射性通常是非常小的。

　　感生放射性产生的核素寿命长短很不一致,多数短寿命核素会在设备停止运行后很短时间内很快衰变,但一些长寿命核素会长期存在于设备中。因此,在制定操作规程时需考虑感生放射性对维修操作人员的影响,在设备退役时也需做相关测量和评估。

9.4.7　中子探测方法

　　因为中子为中性粒子,不能直接引起探测介质的电离、激发,所以在探测器或探测介质内必须具备能同中子发生相互作用产生可被探测的次级粒子的物质(辐射体)。中子在辐射体上发生核反应、核反冲、核裂变等次级过程,产生带电的次级粒子(如 α、p、f 等),探测器记录这些次级粒子并输出信号。中子与辐射体有较大的作用截面,以获得较大的中子探测效率。

　　探测中子的方法主要包括核反应法、核反冲法、核裂变法及活化法。

1. 核反应法

核反应法探测中子,利用的核反应主要有

$$\text{n}+^{10}\text{B}\longrightarrow\alpha+^{7}\text{Li}+2.792\text{MeV},\quad \sigma_0=3841\pm11\times10^{-28}\text{m}^2 \tag{9-3}$$

$$\text{n}+^{6}\text{Li}\longrightarrow\alpha+^{3}\text{He}+4.786\text{MeV},\quad \sigma_0=936\pm6\times10^{-28}\text{m}^2 \tag{9-4}$$

$$\text{n}+^{3}\text{He}\longrightarrow\text{p}+^{3}\text{H}+0.764\text{MeV},\quad \sigma_0=5327\pm10\times10^{-28}\text{m}^2 \tag{9-5}$$

反应截面与中子能量的关系为

$$\sigma=\frac{\sigma_0 v_0}{v}\propto\frac{1}{v}\propto\frac{1}{\sqrt{T_\text{n}}} \tag{9-6}$$

式中：T_n 为中子能量；σ 为反应截面；v 为中子速度。$1/v$ 规律,即随中子能量增加,反应截面减小,因此核反应法适用于慢中子的测量,尤其是热中子的测量。

　　一般核反应均为放热反应,反应能 Q 在生成核与出射粒子之间分配。反应能 Q 比较大,又主要用于慢中子探测,即

$$Q\gg T_\text{n} \tag{9-7}$$

出射粒子能量难以反映慢中子的能量,因此核反应法常用于中子注量率的测量。这时,Q 大,易于甄别去除本底信号。

　　探测介质中含有上述核素的气体探测器、闪烁探测器,或上述材料作为外辐射体的半导体探测器均可用核反应法进行中子探测。

2. 核反冲法

核反冲法是利用中子与靶核的弹性碰撞产生反冲核的中子探测方法，主要发生在氢核上，常用含氢物质作为辐射体。反冲质子使探测介质电离、激发而产生输出信号。

反冲质子能量：

$$T_p = T_n \cos^2 \phi \tag{9-8}$$

反冲质子数：

$$N_p \propto \Phi \sigma_S \tag{9-9}$$

式中：T_p 为反冲质子的能量；T_n 为中子的能量；ϕ 为反冲角；N_p 为反冲质子的数量；Φ 为通量；σ_s 为截面。从式(9-8)中可以看出，反冲质子的能谱为矩形分布。核反冲法主要用于快中子的探测，尤其是快中子能量的测量。因此，探测介质中富含含氢物质的探测器，如含氢正比管、有机闪烁体等适用于核反冲法测量快中子能谱。

3. 核裂变法

中子与重核发生核裂变产生裂变碎片，裂变碎片是巨大的带正电荷的粒子，能使探测器输出信号。通过测量碎片数，可求得中子注量率。

裂变碎片的总动能为 $150 \sim 170 \mathrm{MeV}$，形成的脉冲幅度比 γ 本底脉冲幅度大得多，可用于强 γ 辐射场内中子的测量。

热中子可引起的核裂变核为 $^{233}\mathrm{U}$、$^{235}\mathrm{U}$、$^{239}\mathrm{Pu}$。例如，$^{235}\mathrm{U}$ 的热中子截面为 580b。对慢中子满足 $1/v$ 规律，仅适用于热中子的注量率测量。

一些重核只有当中子能量大于某一阈能才能发生核裂变，可用此判断中子的能量。

4. 活化法

选用一些核素具有较高的活化截面，活化后放射性核素也具有较易测量的放射性，如

$$\mathrm{n} + {}^{115}\mathrm{In} \longrightarrow {}^{116}\mathrm{In} + \gamma$$

$$^{116}\mathrm{In} \longrightarrow {}^{116}\mathrm{Sn} + \beta^- + \tilde{v} \tag{9-10}$$

测量 β 粒子的发射率可确定中子的注量率。一般热中子的活化截面较高，该法适用于热中子注量率的测量。

第10章

辐射安全的技术实施

"联锁"是辐射安全技术中一个极其重要的概念,包括机器辐射安全联锁和人身辐射安全联锁两部分。

各种材料和元器件对于辐射的耐受量各不相同,所以要预先计算每台辐射装置所产生的辐射场。如果辐射场的辐射水平在短时间内会超过装置所使用的某些材料和元器件的耐受极限,则必须对设备的有关部分进行屏蔽,并设置相应的传感器投入联锁,一旦联锁被打断即停止装置运行。关于这方面的有关问题不在本书范围内,因此不做介绍。

人身辐射安全联锁保护系统是任何一台辐射装置所必需的,世界上一些核设施与射线产生装置发生的辐射安全事故大多数与人身辐射安全联锁保护系统有关,除一些人为因素外,设计不合理是另外一个重要原因。本章将着重阐述有关人身辐射安全联锁系统设计应遵循的几个基本原则。这些设计原则是根据复杂装置的需要考虑的。对于一些小型的装置也许用不到其中的某一项或几项,但在设计时必须考虑全面才能万无一失。

10.1 人身安全联锁系统的基本设计原则

一台辐射产生装置的人身辐射安全联锁系统的设计方案,虽然因装置的类型、用途和场所特点等情况的不同而不尽相同,但有一些基本设计原则是共同的,也是必须要遵守的。

1. 纵深防御

应对辐射产生装置的应用及其潜在照射的大小和可能性采取相适应的多层防护与安全措施,即纵深防御,以确保当某一层次的防御措施失效时,可由下一层次的防御措施予以弥补或纠正,以达到以下目的。

(1) 防止可能引起照射的事故。

（2）减轻可能发生的任何类似事故的后果。

（3）在任何这类事故之后，将装置恢复到安全状态。

2．失效导向安全

失效导向安全(fail-safe)是一项在为任何一台装置设计联锁系统时必须遵循的原则。在电气或电子学线路中，任何一个组成件(电源、元器件等)的失效都应保证联锁系统被切断，而使装置处于辐射安全角度的"安全状态"。除联锁系统中的所有线路设计应满足"失效导向安全"原则外，气动或电动阀门等部件的动作方式也应满足于这一原则，即当外部动力(如气源、电源)发生故障时，该阀门应处于使装置停止运行或切断辐射源的状态。

3．建立严格的隔离区

首先应将辐射产生装置周围的区域视其辐射水平进行分类，将其中的高辐射区(即控制区)和一部分辐射区(监督区)建成隔离区。隔离区的四周应用固定的墙而不是可以随意移开的活动障碍物与其他区域隔开。控制区与其他区域的通道应同装置的运行状态严格联锁，监督区也应有必要的联锁环节。

4．硬件最可靠

在联锁环中的重要位置一定要把信赖寄托在"硬件"上。例如，只要有可能宁可设置墙式屏蔽体或在门上加锁，而不是仅仅设置警告装置、辐射探测装置或电子监测系统。

5．冗余

在同一位置、为同一目的而使用若干种联锁手段以提高可靠性的原则称为冗余原则。也就是说，采用的物项应多于为完成某一安全功能所必需的最少数目的物项，在运行过程中万一某一物项失效或不起作用的情况下可使其整体不丧失功能。在特别重要的地方，为提高可靠性可使用多重联锁。这些冗余不是简单重复，必须考虑多样性和各种冗余手段间的独立性。

应该注意，对辐射安全联锁系统采用冗余手段的目的是保证联锁被切断，而不是被接通，因此彼此间必须是"与"的关系，即并行的若干冗余措施中只要有一个被打断(不论是什么原因)就必须发出终止射线装置运行的信号。

6．多元性和独立性

多元性能够提高装置的安全可靠性，可以降低共因故障。系统多元性和多重剂量监测可以采用不同的运行原理、物理变量、运行工况及元器件等。独立性是指某一安全部件发生故障时，不会造成其他安全部件的工程出现故障或失去作用。通过功能分离和实体隔离的方法可使安全机构获得独立性。为提高系统的独立性，可采取下列措施。

（1）保证冗余性(多道联锁)各部件之间的独立性。

（2）保证纵深防御各部件之间的独立性。

（3）保证多元性各部件之间的独立性。

（4）保证安全重要物项和非安全性重要物项之间的独立性。

7．最优切断

联锁系统在切断辐射源时，切断点应选择在装置的最初始运行功能处(如加速器电子枪的触发、离子源的高压等)。只有这样才能终止可能发生在任何地方的严重辐照危险。仅仅切断后级控制而装置前级还在运行时,辐射危险仍未消除。

8. 醒目明确的指示标识

高辐射区和辐射区(控制区域监督区)内及其入口处,要有醒目且明确的区域状况指示。预备开机时,该区域内要有警铃及闪动灯光,因为转动或闪动的灯光比平光对人的感官刺激更为强烈,容易引起注意。有条件的地方可以以照明灯光亮度变化来引起工作人员注意。开机后保持警告灯可为平光状态。在区域入口处要有"高辐射区"和"辐射区"等字样,必要时以多种文字显示。指示灯应按习惯分别以红灯或绿灯来表示警示或安全,但对有感生放射性的区域,绿灯应改为黄灯。考虑到色盲人群的安全,指示灯的颜色应选为复合色,如洋红、橙黄、苹果绿等,因为单色盲比复合色盲要多得多。指示灯、闪光灯和警铃的线路应并入联锁系统。

联锁系统设置的各种标志、警示语和信号的显示内容、意义都要非常明确,不应存在使人产生多种理解的可能。

9. 急停开关

在高辐射区和辐射区内一定要设置急停开关,万一有人在辐射危险即将出现或已经出现时仍停留在该区域内,能够及时按下该开关,中止装置运行,然后迅速离开现场,达到自救的目的,使安全得以保证。此类开关要有醒目的标志,并安装在人员容易到达的地方。急停开关必须设计成不能在控制室内复位。急停状态的解除,必须由运行人员到现场检查确认后,在当地按复位按钮才能完成。

10. 自锁

在联锁系统的主要环节上要有本地自锁功能。一旦联锁从该处切断,安全负责人员必须到现场检查,确定不安全因素排除后于当地复位。只有本地复位完成后控制屏上的复位开关才能有效,联锁系统才能全部闭合,重新投入运行。

11. 束流闸

在大型加速器中,束流可能被引到多个隔离区工作。在束流分叉的地方,仅将伺动束流转弯的电气元件投入联锁是不够的,必须在各个支路上安装束流闸,并将其驱动线路接入联锁系统。为符合失效导向安全原则,在动力失效情况下该闸门应处于关闭位置。

12. 钥匙箱的使用

在大型装置上,使用钥匙箱并将其投入联锁系统是必要的。这里,钥匙箱是广义的,既可以是一组钥匙,也可以是一组IC卡,这些钥匙或卡必须全部插入箱中对应位置才能完成该点的联锁。在临时停机期间,进入隔离区的人应先登记再从钥匙箱中取走一把钥匙或一张卡随身携带,从该区出来后将其放回原位,机器才能继续运行。为加强作用,该钥匙或卡应作为开启隔离区门的钥匙。在小型装置上,钥匙箱可以只置于联锁系统控制屏上,而大型装置可以根据需要在多处安装,有条件的还可引进身份识别系统。

13. 辐射监测器与联锁系统

工作场所辐射监测器应接入联锁系统,但应适当地选择并设置高低两个阈值。超过低阈值要报警,但不切断联锁,而辐射剂量超过高阈值时,应既报警又切断联锁系统,从而中止装置运行。

14. 联锁的旁路

只有确因工作需要,才可以将某些辐射区(而不是高辐射区)的联锁进行旁路。但可能会需要旁路的地方在设计阶段时就应予以考虑。旁路应加锁,并首先要取得运行负责人员同意并登记后才可取得钥匙。此外,在联锁显示屏上也要给出明确的显示并在运行记录中记录。有条件时可以接入一个计时器或限时器。一旦工作结束,要立即拆除旁路。

15. 排风的联锁

对高功率射线产生装置,如果在隔离区内会导致较强的空气和灰尘活化,那么该区域停机后必须先排风后才能允许人们进入。因为活化产物多为短寿命放射性核素,为减少对装置周围环境的影响,应将排风系统接入机器运行的联锁系统中,只有粒子束流在该隔离区内停止出现后,排风才能开始。

16. 质量保证

在设计和安装联锁系统时,选用元器件与材料质量要好,焊接安装要牢靠。凡可能受到强辐射照射的组件,应选用耐辐射损伤能力强的材料。在运行中要定期对系统进行检验与维修。

实际工作中并不是每一个人都能自觉遵守操作规程的,要在人身辐射安全联锁系统的设计阶段将这点考虑进去,即使在一些人不自觉地违反操作规程的情况下,联锁系统也应能保证不会酿成严重的辐射事故。联锁系统不允许操作人员随意短路或修改,该系统的修改只能在辐射安全级别最高的负责人同意下才能进行。

10.2　辐射安全联锁系统实例

现以国家同步辐射实验室合肥光源一期工程辐射防护系统的辐射安全联锁系统为例介绍一个完整联锁系统的控制逻辑。

辐射安全联锁系统是在安全联锁系统总设计原则指导下,根据加速器的运行特点和辐射场分布情况而设计建造的。安全联锁系统分为直线加速器和储存环两部分,联锁控制逻辑如图 10-1 所示,并以其中左边的直线加速器联锁逻辑为例加以说明。

直线加速器及其输运线隧道是高辐射区。E01～E06 表示隧道中 6 个急停开关。L01、L02 分别表示该隧道两个门的限位开关。K01 表示隧道门外钥匙箱内钥匙的位置,以上各联锁装置相互间为"与"的关系,其结果在 J01 上显示出来。

速调管运行时不可避免地会泄漏一些 X 射线,在直线加速器的功率源速调管长廊内有个别地点的辐射水平稍高于一般区,因此该区定为一般辐射区,在运行期间为控制进入区。L03～L06 分别为该长廊 4 个门的限位开关。S03～S06 显示设在这 4 个门旁的"绕过"钥匙开关的状态,用以确定是否有人通过该门进入长廊,使操作者掌握人员进入情况和时间。V01 显示直线加速器隧道通风孔的开闭状态,在直线加速器运行期间不允许从隧道向外排风。这部分逻辑是每组对应的 L 与 S 相"或"的结果及 V01 彼此"与",作为 L02 的输入,其结果在 J02 上显示。

右下的两组表示直线加速器与储存环大厅及电子实验厅之间的关系。B01、B02 分别显

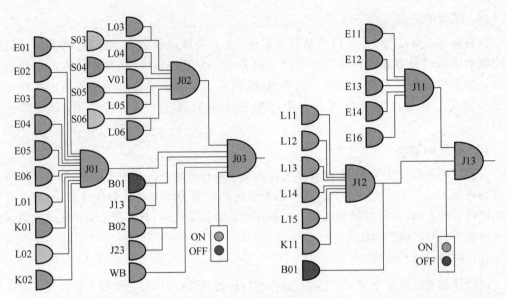

图 10-1 联锁控制逻辑图

示输运线束流向储存环和电子实验厅两个方向分叉处的两个束流闸的阀芯位置,J13 和 J23 分别表示储存环大厅和电子实验厅是否可以接受束流。

K02 是控制柜上的一组钥匙开关,它与直线加速器各个门有关。在开机前,这些钥匙必须全部插入锁孔并转到预定的位置。

WB 是辐射监测报警状态,只要监测点中有一个点的辐射水平超过所设置的域值,联锁系统就会自动切断直线加速器的电子枪,使辐射源不再存在。

以上各个逻辑点都处于安全状态后按动启动按钮,J03 发出开机允许信号。

第11章

辐射防护管理体系

国家促进核能核技术的开发与和平利用,实施的前提是保护环境,保障人民身体健康。国家对放射性污染的防治,实行预防为主、防治结合、严格管理、安全第一的方针。为了实现辐射防护的目的与任务,全面执行辐射防护体系的基本原则,必须建立和制定一个最优化的辐射安全大纲。该大纲分为硬件和软件两个方面:硬件包括合理的设施设计、先进的辐射防护技术和屏蔽设施、可靠的个人安全保障、合适的个人防护设备、有效的监测计划和完善的监测仪器及周密的应急计划等;软件包括健全的辐射安全组织,严格的安全教育和训练,完整的辐射防护法规、规章、标准、管理措施等。

11.1 辐射安全管理发展进程

11.1.1 辐射安全管理概述

自从人类发现 X 射线及其放射性以来,人工产生辐射和生产辐射源及安全使用的方法也相继被发现。随着科学技术的发展,辐射源已广泛应用于我们生活的各个领域,如工业、农业、医疗、科研等。辐射源的应用为人类带来利益的同时,也给人类带来了辐射的危险。因此,对涉及辐射照射的人类活动,应实施必要的控制,对辐射防护与安全进行有效的管理。国际上最早研究对辐射安全进行管理控制的机构是 1928 年在第二届放射大会上成立的 IXRP,1950 年后改称为国际辐射防护委员会(ICRP)。

2000 年 12 月,IAEA 发布了《放射源安全和保安行为准则》,其规定级别仅低于国际公约,对成员国具有一定的法律约束力。《放射源安全和保安行为准则》于 2003 年 9 月进行了修订并已正式向各成员国推荐,其核心内容就是促进各成员国政府建立一个强大有效的、独立于核技术应用发展部门的监督管理机构,在其他有关政府部门的支持下做好监管工作。

11.1.2　我国辐射安全管理发展历程

我国的辐射安全管理工作始于 20 世纪 60 年代,当时称为放射卫生防护工作,我国辐射安全管理基本上可认为经历了 3 个阶段。

第一阶段,以 1960 年公布的《放射性工作卫生防护暂行规定》为标志,其是我国第一个辐射安全管理法规,从此我国辐射安全管理有法可依。此后,我国参考了 ICRP 等研究机构新的成果,于 1974 年修订发布了《放射防护规定》(GBJ 8—1974)。在该阶段由卫生部门进行探索性管理。

第二阶段,始于 1987 年国务院发布的《关于加强放射性同位素和射线装置放射防护管理工作的通知》,以 1984 年颁布的《放射卫生防护基本标准》(GB 4792—1984)为基础,以 1989 年国务院颁布的《放射性同位素与射线装置放射防护条例》(国令第 44 号)为标志,正式开始陆续制定和修订了多项法规和标准,形成了较为完善的法规和标准体系。《放射性同位素与射线装置防护条例》是我国第一部适用于辐射工作防护与安全监管的行政法规,对放射性污染防治、环境保护、保障工作人员与公众健康和促进核技术的开发与和平利用发挥了一定的积极作用。

第三阶段,始于 2003 年 6 月通过的《中华人民共和国放射性污染防治法》,法律明确规定"国务院环境保护行政主管部门对全国放射性污染防治工作依法实施统一监督管理",确立了环保部门在放射性污染防治工作中作为实施统一的防护与安全监督管理部门的地位。同年 12 月,中央编办下发了《关于放射源安全监管部门职责分工的通知》(中央编办发〔2003〕17 号),为条例修订时理顺和明确各有关监管部门在放射性同位素和射线装置的防护与安全监督管理中的职责和任务确定了依据。

中华人民共和国国务院第 449 号令《放射性同位素与射线装置安全和防护条例》于 2005 年 12 月 1 日起实施,根据 2014 年 7 月 29 日《国务院关于修改部分行政法规的决定》进行了修订,于 2019 年 3 月 2 日发布了《中华人民共和国国务院令第 209 号》,于同日起施行。该条例进一步明确了由国务院环境保护主管部门对全国放射性同位素、射线装置的安全和防护工作实施统一监督管理。同时将原条例中仅对放射源的生产、销售和使用 3 个环节的管理修改为生产、销售和使用放射性同位素和射线装置以及转让、进出口放射性同位素的全过程监督管理。期间,根据《国际电离辐射防护和辐射源安全防护基本安全标准》(国际原子能机构安全丛书 115 号,1996 年版)对我国现行辐射防护基本标准进行修订的《电离辐射防护与辐射源安全基本标准》(GB 18871—2002)替代了《放射卫生防护基本标准》(GB 4792—1984),使我国辐射管理技术与内容和上述国际标准保持接口一致。

11.2　当前国内外辐射安全管理现状

我国核技术应用始于 20 世纪 30 年代,已有 90 余年的应用和发展历程,经过多年的努力,在国防、医疗、能源、工业、农业、科研等领域得到了广泛应用。尤其是到了 90 年代以后,核技术应用步入了商业化进程,已初步形成了具有一定规模和水平的较为完整的体系,这对维护我国国防安全,促进国民经济和社会发展,增强我国综合国力,起到了十分积极的作用。

11.2.1 我国核技术利用现状

据不完全统计,我国共有从事放射工作的职业人员(简称放射工作人员)20 多万人(不包括核总、军工)。其中从事放射性同位素工作的 5 万多人;从事射线装置工作的 15 万~16 万人。在放射性同位素工作人员中,从事密封放射源操作的人数最多,其次是核医学、放射治疗。密封放射源主要是指装有小型密封放射源的用于计量的仪器仪表,如料位计、液位计、核子秤等。

截至 2016 年年底,生产、销售、使用放射性同位素和射线装置的单位近 7 万家。生产、销售、使用放射性同位素的单位 14415 家,在用放射源 126991 枚(其中Ⅰ类放射源 12887 枚,Ⅱ类放射源 15195 枚,Ⅲ类放射源 1979 枚,其他放射源 96930 枚)。生产、销售、使用射线装置的单位 53015 家,共有各类射线装置 151054 台。放射性同位素和射线装置在我国已经得到了广泛应用。

11.2.2 个人剂量监测情况

个人剂量监测可用于评价和改善现有工作,减少不必要的照射,在放射工作人员健康管理中居于中心地位,是这项管理工作的重中之重,同时也是职业病诊断的重要依据之一。长期连续个人剂量监测是职业危险评价及放射流行病学研究的重要基础数据。目前,全国有 200 多家单位提供 X、γ 射线外照射剂量个人监测服务。自 1985 年以来,个人剂量监测情况总的变化趋势是监测的省区市数、人数、平均监测率和集体年有效剂量逐步增加,人均年有效剂量不断降低。

11.2.3 辐射事故状况

近年来,国外已相继发生了数起重大核突发事件,尤其是 1986 年 4 月 26 日在苏联发生的切尔诺贝利核突发事件,引起了国际上极大的关注。IAEA 等组织与各相关国家就如何防止核突发事件的发生,以及一旦发生核突发事件时应如何快速、积极、正确地启动医学应急救援预案,有效地抢救伤员,提高应急处理水平,保护广大公众的健康与安全,尽可能减轻核突发事件后果影响等问题开展了广泛研究与探讨。

近十几年来,我国平均每年发生各类放射突发事件 30 多起,与发达国家相比,我国放射突发事件的发生率相对较高。从每年发生的事故起数来看,与发达国家相接近(如 20 世纪 90 年代初期,美国每年发生 30 起左右),但将事故的发生数与放射源的应用规模结合起来看,我国的事故发生率要高得多,大约是美国的 30 倍。因为,据统计,我国现用的放射源约 7 万枚,而美国应用的放射源总数约 200 万枚,是我国的 30 倍。因此,必须迅速提高我国放射防护与医学应急救援的处置水平,才能适应核能与核技术飞速发展的需要,也应坚持以预防为主,常备不懈的工作原则。

根据辐射事故的性质、严重程度、可控性和影响范围等因素,辐射事故按从重到轻可分为特别重大辐射事故、重大辐射事故、较大辐射事故和一般辐射事故等四个等级。

(1)特别重大辐射事故:是指Ⅰ类、Ⅱ类放射源丢失、被盗、失控造成大范围严重辐射污染后果,或者放射性同位素和射线装置失控导致 3 人以上(含 3 人)急性死亡。

（2）重大辐射事故：是指Ⅰ类、Ⅱ类放射源丢失、被盗、失控，或者放射性同位素和射线装置失控导致 2 人以下（含 2 人）急性死亡或者 10 人以上（含 10 人）急性重度放射病、局部器官残疾。

（3）较大辐射事故：是指Ⅲ类放射源丢失、被盗、失控，或者放射性同位素和射线装置失控导致 9 人以下（含 9 人）急性重度放射病、局部器官残疾。

（4）一般辐射事故：是指Ⅳ类、Ⅴ类放射源丢失、被盗、失控，或者放射性同位素和射线装置失控导致人员受到超过年剂量限值的照射。

根据《全国放射性同位素和射线装置事故汇编》（1954—1987 年）、《全国放射事故案例汇编》（1988—1998 年）、《2004—2013 年全国辐射事故汇编》及《中华人民共和国国家核安全局年报》（2014—2016 年），1954—1987 年的 34 年间，我国共发生放射事故 1014 起，2528 人受照。高居第一位的事故是放射性物质的丢失，其次是人员受到超剂量的照射事故。这 34 年间，地质部门发生事故最多，其主要原因是地质勘探用源丢失较多。1988—1998 年，我国发生各类放射事故共计 332 起，平均每年 30 起。其中，1993 年共发生 44 起，发生最多；1995 年共 18 起，发生最少。1995—1996 年，事故发生率一度有所降低，但随后又有所回升。2004—2016 年累计有 262 起辐射事故。从事故平均数量进行统计，2004—2016 年，我国平均每年发生辐射事故约 20 起，同 1988—1998 年平均每年 30 起相比，下降了 1/3。从事故发生率进行统计，以我国平均每年在用的放射源数量为基数，2004—2016 年，我国辐射事故平均发生率约为每年 2 起/万枚，与 20 世纪 90 年代每年 6.2 起/万枚相比，下降了约 2/3。2012—2016 年，我国每年的辐射事故总量均低于 10 起（辐射事故数量依次为 10、8、6、3、9 起），事故平均数量为 7.2 起/年，事故发生率约为每年 0.72 起/万枚。

1954—1998 年放射性事故发生在多种不同的行业，各行业的事故有不同的特点，如辐照应用领域的事故以辐射源处在工作位置，而工作人员误入辐照室，导致人员受到超剂量误照射为主；密封源的应用领域中，主要是管理不善而导致放射源丢失或被盗为多；在工业探伤领域中，多数因设备故障，维修过程中人员受照，或设备控制失灵，导致工作人员误照。医疗应用的事故一般发生在放射性同位素和射线装置的应用中（放射性同位素应用包括核医学和放射治疗，射线装置应用包括 X 射线诊断、X 射线治疗和医用加速器）。

11.3 我国辐射安全管理法律法规

11.3.1 我国辐射安全管理的法律框架

我国辐射安全管理的法规体系分为 5 个层次：国家法律、国务院条例、部门规章、标准与导则及技术文件。

1）国家法律

国家法律是法律法规的最高层次，是由全国人民代表大会常务委员会批准，以国家主席令发布的，具有最高国家法律效力。对于核能开发和核技术应用及核与辐射安全问题的最高法律是《中华人民共和国原子能法》和《中华人民共和国核安全法》。《中华人民共和国放射性污染防治法》是针对核与辐射安全的第一部法律，于 2003 年 6 月 28 日由第十届全国人民代表大会常务委员会第三次会议通过，并由国家主席在 2003 年 6 月以第六号主席令的形式颁布。该部法律的宗旨是防治放射性污染、保护环境、保障人体健康、促进核能核技术的开发与和平利用。明确规定国务院生态环境主管部门对全国放射性污染防治工作依法实施统一监督管理,对放射源的生产、进出口、销售、使用、运输、储存、处置等各个环节进行严格管理,并建立国家放射源监管信息系统。

2) 国务院条例

国务院条例是国务院的行政法规,是法律法规体系的第二层次,是由国务院批准,以国务院令发布的。现有的条例包括《中华人民共和国民用核设施安全监督管理条例》《核电厂核事故应急管理条例》《中华人民共和国核材料管制条例》《民用核安全设备监督管理条例》《放射性同位素与射线装置安全和防护条例》《放射性物品运输安全管理条例》《放射性废物安全管理条例》。

《放射性同位素与射线装置安全和防护条例》(国务院令第 449 号)自 2005 年 12 月 1 日施行(国务院令第 709 号修订并于 2019 年 3 月 2 日施行)以来,在加强对放射性同位素、射线装置安全与防护的监督管理,保障工作人员和公众健康,保护环境,促进放射性同位素和射线技术的应用安全方面,发挥了重要的作用。随着社会经济的发展,放射性同位素、射线装置的应用越来越广泛,从医疗卫生领域到工业、农业、交通、教学及科研等领域。

3) 部门规章

部门规章是法律法规的第三层次,由国务院的各行政管理部门批准和发布,具体到核与辐射安全相关的部门规章,就是由原环境保护部(现生态环境保护部,国家核安全局)批准和发布了。实施细则是根据核安全管理条例规定具体的办法规章,核安全规定是规定核安全目标和基本安全要求的规章,如《放射性同位素与射线装置安全许可管理办法》(环境保护部令第 31 号)(于 2019 年 8 月 22 日第三次修订,生态环境保护部令第 2 号)、《放射性同位素与射线装置安全和防护管理办法》(环境保护部令第 18 号)、《放射性物品运输安全许可管理办法》(生态环境保护部令第 11 号)、《放射工作人员职业健康管理办法》(卫生部令第 55 号)等。

4) 标准与导则

中国已制定了许多有关放射源安全和防护的技术标准、导则和技术文件。在这些标准中,重要的是 2002 年发布的《电离辐射防护与辐射源安全基本标准》(GB 18871—2002),该标准是以 1996 年 IAEA 发布的《国际电离辐射防护与辐射源安全基本标准》(Basic Safety Standard,BSS)和 ICRP 第 60 号出版物为基础,并结合我国相关的实践经验和具体情况而制定的。2011 年 IAEA 发布了《国际电离辐射防护与辐射源安全基本标准》(BSS)修订版。

5) 技术文件

此外,还有一些与部门规章对应的支持性法规文件,如在核与辐射安全领域的核安全导则和核安全法规技术文件等。核安全导则是说明或补充核安全规定及推荐有关方法和程序的文件,核安全法规技术文件是核电厂技术领域中的参考性文件,如《核动力厂设计安全规定》、《核电厂质量保证安全规定》、《核电厂质量保证大纲的安全规定》及《民用核承压设备无损检验人员培训、考核和取证管理办法》等。

11.3.2　辐射安全管理的有关法规

在现行阶段,我国在辐射安全管理方面的主要法律文件如下。

《中华人民共和国职业病防治法》:2001 年 10 月 27 日第九届全国人民代表大会常务委

员会第二十四次会议通过。2018 年修订，中华人民共和国主席令第 24 号，2018 年 12 月施行。

《中华人民共和国环境影响评价法》：2002 年 10 目 28 日第九届全国人民代表大会常务委员会第三十次会议通过。2018 年修订，中华人民共和国主席令第 24 号，2018 年 12 月施行。

《中华人民共和国放射性污染防治法》：2003 年 6 月 28 日第十届全国人民代表大会常务委员会第三次会议通过。

主要法规文件如下：

《放射性同位素与射线装置安全和防护条例》（国务院令第 449 号），2005 年 12 月 1 日起施行。2019 年进行了修订，国务院令第 709 号，并于 2019 年 3 月 2 日施行。

《建设项目环境保护管理条例》：（国务院令第 253 号），1998 年 11 月 29 日起施行。2017 年进行修订，国务院令第 682 号，2017 年 10 月施行。

《放射工作卫生防护管理办法》：（卫生部令第 17 号），2002 年 7 月 1 日起施行。

《放射性同位素与射线装置安全许可管理办法》：（国家环境保护总局令第 31 号），2006 年 3 月 1 日起实施。2019 年修订，生态环境保护部令第 2 号。2019 年 8 月施行。

《放射工作人员职业健康管理办法》：（卫生部令第 55 号），2007 年 11 月 1 日起施行。

《放射性同位素与射线装置安全和防护管理办法》：（生态环境保护部第 18 号令），2011 年 5 月 1 日起施行。

其他相关国家标准主要如下：

《电离辐射防护与辐射源安全基本标准》（GB 18871—2002）

核子秤/料位仪相关的国家标准：

《密封放射源及密封 γ 放射源容器的放射卫生防护标准》（GBZ 114—2006）

《含密封源仪表的卫生防护标准》（GBZ 125—2009）

《γ 射线工业 CT 放射卫生防护标准》（GBZ 175—2006）

工业测井相关的国家标准：

《油气田测井放射防护要求》（GBZ 118—2020）

安保用设备相关的国家标准：

《X 射线行李包检查系统卫生防护标准》（GBZ 127—2002）

《货物/车辆辐射检查系统的放射防护要求》（GBZ 143—2015）

《便携式 X 射线检查系统放射卫生防护标准》（GBZ 177—2006）

工业探伤相关的国家标准：

《工业 X 射线探伤放射防护要求》（GBZ 117—2015）

《工业 γ 射线探伤放射防护标准》（GBZ 132—2008）

《工业 X 射线探伤室辐射屏蔽规范》（GBZ/T 250—2014）/（修改单 1—2017）

工业加速器相关的国家标准：

《γ 射线和电子束辐照装置防护检测规范》（GBZ 141—2002）

《辐射加工用电子加速器工程通用规范》（GB/T 25306—2010）

核医学科相关的国家标准：

《核医学放射防护要求》(GBZ 120—2020)

《医用放射性废物的卫生防护管理》(GBZ 133—2009)

《放射性核素敷贴治疗卫生防护标准》(GBZ 134—2002)

《生产和使用放射免疫分析试剂(盒)卫生防护标准》(GBZ 136—2002)

检测规范:

《临床核医学的患者防护与质量控制规范》(GB 16361—2012)

放射治疗科相关的国家标准:

《电子加速器放射治疗放射防护要求》(GBZ 126—2011)

《医用γ射束远距治疗防护与安全标准》(GBZ 161—2004)

《X、γ射线头部立体定向外科治疗放射卫生防护标准》(GBZ 168—2005)

《移动式电子加速器术中放射治疗的放射防护要求》(GBZ/T 257—2014)

《放射治疗机房的辐射屏蔽规范 第3部分:γ射线源放射治疗机房》(GBZ/T 201.3—2014)

《远距治疗患者放射防护与质量保证要求》(GB 16362—2010)

《放射治疗机房的辐射屏蔽规范 第2部分:电子直线加速器放射治疗机房》(GBZ/T 201.2—2011)

《放射治疗机房的辐射屏蔽规范 第5部分:质子加速器放射治疗机房》(GBZ/T 201.5—2015)

《医用X射线治疗放射防护要求》(GBZ 131—2017)

《放射治疗放射防护要求》(GBZY 121—2020)

《粒籽源永久性植入治疗放射防护要求》(GBZ 178—2017)

影像科相关的国家标准:

《X射线计算机断层摄影放射防护要求》(GBZ 165—2012)

X线诊断中受检者器官剂量的估算方法(GB/T 16137—1995)

《医用X射线CT机房的辐射屏蔽规范》(GBZ/T 180—2006)

《医用X射线诊断放射防护要求》(GBZ 130—2020)

《车载式医用X射线诊断系统的放射防护要求》(GBZ 264—2015)

《医用X射线诊断受检者放射卫生防护标准》(GB 16348—2010)

11.4　核技术应用项目环境管理

11.4.1　概述

环境影响评价制度和"三同时"制度(污染防治设施必须与主体工程同时设计、同时施工、同时投产使用,简称"三同时")是我国环境保护法规对建设项目实行环境保护管理的两项制度,是20世纪70年代开始形成和发展起来的。1979年《中华人民共和国环境保护法(试行)》把环境影响评价和"三同时"作为强制性制度确定下来。1998年11月29日国务院发布实施了《建设项目环境保护管理条例》(国务院令第253号),这是我国建设项目环境保护管理的第一个行政法规,对我国的环境影响评价制度和"三同时"制度进行了更加具体和明确的规定。这两项制度在控制新污染、保护生态环境、实现经济建设、城乡建设和环境建设同步规划同步实施和同步发展,贯彻可持续发展战略方面发挥了不可替代的作用。

环境保护竣工验收是对环境影响评价中提出的预防和减轻不良环境影响对策和措施的具体落实和检查,也是环境影响评价的延续。从广义上讲,也属于环境影响评价范畴。

核技术应用项目管理是建设项目环境保护管理的重要组成部分,也必须执行环境影响评价制度和"三同时"制度。

11.4.2　核技术应用项目环境影响评价

2002 年 10 月 28 日,第九届全国人民代表大会常务委员会通过了《中华人民共和国环境影响评价法》(简称《环境影响评价法》)。环境影响评价从原先单一的项目环境影响评价扩展到规划环境影响评价,使环境影响评价制度得到新的发展。

2003 年 9 月 1 日《环境影响评价法》正式实施,表明我国已经建立和形成了一套具有中国特色的环境影响评价管理的法律和法规体系。环境影响评价已经成为支持中国经济发展的重要手段,成为实施可持续发展的基本保证,是实现"以人为本"、促进人和自然协调发展的重要措施。

2016 年 7 月 2 日第十二届全国人民代表大会常务委员会第二十一次会议通过了《关于修改〈中华人民共和国节约能源法〉等六部法律的决定》,对《环境影响评价法》进行了第一次修改。2018 年 12 月 29 日第十三届全国人民代表大会常务委员会第七次会议通过了《全国人民代表大会常务委员会关于修改〈中华人民共和国劳动法〉等七部法律的决定》,对《环境影响评价法》进行了第二次修改,并于公布之日起施行。

1．环境影响评价基本概念

环境影响评价是指对拟议中的人类的重要决策和开发建设活动,可能对环境产生的物理性、化学性或生物性的作用及其造成的环境变化和对人类健康和福利的可能影响,进行系统的分析和评估,并提出减少这些影响的对策措施。

《环境影响评价法》规定:"本法所称环境影响评价,是指对规划和建设项目实施后可能造成的环境影响进行分析、预测和评估,提出预防或者减轻不良环境影响的对策和措施,进行跟踪监测的方法与制度。"

2．环境影响评价基本内容

环境影响评价是一种过程,这种过程重点在决策和开发建设活动开始前体现出环境影响评价的预防功能。决策后或开发建设活动开始,通过实施环境监测计划和持续性研究环境影响评价还在延续,不断验证其评价结论,并反馈给决策者和开发者,进一步修改和完善其决策和开发建设活动。环境影响评价的过程包括一系列的步骤,这些步骤按顺序进行,各个步骤之间存在相互作用和反馈机制。在实际工作中,环境影响评价的工作过程可以有所不同,而且各步骤的顺序也可能变化。环境影响评价是一个循环的和补充的过程。

3．环境影响评价的基本功能

环境影响评价作为一项有效的管理工具具有的基本功能包括判断功能、预测功能、选择功能和导向功能。评价的基本功能在评价的基本形式中得到充分体现。

评价的基本形式之一,是以人的需要为尺度,对已有的客体价值做出判断。从可持续发展角度,对人的行为做出功利判断和道德判断,对自然风景区做出审美价值判断等。现实生活中,人们对许多已存在的有利或有害的价值关系并不了解。越是熟悉的事物,越有可能因熟视无睹而无所知。而通过这一判断,可以了解客体的当前状态,并提示客体与主体需要的满足关系是否存在以及在多大程度上存在。

评价的基本形式之二,是以人的需要为尺度,对将形成的客体的价值做出来判断。显然,这是超前的价值判断,是预测性的判断。其特点在于,它是思维中构建未来的客体,并对这一客体与人的需求做出判断,从而预测未来客体的价值。这一未来客体有可能是现有客体所导致的客体,也可能是现有客体可能导致的客体中的一种,还可能是新创造的客体,这时的评价是对这些客体与人的需要的满足关系的预测,或者说是一种可能的价值关系的预测。人类通过这种预测而确定自己的实践目标,确定哪些是应当争取的,哪些是应当避免的。评价的预测功能是基本功能中非常重要的一种功能。

评价的基本形式之三,是将同样都具有价值的方案进行比较,从而确定具体哪一种方案是最佳的方案,以便实践活动更符合目的和更顺利。

评价的基本形式之四,即导向功能,是环境影响评价最为重要的一种功能,导向功能主要表现在价值导向和行为导向功能等方面。导向功能是建立在前三种功能的基础上,对拟议中的活动进行的导向和调控。

人类理想的活动是使目的与规律相统一,其中目的的确立要以评价所判定的价值为基础,人类活动的目的应基于评价,只有通过评价,才能建立合理的和符合规律的目的,才能对实践活动进行导向和调控。

4. 环境影响评价目的、作用

环境影响评价是一项技术,也是正确认识经济发展、社会发展和环境发展之间相互关系的科学方法,是正确处理经济发展使之符合国家总体利益和长远利益,强化环境管理的有效手段,对确定经济发展方向和保护环境等系列重大决策有重要作用。环境影响评价能为地区社会经济发展指明方向,合理确定地区发展的产业结构、产业规模和产业布局,指导环境保护设计,强化环境管理,促进相关环境科学技术的发展。环境影响评价过程是对一个地区的自然条件、资源条件、环境质量条件和社会经济发展现状进行综合分析的过程,它是根据一个地区的环境、社会、资源的综合能力,使人类活动不利于环境的影响限制到最小。

多年来,我国的环境影响评价工作紧密结合可持续发展战略,围绕产业结构和工业布局调整坚持污染防治与生态保护并重的方针,切实贯彻清洁生产、达标排放、以新带老、区域消减等原则,有效地控制新建项目污染物排放总量,在我国经济持续快速发展的情况下,确保了我国环境质量没有恶化,局部地区还有所改善。

环境影响评价可明确开发建设者的环境责任及规定应采取的行动,可为建设项目的工程设计提出环保要求和建议,可为环境管理者提供对建设项目实施有效管理的科学依据。

11.4.3 核技术应用项目环境影响评价管理

核技术应用项目环境影响评价是建设项目环境影响评价的重要组成部分,尤其为我国核技术应用项目的辐射防护与安全管理发挥了重要的作用。核技术应用项目环境影响评价的作用体现在以下方面:保证项目选址和布局合理,防止环境遭受辐射污染;提出合理的防治措施,指导环境保护设计,为辐射环境管理提供技术支持;促进辐射安全与环境保护技术的研究与应用等。

《中华人民共和国放射性污染防治法》规定:"生产、销售、使用放射性同位素和加速器、中子发生器以及含放射源的射线装置的单位,应当在申请领取许可证前编制环境影响评价文件,报省、自治区、直辖市人民政府环境保护行政主管部门审查批准;未经批准,有关部门不得颁发许可证。"这一规定明确指出了核技术应用单位在申领许可证前应编制环境影响评价文件,与《环境影响评价法》的要求也是一致的。因此,辐射工作单位在从事放射性同位素和射线装置生产、销售、使用活动等实践必须依法履行环境影响评价审批手续,并获得监管部门颁发的辐射安全许可证,才能开展正常的工作。

2016年4月颁布实施的我国环境保护标准《辐射环境保护管理导则 核技术应用项目环境影响报告书(表)的内容和格式》(HJ 10.1—2016)(简称《导则》),规定了凡在中华人民共和国领域内一切从事核技术应用(包括使用放射性同位素、密封源或射线装置)的单位和个人都必须遵守的相关导则。

辐射工作单位在组织编制或填报环境影响评价文件时,应当按照其规划设计的放射性同位素与射线装置的生产、销售、使用规模进行评价。

除国家规定需要保密的情形外,对环境可能造成重大影响,需要编制环境影响报告书的建设项目,应该在报批报告书前,举行论证会、听证会或采取其他方式征求有关单位、专家和公众意见。建设项目环境影响报告书应当附具有对有关单位、专家和公众意见采纳和不采纳的说明。

《环境影响评价法》规定:"第十六条 国家根据建设项目对环境的影响程度,对建设项目的环境影响评价实行分类管理。

建设单位应当按照下列规定组织编制环境影响报告书、环境影响报告表或者填报环境影响登记表(以下统称环境影响评价文件):

(一)可能造成重大环境影响的,应当编制环境影响报告书,对产生的环境影响进行全面评价;

(二)可能造成轻度环境影响的,应当编制环境影响报告表,对产生的环境影响进行分析或者专项评价;

(三)对环境影响很小、不需要进行环境影响评价的,应当填报环境影响登记表。

建设项目的环境影响评价分类管理名录,由国务院环境保护行政主管部门制定并公布。

第十七条 建设项目的环境影响报告书应当包括下列内容:

(一)建设项目概况;

(二)建设项目周围环境现状;

(三)建设项目对环境可能造成影响的分析、预测和评估;

(四)建设项目环境保护措施及其技术、经济论证;

(五)建设项目对环境影响的经济损益分析;

(六)对建设项目实施环境监测的建议;

(七)环境影响评价的结论。

涉及水土保持的建设项目,还必须有经水行政主管部门审查同意的水土保持方案。

环境影响报告表和环境影响登记表的内容和格式,由国务院环境保护行政主管部门制定。"

11.4.4 大型辐照装置辐射安全管理的基本要求

大型辐照装置是指利用放射性同位素放射出的射线对物质进行辐照加工的装置。工业和科研用的大型辐照装置大多采用 ^{60}Co 作辐射源,它辐射出的射线主要是 γ 射线,因而也称为 γ 辐照装置或简称辐照装置。大型辐照装置的装源量比较大,其放射性活度从 10^{12}Bq 量级(10^2Ci 量级)到 10^{16}Bq 量级(10^6Ci 量级)。目前国内最大的是 10^{16}Bq(10^6Ci),国外是 10^{17}Bq(10^7Ci)。辐照装置的辐射源活度这么大,如果在工作中忽视安全管理,或安全管理制度和安全操作规程不健全、违章操作、机械失灵、安全装置发生故障,导致工作人员或其他人员误入正在辐照中的辐照室,就有可能受到大剂量的射线照射,出现急性外照射放射损伤,在短时间内酿成重大伤亡事故。

1. 设计上的安全要求

1)选址要求

选择辐照装置的地址时,除应优先考虑有利的气象、水文和地质条件外,要特别注意避免选择在可能发生台风、洪水、地震、滑坡等自然灾害事故的地区和地点,以免由于自然力的原因造成意外事故。辐照装置一般应尽量避免设置在城镇中心地区和人口稠密地区及居民的生活区,这样可以减少正常情况下和事故时对无关人员的照射。辐照装置在选址时还应注意周围的环境情况,应与其他建筑物、交通要道、重要单位、重要设施,以及储存易燃、易爆、腐蚀性物品等危险品的仓库、储罐等保持一定的安全距离。

2)布局要求

对于辐照单位和场所的平面布置要尽量做到合理,应当把生产科研区、行政管理区和生活区明确分开。较强辐射源的辐照装置(10^{15}Bq 量级),一般必须隔离在一个单独的建筑物内。中、低强度辐射源的辐照装置(10^{12}Bq 量级),可设在一般建筑物(指实验楼、教学楼、办公楼等无人长期居住的建筑物)一端的底层或地下室,但与非辐照工作场所要隔离开,并有单独的人员出入口。

3)建筑要求

辐照装置一般设置在固定的地点和辐照室内进行辐照。工作场所的安全设计,应按预定的辐射源活度进行屏蔽防护设计和计算。防护设计应按最大辐射源容量计算,在设计防护屏蔽厚度时,必须给予 2 倍以上的安全系数。在设计中,除要保证工作人员自身所受剂量不超过规定的标准外,还必须保证相邻地区人员所受剂量也不超过相应规定,特别是辐照装置的上下左右前后均有人员居住或工作时,必须满足相应的辐射安全标准。有时天棚方向虽然无人居住或工作,但是较强的射线束穿过天棚后在空气中也会散射到地面上,造成地面辐射水平超过规定的标准。

辐照室一般为圆形或方形,内有辐射装置,是辐照工作的中心场所,如图 11-1 所示。辐照室的防护墙两面一般由砖砌成,中间夹有混凝土。为提高混凝土屏蔽 γ 射线的效能,还可以在混凝土中添加适当的填料,如铁矿石、铁块、重晶石等,做成不同密度的重混凝土。防护墙的厚度应根据可使用的防护材料和辐射源的最大容量而定,并给予足够的安全系数,以保证安全。一般要求防护墙外的照射率等于本底水平。

照射室一般采用迷宫作为进出通道。迷宫是减少辐照室入口处照射量率的回转道路。

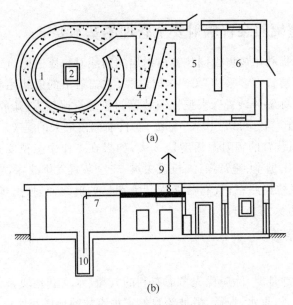

图 11-1　辐照室示意图

(a) 平面图；(b) 剖面图

1—照射室；2—水井；3—防护墙；4—迷宫；5—操纵室；6—准备室；
7—钢丝绳；8—通风机房；9—排风管；10—辐射源

迷宫一般分为两种，一种是短迷宫，一次转折，称为 L 形迷宫；另一种是长迷宫，二次或多次转折，称为 Z 形迷宫。迷宫减弱辐射强度的效果取决于壁的散射，它与迷宫截面的大小、形状、结构、材料，辐射源的位置、辐射能量等有关。一般，迷宫越窄，转折次数越多，减弱辐射强度的效果越好。通常迷宫每节长 2～5m，迷宫拐弯次数和墙的厚度要根据辐射源活度大小而确定，一般由 2～3 个弯就够了。迷宫入口处要根据实际需要设置屏蔽门，以挡住散射射线和阻止人员进入正在照射的辐照室。屏蔽门一般用不太厚的铅皮或铁板制成，也可以在铅皮和铁板间装填混凝土、重晶石等防护材料。照射时防护门外的照射量应为本底水平。在考虑辐照室建筑方面的安全问题时，还要注意防止射线从水、电、煤气、提源绳索等孔道中泄漏到控制室和其他地方。

中小型农用辐照室也可以采用地下形式。农用地下辐照室是利用地下四面泥墙作为天然防护屏蔽，室顶为钢筋混凝土，上面覆盖泥土。地下辐照室具有节约建筑器材、容易防护等优点。另外还有一种农用地上的钴圈式辐照室，在地面上对生长着的农作物进行辐照。一般工业和科研用的辐照装置的照射室中央设一水井，利用水吸收射线较好的特点，把辐射源放在水井中，用以储存或装配辐射源。水井储源结构简单、装卸方便、安全可靠，不会溶解的固体放射源和封装严密的其他放射源都可以用水井存放。照射不怕水泡的样品，也可以直接在水中照射。水井的水深要根据辐射源活度的大小而定，一般水深在 3～5m 以上即能满足中等活度辐射源的要求。井壁要能防止渗水，并有较好的去污性质。

4）辐射源要求

辐射源是辐照装置的核心，源体装置通常设计为圆筒状与板状两种，活度较小的源体也可以用棒状。源体装置有一定的余地以便补充新源。源体吸收辐射能量可导致本身甚至附近被照样品的温度升高，必要时应考虑冷却措施。工农业和科研用的 γ 辐射源平时置于井下储存,使用时提升到地面以裸源的方式进行照射。医用的 γ 辐射源通常置于防护机头内储存,使用时移至窗口进行定向照射或随着机头的转动进行钟摆式照射。辐照室顶中心和迷宫墙上各有一组导向滑轮,升降辐射源的钢丝绳经迷宫顶部通向操作室,以控制辐射源升降。提升机械厂用手摇、电动两用蜗杆卷扬机,经过变速,操纵转换开关进行升降辐射源。辐射源必须准确定位,辐射源所处位置可以从刻度盘读出。操作室内设操纵台,用于操纵照射室的照明、通风、机械升降辐射源等。

5)安全设施的要求

辐照装置应该设有观察、联锁、报警、强迫降源、剂量监测、通风等安全装置和设施,以确保辐照安全。观察设施是供操作人员直接或间接观察照射室内辐射源位置、设备工作情况和被照物品运转情况的设施,有反射镜、潜望镜、窥视窗和闭路电视等。安全联锁装置是保证人员不受照射的重要保护系统。它的作用是安全防护门关上并锁住后整个装置才能接通电路,辐射源才能从贮源室中提升出来;而辐射源被提升起来后安全防护门则无法开启。这样,在照射时,人员无法进入辐照室。在设置安全联锁装置的同时,必须考虑在辐照室内安装停止启动辐射源的装置,并为其设置明显标志。当有人被关在辐照室内无法出来时,可以自己在辐照室内关闭紧急制动电闸,使辐射源无法升起。

报警装置在辐射源处于辐照位置或即将处于辐照位置时发出声光报警讯号,安装在辐照室门口、操纵室、操纵台和辐照室内等处,还应有能随身携带的便携式报警器。迫降装置是指在任何情况下,都可把辐射源收回到安全位置的装置。辐照室应有良好的通风装置,用于排除辐照室内因辐射产生的臭氧、一氧化二氮及其他有害气体。

2. 辐照工作的安全管理

在辐照安全管理工作中,一定要加强领导建设,要由专职或兼职的组织机构和人员来管理;建立健全各项规章制度,落实岗位责任制;从业人员上岗前要对其进行辐射基本知识的培训和辐射防护安全操作的训练;定期对工作人员进行健康体检,建立健康档案。

11.5 国际辐射事故案例

11.5.1 三哩岛核电厂事故

1979 年 3 月 28 日,美国宾夕法尼亚州的三哩岛核电厂 2 号机组发生了堆芯部分熔化事故。三哩岛事故起因是一个普通的事件——蒸汽发生器主给水丧失。按照设计,蒸汽发生器主给水丧失后,辅助给水系统自动启动。辅助给水管线上的两个阀门在维修时关闭,维修后未复位,水无法进入蒸汽发生器,以致造成蒸汽发生器一侧失去冷却,堆内温度和压力上升,稳压器泄压阀自动开启泄压。稳压器泄压阀在泄压后本应自动回座,设备故障没能回座,从而导致堆内冷却剂流失。这时,安全注入系统自动投入。运行人员根据稳压器水位高信号做出了错误判断,切除了安全注入系统,结果堆内燃料元件得不到冷却,导致堆芯部分熔化。这时,虽然自动控制系统又再一次通过另一路管道把大量冷却水注入堆芯,反应堆自动停堆。但由于燃料元件包壳与水蒸气发生剧烈氧化反应,生成氢气,导致堆内有 1/3 的燃料元件包壳破损,使部分储存在燃料元件空腔中气态和挥发性的放射性裂变产物被释放出来。据统计,放射性碘的释放量约为 $6\times10^{11}Bq$,放射性惰性气体的释放量为 $9\times10^{16}\sim5\times10^{17}Bq$。2000 多人参与此次抢救行动。由于对核突发事件的发生事先估计不足,弄清问题和研究措施又需要时间,考虑到反应堆氢气爆炸的危险太大,其后果又难于估计,美国核管理委员会在征求许多专家意见后决定公众采取预防性安全撤离措施,从 3 月 31 日至 4 月 11 日在核电站周围 32km 半径内撤走 20 万居民。

本次核突发事件对反应堆本身的损坏是严重的,堆芯体积约 35% 已成了碎片。然而,对周围环境和公众健康的辐射危害却是出乎意料的小。在核电站周围 3km 范围内采集 170 个植物样品没有查出有放射性碘;在周围 8km 范围内,在 150 个空气样品中,只有 8 个样品发现有微量的放射性碘,其中浓度最高的也只有 $9\times10^{-4}Bq/L$,为当时居民区容许浓度的 1/4。由于有厚厚的安全壳,在安全壳外的剂量只有零点几毫希每小时,离核电站 8km 范围内的剂量率也只有 $0.1\sim0.3\mu Sv/h$。由此可见,三哩岛核突发事件对环境和周围居民产生的危害很小。

三哩岛事故表明,尽管出现了维修错误和设备故障,如果没有运行人员错误干预,安全系统按照设计自动投入,堆芯部分熔化事故本可避免发生。三哩岛事故后,为了减少人为失误,各国在加强运行人员培训、改进人机接口和主控室设计等方面做了大量改进。三哩岛核电厂事故还证明,像堆芯熔化这样的严重事故是可能发生的。三哩岛核电厂事故后,世界各国针对严重事故的预防和缓解开展了大量的研究工作,这些工作的许多成果已经纳入核安全法规和标准及核电厂的改进中,从而大大提高了核安全水平。

11.5.2　切尔诺贝利核电厂事故

1986 年 4 月 26 日,苏联乌克兰共和国普里皮亚季镇(人口约 4.5 万)东 3km、切尔诺贝利镇(人口约 1.25 万)西北 18km 的切尔诺贝利核电厂四号机组发生了强烈爆炸,大量放射性物质从核电厂泄漏出来,通过烟雾弥漫到苏联及欧洲部分地区,造成环境严重污染,大量人员撤离,并且引起社会恐慌,在一个时期内影响了世界核电的发展。切尔诺贝利事故发生的主要原因是该核电厂所采用的这种类型核反应堆存在严重的设计缺陷。运行人员执行的实验程序考虑不周和违反操作规程也是导致这次事故的原因。

切尔诺贝利核电站所运行的堆型是 RBMK-1000 石墨慢化压力管式沸水堆,功率 1000MW。其采用 1700t 石墨砌块作为慢化压力体,约有 1670 根平行的压力管垂直穿过石墨慢化体,燃料组件即插在这些垂直压力管内。有 211 根控制棒管道也分布在石墨砌体中。堆芯尺寸为高 7m,直径为 12m,总计装有约 180t 含 $2\%^{235}U$ 的低浓缩的二氧化铀燃料。原计划停堆检修,但要在关闭核装置之前,进行旨在提高供电系统安全性的涡轮发电机组惰性转动供电试验,即利用涡轮发电机组无动力情况下的惯性,在蒸汽供应中断后,发电机依靠转子的惰性转动继续保持短时间供电,以确保反应堆的安全。

计划要求切断反应堆事故冷却系统,但反应堆不能在没有事故冷却系统下运行,理应停堆,但当时"基辅动力公司"调度员不同意停堆,因此反应堆在没有事故冷却系统下继续运行,由此导致一系列问题。操作人员不顾反应堆安全所需的插入堆芯控制棒不能少于 30 根的规定,在仅插入 6~8 根控制棒情况下继续运行。值班主任知道事态的严重性,命令反应堆管理处主任工程师按下最有效的事故保护按钮实行紧急停堆,但由于控制棒此时均处在堆芯顶部,在迫使控制棒下落时发生碰撞,最终停在中途,没有完全插入堆芯。由于高温发生二次强烈爆炸,掀翻了反应堆厂房的房顶,爆炸后燃烧的石墨也飞到其他厂房顶上,厂房内大火共有 30 余处,火焰(烟尘)升起约 1.8km 高的大烟柱,并把大量的放射性物质扩散到苏联西部、北欧,甚至随风飘落到整个北半球。

在距离事故地点 5～10km 处,其放射性辐射水平约为 1mSv/h。这次事故从堆芯向外排出的放射性总活度(不包括放射性惰性气体)估计约为 12×10^{18} Bq,其中 ^{131} I 约为 2×10^{18} Bq。共释放出放射性物质 6～8t,这几乎是反应堆原存量的 3.5%。整个放射性释放过程持续了约 10d。总共投入 60 万人参加了抢救与现场清理,包括反应堆周围的清理、去污、修路、拆除与埋藏被污染的建筑物等。抢险人员受到平均剂量为 100mSv,其中 10% 的人约为 250mSv,有百分之几的约为 500mSv。499 人住院观察,其中 237 人疑有急性放射病,在这次事故中有 28 人死于辐射照射。从 4 月 27 日 14 时开始,用时 3h,将普里皮亚镇的 4.5 万人撤离,后来将 30km 范围内的 13.5 万人全部撤离。

追溯事故根本原因应归于苏联核电主管部门缺乏安全知识,因为这种堆型的上述设计缺陷早已为人所知,在别的同类型核电厂调试中已发现,并向有关主管部门专门写了报告,但未引起主管部门和有关方面的重视。切尔诺贝利事故的教训是深刻的,从 20 世纪 90 年代后,强调安全文化的重要性成为世界各国加强核安全的重要课题。

11.5.3　日本福岛核电厂事故

2011 年 3 月 11 日日本东部大地震引发海啸,导致福岛核电厂 6 个反应堆中多台发生了严重的堆芯损坏,联合国原子辐射效应科学委员会在 2013 年报告书中对其影响进行了评估:100～500PBq ^{131} I 和 6～20PBq ^{137} Cs 释放到大气中,约为切尔诺贝利核电事故的 1/10 和 1/5。先后撤离居民约 88000 人。该事故产生了大量放射性固体废物和液体废物。估计成人在撤离前及撤离中所受有效剂量平均不到 10mSv(世界居民平均所受天然本底辐射约为每年 2.4mSv),1 岁婴儿所受有效剂量约为成人的 1 倍。到 2012 年 10 月底,大约有 25000 名工作人员参加了福岛第一核电厂现场减灾等活动,事故后 19 个月期间平均所受有效剂量约为 12mSv,0.7% 的工作人员所受剂量超过了 100mSv。受到超过 100mSv 的 160 人的人群未来癌症风险将增加,但预计难于察觉发病率的增加。对海洋和陆地非人类物种产生的照射通常都太小,很难观察到急性效应。对海洋生物的影响限于高放射性水释放点附近。在放射性物质沉降很高的有限区域内,不能排除某些生物的生物学指标发生连续变化。总体而言,可以认为福岛核事故产生的经济损失是巨大的,但对人和环境的辐射影响是有限的,然而,其影响仍是社会和公众难以接受的。

11.5.4　日本东海村核燃料加工厂事故

1999 年 9 月 30 日上午,位于日本茨城县那珂群东海村的核燃料加工厂,3 名工人正进行铀的纯化工作。在制造硝酸铀铣过程中,为了缩短工作时间,一名工人把一桶富含 ^{235} U(铀富集率为 18%)的硝酸盐溶液倒入沉淀槽中。根据推算,铀的临界量为 2.4kg,而这名工作人员却将 16kg 的铀硝酸盐溶液一下子都倒入沉淀池中,于是引发了链式核裂变反应,瞬间 3 名工人都看见了"蓝色的闪光"辐射监测报警器立即鸣响,临界事故已发生。由于 3 名工作人员的位置与辐射源的距离分别是 65cm、1m 与 2.6m,故他们都受到了因核裂变产生的大剂量中子和 γ 射线的严重照射。

这次事故发生后,厂周围环境中的辐射剂量水平已上升到平常数值的 7～10 倍。据统计在这次事故中,受到不同程度照射的人员约有 213 人,其中 2 人受照剂量分别为 O 氏 16～23Gy(意识丧失、呕吐、腹泻、淋巴细胞数为 0)与 S 氏 6～10Gy(20min 后感觉麻木、呕吐、腹泻),1 人为 2Gy,2 人为 10mSv,其余 208 人分别为 0～5mSv。3 名工人虽经医学应急抢救,但其中 1 人在事故 82d 后死亡,1 人在 210d 后死亡,另 1 人因自身恢复较好,在事故发生后第 3 个月后出院。

11.5.5　其他事故

除了民用行业使用放射性同位素可能发生意外放射事故外,随着核武器、核装置陆续装备部队,不可避免地带来一系列放射突发事件。自 20 世纪 50 年代起,由于轰炸机失踪或相撞,机上携带的氢弹、原子弹掉入海中,核潜艇失事而沉没于海洋中等突发事件时有发生。例如,1989 年 4 月 7 日,苏联"共青团号"核潜艇沉入挪威海,艇上装有供核反应堆使用的 116t 铀、两个装有 6kg ^{239}Pu 的核弹头。据有关专家估计,目前海洋中有核弹头、氢弹、核反应堆等上百个核装置。这些潜在的危险因素,如果因气候、海洋环境变化引发核爆炸,海水腐蚀容器后引起核泄漏,或如果被恐怖分子打捞上来,其后果不堪设想。

自 1957 年苏联发射第一颗人造地球卫星以来,一共有 4000 多颗通信卫星、气象卫星、侦察卫星、导航卫星、测地卫星、地球资源卫星、科学卫星和天文卫星进入宇宙空间,这些卫星中不少是以核能作为动力的。如果报废的带核装置的人造天体陨落在人口稠密区,后果将十分严重。人造飞行器升空后也可能发生意外事故,如 1996 年 11 月 16 日俄罗斯的"火培-96"探测飞船升空后发生爆炸,船上有 18 只用 ^{238}Pu 制成的核电池,后来这些残骸掉入太平洋中,当时使澳大利亚全国处于高度戒备状态。

虽然各有关部门,在这几十年中,在辐射防护与辐射安全方面,做了大量的工作,我国辐射防护与辐射安全的水平在不断提高,取得了较好的经济和社会效益。但统计表明,我国放射事故发生率较发达国家高许多倍。事故直接原因的分析表明,人为因素造成的责任事故占大多数,其中一半又是管理不善所致,领导失职引起的事故所占比例也相当高,教训是很深刻的。所以加强放射工作的监督管理迫在眉睫。前事不忘,后事之师。我们应该在所取得的成绩基础上,进一步加强管理和执法力度,使我国核能与核技术应用中的辐射防护与辐射安全达到国际水平,从而更好地为我国经济建设服务,为保障人民健康服务。

11.6　辐射事故应急处理

任何人类实践活动都存在着发生事故的可能,因而,必然存在相应的事故应急问题,核设施和射线装置在运行过程中,不可能完全杜绝辐射源事故或包括设备故障和误操作在内的具有概率性质的事件发生,因此,工作人员和公众都面临着可能产生又不肯定会产生的潜在照射危险。减小潜在照射意味着采取必要的措施,确保辐射源的安全,预防事故或事件的发生,降低潜在照射的产生概率。另外,事故或事件一旦发生,则减缓其后果,尽量减小工作人员和公众的受照剂量。潜在照射发生并对公众造成应急照射的情况下,应实施必要的核事故应急干预。减少公众的受照剂量。

我国核事故应急管理方针是"常备不懈,积极兼容,统一指挥,大力协同,保护公众,保护环境"。必须预先做好核事故发生的周密计划和准备,确保能随时做出迅速有效的应急响应。核应急工作应尽可能地与有关组织的日常业务有机结合,使应急工作得以落实并保持常态,避免重复投入和浪费。应急准备与响应由政府统一组织和指挥,有关组织和人员不得各行其是,必须明确职责,密切配合,协调一致。在应急准备和响应的全过程中,应采取各种有效措施,确保公众和应急工作人员的安全,避免或减轻辐射损伤和其他损失,尽快消除事故后果,将损失减小到最低限度。辐射应急的内容很多,涉及的范围很广,包括辐射应急的计划、应急的准备、组织、演练、辐射事故的分级与分期、干预水平的确定与应用、辐射事故的处理原则及方法、应急的防护措施、事故监测、应急剂量与医学监督、辐射事故后果的评估及环境恢复等。有关的单位都要根据本单位的性质和具体情况制订符合要求、切实可行的应急处理方案。

国家相关法律法规规定,辐射事故发生后,有关县级以上人民政府应当按照辐射事故的等级,启动并组织实施相应的应急预案。县级以上人民政府生态环境主管部门、公安部门、卫生主管部门,按照职责分工做好相应的辐射事故应急工作;生态环境主管部门负责辐射事故的应急响应、调查处理和定性定级工作,协助公安部门监控追缴丢失、被盗的放射源;公安部门负责丢失、被盗放射源的立案侦查和追缴;卫生主管部门负责辐射事故的医疗应急。生态环境主管部门、公安部门、卫生主管部门应当及时相互通报辐射事故应急响应、调查处理、定性定级、立案侦查和医疗应急情况。国务院指定的部门根据生态环境主管部门确定的辐射事故的性质和级别,负责有关国际信息通报工作。

生态环境主管部门、公安部门、卫生主管部门接到辐射事故报告后,应当立即派人赶赴现场,进行现场调查,采取有效措施,控制并消除事故影响,同时将辐射事故信息报告本级人民政府和上级人民政府环境保护主管部门、公安部门、卫生主管部门。

县级以上地方人民政府及其有关部门接到辐射事故报告后,应当按照事故分级报告的规定及时将辐射事故信息报告上级人民政府及其有关部门。

发生特别重大辐射事故和重大辐射事故后,事故发生地省、自治区、直辖市人民政府和国务院有关部门应当在4h内报告国务院;特殊情况下,事故发生地人民政府及其有关部门可以直接向国务院报告,并同时报告上级人民政府及其有关部门。在发生辐射事故或者有证据证明辐射事故可能发生时,县级以上人民政府生态环境主管部门有权采取下列临时控制措施:责令停止导致或者可能导致辐射事故的作业;组织控制事故现场。

生产、销售、使用放射性同位素和射线装置的单位,应当根据可能发生的辐射事故的风险,制订本单位的应急方案,做好应急准备。发生辐射事故时,生产、销售、使用放射性同位素和射线装置的单位应当立即启动本单位的应急方案,采取应急措施,并立即向当地生态环境主管部门、公安部门、卫生主管部门报告。发生辐射事故的单位应当立即将可能受到辐射伤害的人员送至当地卫生主管部门指定的医院或者有条件救治辐射损伤患者的医院,进行检查和治疗,或者请求医院立即派人赶赴事故现场,采取救治措施。

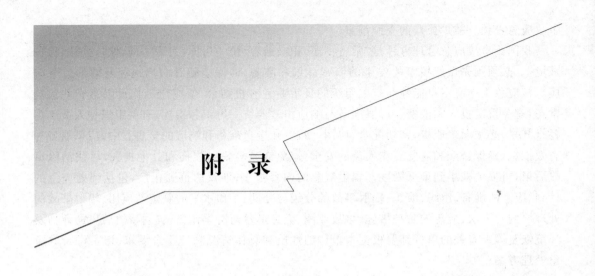

附　录

附表 1　射线在某些元素和材料中的质量衰减系数（μ/ρ）和质量能量吸收系数（μₑₙ/ρ）

（单位：m^2/kg）

光子能量 /eV	^1H		^6C		^7N	
	(μ/ρ)	(μ_{en}/ρ)	(μ/ρ)	(μ_{en}/ρ)	(μ/ρ)	(μ_{en}/ρ)
1.0×10^3	7.217×10^{-1}	6.820×10^{-1}	2.218×10^2	2.217×10^2	3.319×10^2	3.318×10^2
1.5×10^3	2.148×10^{-1}	1.752×10^{-1}	6.748×10^1	6.739×10^1	1.092×10^2	1.091×10^2
2.0×10^3	1.059×10^{-1}	6.643×10^{-2}	2.917×10^1	2.908×10^1	4.796×10^1	4.785×10^1
3.0×10^3	5.611×10^{-2}	1.694×10^{-2}	8.711	8.644	1.451×10^1	1.443×10^1
4.0×10^3	4.546×10^{-2}	6.549×10^{-3}	3.643	3.589	6.105	6.036
5.0×10^3	4.194×10^{-2}	3.278×10^{-3}	1.844	1.798	3.100	3.042
6.0×10^3	4.042×10^{-2}	1.996×10^{-3}	1.057	1.016	1.776	1.727
8.0×10^3	3.914×10^{-2}	1.160×10^{-3}	4.422×10^{-2}	4.089×10^{-1}	7.348×10^{-1}	6.959×10^{-1}
1.0×10^4	3.854×10^{-2}	9.849×10^{-3}	2.298×10^{-2}	2.003×10^{-1}	3.779×10^{-1}	3.446×10^{-1}
1.5×10^4	3.765×10^{-2}	1.102×10^{-3}	7.869×10^{-2}	5.425×10^{-2}	1.207×10^{-1}	9.422×10^{-2}
2.0×10^4	3.695×10^{-2}	1.355×10^{-3}	4.340×10^{-2}	2.159×10^{-2}	6.063×10^{-2}	3.753×10^{-2}
3.0×10^4	3.571×10^{-2}	1.864×10^{-3}	2.541×10^{-2}	6.411×10^{-3}	3.035×10^{-2}	1.069×10^{-2}
4.0×10^4	3.458×10^{-2}	2.315×10^{-3}	2.069×10^{-2}	3.265×10^{-3}	2.276×10^{-2}	4.934×10^{-3}
5.0×10^4	3.355×10^{-2}	2.709×10^{-3}	1.867×10^{-2}	2.360×10^{-3}	1.974×10^{-2}	3.181×10^{-3}
6.0×10^4	3.260×10^{-2}	3.053×10^{-3}	1.751×10^{-2}	2.078×10^{-3}	1.814×10^{-2}	2.517×10^{-3}
8.0×10^4	3.091×10^{-2}	3.620×10^{-3}	1.609×10^{-2}	2.029×10^{-3}	1.638×10^{-2}	2.200×10^{-3}
1.0×10^5	2.944×10^{-2}	4.063×10^{-3}	1.513×10^{-2}	2.144×10^{-3}	1.529×10^{-2}	2.225×10^{-3}
1.5×10^5	2.651×10^{-2}	4.813×10^{-3}	1.347×10^{-2}	2.448×10^{-3}	1.353×10^{-2}	2.470×10^{-3}
2.0×10^5	2.429×10^{-2}	5.255×10^{-3}	1.229×10^{-2}	2.655×10^{-3}	1.233×10^{-2}	2.664×10^{-3}

续表

光子能量 /eV	^{1}H (μ/ρ)	(μ_{en}/ρ)	^{6}C (μ/ρ)	(μ_{en}/ρ)	^{7}N (μ/ρ)	(μ_{en}/ρ)
3.0×10^5	2.112×10^{-2}	5.695×10^{-3}	1.066×10^{-2}	2.869×10^{-3}	1.068×10^{-2}	2.872×10^{-3}
4.0×10^5	1.893×10^{-2}	5.860×10^{-3}	9.545×10^{-3}	2.949×10^{-3}	9.555×10^{-3}	2.951×10^{-3}
5.0×10^5	1.729×10^{-2}	5.899×10^{-3}	8.712×10^{-3}	2.967×10^{-3}	8.720×10^{-3}	2.969×10^{-3}
6.0×10^5	1.599×10^{-2}	5.875×10^{-3}	8.058×10^{-3}	2.955×10^{-3}	8.064×10^{-3}	2.956×10^{-3}
8.0×10^5	1.405×10^{-2}	5.739×10^{-3}	7.077×10^{-3}	2.885×10^{-3}	7.082×10^{-3}	2.885×10^{-3}
1.0×10^6	1.263×10^{-2}	5.555×10^{-3}	6.362×10^{-3}	2.791×10^{-3}	6.366×10^{-3}	2.791×10^{-3}
1.5×10^6	1.027×10^{-2}	5.074×10^{-3}	5.177×10^{-3}	2.548×10^{-3}	5.181×10^{-3}	2.548×10^{-3}
2.0×10^6	8.770×10^{-3}	4.649×10^{-3}	4.443×10^{-3}	2.343×10^{-3}	4.450×10^{-3}	2.345×10^{-3}
3.0×10^6	6.923×10^{-3}	3.992×10^{-3}	3.562×10^{-3}	2.045×10^{-3}	3.579×10^{-3}	2.054×10^{-3}
4.0×10^6	5.807×10^{-3}	3.523×10^{-3}	3.047×10^{-3}	1.847×10^{-3}	3.073×10^{-3}	1.863×10^{-3}
5.0×10^6	5.049×10^{-3}	3.173×10^{-3}	2.708×10^{-3}	1.707×10^{-3}	2.742×10^{-3}	1.731×10^{-3}
6.0×10^6	4.498×10^{-3}	2.904×10^{-3}	2.469×10^{-3}	1.605×10^{-3}	2.511×10^{-3}	1.636×10^{-3}
8.0×10^6	3.746×10^{-3}	2.515×10^{-3}	2.154×10^{-3}	1.467×10^{-3}	2.209×10^{-3}	1.500×10^{-3}
1.0×10^7	3.254×10^{-3}	2.247×10^{-3}	1.960×10^{-3}	1.379×10^{-3}	2.024×10^{-3}	1.431×10^{-3}
1.5×10^7	2.539×10^{-3}	1.837×10^{-3}	1.698×10^{-3}	1.259×10^{-3}	1.783×10^{-3}	1.328×10^{-3}
2.0×10^7	2.153×10^{-3}	1.606×10^{-3}	1.575×10^{-3}	1.203×10^{-3}	1.673×10^{-3}	1.284×10^{-3}

光子能量 /eV	^{8}O (μ/ρ)	(μ_{en}/ρ)	^{13}Al (μ/ρ)	(μ_{en}/ρ)	^{26}Fe (μ/ρ)	(μ_{en}/ρ)
1.0×10^3	4.605×10^2	4.603×10^2	1.076×10^2	1.074×10^2	8.629×10^2	8.624×10^2
1.5×10^3	1.565×10^2	1.563×10^2	3.683×10^1	3.663×10^1	3.238×10^2	3.234×10^2
2.0×10^3	6.965×10^1	6.952×10^1	2.222×10^2	2.164×10^2	1.553×10^2	1.549×10^2
3.0×10^3	2.153×10^1	2.142×10^1	7.746×10^1	7.599×10^1	5.342×10^1	5.308×10^1
4.0×10^3	9.198	9.113	3.545×10^1	3.487×10^1	2.466×10^1	2.438×10^1
5.0×10^3	4.719	4.649	1.902×10^1	1.870×10^1	1.346×10^1	1.321×10^1
6.0×10^3	2.721	2.661	1.134×10^1	1.115×10^1	8.184	7.972
8.0×10^3	1.141	1.095	4.953	4.849	3.025×10^1	2.326×10^1
1.0×10^4	5.832×10^{-1}	5.449×10^{-1}	2.582	2.495	1.690×10^1	1.367×10^1
1.5×10^4	1.798×10^{-1}	1.508×10^{-1}	7.836×10^{-1}	7.377×10^{-1}	5.656	4.895
2.0×10^4	8.495×10^{-2}	6.026×10^{-2}	3.392×10^{-1}	3.056×10^{-1}	2.546	2.257
3.0×10^4	3.736×10^{-2}	1.688×10^{-2}	1.115×10^{-1}	8.646×10^{-2}	8.109×10^{-1}	7.237×10^{-1}
4.0×10^4	2.568×10^{-2}	7.369×10^{-3}	5.630×10^{-2}	3.556×10^{-2}	3.601×10^{-1}	3.146×10^{-1}
5.0×10^4	2.214×10^{-2}	4.337×10^{-3}	3.655×10^{-2}	1.816×10^{-2}	1.944×10^{-1}	1.630×10^{-1}
6.0×10^4	1.903×10^{-2}	3.165×10^{-3}	2.763×10^{-2}	1.087×10^{-2}	1.197×10^{-1}	9.538×10^{-2}
8.0×10^4	1.677×10^{-2}	2.452×10^{-3}	2.012×10^{-2}	5.464×10^{-3}	5.918×10^{-2}	4.093×10^{-2}
1.0×10^5	1.551×10^{-2}	2.347×10^{-3}	1.701×10^{-2}	3.773×10^{-3}	3.701×10^{-2}	2.181×10^{-2}
1.5×10^5	1.360×10^{-2}	2.504×10^{-3}	1.378×10^{-2}	2.823×10^{-3}	1.960×10^{-2}	7.970×10^{-3}
2.0×10^5	1.237×10^{-2}	2.678×10^{-3}	1.223×10^{-2}	2.745×10^{-3}	1.458×10^{-2}	4.840×10^{-3}
3.0×10^5	1.070×10^{-2}	2.877×10^{-3}	1.042×10^{-2}	2.817×10^{-3}	1.098×10^{-2}	3.374×10^{-3}
4.0×10^5	9.567×10^{-3}	2.954×10^{-3}	9.276×10^{-3}	2.863×10^{-3}	9.398×10^{-3}	3.050×10^{-3}
5.0×10^5	8.729×10^{-3}	2.971×10^{-3}	8.446×10^{-3}	2.870×10^{-3}	8.413×10^{-3}	2.922×10^{-3}

光子能量 /eV	^{8}O		^{13}Al		^{26}Fe	
	(μ/ρ)	(μ_{en}/ρ)	(μ/ρ)	(μ_{en}/ρ)	(μ/ρ)	(μ_{en}/ρ)
6.0×10^5	8.071×10^{-3}	2.957×10^{-3}	7.801×10^{-3}	2.851×10^{-3}	7.703×10^{-3}	2.843×10^{-3}
8.0×10^5	7.087×10^{-3}	2.886×10^{-3}	6.842×10^{-3}	2.778×10^{-3}	6.698×10^{-3}	2.718×10^{-3}
1.0×10^6	6.370×10^{-3}	2.791×10^{-3}	6.146×10^{-3}	2.684×10^{-3}	5.994×10^{-3}	2.604×10^{-3}
1.5×10^6	5.186×10^{-3}	2.548×10^{-3}	5.007×10^{-3}	2.447×10^{-3}	4.883×10^{-3}	2.358×10^{-3}
2.0×10^6	4.458×10^{-3}	2.346×10^{-3}	4.324×10^{-3}	2.261×10^{-3}	4.265×10^{-3}	2.195×10^{-3}
3.0×10^6	3.597×10^{-3}	2.062×10^{-3}	3.541×10^{-3}	2.018×10^{-3}	3.622×10^{-3}	2.036×10^{-3}
4.0×10^6	3.100×10^{-3}	1.879×10^{-3}	3.107×10^{-3}	1.877×10^{-3}	3.311×10^{-3}	1.984×10^{-3}
5.0×10^6	2.777×10^{-3}	1.754×10^{-3}	2.836×10^{-3}	1.790×10^{-3}	3.146×10^{-3}	1.976×10^{-3}
6.0×10^6	2.553×10^{-3}	1.665×10^{-3}	2.653×10^{-3}	1.735×10^{-3}	3.057×10^{-3}	1.991×10^{-3}
8.0×10^6	2.263×10^{-3}	1.549×10^{-3}	2.437×10^{-3}	1.674×10^{-3}	2.991×10^{-3}	2.043×10^{-3}
1.0×10^7	2.089×10^{-3}	1.460×10^{-3}	2.318×10^{-3}	1.645×10^{-3}	2.994×10^{-3}	2.100×10^{-3}
1.5×10^7	1.866×10^{-3}	1.392×10^{-3}	2.195×10^{-3}	1.626×10^{-3}	3.092×10^{-3}	2.202×10^{-3}
2.0×10^7	1.770×10^{-3}	1.358×10^{-3}	2.168×10^{-3}	1.637×10^{-3}	3.224×10^{-3}	2.289×10^{-3}

光子能量 /eV	^{74}W		^{82}Pb		^{92}U	
	(μ/ρ)	(μ_{en}/ρ)	(μ/ρ)	(μ_{en}/ρ)	(μ/ρ)	(μ_{en}/ρ)
1.0×10^3	3.683×10^2	3.672×10^2	5.210×10^2	5.198×10^2	6.626×10^2	6.612×10^2
1.5×10^3	1.643×10^2	1.632×10^2	2.356×10^1	2.344×10^2	3.381×10^2	3.368×10^2
2.0×10^3	3.921×10^2	3.911×10^2	1.285×10^2	1.274×10^2	1.865×10^2	1.852×10^2
3.0×10^3	1.902×10^2	1.893×10^2	1.965×10^1	1.954×10^2	7.691×10^1	7.581×10^1
4.0×10^3	9.565×10^1	9.481×10^1	1.251×10^1	1.242×10^2	1.329×10^2	1.319×10^2
5.0×10^3	5.534×10^1	5.459×10^1	7.304×10^1	7.222×10^1	8.890×10^1	8.801×10^1
6.0×10^3	3.514×10^1	3.447×10^1	4.672×10^1	4.598×10^1	6.284×10^1	6.204×10^1
8.0×10^3	1.705×10^1	1.650×10^1	2.287×10^1	2.226×10^1	3.108×10^1	3.041×10^1
1.0×10^4	9.692	9.242	1.306×10^1	1.256×10^1	1.791×10^1	1.735×10^1
1.5×10^4	1.389×10^1	1.177×10^1	1.116×10^1	8.939	6.527	6.148
2.0×10^4	6.573	5.732	8.636	6.923	7.106	5.586
3.0×10^4	2.273	1.998	3.032	2.550	4.128	3.293
4.0×10^4	1.067	9.289×10^{-1}	1.436	1.221	1.983	1.632
5.0×10^4	5.949×10^{-1}	5.100×10^{-1}	8.041×10^{-1}	6.796×10^{-1}	1.121	9.303×10^{-1}
6.0×10^4	3.712×10^{-1}	3.095×10^{-1}	5.020×10^{-1}	4.177×10^{-1}	7.034×10^{-1}	5.830×10^{-1}
8.0×10^4	7.809×10^{-1}	3.164×10^{-1}	2.419×10^{-1}	1.936×10^{-1}	3.395×10^{-1}	2.767×10^{-1}
1.0×10^5	4.438×10^{-1}	2.254×10^{-1}	5.550×10^{-1}	2.229×10^{-1}	1.954×10^{-1}	1.541×10^{-1}
1.5×10^5	1.581×10^{-1}	9.833×10^{-2}	2.014×10^{-1}	1.135×10^{-1}	2.591×10^{-1}	1.281×10^{-1}
2.0×10^5	7.844×10^{-2}	5.133×10^{-2}	9.985×10^{-2}	6.229×10^{-2}	1.298×10^{-1}	7.352×10^{-2}
3.0×10^5	3.328×10^{-2}	2.056×10^{-2}	4.026×10^{-2}	2.251×10^{-2}	5.191×10^{-2}	3.250×10^{-2}
4.0×10^5	1.925×10^{-2}	1.146×10^{-2}	2.323×10^{-2}	1.439×10^{-2}	2.922×10^{-2}	1.847×10^{-2}
5.0×10^5	1.378×10^{-2}	7.722×10^{-3}	1.613×10^{-2}	9.564×10^{-3}	1.976×10^{-2}	1.226×10^{-2}
6.0×10^5	1.903×10^{-2}	5.882×10^{-3}	1.248×10^{-2}	7.132×10^{-3}	1.490×10^{-2}	9.025×10^{-3}
8.0×10^5	8.065×10^{-3}	4.151×10^{-3}	8.869×10^{-3}	4.838×10^{-3}	1.916×10^{-2}	5.917×10^{-3}
1.0×10^6	6.616×10^{-3}	3.360×10^{-3}	7.103×10^{-3}	3.787×10^{-3}	7.894×10^{-3}	4.473×10^{-3}

光子能量 /eV	^{74}W		^{82}Pb		^{92}U	
	(μ/ρ)	(μ_{en}/ρ)	(μ/ρ)	(μ_{en}/ρ)	(μ/ρ)	(μ_{en}/ρ)
1.5×10^6	5.000×10^{-3}	2.528×10^{-3}	5.222×10^{-3}	2.174×10^{-3}	5.586×10^{-3}	3.022×10^{-3}
2.0×10^6	4.432×10^{-3}	2.286×10^{-3}	4.607×10^{-3}	2.407×10^{-3}	4.876×10^{-3}	2.612×10^{-3}
3.0×10^6	4.075×10^{-3}	2.253×10^{-3}	4.234×10^{-3}	2.351×10^{-3}	4.446×10^{-3}	2.493×10^{-3}
4.0×10^6	4.037×10^{-3}	2.368×10^{-3}	4.197×10^{-3}	2.463×10^{-3}	4.391×10^{-3}	2.585×10^{-3}
5.0×10^6	4.103×10^{-3}	2.503×10^{-3}	4.272×10^{-3}	2.600×10^{-3}	4.463×10^{-3}	2.711×10^{-3}
6.0×10^6	4.211×10^{-3}	2.631×10^{-3}	4.391×10^{-3}	2.730×10^{-3}	4.583×10^{-3}	2.835×10^{-3}
8.0×10^6	4.472×10^{-3}	2.853×10^{-3}	4.675×10^{-3}	2.948×10^{-3}	4.879×10^{-3}	3.034×10^{-3}
1.0×10^7	4.747×10^{-3}	3.021×10^{-3}	4.927×10^{-3}	3.114×10^{-3}	5.194×10^{-3}	3.190×10^{-3}
1.5×10^7	5.384×10^{-3}	3.272×10^{-3}	5.658×10^{-3}	3.353×10^{-3}	5.926×10^{-3}	3.399×10^{-3}
2.0×10^7	5.893×10^{-3}	3.379×10^{-3}	6.205×10^{-3}	3.440×10^{-3}	6.511×10^{-3}	3.465×10^{-3}

光子能量 /eV	干燥空气(海平面附近)		水		混凝土	
	(μ/ρ)	(μ_{en}/ρ)	(μ/ρ)	(μ_{en}/ρ)	(μ/ρ)	(μ_{en}/ρ)
1.0×10^3	3.617×10^2	3.616×10^2	4.091×10^2	4.089×10^2	3.366×10^2	3.364×10^2
1.5×10^3	1.202×10^2	1.201×10^2	1.390×10^2	1.388×10^2	1.214×10^2	1.211×10^2
2.0×10^3	5.303×10^1	5.291×10^1	6.187×10^1	6.175×10^1	1.434×10^2	1.396×10^2
3.0×10^3	1.617×10^1	1.608×10^1	1.913×10^1	1.903×10^1	4.896×10^1	4.795×10^1
4.0×10^3	7.751	7.597	8.174	8.094	2.381×10^1	2.321×10^1
5.0×10^3	3.994	3.896	4.196	4.129	1.718×10^1	1.631×10^1
6.0×10^3	2.312	2.242	2.421	2.263	1.036×10^1	9.880
8.0×10^3	9.721×10^{-1}	9.246×10^{-1}	1.018	9.726×10^{-1}	4.935	4.645
1.0×10^4	5.016×10^{-1}	4.640×10^{-1}	5.223×10^{-1}	4.840×10^{-1}	2.619	2.467
1.5×10^4	1.581×10^{-1}	1.300×10^{-1}	1.639×10^{-1}	1.340×10^{-1}	8.185×10^{-1}	7.582×10^{-1}
2.0×10^4	7.643×10^{-2}	5.255×10^{-2}	7.958×10^{-2}	5.367×10^{-2}	3.605×10^{-1}	3.217×10^{-1}
3.0×10^4	3.501×10^{-2}	1.501×10^{-2}	3.718×10^{-2}	1.520×10^{-2}	1.202×10^{-1}	9.454×10^{-2}
4.0×10^4	2.471×10^{-2}	6.694×10^{-3}	2.668×10^{-2}	6.803×10^{-3}	6.070×10^{-2}	3.959×10^{-2}
5.0×10^4	2.073×10^{-2}	4.031×10^{-3}	2.262×10^{-2}	4.155×10^{-3}	3.918×10^{-2}	2.048×10^{-2}
6.0×10^4	1.871×10^{-2}	3.004×10^{-3}	2.055×10^{-2}	3.152×10^{-3}	2.943×10^{-2}	1.230×10^{-2}
8.0×10^4	1.661×10^{-2}	2.393×10^{-3}	1.835×10^{-2}	2.583×10^{-3}	2.119×10^{-2}	6.154×10^{-3}
1.0×10^5	1.541×10^{-2}	2.318×10^{-3}	1.707×10^{-2}	2.539×10^{-3}	1.781×10^{-2}	4.180×10^{-3}
1.5×10^5	1.365×10^{-2}	2.494×10^{-3}	1.504×10^{-2}	2.726×10^{-3}	1.433×10^{-2}	3.014×10^{-3}
2.0×10^5	1.234×10^{-2}	2.672×10^{-3}	1.370×10^{-2}	2.966×10^{-3}	1.270×10^{-2}	2.887×10^{-3}
3.0×10^5	1.068×10^{-2}	2.872×10^{-3}	1.187×10^{-2}	3.192×10^{-3}	1.082×10^{-2}	2.937×10^{-3}
4.0×10^5	9.548×10^{-3}	2.949×10^{-3}	1.061×10^{-2}	3.279×10^{-3}	9.629×10^{-3}	2.980×10^{-3}
5.0×10^5	8.712×10^{-3}	2.966×10^{-3}	9.687×10^{-3}	3.299×10^{-3}	8.767×10^{-3}	2.984×10^{-3}
6.0×10^5	8.056×10^{-3}	2.953×10^{-3}	8.957×10^{-3}	3.284×10^{-3}	8.098×10^{-3}	2.964×10^{-3}
8.0×10^5	7.075×10^{-3}	2.882×10^{-3}	7.866×10^{-3}	3.205×10^{-3}	7.103×10^{-3}	2.887×10^{-3}
1.0×10^6	6.359×10^{-3}	2.787×10^{-3}	7.070×10^{-3}	3.100×10^{-3}	6.381×10^{-3}	2.790×10^{-3}
1.5×10^6	5.176×10^{-3}	2.545×10^{-3}	5.755×10^{-3}	2.831×10^{-3}	5.197×10^{-3}	2.544×10^{-3}
2.0×10^6	4.447×10^{-3}	2.342×10^{-3}	4.940×10^{-3}	2.604×10^{-3}	4.482×10^{-3}	2.348×10^{-3}
3.0×10^6	3.581×10^{-3}	2.054×10^{-3}	3.969×10^{-3}	2.278×10^{-3}	3.654×10^{-3}	2.086×10^{-3}

续表

光子能量 /eV	干燥空气(海平面附近)		水		混凝土	
	(μ/ρ)	(μ_{en}/ρ)	(μ/ρ)	(μ_{en}/ρ)	(μ/ρ)	(μ_{en}/ρ)
4.0×10^6	3.079×10^{-3}	1.866×10^{-3}	3.403×10^{-3}	2.063×10^{-3}	3.189×10^{-3}	1.929×10^{-3}
5.0×10^6	2.751×10^{-3}	1.737×10^{-3}	3.031×10^{-3}	1.913×10^{-3}	2.895×10^{-3}	1.828×10^{-3}
6.0×10^6	2.523×10^{-3}	1.644×10^{-3}	2.771×10^{-3}	1.804×10^{-3}	2.696×10^{-3}	1.760×10^{-3}
8.0×10^6	2.225×10^{-3}	1.521×10^{-3}	2.429×10^{-3}	1.657×10^{-3}	2.450×10^{-3}	1.680×10^{-3}
1.0×10^7	2.045×10^{-3}	1.446×10^{-3}	2.219×10^{-3}	1.566×10^{-3}	2.311×10^{-3}	1.639×10^{-3}
1.5×10^7	1.810×10^{-3}	1.340×10^{-3}	1.941×10^{-3}	1.442×10^{-3}	2.153×10^{-3}	1.596×10^{-3}
2.0×10^7	1.705×10^{-3}	1.308×10^{-3}	1.813×10^{-3}	1.386×10^{-3}	2.105×10^{-3}	1.591×10^{-3}

光子能量 /eV	铅玻璃		硫酸亚铁剂量溶液		硫酸铈剂量计溶液	
	(μ/ρ)	(μ_{en}/ρ)	(μ/ρ)	(μ_{en}/ρ)	(μ/ρ)	(μ_{en}/ρ)
1.0×10^3	4.804×10^2	4.794×10^2	4.077×10^2	4.075×10^2	4.085×10^2	4.083×10^2
1.5×10^3	2.086×10^2	2.076×10^2	1.386×10^2	1.384×10^2	1.392×10^2	1.390×10^2
2.0×10^3	1.311×10^2	1.294×10^2	6.169×10^1	6.157×10^1	6.204×10^1	6.192×10^1
3.0×10^3	1.594×10^2	1.584×10^2	2.063×10^1	2.043×10^1	2.098×10^1	2.077×10^1
4.0×10^3	9.935×10^1	9.858×10^1	8.893	8.778	9.068	8.948
5.0×10^3	5.823×10^1	5.745×10^1	4.594	4.512	4.694	4.609
6.0×10^3	3.711×10^1	3.647×10^1	2.664	2.599	2.790	2.716
8.0×10^3	1.807×10^1	1.757×10^1	1.129	1.080	1.214	1.161
1.0×10^4	1.028×10^1	9.882	5.812×10^{-1}	5.413×10^{-1}	6.288×10^{-1}	5.863×10^{-1}
1.5×10^4	8.557	6.867	1.821×10^{-1}	1.517×10^{-1}	1.982×10^{-1}	1.669×10^{-1}
2.0×10^4	6.567	5.268	8.732×10^{-2}	6.114×10^{-2}	9.467×10^{-2}	6.807×10^{-2}
3.0×10^4	2.305	1.936	3.943×10^{-2}	1.738×10^{-2}	4.185×10^{-2}	1.961×10^{-2}
4.0×10^4	1.093	9.261×10^{-1}	2.759×10^{-2}	7.693×10^{-3}	2.868×10^{-2}	8.687×10^{-3}
5.0×10^4	6.134×10^{-1}	5.152×10^{-1}	2.306×10^{-2}	4.594×10^{-3}	2.610×10^{-2}	6.022×10^{-3}
6.0×10^4	3.842×10^{-1}	3.167×10^{-1}	2.078×10^{-2}	3.398×10^{-3}	2.265×10^{-2}	4.430×10^{-3}
8.0×10^4	1.869×10^{-1}	1.469×10^{-1}	1.842×10^{-2}	2.677×10^{-3}	1.927×10^{-2}	3.236×10^{-3}
1.0×10^5	4.216×10^{-1}	1.686×10^{-1}	1.708×10^{-2}	2.581×10^{-3}	1.753×10^{-2}	2.910×10^{-3}
1.5×10^5	1.549×10^{-1}	8.607×10^{-2}	1.502×10^{-2}	2.767×10^{-3}	1.516×10^{-2}	2.882×10^{-3}
2.0×10^5	7.820×10^{-2}	4.754×10^{-2}	1.367×10^{-2}	2.962×10^{-3}	1.373×10^{-2}	3.015×10^{-3}
3.0×10^5	3.294×10^{-2}	2.013×10^{-2}	1.183×10^{-2}	3.184×10^{-3}	1.184×10^{-2}	3.199×10^{-3}
4.0×10^5	1.984×10^{-2}	1.155×10^{-2}	1.058×10^{-2}	3.269×10^{-3}	1.058×10^{-2}	3.275×10^{-3}
5.0×10^5	1.429×10^{-2}	7.927×10^{-3}	9.657×10^{-3}	3.288×10^{-3}	9.654×10^{-3}	3.290×10^{-3}
6.0×10^5	1.138×10^{-2}	6.094×10^{-3}	8.929×10^{-3}	3.273×10^{-3}	8.925×10^{-3}	3.273×10^{-3}
8.0×10^5	8.421×10^{-3}	4.350×10^{-3}	7.841×10^{-3}	3.195×10^{-3}	7.836×10^{-3}	3.193×10^{-3}
1.0×10^6	6.915×10^{-3}	3.536×10^{-3}	7.048×10^{-3}	3.090×10^{-3}	7.043×10^{-3}	3.088×10^{-3}
1.5×10^6	5.208×10^{-3}	2.669×10^{-3}	5.737×10^{-3}	2.821×10^{-3}	5.732×10^{-3}	2.819×10^{-3}
2.0×10^6	4.569×10^{-3}	2.389×10^{-3}	4.925×10^{-3}	2.595×10^{-3}	4.922×10^{-3}	2.593×10^{-3}
3.0×10^6	4.082×10^{-3}	2.281×10^{-3}	3.959×10^{-3}	2.272×10^{-3}	3.957×10^{-3}	2.270×10^{-3}
4.0×10^6	3.937×10^{-3}	2.325×10^{-3}	3.396×10^{-3}	2.058×10^{-3}	3.395×10^{-3}	2.058×10^{-3}
5.0×10^6	3.919×10^{-3}	2.401×10^{-3}	3.026×10^{-3}	1.910×10^{-3}	3.027×10^{-3}	1.910×10^{-3}
6.0×10^6	3.958×10^{-3}	2.481×10^{-3}	2.768×10^{-3}	1.802×10^{-3}	2.769×10^{-3}	1.803×10^{-3}

光子能量 /eV	铅玻璃		硫酸亚铁剂量溶液		硫酸铈剂量计溶液	
	(μ/ρ)	(μ_{en}/ρ)	(μ/ρ)	(μ_{en}/ρ)	(μ/ρ)	(μ_{en}/ρ)
8.0×10^6	4.108×10^{-3}	2.623×10^{-3}	2.429×10^{-3}	1.657×10^{-3}	2.432×10^{-3}	1.659×10^{-3}
1.0×10^7	4.295×10^{-3}	2.736×10^{-3}	2.222×10^{-3}	1.568×10^{-3}	2.226×10^{-3}	1.570×10^{-3}
1.5×10^7	4.768×10^{-3}	2.902×10^{-3}	1.947×10^{-3}	1.446×10^{-3}	1.954×10^{-3}	1.450×10^{-3}
2.0×10^7	5.164×10^{-3}	2.965×10^{-3}	1.821×10^{-3}	1.392×10^{-3}	1.829×10^{-3}	1.396×10^{-3}

光子能量 /eV	LiF		$C_3H_7NO_4$		$(C_2H_4)_n$	
	(μ/ρ)	(μ_{en}/ρ)	(μ/ρ)	(μ_{en}/ρ)	(μ/ρ)	(μ_{en}/ρ)
1.0×10^3	4.096×10^2	4.095×10^2	3.073×10^2	3.072×10^2	1.900×10^2	1.899×10^2
1.5×10^3	1.432×10^2	1.431×10^2	1.007×10^2	1.006×10^2	5.781×10^1	5.773×10^1
2.0×10^3	6.540×10^1	6.529×10^1	4.436×10^1	4.426×10^1	2.499×10^1	2.491×10^1
3.0×10^3	2.086×10^1	2.076×10^1	1.354×10^1	1.346×10^1	7.467	7.404
4.0×10^3	9.072	8.991	5.740	5.674	3.126	3.074
5.0×10^3	4.705	4.639	2.931	2.875	1.585	1.540
6.0×10^3	2.739	2.682	1.687	1.683	9.109×10^{-1}	8.703×10^{-1}
8.0×10^3	1.161	1.117	7.073×10^{-1}	6.682×10^{-1}	3.843×10^{-1}	3.503×10^{-1}
1.0×10^4	5.970×10^{-1}	5.607×10^{-1}	3.649×10^{-1}	3.310×10^{-1}	2.023×10^{-1}	1.717×10^{-1}
1.5×10^4	1.847×10^{-1}	1.576×10^{-1}	1.184×10^{-1}	9.100×10^{-2}	7.279×10^{-2}	4.661×10^{-2}
2.0×10^4	8.646×10^{-2}	6.352×10^{-2}	6.052×10^{-2}	3.638×10^{-2}	4.247×10^{-2}	1.868×10^{-2}
3.0×10^4	3.687×10^{-2}	1.788×10^{-2}	3.129×10^{-2}	1.048×10^{-2}	2.689×10^{-2}	5.758×10^{-3}
4.0×10^4	2.471×10^{-2}	7.742×10^{-3}	2.391×10^{-2}	4.926×10^{-3}	2.269×10^{-2}	3.128×10^{-3}
5.0×10^4	2.012×10^{-2}	4.470×10^{-3}	2.094×10^{-2}	3.224×10^{-3}	2.081×10^{-2}	2.410×10^{-3}
6.0×10^4	1.787×10^{-2}	3.184×10^{-3}	1.935×10^{-2}	2.615×10^{-3}	1.968×10^{-2}	2.218×10^{-3}
8.0×10^4	1.562×10^{-2}	2.370×10^{-3}	1.755×10^{-2}	2.334×10^{-3}	1.822×10^{-2}	2.258×10^{-3}
1.0×10^5	1.440×10^{-2}	2.222×10^{-3}	1.642×10^{-2}	2.382×10^{-3}	1.719×10^{-2}	2.420×10^{-3}
1.5×10^5	1.260×10^{-2}	2.330×10^{-3}	1.456×10^{-2}	2.659×10^{-3}	1.534×10^{-2}	2.788×10^{-3}
2.0×10^5	1.145×10^{-2}	2.483×10^{-3}	1.328×10^{-2}	2.871×10^{-3}	1.401×10^{-2}	3.029×10^{-3}
3.0×10^5	9.898×10^{-3}	2.663×10^{-3}	1.151×10^{-2}	3.096×10^{-3}	1.216×10^{-2}	3.275×10^{-3}
4.0×10^5	8.852×10^{-3}	2.734×10^{-3}	1.030×10^{-2}	3.182×10^{-3}	1.089×10^{-2}	3.337×10^{-3}
5.0×10^5	8.076×10^{-3}	2.749×10^{-3}	9.399×10^{-3}	3.201×10^{-3}	9.945×10^{-3}	3.388×10^{-3}
6.0×10^5	7.468×10^{-3}	2.736×10^{-3}	8.692×10^{-3}	3.187×10^{-3}	9.198×10^{-3}	3.375×10^{-3}
8.0×10^5	6.557×10^{-3}	2.670×10^{-3}	7.634×10^{-3}	3.111×10^{-3}	8.079×10^{-3}	3.295×10^{-3}
1.0×10^6	5.893×10^{-3}	2.583×10^{-3}	6.862×10^{-3}	3.010×10^{-3}	7.263×10^{-3}	3.188×10^{-3}
1.5×10^6	4.797×10^{-3}	2.358×10^{-3}	5.584×10^{-3}	2.748×10^{-3}	5.909×10^{-3}	2.911×10^{-3}
2.0×10^6	4.122×10^{-3}	2.170×10^{-3}	4.792×10^{-3}	2.527×10^{-3}	5.065×10^{-3}	2.674×10^{-3}
3.0×10^6	3.320×10^{-3}	1.904×10^{-3}	3.843×10^{-3}	2.207×10^{-3}	4.045×10^{-3}	2.325×10^{-3}
4.0×10^6	2.856×10^{-3}	1.731×10^{-3}	3.289×10^{-3}	1.994×10^{-3}	3.444×10^{-3}	2.088×10^{-3}
5.0×10^6	2.554×10^{-3}	1.612×10^{-3}	2.924×10^{-3}	1.844×10^{-3}	3.044×10^{-3}	1.918×10^{-3}
6.0×10^6	2.343×10^{-3}	1.527×10^{-3}	2.666×10^{-3}	1.734×10^{-3}	2.761×10^{-3}	1.792×10^{-3}
8.0×10^6	2.069×10^{-3}	1.414×10^{-3}	2.328×10^{-3}	1.586×10^{-3}	2.383×10^{-3}	1.618×10^{-3}
1.0×10^7	1.903×10^{-3}	1.354×10^{-3}	2.119×10^{-3}	1.492×10^{-3}	2.146×10^{-3}	1.504×10^{-3}
1.5×10^7	1.687×10^{-3}	1.254×10^{-3}	1.838×10^{-3}	1.363×10^{-3}	1.819×10^{-3}	1.342×10^{-3}
2.0×10^7	1.592×10^{-3}	1.217×10^{-3}	1.706×10^{-3}	1.303×10^{-3}	1.658×10^{-3}	1.261×10^{-3}

光子能量 /eV	聚甲基丙烯酸酯($C_5H_2O_2$)$_n$		软组织(ICRU)		密质骨(ICRU)	
	(μ/ρ)	(μ_{en}/ρ)	(μ/ρ)	(μ_{en}/ρ)	(μ/ρ)	(μ_{en}/ρ)
1.0×10^3	2.803×10^2	2.802×10^2	3.841×10^2	3.840×10^2	3.394×10^2	3.392×10^2
1.5×10^3	9.051×10^1	9.039×10^1	1.296×10^2	1.294×10^2	1.148×10^2	1.146×10^2
2.0×10^3	3.977×10^1	3.967×10^1	5.756×10^1	5.744×10^1	5.148×10^1	5.133×10^1
3.0×10^3	1.211×10^1	1.203×10^1	1.775×10^1	1.765×10^1	2.347×10^1	2.303×10^1
4.0×10^3	5.129	5.066	7.575	7.499	1.045×10^1	1.025×10^1
5.0×10^3	2.618	2.565	3.885	3.821	1.335×10^1	1.227×10^1
6.0×10^3	1.507	1.460	2.241	2.185	8.129	7.531
8.0×10^3	6.331×10^{-1}	5.953×10^{-1}	9.414×10^{-1}	8.978×10^{-1}	3.676	3.435
1.0×10^4	3.273×10^{-1}	2.944×10^{-1}	4.835×10^{-1}	4.464×10^{-1}	1.966	1.841
1.5×10^4	1.077×10^{-1}	8.083×10^{-2}	4.527×10^{-1}	1.235×10^{-1}	6.243×10^{-1}	5.726×10^{-1}
2.0×10^4	5.616×10^{-2}	3.232×10^{-2}	7.485×10^{-2}	4.942×10^{-2}	2.797×10^{-1}	2.450×10^{-1}
3.0×10^4	3.066×10^{-2}	9.391×10^{-3}	3.568×10^{-2}	1.404×10^{-2}	9.724×10^{-2}	7.290×10^{-2}
4.0×10^4	2.340×10^{-2}	4.500×10^{-3}	2.595×10^{-2}	6.339×10^{-3}	5.168×10^{-2}	3.088×10^{-2}
5.0×10^4	2.069×10^{-2}	3.020×10^{-3}	2.216×10^{-2}	3.922×10^{-3}	3.504×10^{-2}	1.625×10^{-2}
6.0×10^4	1.921×10^{-2}	2.504×10^{-3}	2.021×10^{-2}	3.016×10^{-3}	2.741×10^{-2}	9.988×10^{-3}
8.0×10^4	1.750×10^{-2}	2.292×10^{-3}	1.811×10^{-2}	2.517×10^{-3}	2.083×10^{-2}	5.309×10^{-3}
1.0×10^5	1.640×10^{-2}	2.363×10^{-3}	1.687×10^{-2}	2.495×10^{-3}	1.800×10^{-2}	3.838×10^{-3}
1.5×10^5	1.456×10^{-2}	2.656×10^{-3}	1.489×10^{-2}	2.731×10^{-3}	1.490×10^{-2}	3.032×10^{-3}
2.0×10^5	1.328×10^{-2}	2.872×10^{-3}	1.357×10^{-2}	2.936×10^{-3}	1.332×10^{-2}	2.994×10^{-3}
3.0×10^5	1.152×10^{-2}	3.099×10^{-3}	1.175×10^{-2}	3.161×10^{-3}	1.141×10^{-2}	3.095×10^{-3}
4.0×10^5	1.031×10^{-2}	3.185×10^{-2}	1.051×10^{-2}	3.247×10^{-3}	1.018×10^{-2}	3.151×10^{-3}
5.0×10^5	9.408×10^{-3}	3.204×10^{-3}	9.593×10^{-3}	3.267×10^{-3}	9.274×10^{-3}	3.159×10^{-3}
6.0×10^5	8.701×10^{-3}	3.191×10^{-3}	8.871×10^{-3}	3.252×10^{-3}	8.570×10^{-3}	3.140×10^{-3}
8.0×10^5	7.642×10^{-3}	3.115×10^{-3}	7.790×10^{-3}	3.175×10^{-3}	7.520×10^{-3}	3.061×10^{-3}
1.0×10^6	6.869×10^{-3}	3.014×10^{-3}	7.002×10^{-3}	3.071×10^{-3}	6.758×10^{-3}	2.959×10^{-3}
1.5×10^6	5.590×10^{-3}	2.751×10^{-3}	5.699×10^{-3}	2.804×10^{-3}	5.501×10^{-3}	2.700×10^{-3}
2.0×10^6	4.796×10^{-3}	2.530×10^{-3}	4.892×10^{-3}	2.579×10^{-3}	4.732×10^{-3}	2.487×10^{-3}
3.0×10^6	3.844×10^{-3}	2.207×10^{-3}	3.929×10^{-3}	2.255×10^{-3}	3.826×10^{-3}	2.191×10^{-3}
4.0×10^6	3.286×10^{-3}	1.992×10^{-3}	3.367×10^{-3}	2.041×10^{-3}	3.307×10^{-3}	2.002×10^{-3}
5.0×10^6	2.919×10^{-3}	1.840×10^{-3}	2.998×10^{-3}	1.892×10^{-3}	2.970×10^{-3}	1.874×10^{-3}
6.0×10^6	2.659×10^{-3}	1.729×10^{-3}	2.739×10^{-3}	1.783×10^{-3}	2.738×10^{-3}	1.784×10^{-3}
8.0×10^6	2.317×10^{-3}	1.578×10^{-3}	2.400×10^{-3}	1.637×10^{-3}	2.440×10^{-3}	1.667×10^{-3}
1.0×10^7	2.105×10^{-3}	1.481×10^{-3}	2.191×10^{-3}	1.545×10^{-3}	2.263×10^{-3}	1.598×10^{-3}
1.5×10^7	1.819×10^{-3}	1.348×10^{-3}	1.913×10^{-3}	1.421×10^{-3}	2.040×10^{-3}	1.508×10^{-3}
2.0×10^7	1.684×10^{-3}	1.285×10^{-3}	1.785×10^{-3}	1.364×10^{-3}	1.948×10^{-3}	1.474×10^{-3}

附表 2　γ射线在某些元素和材料中的质量能量转移系数（μ_{tr}/ρ）

μ_{tr}/ρ　　（单位：m^2/kg）

光子能量 /MeV	氢	碳	氮	氧	铝	氩	铁	铜	空气	水
1.0×10^{-2}	9.91×10^{-4}	1.98×10^{-1}	3.38×10^{-1}	5.39×10^{-1}	2.55	6.23	1.42×10^{1}	1.60×10^{1}	4.61×10^{-1}	4.79×10^{-1}
1.5×10^{-2}	1.10×10^{-3}	5.38×10^{-2}	9.08×10^{-2}	1.44×10^{-1}	7.47×10^{-1}	1.91	4.93	5.94	1.27×10^{-1}	1.28×10^{-1}
2.0×10^{-2}	1.36×10^{-3}	2.08×10^{-2}	3.62×10^{-2}	5.75×10^{-2}	3.06×10^{-1}	8.02×10^{-1}	2.28	2.82	5.11×10^{-2}	5.12×10^{-2}
3.0×10^{-2}	1.86×10^{-3}	5.96×10^{-3}	1.05×10^{-2}	1.65×10^{-2}	8.68×10^{-2}	2.31×10^{-1}	7.28×10^{-1}	9.50×10^{-1}	1.48×10^{-2}	1.49×10^{-2}
4.0×10^{-2}	2.31×10^{-3}	3.07×10^{-3}	4.94×10^{-3}	7.34×10^{-3}	3.57×10^{-2}	9.62×10^{-2}	3.17×10^{-1}	4.24×10^{-1}	6.69×10^{-3}	6.78×10^{-3}
5.0×10^{-2}	2.71×10^{-3}	2.34×10^{-3}	3.19×10^{-3}	4.38×10^{-3}	1.84×10^{-2}	4.88×10^{-2}	1.64×10^{-1}	2.22×10^{-1}	4.06×10^{-3}	4.19×10^{-3}
6.0×10^{-2}	3.05×10^{-3}	2.12×10^{-3}	2.56×10^{-3}	3.22×10^{-3}	1.11×10^{-2}	2.84×10^{-2}	9.61×10^{-2}	1.32×10^{-1}	3.05×10^{-3}	3.20×10^{-3}
8.0×10^{-2}	3.62×10^{-3}	2.05×10^{-3}	2.23×10^{-3}	2.49×10^{-3}	5.62×10^{-3}	1.28×10^{-2}	4.14×10^{-2}	5.37×10^{-2}	2.43×10^{-3}	2.60×10^{-3}
1.0×10^{-1}	4.06×10^{-3}	2.16×10^{-3}	2.24×10^{-3}	2.37×10^{-3}	3.86×10^{-3}	7.35×10^{-3}	2.19×10^{-2}	3.02×10^{-2}	2.34×10^{-3}	2.56×10^{-3}
1.5×10^{-1}	4.81×10^{-3}	2.46×10^{-3}	2.48×10^{-3}	2.51×10^{-3}	2.86×10^{-3}	3.77×10^{-3}	8.14×10^{-3}	1.06×10^{-2}	2.50×10^{-3}	2.77×10^{-3}
2.0×10^{-1}	5.25×10^{-3}	2.66×10^{-3}	2.67×10^{-3}	2.68×10^{-3}	2.76×10^{-3}	3.04×10^{-3}	4.95×10^{-3}	5.97×10^{-3}	2.68×10^{-3}	2.97×10^{-3}
3.0×10^{-1}	5.69×10^{-3}	2.88×10^{-3}	2.87×10^{-3}	2.88×10^{-3}	2.83×10^{-3}	2.78×10^{-3}	3.35×10^{-3}	3.70×10^{-3}	2.88×10^{-3}	3.19×10^{-3}
4.0×10^{-1}	5.86×10^{-3}	2.96×10^{-3}	2.95×10^{-3}	2.96×10^{-3}	2.87×10^{-3}	2.75×10^{-3}	3.08×10^{-3}	3.18×10^{-3}	2.95×10^{-3}	3.28×10^{-3}
5.0×10^{-1}	5.90×10^{-3}	2.98×10^{-3}	2.97×10^{-3}	2.98×10^{-3}	2.88×10^{-3}	2.73×10^{-3}	2.95×10^{-3}	2.98×10^{-3}	2.97×10^{-3}	3.30×10^{-3}
6.0×10^{-1}	5.87×10^{-3}	2.97×10^{-3}	2.96×10^{-3}	2.96×10^{-3}	2.86×10^{-3}	2.70×10^{-3}	2.87×10^{-3}	2.87×10^{-3}	2.96×10^{-3}	3.29×10^{-3}
8.0×10^{-1}	5.74×10^{-3}	2.90×10^{-3}	2.89×10^{-3}	2.89×10^{-3}	2.79×10^{-3}	2.62×10^{-3}	2.75×10^{-3}	2.72×10^{-3}	2.89×10^{-3}	3.21×10^{-3}
1.0	5.55×10^{-3}	2.80×10^{-3}	2.80×10^{-3}	2.80×10^{-3}	2.70×10^{-3}	2.53×10^{-3}	2.64×10^{-3}	2.61×10^{-3}	2.80×10^{-3}	3.11×10^{-3}
1.5	5.07×10^{-3}	2.57×10^{-3}	2.57×10^{-3}	2.57×10^{-3}	2.47×10^{-3}	2.32×10^{-3}	2.41×10^{-3}	2.37×10^{-3}	2.57×10^{-3}	2.85×10^{-3}
3.0	3.99×10^{-3}	2.06×10^{-3}	2.07×10^{-3}	2.08×10^{-3}	2.06×10^{-3}	1.98×10^{-3}	2.12×10^{-3}	2.11×10^{-3}	2.07×10^{-3}	2.29×10^{-3}
4.0	3.53×10^{-3}	1.78×10^{-3}	1.89×10^{-3}	1.91×10^{-3}	1.93×10^{-3}	1.89×10^{-3}	2.09×10^{-3}	2.11×10^{-3}	1.89×10^{-3}	2.09×10^{-3}
5.0	3.19×10^{-3}	1.74×10^{-3}	1.77×10^{-3}	1.79×10^{-3}	1.85×10^{-3}	1.85×10^{-3}	2.11×10^{-3}	2.14×10^{-3}	1.78×10^{-3}	1.95×10^{-3}
6.0	2.92×10^{-3}	1.64×10^{-3}	1.67×10^{-3}	1.71×10^{-3}	1.81×10^{-3}	1.84×10^{-3}	2.15×10^{-3}	2.20×10^{-3}	1.68×10^{-3}	1.85×10^{-3}
8.0	2.53×10^{-3}	1.51×10^{-3}	1.56×10^{-3}	1.60×10^{-3}	1.77×10^{-3}	1.86×10^{-3}	2.26×10^{-3}	2.34×10^{-3}	1.57×10^{-3}	1.70×10^{-3}
1.0×10^{1}	2.27×10^{-3}	1.43×10^{-3}	1.49×10^{-3}	1.54×10^{-3}	1.76×10^{-3}	1.90×10^{-3}	2.38×10^{-3}	2.48×10^{-3}	1.50×10^{-3}	1.62×10^{-3}

附表 3　中子在某些物质中的比释动能因子 f_n

（单位：Gy·cm²）

E_n/MeV	ΔE_n/MeV	近似组织	骨(股骨)	肌肉(ICRU)	标准人	干燥空气	水	尼龙 6.6/6	有机玻璃
1.1×10^{-5}	6.0×10^{-6}	1.45×10^{-12}	1.27×10^{-12}	1.47×10^{-12}	1.29×10^{-12}	2.87×10^{-11}	1.46×10^{-13}	4.84×10^{-12}	1.08×10^{-13}
2.0×10^{-5}	1.2×10^{-5}	1.2×10^{-12}	1.06×10^{-12}	1.22×10^{-12}	1.09×10^{-12}	2.14×10^{-11}	2.41×10^{-13}	3.7×10^{-12}	1.78×10^{-13}
3.6×10^{-5}	2.0×10^{-5}	1.11×10^{-12}	9.69×10^{-13}	1.12×10^{-12}	1.03×10^{-12}	1.59×10^{-11}	4.15×10^{-13}	2.98×10^{-12}	3.08×10^{-13}
6.3×10^{-5}	3.4×10^{-5}	1.2×10^{-12}	1.01×10^{-12}	1.22×10^{-12}	1.14×10^{-12}	1.20×10^{-11}	7.14×10^{-13}	2.61×10^{-12}	5.2×10^{-13}
1.1×10^{-4}	6.0×10^{-5}	1.54×10^{-12}	1.21×10^{-12}	1.56×10^{-12}	1.5×10^{-12}	9.16×10^{-12}	1.24×10^{-12}	2.6×10^{-12}	9.17×10^{-13}
2.0×10^{-4}	1.2×10^{-4}	2.33×10^{-12}	1.71×10^{-12}	2.37×10^{-12}	2.3×10^{-12}	6.89×10^{-12}	2.24×10^{-12}	3.12×10^{-12}	1.66×10^{-12}
3.6×10^{-4}	2.0×10^{-4}	3.8×10^{-12}	2.69×10^{-12}	3.93×10^{-12}	3.87×10^{-12}	5.26×10^{-12}	4.02×10^{-12}	4.44×10^{-12}	2.98×10^{-12}
6.3×10^{-4}	3.4×10^{-4}	6.51×10^{-12}	4.4×10^{-12}	6.62×10^{-12}	6.5×10^{-12}	4.21×10^{-12}	7.01×10^{-12}	6.94×10^{-12}	5.2×10^{-12}
1.1×10^{-3}	6.0×10^{-4}	1.12×10^{-11}	7.42×10^{-12}	1.14×10^{-11}	1.12×10^{-11}	3.57×10^{-12}	1.22×10^{-11}	1.15×10^{-11}	9.06×10^{-12}
2.0×10^{-3}	1.2×10^{-3}	2.0×10^{-11}	1.32×10^{-11}	2.04×10^{-11}	2.0×10^{-11}	3.36×10^{-12}	2.21×10^{-11}	2.02×10^{-11}	1.64×10^{-11}
3.6×10^{-3}	2.0×10^{-3}	3.56×10^{-11}	2.33×10^{-11}	3.62×10^{-11}	3.56×10^{-11}	3.7×10^{-12}	3.94×10^{-11}	3.57×10^{-11}	2.92×10^{-11}
6.3×10^{-3}	3.4×10^{-3}	6.12×10^{-11}	3.99×10^{-11}	6.22×10^{-11}	6.11×10^{-11}	4.76×10^{-12}	6.77×10^{-11}	6.12×10^{-11}	5.03×10^{-11}
1.1×10^{-2}	6.0×10^{-3}	1.01×10^{-10}	6.76×10^{-11}	1.06×10^{-10}	1.04×10^{-10}	6.88×10^{-12}	1.15×10^{-10}	1.04×10^{-10}	8.53×10^{-11}
2.0×10^{-2}	1.2×10^{-2}	1.8×10^{-10}	1.17×10^{-10}	1.83×10^{-10}	1.79×10^{-10}	1.08×10^{-11}	1.99×10^{-10}	1.79×10^{-10}	1.48×10^{-10}
3.6×10^{-2}	2.0×10^{-2}	2.98×10^{-10}	1.94×10^{-10}	3.03×10^{-10}	2.97×10^{-10}	1.7×10^{-11}	3.3×10^{-10}	2.97×10^{-10}	2.46×10^{-10}
6.3×10^{-2}	3.4×10^{-2}	4.63×10^{-10}	3.02×10^{-10}	4.7×10^{-10}	4.62×10^{-10}	2.56×10^{-11}	5.12×10^{-10}	4.62×10^{-10}	3.82×10^{-10}
8.2×10^{-2}	4.0×10^{-2}	5.58×10^{-10}	3.65×10^{-10}	5.67×10^{-10}	5.57×10^{-10}	3.07×10^{-11}	6.17×10^{-10}	5.58×10^{-10}	4.62×10^{-10}
8.6×10^{-2}	4.0×10^{-2}	5.77×10^{-10}	3.77×10^{-10}	5.87×10^{-10}	5.76×10^{-10}	3.18×10^{-11}	6.38×10^{-10}	5.77×10^{-10}	4.78×10^{-10}
9.0×10^{-2}	4.0×10^{-2}	5.96×10^{-10}	3.89×10^{-10}	6.05×10^{-10}	5.94×10^{-10}	3.28×10^{-11}	6.58×10^{-10}	5.95×10^{-10}	4.93×10^{-10}
9.4×10^{-2}	4.0×10^{-2}	6.14×10^{-10}	4.01×10^{-10}	6.24×10^{-10}	6.13×10^{-10}	3.38×10^{-11}	6.78×10^{-10}	6.14×10^{-10}	5.09×10^{-10}
9.8×10^{-2}	4.0×10^{-2}	6.31×10^{-10}	4.12×10^{-10}	6.41×10^{-10}	6.3×10^{-10}	3.49×10^{-11}	6.97×10^{-10}	6.31×10^{-10}	5.23×10^{-10}
1.05×10^{-1}	1.0×10^{-2}	6.61×10^{-10}	4.32×10^{-10}	6.72×10^{-10}	6.6×10^{-10}	3.67×10^{-11}	7.3×10^{-10}	6.61×10^{-10}	5.48×10^{-10}
1.15×10^{-1}	1.0×10^{-2}	7.01×10^{-10}	4.58×10^{-10}	7.13×10^{-10}	7.0×10^{-10}	3.94×10^{-11}	7.75×10^{-10}	7.01×10^{-10}	5.82×10^{-10}
1.25×10^{-1}	1.0×10^{-2}	7.4×10^{-10}	4.83×10^{-10}	7.52×10^{-10}	7.38×10^{-10}	4.2×10^{-11}	8.17×10^{-10}	7.4×10^{-10}	6.15×10^{-10}
1.35×10^{-1}	1×10^{-2}	7.77×10^{-10}	5.09×10^{-10}	7.89×10^{-10}	7.76×10^{-10}	4.45×10^{-11}	8.58×10^{-10}	7.77×10^{-10}	6.46×10^{-10}
1.45×10^{-1}	1×10^{-2}	8.13×10^{-10}	5.32×10^{-10}	8.25×10^{-10}	8.11×10^{-10}	4.7×10^{-11}	8.97×10^{-10}	8.13×10^{-10}	6.75×10^{-10}
1.55×10^{-1}	1×10^{-2}	8.46×10^{-10}	5.54×10^{-10}	8.6×10^{-10}	8.44×10^{-10}	4.95×10^{-11}	9.34×10^{-10}	8.46×10^{-10}	7.04×10^{-10}

续表

E_n/MeV	ΔE_n/MeV	近似组织	骨(股骨)	肌肉(ICRU)	标准人	干燥空气	水	尼龙6.6/6	有机玻璃
1.65×10^{-1}	1×10^{-2}	8.78×10^{-10}	5.75×10^{-10}	8.92×10^{-10}	8.76×10^{-10}	5.2×10^{-11}	9.69×10^{-10}	8.78×10^{-10}	7.3×10^{-10}
1.75×10^{-1}	1×10^{-2}	9.1×10^{-10}	5.97×10^{-10}	9.24×10^{-10}	9.07×10^{-10}	5.44×10^{-11}	1×10^{-9}	9.1×10^{-10}	7.57×10^{-10}
1.85×10^{-1}	1×10^{-2}	9.39×10^{-10}	6.15×10^{-10}	9.54×10^{-10}	9.37×10^{-10}	5.68×10^{-11}	1.04×10^{-9}	9.39×10^{-10}	7.82×10^{-10}
1.95×10^{-1}	1×10^{-2}	9.68×10^{-10}	6.34×10^{-10}	9.83×10^{-10}	9.65×10^{-10}	5.92×10^{-11}	1.07×10^{-9}	9.68×10^{-10}	8.06×10^{-10}
2.1×10^{-1}	2×10^{-2}	1.01×10^{-9}	6.62×10^{-10}	1.03×10^{-9}	1.01×10^{-9}	6.27×10^{-11}	1.11×10^{-9}	1.01×10^{-9}	8.41×10^{-10}
2.3×10^{-1}	2×10^{-2}	1.06×10^{-9}	6.97×10^{-10}	1.08×10^{-9}	1.06×10^{-9}	6.74×10^{-11}	1.17×10^{-9}	1.06×10^{-9}	8.86×10^{-10}
2.5×10^{-1}	2×10^{-2}	1.11×10^{-9}	7.33×10^{-10}	1.13×10^{-9}	1.11×10^{-9}	7.2×10^{-11}	1.23×10^{-9}	1.11×10^{-9}	9.29×10^{-10}
2.7×10^{-1}	2×10^{-2}	1.16×10^{-9}	7.64×10^{-10}	1.18×10^{-9}	1.16×10^{-9}	7.64×10^{-11}	1.28×10^{-9}	1.16×10^{-9}	9.7×10^{-10}
2.9×10^{-1}	2×10^{-2}	1.21×10^{-9}	7.95×10^{-10}	1.23×10^{-9}	1.21×10^{-9}	8.09×10^{-11}	1.34×10^{-9}	1.21×10^{-9}	1.01×10^{-9}
3.1×10^{-1}	2×10^{-2}	1.26×10^{-9}	8.25×10^{-10}	1.28×10^{-9}	1.25×10^{-9}	8.56×10^{-11}	1.39×10^{-9}	1.25×10^{-9}	1.05×10^{-9}
3.3×10^{-1}	2×10^{-2}	1.3×10^{-9}	8.57×10^{-10}	1.32×10^{-9}	1.3×10^{-9}	9.07×10^{-11}	1.44×10^{-9}	1.29×10^{-9}	1.09×10^{-9}
3.5×10^{-1}	2×10^{-2}	1.35×10^{-9}	8.87×10^{-10}	1.37×10^{-9}	1.35×10^{-9}	9.65×10^{-11}	1.49×10^{-9}	1.33×10^{-9}	1.12×10^{-9}
3.7×10^{-1}	2×10^{-2}	1.4×10^{-9}	9.2×10^{-10}	1.42×10^{-9}	1.39×10^{-9}	1.04×10^{-10}	1.55×10^{-9}	1.37×10^{-9}	1.16×10^{-9}
3.9×10^{-1}	2×10^{-2}	1.46×10^{-9}	9.56×10^{-10}	1.48×10^{-9}	1.45×10^{-9}	1.16×10^{-10}	1.62×10^{-9}	1.42×10^{-9}	1.2×10^{-9}
4.2×10^{-1}	4×10^{-2}	1.6×10^{-9}	1.04×10^{-9}	1.62×10^{-9}	1.58×10^{-9}	1.66×10^{-10}	1.78×10^{-9}	1.49×10^{-9}	1.28×10^{-9}
4.6×10^{-1}	4×10^{-2}	1.62×10^{-9}	1.06×10^{-9}	1.64×10^{-9}	1.6×10^{-9}	1.33×10^{-10}	1.79×10^{-9}	1.54×10^{-9}	1.32×10^{-9}
5×10^{-1}	4×10^{-2}	1.58×10^{-9}	1.04×10^{-9}	1.60×10^{-9}	1.58×10^{-9}	1.43×10^{-10}	1.74×10^{-9}	1.6×10^{-9}	1.33×10^{-9}
5.4×10^{-1}	4×10^{-2}	1.63×10^{-9}	1.07×10^{-9}	1.65×10^{-9}	1.62×10^{-9}	9.79×10^{-11}	1.79×10^{-9}	1.65×10^{-9}	1.38×10^{-9}
5.8×10^{-1}	4×10^{-2}	1.69×10^{-9}	1.12×10^{-9}	1.71×10^{-9}	1.68×10^{-9}	1×10^{-10}	1.85×10^{-9}	1.71×10^{-9}	1.43×10^{-9}
6.2×10^{-1}	4×10^{-2}	1.75×10^{-9}	1.16×10^{-9}	1.77×10^{-9}	1.74×10^{-9}	2.3×10^{-10}	1.92×10^{-9}	1.77×10^{-9}	1.48×10^{-9}
6.6×10^{-1}	4×10^{-2}	1.81×10^{-9}	1.19×10^{-9}	1.83×10^{-9}	1.80×10^{-9}	1.67×10^{-10}	1.98×10^{-9}	1.84×10^{-9}	1.52×10^{-9}
7×10^{-1}	4×10^{-2}	1.86×10^{-9}	1.23×10^{-9}	1.89×10^{-9}	1.85×10^{-9}	1.48×10^{-10}	2.04×10^{-9}	1.88×10^{-9}	1.57×10^{-9}
7.4×10^{-1}	4×10^{-2}	1.91×10^{-9}	1.26×10^{-9}	1.94×10^{-9}	1.91×10^{-9}	1.4×10^{-10}	2.1×10^{-9}	1.93×10^{-9}	1.61×10^{-9}
7.8×10^{-1}	4×10^{-2}	1.96×10^{-9}	1.3×10^{-9}	1.99×10^{-9}	1.96×10^{-9}	1.36×10^{-10}	2.16×10^{-9}	1.97×10^{-9}	1.65×10^{-9}
8.2×10^{-1}	4×10^{-2}	2.02×10^{-9}	1.33×10^{-9}	2.04×10^{-9}	2.01×10^{-9}	1.33×10^{-10}	2.22×10^{-9}	2.02×10^{-9}	1.7×10^{-9}
8.6×10^{-1}	4×10^{-2}	2.07×10^{-9}	1.37×10^{-9}	2.1×10^{-9}	2.06×10^{-9}	1.33×10^{-10}	2.28×10^{-9}	2.07×10^{-9}	1.74×10^{-9}
9×10^{-1}	4×10^{-2}	2.14×10^{-9}	1.41×10^{-9}	2.17×10^{-9}	2.13×10^{-9}	1.33×10^{-10}	2.35×10^{-9}	2.12×10^{-9}	1.79×10^{-9}

续表

E_n/MeV	ΔE_n/MeV	近似组织	骨（股骨）	肌肉（ICRU）	标准人	干燥空气	水	尼龙6.6/6	有机玻璃
9.4×10^{-1}	4×10^{-2}	2.24×10^{-9}	1.47×10^{-9}	2.27×10^{-9}	2.22×10^{-9}	1.41×10^{-10}	2.47×10^{-9}	2.17×10^{-9}	1.85×10^{-9}
9.8×10^{-1}	4×10^{-2}	2.41×10^{-9}	1.58×10^{-9}	2.45×10^{-9}	2.39×10^{-9}	2.03×10^{-10}	2.69×10^{-9}	2.24×10^{-9}	1.95×10^{-9}
1.05	1×10^{-1}	2.45×10^{-9}	1.6×10^{-9}	2.48×10^{-9}	2.42×10^{-9}	2.51×10^{-10}	2.71×10^{-9}	2.31×10^{-9}	1.99×10^{-9}
1.15	1×10^{-1}	2.42×10^{-9}	1.6×10^{-9}	2.46×10^{-9}	2.41×10^{-9}	1.94×10^{-10}	2.67×10^{-9}	2.39×10^{-9}	2.02×10^{-9}
1.25	1×10^{-1}	2.52×10^{-9}	1.66×10^{-9}	2.56×10^{-9}	2.51×10^{-9}	1.93×10^{-10}	2.78×10^{-9}	2.48×10^{-9}	2.1×10^{-9}
1.35	1×10^{-1}	2.61×10^{-9}	1.72×10^{-9}	2.65×10^{-9}	2.6×10^{-9}	3.78×10^{-10}	2.87×10^{-9}	2.6×10^{-9}	2.17×10^{-9}
1.45	1×10^{-1}	2.65×10^{-9}	1.75×10^{-9}	2.69×10^{-9}	2.64×10^{-9}	3.57×10^{-10}	2.91×10^{-9}	2.67×10^{-9}	2.22×10^{-9}
1.55	1×10^{-1}	2.73×10^{-9}	1.8×10^{-9}	2.77×10^{-9}	2.72×10^{-9}	2.91×10^{-10}	3×10^{-9}	2.74×10^{-9}	2.29×10^{-9}
1.65	1×10^{-1}	2.83×10^{-9}	1.87×10^{-9}	2.87×10^{-9}	2.82×10^{-9}	2.85×10^{-10}	3.12×10^{-9}	2.82×10^{-9}	2.36×10^{-9}
1.75	1×10^{-1}	2.87×10^{-9}	1.9×10^{-9}	2.91×10^{-8}	2.86×10^{-9}	3.85×10^{-10}	3.15×10^{-9}	2.9×10^{-9}	2.41×10^{-9}
1.85	1×10^{-1}	2.98×10^{-9}	1.97×10^{-9}	3.03×10^{-9}	2.97×10^{-9}	3.41×10^{-10}	3.28×10^{-9}	2.97×10^{-9}	2.49×10^{-9}
1.95	1×10^{-1}	3×10^{-9}	1.99×10^{-9}	3.04×10^{-9}	2.99×10^{-9}	3×10^{-10}	3.29×10^{-9}	3.02×10^{-9}	2.52×10^{-9}
2.1	2×10^{-1}	3.09×10^{-9}	2.07×10^{-9}	3.13×10^{-9}	3.09×10^{-9}	3.28×10^{-10}	3.38×10^{-9}	3.17×10^{-9}	2.64×10^{-9}
2.3	2×10^{-1}	3.14×10^{-9}	2.1×10^{-9}	3.18×10^{-9}	3.14×10^{-9}	3.93×10^{-10}	3.42×10^{-9}	3.25×10^{-9}	2.68×10^{-9}
2.5	2×10^{-1}	3.26×10^{-9}	2.2×10^{-9}	3.31×10^{-9}	3.27×10^{-9}	4.06×10^{-10}	3.56×10^{-9}	3.39×10^{-9}	2.8×10^{-9}
2.7	2×10^{-1}	3.41×10^{-9}	2.32×10^{-9}	3.46×10^{-9}	3.41×10^{-9}	5.83×10^{-10}	3.7×10^{-9}	3.58×10^{-9}	2.95×10^{-9}
2.9	2×10^{-1}	3.55×10^{-9}	2.46×10^{-9}	3.6×10^{-9}	3.56×10^{-9}	6.78×10^{-10}	3.82×10^{-9}	3.84×10^{-9}	3.17×10^{-9}
3.1	2×10^{-1}	3.68×10^{-9}	2.51×10^{-9}	3.73×10^{-9}	3.67×10^{-9}	8.48×10^{-10}	3.99×10^{-9}	3.82×10^{-9}	3.13×10^{-9}
3.3	2×10^{-1}	4.01×10^{-9}	2.78×10^{-9}	4.06×10^{-9}	4×10^{-9}	9.76×10^{-10}	4.33×10^{-9}	4.15×10^{-9}	3.48×10^{-9}
3.5	2×10^{-1}	4.1×10^{-9}	2.87×10^{-9}	4.15×10^{-9}	4.09×10^{-9}	1.16×10^{-9}	4.4×10^{-9}	4.34×10^{-9}	3.62×10^{-9}
3.7	2×10^{-1}	4.2×10^{-9}	2.94×10^{-9}	4.25×10^{-9}	4.19×10^{-9}	1.1×10^{-9}	4.52×10^{-9}	4.38×10^{-9}	3.67×10^{-9}
3.9	2×10^{-1}	4.13×10^{-9}	2.9×10^{-9}	4.18×10^{-9}	4.13×10^{-9}	1.26×10^{-9}	4.43×10^{-9}	4.39×10^{-9}	3.6×10^{-9}
4.2	4×10^{-1}	4.25×10^{-9}	2.96×10^{-9}	4.31×10^{-9}	4.24×10^{-9}	1.41×10^{-9}	4.6×10^{-9}	4.11×10^{-9}	3.6×10^{-9}
4.6	4×10^{-1}	4.25×10^{-9}	2.93×10^{-9}	4.31×10^{-9}	4.24×10^{-9}	1.1×10^{-9}	4.63×10^{-9}	4.33×10^{-9}	3.54×10^{-9}
5	4×10^{-1}	4.48×10^{-9}	3.07×10^{-9}	4.55×10^{-9}	4.46×10^{-9}	9.91×10^{-10}	4.92×10^{-9}	4.41×10^{-9}	3.67×10^{-9}
5.4	4×10^{-1}	4.37×10^{-9}	3.03×10^{-9}	4.44×10^{-9}	4.37×10^{-9}	8.6×10^{-10}	4.78×10^{-9}	4.46×10^{-9}	3.66×10^{-9}
5.8	4×10^{-1}	4.57×10^{-9}	3.16×10^{-9}	4.64×10^{-9}	4.56×10^{-9}	8.51×10^{-10}	5.02×10^{-9}	4.56×10^{-9}	3.79×10^{-9}

续表

E_n/MeV	ΔE_n/MeV	近似组织	骨（股骨）	肌肉（ICRU）	标准人	干燥空气	水	尼龙 6.6/6	有机玻璃
6.2	4×10^{-1}	4.69×10^{-9}	3.28×10^{-9}	4.75×10^{-9}	4.69×10^{-9}	9.88×10^{-9}	5.1×10^{-9}	4.79×10^{-9}	3.98×10^{-9}
6.6	4×10^{-1}	4.81×10^{-9}	3.3×10^{-9}	4.89×10^{-9}	4.79×10^{-9}	8.2×10^{-9}	5.31×10^{-9}	4.64×10^{-9}	3.89×10^{-9}
7	4×10^{-1}	5.01×10^{-9}	3.42×10^{-9}	5.1×10^{-9}	4.98×10^{-9}	9.44×10^{-9}	5.56×10^{-9}	4.73×10^{-9}	3.99×10^{-9}
7.4	4×10^{-1}	5.29×10^{-9}	3.67×10^{-9}	5.37×10^{-9}	5.26×10^{-9}	1.2×10^{-9}	5.83×10^{-9}	5.06×10^{-9}	4.32×10^{-9}
7.8	4×10^{-1}	5.22×10^{-9}	3.74×10^{-9}	5.29×10^{-9}	5.22×10^{-9}	1.11×10^{-9}	5.64×10^{-9}	5.4×10^{-9}	4.58×10^{-9}
8.2	4×10^{-1}	5.17×10^{-9}	3.64×10^{-9}	5.25×10^{-9}	5.16×10^{-9}	1.04×10^{-9}	5.65×10^{-9}	5.16×10^{-9}	4.36×10^{-9}
8.6	4×10^{-1}	5.34×10^{-9}	3.71×10^{-9}	5.42×10^{-9}	5.31×10^{-9}	1.08×10^{-10}	5.88×10^{-9}	5.12×10^{-9}	4.36×10^{-9}
9	4×10^{-1}	5.44×10^{-9}	3.87×10^{-9}	5.51×10^{-9}	5.42×10^{-9}	1.13×10^{-9}	5.92×10^{-9}	5.44×10^{-9}	4.65×10^{-9}
9.4	4×10^{-1}	5.48×10^{-9}	3.97×10^{-9}	5.55×10^{-9}	5.48×10^{-9}	1.18×10^{-9}	5.91×10^{-9}	5.68×10^{-9}	4.85×10^{-9}
9.8	4×10^{-1}	5.61×10^{-9}	4×10^{-9}	5.68×10^{-9}	5.59×10^{-9}	1.31×10^{-9}	6.1×10^{-9}	5.58×10^{-9}	4.77×10^{-9}
1.05×10^{1}	1	5.74×10^{-9}	4×10^{-9}	5.82×10^{-9}	5.71×10^{-9}	1.47×10^{-9}	6.26×10^{-9}	5.64×10^{-9}	4.83×10^{-9}
1.15×10^{1}	1	6.16×10^{-9}	4.39×10^{-9}	6.24×10^{-9}	6.11×10^{-9}	1.74×10^{-9}	6.72×10^{-9}	5.92×10^{-9}	5.14×10^{-9}
1.25×10^{1}	1	6.14×10^{-9}	4.48×10^{-9}	6.21×10^{-9}	6.12×10^{-9}	1.96×10^{-9}	6.61×10^{-9}	6.21×10^{-9}	5.34×10^{-9}
1.35×10^{1}	1	6.38×10^{-9}	4.67×10^{-9}	6.45×10^{-9}	6.35×10^{-9}	2.91×10^{-9}	6.86×10^{-9}	6.42×10^{-9}	5.56×10^{-9}
1.45×10^{1}	1	6.63×10^{-9}	4.89×10^{-9}	6.7×10^{-9}	6.59×10^{-9}	2.39×10^{-9}	7.09×10^{-9}	6.74×10^{-9}	5.88×10^{-9}
1.55×10^{1}	1	6.82×10^{-9}	5.11×10^{-9}	6.87×10^{-9}	6.79×10^{-9}	2.54×10^{-9}	7.21×10^{-9}	7.13×10^{-9}	6.26×10^{-9}
1.65×10^{1}	1	6.91×10^{-9}	5.21×10^{-9}	6.95×10^{-9}	6.88×10^{-9}	2.65×10^{-9}	7.26×10^{-9}	7.37×10^{-9}	6.47×10^{-9}
1.75×10^{1}	1	7.01×10^{-9}	5.28×10^{-9}	7.05×10^{-9}	6.98×10^{-9}	2.78×10^{-9}	7.36×10^{-9}	7.46×10^{-9}	6.56×10^{-9}
1.85×10^{1}	1	7.11×10^{-9}	5.37×10^{-9}	7.15×10^{-9}	7.08×10^{-9}	2.94×10^{-9}	7.45×10^{-9}	7.61×10^{-9}	6.71×10^{-9}
1.95×10^{1}	1	7.24×10^{-9}	5.47×10^{-9}	7.27×10^{-9}	7.2×10^{-9}	3.1×10^{-9}	7.57×10^{-9}	7.71×10^{-9}	6.81×10^{-9}
2.1×10^{1}	2	7.39×10^{-9}	5.65×10^{-9}	7.42×10^{-9}	7.35×10^{-9}	3.28×10^{-9}	7.69×10^{-9}	7.97×10^{-9}	7.06×10^{-9}
2.3×10^{1}	2	7.37×10^{-9}	5.74×10^{-9}	7.39×10^{-9}	7.35×10^{-9}	3.41×10^{-9}	7.62×10^{-9}	8.1×10^{-9}	7.17×10^{-9}
2.5×10^{1}	2	7.33×10^{-9}	5.81×10^{-9}	7.34×10^{-9}	7.32×10^{-9}	3.48×10^{-9}	7.52×10^{-9}	8.22×10^{-9}	7.26×10^{-9}
2.7×10^{1}	2	7.35×10^{-9}	5.91×10^{-9}	7.36×10^{-9}	7.36×10^{-9}	3.57×10^{-9}	7.53×10^{-9}	8.27×10^{-9}	7.33×10^{-9}
2.9×10^{1}	2	7.23×10^{-9}	5.95×10^{-9}	7.24×10^{-9}	7.26×10^{-9}	3.59×10^{-9}	7.34×10^{-9}	8.26×10^{-9}	7.38×10^{-9}

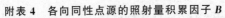

附表 4　各向同性点源的照射量积累因子 *B*

材料	E_γ/MeV	μd						
		1	2	4	7	10	15	20
水	0.255	3.09	7.14	23	72.9	166	456	982
	0.5	2.52	5.14	14.3	38.8	77.6	178	334
	1	2.13	3.71	7.68	16.2	27.1	50.4	82.2
	2	1.83	2.77	4.88	8.64	12.4	19.5	27.7
	3	1.69	2.42	3.91	6.23	8.63	12.8	17
	4	1.58	2.17	3.34	5.13	6.94	9.97	12.9
	6	1.46	1.91	2.76	3.99	5.18	7.09	8.85
	8	1.38	1.74	2.4	3.34	4.25	5.66	6.95
	10	1.33	1.63	2.19	2.97	3.72	4.9	5.98
铝	0.5	2.37	4.24	9.47	21.5	38.9	80.8	141
	1	2.02	3.31	6.57	13.1	21.2	37.9	58.5
	2	1.75	2.61	4.62	8.05	11.9	18.7	26.3
	3	1.64	2.32	3.78	6.14	8.65	13	17.7
	4	1.53	2.08	3.22	5.01	6.88	10.1	13.4
	6	1.42	1.85	2.7	4.06	5.49	7.97	10.4
	8	1.34	1.68	2.37	3.45	4.58	6.56	8.52
	10	1.28	1.55	2.12	3.01	3.96	5.63	7.32
锡	0.5	1.56	2.08	3.09	4.57	6.04	8.64	
	1	1.64	2.3	3.74	6.17	8.85	13.7	18.8
	2	1.57	2.17	3.53	5.87	8.53	13.6	19.3
	3	1.46	1.96	3.13	5.28	7.91	13.3	20.1
	4	1.38	1.81	2.82	4.82	7.41	13.2	21.2
	6	1.26	1.57	2.37	4.17	6.94	14.8	29.1
	8	1.19	1.42	2.05	3.57	6.19	15.1	34
	10	1.14	1.31	1.79	2.99	5.21	12.5	33.4
钨	0.5	1.28	1.5	1.84	2.24	2.61	3.12	
	1	1.44	1.83	2.57	3.62	4.64	6.25	(7.35)
	2	1.42	1.85	2.72	4.09	5.27	8.07	(10.6)
	3	1.36	1.74	2.59	4	5.92	9.66	14.1
	4	1.29	1.62	2.41	4.03	6.27	12	20.9
	6	1.2	1.43	2.07	3.6	6.29	15.7	36.3
	8	1.14	1.32	1.81	3.05	5.4	15.2	41.9
	10	1.11	1.25	1.64	2.62	4.65	14	39.3
铀	0.5	1.17	1.3	1.48	1.67	1.85	2.08	
	1	1.31	1.56	1.98	2.5	2.97	3.67	
	2	1.33	1.64	2.23	3.09	3.95	5.36	(6.48)
	3	1.29	1.58	2.21	3.27	4.51	6.97	9.88
	4	1.24	1.5	2.09	3.21	4.66	8.01	12.7
	6	1.16	1.36	1.85	2.96	4.8	10.8	23
	8	1.12	1.27	1.66	2.61	4.36	11.2	28
	10	1.09	1.2	1.51	2.26	3.78	10.5	28.5

续表

材料	E_γ/MeV	μd								
		1	2	4	7	10	13	15	17	20
铁	0.25	1.95	2.91	5.08	9.11	14.1	19.9	24.4	29.3	37.6
	0.5	2	3.15	6.07	12	19.7	20.1	36.3	44.4	57.8
	0.662	1.94	3.06	5.88	11.6	18.9	27.8	34.5	41.9	54.1
	1	1.85	2.86	5.34	10.1	15.9	22.7	27.7	33	41.6
	1.25	1.8	2.74	4.99	9.18	14.2	19.9	24	28.5	35.4
	1.5	1.76	2.63	4.67	8.35	12.6	17.3	20.7	24.2	29.7
	1.75	1.72	2.53	4.41	7.72	11.5	15.6	18.6	21.6	26.3
	2	1.68	2.45	4.2	7.26	10.7	14.5	17.2	20.1	24.4
	2.5	1.62	2.3	3.85	6.54	9.61	13	15.4	18	21.9
	3	1.56	2.18	3.56	5.94	8.62	11.6	13.6	15.8	19.2
	4	1.47	1.99	3.14	5.12	7.37	9.86	11.6	13.5	16.5
	5	1.4	1.84	2.81	4.51	6.45	8.64	10.2	11.9	14.5
	6	1.35	1.73	2.57	4.07	5.84	7.86	9.35	11	13.5
	8	1.27	1.56	2.24	3.48	5	6.83	8.22	9.76	12.3
	10	1.22	1.45	2.01	3.07	4.43	6.16	7.52	9.99	11.8
铅	0.25	1.08	1.14	1.21	1.3	1.37	1.42	1.45	1.49	1.57
	0.5	1.22	1.38	1.61	1.88	2.09	2.26	2.36	2.47	2.68
	0.662	1.29	1.5	1.84	2.25	2.6	2.88	3.06	3.25	3.57
	1	1.37	1.67	2.19	2.89	3.51	4.07	4.43	4.79	5.36
	1.25	1.39	1.74	2.36	3.25	4.1	4.92	5.47	6.02	6.88
	1.5	1.4	1.77	2.41	3.43	4.38	5.3	5.9	6.52	7.44
	1.75	1.4	1.78	2.5	3.59	4.68	5.78	6.51	7.27	8.42
	2	1.39	1.77	2.54	3.75	5.05	6.43	7.39	8.4	9.98
	2.5	1.36	1.73	2.51	3.84	5.36	7.06	8.31	9.64	11.8
	3	1.33	1.68	2.44	3.79	5.41	7.3	8.71	10.3	12.8
	4	1.27	1.57	2.27	3.61	5.38	7.63	9.45	11.5	15.2
	5	1.23	1.48	2.1	3.39	5.26	7.9	10.2	13	18.4
	6	1.19	1.4	1.95	3.15	4.99	7.76	103	13.6	20.3
	8	1.14	1.3	1.74	2.79	4.61	7.76	11	15.6	26.3
	10	1.11	1.24	1.59	2.51	4.29	7.7	11.6	17.6	33.9
混凝土	0.25	2.6	4.85	11.4	27.3	52.2	88.3	119.6	157.3	227
	0.5	2.28	4.04	9	20.2	36.4	58	75.5	95.5	129.8
	0.662	2.15	3.68	7.86	16.9	29.2	45	57.2	70.9	93.7
	1	1.99	3.24	6.43	12.7	20.7	30.1	37.1	44.5	56.5
	1.25	1.91	3.03	5.76	10.9	17.2	24.4	29.6	35.1	43.9
	1.5	1.85	2.86	5.25	9.55	14.5	20.1	24	28.1	34.4
	1.75	1.8	2.73	4.86	8.57	12.7	17.3	20.5	23.8	28.8
	2	1.76	2.62	4.56	7.88	11.6	15.6	18.3	21.2	25.6
	2.5	1.69	2.44	4.08	6.82	9.8	13	15.2	17.4	20.8
	3	1.63	2.3	3.73	6.03	8.45	11	12.7	14.4	17

材料	E_γ/MeV	μd								
		1	2	4	7	10	13	15	17	20
混凝土	4	1.54	2.1	3.26	5.07	6.94	8.87	10.2	11.5	13.5
	5	1.47	1.95	2.92	4.42	5.95	7.52	8.57	9.65	11.2
	6	1.42	1.84	2.68	3.96	5.26	6.58	7.47	8.37	9.72
	8	1.34	1.68	2.35	3.37	4.4	4.45	6.16	6.89	7.97
	10	1.29	1.57	2.13	2.98	3.86	4.77	5.38	6.01	6.96

附表 5　单向平面源(垂直入射)的照射量积累因子 B

屏蔽材料	μd	E_γ/MeV							
		0.5	1	2	3	4	6	8	10
水	1	1.93	1.78	1.65	1.57	1.49	1.41	1.36	1.32
	2	2.97	2.64	2.27	2.15	1.97	1.79	1.73	1.59
	4	5.7	4.69	3.58	3.36	2.81	2.51	2.4	2.11
	7	11.52	8.02	5.75	4.94	4.25	3.62	3.21	2.84
	10	11.99	12.26	8.45	6.33	5.53	4.3	3.75	3.61
	15	33.88	21.51	12.89	9.52	7.71	6.36	4.93	4.91
混凝土	1	1.9	1.77	1.64	1.56	1.49	1.38	1.33	1.28
	2	2.87	2.58	2.25	2.13	1.93	1.77	1.65	1.56
	4	5.07	4.46	3.55	3.3	2.86	2.47	2.33	2.01
	7	9.32	7.55	5.72	4.87	4.15	3.71	3.12	2.84
	10	13.44	11.2	8.36	6.4	5.34	4.71	3.94	3.62
	15	28.56	18.57	12.34	9.53	8.06	6.04	5.11	4.36
铁	1	1.82	1.71	1.61	1.54	1.45	1.33	1.27	1.22
	2	2.58	2.44	2.19	2.07	1.89	1.69	1.55	1.46
	4	4.18	4.14	3.44	3.15	2.82	2.33	2.16	1.93
	7	6.89	6.7	5.6	4.89	4.25	3.73	3.22	2.93
	10	9.64	9.91	8.17	6.46	5.69	4.84	4.47	4.02
	15	16.53	16.35	12.78	9.96	8.55	7.8	6.49	6.38
铅	1	1.22	1.35	1.38	1.32	130	1.19	1.15	1.11
	2	1.36	1.64	1.73	1.63	1.58	1.39	1.31	1.24
	4	1.56	2.07	2.35	2.25	2.2	1.88	1.71	1.56
	7	1.78	2.67	3.41	3.27	3.41	2.95	2.53	2.33
	10	1.89	3.15	4.32	4.4	4.8	4.28	3.79	3.6
	15	2.05	3.64	6.01	6.52	6.6	8.36	8.56	7.48

附表 6　γ 射线在屏蔽材料中衰减 K 倍所需要的厚度

（单位：cm）

K（水）$\rho=1.0\mathrm{g/cm^3}$	E_γ/MeV														
	0.25	0.5	0.662(^{137}Cs)	1.0	1.25(^{60}Co)	1.5	1.75	2.0	2.5	3.0	4.0	5.0	6.0	8.0	10.0
1.5	22.7	20.2	19.3	19.0	19.2	19.6	20.1	20.4	21.0	21.8	23.5	23.9	24.5	25.6	26.2
2.0	27.7	26.9	26.7	27.5	28.3	29.3	30.3	31.0	32.4	34.0	36.5	38.4	39.8	42.1	43.6
5.0	40.8	43.6	45.3	49.0	51.7	54.9	57.0	59.3	63.3	67.3	74.2	79.5	83.8	90.7	95.4
8.0	46.8	51.1	53.6	58.7	62.3	65.8	69.3	72.3	77.6	82.9	92	99.2	105.0	114.2	120.8
10	49.5	54.5	57.3	63.1	67.1	71.7	74.9	78.2	84.2	90.1	100.2	108.2	114.8	125.2	132.6
20	57.5	64.6	68.5	76.3	81.6	86.8	91.8	96.2	104.1	111.9	125.1	135.8	144.7	158.8	168.0
30	62.1	70.4	74.9	83.8	89.8	95.7	101.3	106.4	115.4	124.2	139.4	151.6	161.8	178.1	189.8
40	65.2	74.3	79.3	89.0	95.5	101.9	108.0	113.5	123.3	132.9	149.3	162.7	173.8	191.6	204.5
50	67.7	77.4	82.7	92.9	99.9	106.7	113.2	119.0	129.4	139.7	157.0	171.2	183.1	202.1	215.9
60	69.6	79.8	85.4	96.2	103.5	110.6	117.3	123.4	134.4	145.0	163.3	178.8	190.7	210.6	225.1
80	72.7	83.7	89.7	101.2	109.0	116.6	123.9	130.4	142.1	153.5	173.1	189.5	202.5	224.0	239.7
1.0×10^2	75.0	86.7	93.0	105.1	113.3	121.3	128.9	135.7	148.1	160.0	180.6	197.5	211.6	234.3	250.9
2.0×10^2	82.2	95.7	103.2	117.0	126.5	135.6	144.3	152.0	166.4	180.1	203.9	223.4	239.8	266.1	285.6
5.0×10^2	91.5	107.5	116.5	132.5	143.5	154.2	164.4	173.6	190.3	206.3	234.2	257.8	276.6	307.8	330.9
1.0×10^3	98.5	116.2	125.7	144.0	156.2	168.5	179.3	189.6	208.1	225.9	256.9	282.5	304.2	339.0	365.0
2.0×10^3	105.3	124.8	135.3	155.3	168.8	181.1	194.2	205.4	225.8	245.3	279.4	307.6	331.5	370.0	398.8
5.0×10^3	114.2	136.0	147.8	170.2	185.3	199.7	213.6	226.1	248.9	270.7	308.9	340.6	367.5	410.8	443.3
1.0×10^4	120.8	144.4	157.4	181.3	197.6	213.2	228.1	241.7	266.3	289.9	331.1	365.3	394.5	441.4	476.7
2.0×10^4	127.4	152.7	166.5	192.4	209.9	226.6	242.6	257.2	283.6	308.9	353.7	390.0	421.4	472.0	510.1
5.0×10^4	136.0	163.6	178.3	206.9	225.9	244.6	261.6	277.5	306.3	333.9	382.2	422.4	456.7	512.7	554.0
1.0×10^5	142.5	171.8	187.8	217.8	238.0	257.4	275.9	292.7	323.4	352.7	404.0	446.9	483.4	542.4	587.1
2.0×10^5	149.0	180.0	196.8	228.6	250.0	270.5	290.1	307.9	340.4	371.4	425.8	471.3	510.0	572.6	620.1
5.0×10^5	157.3	190.7	208.8	242.9	265.8	287.8	308.8	328.0	362.8	396.1	454.5	503.4	545.0	612.5	663.7
1.0×10^6		198.7	217.7	253.6	277.7	300.8	322.9	343.0	375.6	414.7	476.2	527.0	571.5	642.5	696.5
2.0×10^6		206.7	226.7	264.2	289.6	313.7	336.9	358.1	396.5	433.8	497.8	551.8	597.9	672.6	729.4
5.0×10^6			238.4	278.2	305.2	330.8	355.4	377.9	418.6	457.6	526.2	583.6	632.7	712.2	772.6
1.0×10^7			247.3		317.0	343.7	369.3	392.9	435.3	476.4	547.7	607.7	659.0	742.4	805.3
2.0×10^7			256.4		328.8	356.4			452.0	494.4	569.1	631.3	685.2	771.9	837.9
5.0×10^7			267.0		344.4	373.3				518.6	597.4	663.3	719.7	811.3	880.9

续表

K（混凝土）$\rho=2.35\text{g/cm}^3$	E_γ/MeV																	
	0.25	0.5	0.662 (^{137}Cs)	1.0	1.25 (^{60}Co)	1.5	1.75	2.0	2.5	3.0	4.0	5.0	6.0	8.0	10.0	^{198}Au	^{192}Ir	^{226}Ra
1.5	7.7	8.2	8.3	8.6	8.8	9.1	9.4	9.6	9.8	10.2	10.6	10.8	10.9	11.0	11.0	3	3	5
2.0	10.0	11.3	11.7	12.6	13.2	13.8	14.3	14.7	15.4	16.1	17.0	17.6	17.9	18.3	18.4	4	7	8
5.0	16.0	19.3	20.6	23.1	24.7	26.1	27.5	28.7	30.6	32.5	35.3	37.1	38.5	40.2	41.0	10	10	17
8.0	18.7	22.9	24.7	27.9	29.9	31.9	33.6	35.2	37.8	40.2	43.9	46.5	48.4	50.9	52.1	13	13	22
10	20.0	24.6	26.5	30.1	32.3	34.5	36.4	38.1	41.0	43.7	47.9	50.8	53.0	56.0	57.4	14	16	24
20	23.8	29.5	32.1	36.7	39.6	42.4	44.9	47.1	51.0	54.5	60.1	64.1	67.1	71.2	73.4	19	20	32
30	25.9	32.4	35.2	40.4	43.7	46.8	49.7	52.2	56.0	60.6	67.0	71.6	75.2	80.0	82.6	21	23	35
40	27.5	34.3	37.4	43.0	46.6	50.0	53.1	55.8	60.5	64.9	71.9	77.0	80.9	86.2	89.1	23	24	39
50	28.6	35.8	39.1	45.0	48.8	52.4	55.6	58.6	63.6	68.2	75.6	81.0	85.2	91.0	94.2	24	26	41
60	29.5	37.9	40.5	46.6	50.6	54.3	57.7	60.8	66.1	70.9	78.7	84.4	88.8	94.9	98.3	25	27	42
80	31.0	39.0	42.6	49.2	53.4	57.3	61.0	64.8	69.9	75.1	83.4	89.6	94.4	101.0	104.7	27	29	45
1.0×10^2	32.1	40.4	44.3	51.1	55.6	59.7	63.5	67.0	72.9	78.4	87.1	93.6	98.7	105.7	109.7	28	30	48
2.0×10^2	35.6	44.9	49.3	57.1	62.2	66.9	71.3	75.2	82.0	88.3	98.5	106.0	111.9	120.2	125.0	33	35	55
5.0×10^2	40.1	50.8	55.8	64.9	70.8	76.2	81.4	85.9	93.9	101.3	113.2	122.2	129.3	139.2	145.1	38	41	65
1.0×10^3	43.4	55.1	60.7	70.7	77.1	83.2	88.9	93.9	102.8	111.0	124.3	134.3	142.2	153.5	160.2	43	45	72
2.0×10^3	46.7	59.4	65.5	76.4	83.5	90.1	96.3	101.9	111.6	120.6	135.2	146.3	155.1	167.6	175.2	47	50	79
5.0×10^3	51.0	65.0	71.7	83.8	91.7	99.1	106.0	112.2	123.2	133.2	149.6	162.1	172.0	186.2	194.9	52	56	88
1.0×10^4	54.2	69.2	76.4	89.4	97.9	105.9	113.3	120.0	131.8	142.6	160.4	174.0	184.7	200.0	209.7	56	60	95
2.0×10^4	57.4	73.3	81.1	95.0	104.1	112.6	120.6	127.8	140.4	152.0	171.1	185.8	197.4	214.1	224.5	61	65	102
5.0×10^4	61.6	78.8	87.2	102.3	112.2	121.4	130.1	138.0	151.7	164.4	185.3	201.3	214.0	232.5	243.9	66	71	112
1.0×10^5	64.8	82.9	91.8	107.8	118.3	128.1	137.3	145.6	160.3	173.7	195.9	213.0	226.6	246.3	258.6	71	76	119
2.0×10^5	67.8	86.9	96.3	113.2	124.3	134.7	144.4	153.2	168.7	183.0	206.5	224.6	239.1	260.1	273.2	75	80	126
5.0×10^5	72.0	92.3	102.3	120.4	132.3	143.4	153.8	163.3	179.9	195.2	220.5	239.9	255.5	278.2	292.4	80	86	136
1.0×10^6	75.1	96.3	106.8	125.8	138.2	149.9	160.9	170.8	188.3	204.4	231.0	251.5	268.0	291.9	307.0	85	91	143
2.0×10^6	78.2	100.3	111.3	131.1	144.2	156.4	167.9	178.3	196.7	213.5	241.5	263.1	280.4	305.6	321.5			
5.0×10^6			117.2	138.2	152.1	165.0	177.2	188.3	207.7	225.6	255.3	278.3	296.7	323.6	340.6			
1.0×10^7					158.0	171.5	184.2	195.7	216.1	243.8	265.8	289.8	309.1	337.2	355.1			
2.0×10^7					163.9				224.4	243.8	276.2	301.2	321.4	350.8	369.5			
5.0×10^7					171.7									368.6	388.5			

续表

E_γ/MeV

K（铅）$\rho=11.34\,\text{g/cm}^3$	0.25	0.5	0.662 (^{137}Cs)	1.0	1.25 (^{60}Co)	1.5	1.75	2.0	2.5	3.0	4.0	5.0	6.0	8.0	10.0	^{198}Au	^{192}Ir	^{226}Ra
1.5	0.07	0.30	0.47	0.79	0.97	1.11	1.20	1.23	1.25	1.23	1.15	1.06	1.00	0.89	0.82	0.2	0.2	0.8
2.0	0.11	0.50	0.78	1.28	1.58	1.80	1.96	2.03	2.07	2.06	1.95	1.81	1.70	1.53	1.40	0.3	0.3	1.3
5.0	0.26	1.10	1.68	2.71	3.36	3.84	4.19	4.38	4.54	4.58	4.42	4.16	3.94	3.56	3.28	0.7	0.8	3.1
8.0	0.33	1.40	2.13	3.45	4.22	4.83	5.27	5.52	5.76	5.82	5.66	5.35	5.08	4.61	4.25	0.8	1.2	3.8
10	0.37	1.54	2.34	3.78	4.60	5.29	5.78	6.05	6.32	6.40	6.25	5.92	5.63	5.11	4.71	1.0	1.4	4.4
20	0.48	1.97	2.98	4.80	5.85	6.70	7.32	7.68	8.06	8.19	8.04	7.66	7.31	6.67	6.16	1.3	1.8	5.8
30	0.54	2.22	3.35	5.38	6.56	7.51	8.21	8.62	9.05	9.22	9.08	8.67	8.29	7.58	7.01	1.5	2.1	6.7
40	0.59	2.40	3.61	5.79	7.06	8.08	8.83	9.28	9.76	9.94	9.81	9.39	8.99	8.23	7.62	1.6	2.3	7.3
50	0.62	2.54	3.81	6.11	7.45	8.51	9.31	9.78	10.3	10.5	10.4	9.95	9.53	8.73	8.09	1.7	2.5	7.6
60	0.65	2.65	3.98	6.37	7.76	8.87	9.71	10.2	10.7	11.0	10.8	10.4	9.97	9.15	8.48	1.8	2.6	8.0
80	0.69	2.82	4.23	6.77	8.25	9.43	10.3	10.9	11.4	11.7	11.6	11.1	10.7	9.81	9.09	2.0	2.8	8.5
1.0×10^2	0.73	2.96	4.43	7.09	8.63	9.87	10.8	11.4	12.0	12.2	12.1	11.7	11.2	10.3	9.56	2.1	3.0	9.0
2.0×10^2	0.83	3.38	5.05	8.06	9.81	11.2	12.3	12.9	13.6	13.9	13.9	13.4	12.9	11.9	11.1	2.5	3.5	10.3
5.0×10^2	0.98	3.93	5.86	9.33	11.3	13.0	14.2	14.9	15.8	16.2	16.1	15.6	15.1	14.0	13.1	3.2	4.0	12.1
1.0×10^3	1.08	4.34	6.48	10.3	12.5	14.3	15.6	16.4	17.4	17.8	17.9	17.3	16.8	15.6	14.6	3.8	4.5	13.5
2.0×10^3	1.19	4.75	7.08	11.2	13.6	15.6	17.0	17.9	19.0	19.5	19.6	19.0	18.4	17.2	16.1	4.5	5.0	14.8
5.0×10^3	1.33	5.30	7.88	12.5	15.1	17.3	18.9	19.9	21.1	21.7	21.8	21.2	20.6	19.3	18.2	5.5	5.5	16.6
1.0×10^4	1.44	5.71	8.49	13.4	16.3	18.6	20.3	21.4	22.7	23.3	23.5	22.9	22.3	20.9	19.7	6.5	6.0	18.0
2.0×10^4	1.54	6.12	9.09	14.3	17.4	19.8	21.7	22.9	24.3	25.0	25.1	24.6	23.9	22.5	21.3	7.7		19.3
5.0×10^4	1.68	6.66	9.88	15.6	18.9	21.5	23.6	24.8	26.3	27.1	27.3	26.8	26.1	24.7	23.4	9.5		21.1
1.0×10^5	1.79	7.07	10.5	16.5	20.0	22.8	25.0	26.3	27.9	28.7	29.0	28.4	27.7	26.3	25.0			22.5
2.0×10^5	1.89	7.48	11.1	17.4	21.1	24.1	26.3	27.8	29.5	30.3	30.8	30.1	29.4	27.9	26.5			
5.0×10^5	2.03	8.01	11.9	18.7	22.6	25.7	28.2	29.7	31.5	32.5	32.8	32.3	31.6	30.0	28.6			
1.0×10^6	2.14	8.42	12.5	19.6	23.7	27.0	29.6	31.2	33.1	34.1	34.5	33.9	33.2	31.6	30.2			
2.0×10^6	2.24	8.83	13.1	20.5	24.8	28.3	30.9	32.6	34.6	35.7	36.1	35.5	34.8	33.3	31.8			
5.0×10^6	2.38	9.37	13.8	21.7	26.3	29.9	32.7	34.5	36.7	37.8	38.3	37.7	37.0	35.4	34.0			
1.0×10^7	2.49	9.77	14.4	22.6	27.4	31.2	34.1	36.0	38.2	39.4	39.9	39.3	38.6	37.0	35.6			
2.0×10^7	2.60	10.2	15.0	23.6	28.5	32.4	35.5	37.4	39.7	40.9	41.5	41.0	40.2	38.6	37.2			
5.0×10^7	2.73	10.7	15.8	24.8	30.0	34.1	37.3	39.3	41.7	43.0	43.7	43.1	42.4	40.7	39.3			

续表

K（铁）$\rho=7.8\mathrm{g/cm^3}$	E_γ/MeV															$^{192}\mathrm{Ir}$	$^{226}\mathrm{Ra}$
	0.25	0.5	0.662 (^{137}Cs)	1.0	1.25 (^{60}Co)	1.5	1.75	2.0	2.5	3.0	4.0	5.0	6.0	8.0	10.0		
1.5	1.20	1.84	2.00	2.23	2.36	2.47	2.55	2.60	2.63	2.66	2.62	2.55	2.45	2.3	2.16	1.5	2.0
2.0	1.73	2.66	2.94	3.36	3.6	3.8	3.96	4.08	4.20	4.29	4.31	4.24	4.12	3.9	3.58	2.0	3.2
5.0	3.16	4.86	5.46	6.41	6.96	7.44	7.84	8.17	8.6	8.92	9.23	9.28	9.17	8.85	8.46	3.5	6.5
8.0	3.84	5.89	6.64	7.82	8.52	9.13	9.66	10.1	10.7	11.1	11.6	11.7	11.7	11.3	10.9	4.5	8.0
10	4.15	6.35	7.18	8.47	9.24	9.91	10.5	11.0	11.6	12.1	12.7	12.9	12.8	12.5	12.0	5.0	8.7
20	5.09	7.79	8.80	10.4	11.4	12.3	13.0	13.6	14.5	15.2	16.0	16.4	16.4	16.1	15.5	6.2	11.0
30	5.63	8.59	9.72	11.5	12.6	13.6	14.4	15.1	16.2	17.0	18.0	18.4	18.4	18.1	17.6	7.0	12.0
40	6.01	9.16	10.4	12.3	13.5	14.5	15.4	16.2	17.3	18.2	19.3	19.8	19.7	19.6	19.0	7.5	13.2
50	6.30	9.59	10.9	12.9	14.1	15.2	16.2	17.0	18.2	19.2	20.3	20.9	21.0	20.7	20.2	8.0	13.8
60	6.54	9.94	11.3	13.4	14.7	15.8	16.8	17.7	18.9	19.9	21.2	21.7	21.9	21.6	21.1	8.2	14.3
80	6.91	10.5	11.9	14.1	15.5	16.7	17.8	18.7	20.1	21.1	22.5	23.1	23.3	23.1	22.5	8.5	15.2
1.0×10^2	7.20	10.9	12.4	14.7	16.2	17.4	18.6	19.5	20.9	22.1	23.5	24.2	24.4	24.2	23.6	9.2	16.0
2.0×10^2	8.08	12.2	13.8	16.5	18.1	19.6	20.9	22.0	23.6	24.9	26.6	27.5	27.8	27.6	27.4	10.5	18.3
5.0×10^2	9.21	13.9	15.8	18.8	20.7	22.4	23.9	25.1	27.1	28.6	30.7	31.7	32.2	32.2	31.6	12.2	21.2
1.0×10^3	10.1	15.1	17.2	20.5	22.5	24.5	26.1	27.5	29.7	31.4	33.7	34.9	35.5	35.5	34.9	13.5	23.5
2.0×10^3	10.9	16.4	18.5	22.2	24.5	26.5	28.3	29.9	32.3	34.2	36.7	38.1	38.7	38.3	38.3	14.8	25.6
5.0×10^3	12.0	18.0	20.4	24.5	27.0	29.2	31.2	32.9	35.6	37.8	40.7	42.3	43.0	43.3	42.8	16.5	27.6
1.0×10^4	12.9	19.2	21.8	26.1	28.8	31.2	33.4	35.3	38.2	40.5	43.6	45.4	46.2	46.6	46.1	17.8	30.8
2.0×10^4	13.7	20.4	23.2	27.8	30.7	33.6	35.6	37.6	40.7	43.2	46.6	48.5	49.5	49.9	49.4	19.0	33.0
5.0×10^4	14.8	22.0	25.0	30.0	33.1	35.9	38.4	40.6	44.0	46.7	50.4	52.6	53.7	54.3	53.8	20.8	36.0
1.0×10^5	15.6	23.2	26.3	31.6	34.9	37.9	40.5	42.8	46.5	49.4	53.6	55.7	56.9	57.6	57.1	22.0	38.0
2.0×10^5	16.4	24.4	27.7	33.2	36.7	39.9	42.7	45.1	48.9	52.0	56.3	58.7	60.0	60.8	60.4	23.5	40.5
5.0×10^5	17.5	25.9	29.5	35.4	39.1	42.5	45.5	48.1	52.2	55.5	60.1	62.8	64.2	65.1	64.7	25.0	43.5
1.0×10^6	18.3	27.1	30.8	37.0	40.9	44.4	47.6	50.3	54.7	58.2	63.0	65.8	67.3	68.4	68.0	26.5	45.5
2.0×10^6	19.1	28.3	32.1	38.6	42.7	46.4	49.7	52.6	57.1	60.8	65.8	68.8	70.5	71.6	71.3		
5.0×10^6	20.1	29.8	33.9	40.7	45.1	48.9	52.5	55.5	60.3	64.2	69.6	72.8	74.6	75.9	75.6		
1.0×10^7	20.9	31.0	35.2	42.3	46.8	50.9	54.5	57.7	62.8	66.8	72.5	75.9	77.7	79.1	78.8		
2.0×10^7	21.7	32.1	36.5	43.9	48.6	52.8	56.6	59.9	65.2	69.4	75.3	78.9	80.8	82.3	82.1		
5.0×10^7	22.8	33.7	38.2	46.0	50.9	55.4	59.4	62.8	68.4	72.8	79.1	82.8	84.9	86.5	86.3		

续表

K（铅玻璃）$\rho=3.86\text{g/cm}^3$	E_γ/MeV							
	0.5	0.662(^{137}Cs)	1.0	1.25(^{60}Co)	1.5	2.0	2.5	3.0
1.5	1.39	1.96	2.85	3.33	3.70	4.13	4.29	4.38
2.0	2.24	3.11	4.51	5.26	5.86	6.59	6.91	7.11
5.0	4.74	6.52	9.37	10.9	12.2	13.9	14.8	15.4
8.0	5.96	8.17	11.7	13.7	15.3	17.4	18.6	19.4
10	6.53	8.93	12.8	14.9	16.7	19.1	20.4	21.3
20	8.26	11.2	16.0	18.7	20.9	24.0	25.7	27.0
30	9.26	12.6	17.9	20.9	23.3	26.8	28.8	30.2
40	9.96	13.5	19.2	22.4	25.0	28.8	30.9	32.5
50	10.5	14.2	20.2	23.6	26.4	30.3	32.6	34.3
60	10.9	14.8	21.0	24.5	27.4	31.5	34.0	35.7
80	11.6	15.7	22.3	26.1	29.1	33.5	36.1	38.0
1.0×10^2	12.2	16.5	23.3	27.2	30.4	35.0	37.7	39.7
2.0×10^2	13.8	18.7	26.4	30.8	34.4	39.6	42.8	45.1
5.0×10^2	15.9	21.5	30.5	35.5	39.7	45.7	49.4	52.1
1.0×10^3	17.6	23.7	33.5	39.0	43.6	50.2	54.4	57.4
2.0×10^3	19.2	25.8	36.4	42.5	47.5	54.7	59.2	62.5
5.0×10^3	21.3	28.7	40.4	47.0	52.5	60.6	65.6	69.3
1.0×10^4	22.9	30.7	43.3	50.4	56.3	65.0	70.4	74.4
2.0×10^4	24.5	32.9	46.2	53.9	60.1	69.4	75.2	79.5
5.0×10^4	26.7	35.7	50.1	58.4	65.2	75.2	81.6	86.2
1.0×10^5	28.3	37.8	53.0	61.7	68.5	79.5	86.6	91.3
2.0×10^5	29.9	39.9	56.0	65.1	72.7	83.9	91.0	96.3
5.0×10^5	32.0	42.7	59.8	69.6	77.8	89.6	97.2	102.9
1.0×10^6	33.6	44.8	62.7	72.8	81.4	93.9	101.9	107.9
2.0×10^6	35.2	46.9	65.6	76.3	85.1	98.2	106.6	112.8
5.0×10^6	37.4	49.7	69.4	80.7	90.1	103.9	112.9	119.5
1.0×10^7	39.0	51.9	72.3	84.1	93.8	108.3	117.6	124.5
2.0×10^7	40.7	54.0	75.2	87.4	97.5	112.5	122.2	129.4
5.0×10^7	42.8	56.8	78.9	91.6	102.2	117.9	128.0	135.0

续表

K（铅玻璃） $\rho\dot=4.77\text{g/cm}^3$	E_γ/MeV								
	0.5	0.662(^{137}Cs)	1.0	1.25(^{60}Co)	1.5	2.0	2.5	3.0
1.5	0.98	1.42	2.17	2.57	2.88	3.22	3.33	3.38
2.0	1.59	2.29	3.45	4.09	4.59	5.17	5.39	5.50
5.0	3.41	4.85	7.24	8.57	9.65	11.0	11.6	12.0
8.0	4.61	6.10	9.07	10.7	12.1	13.8	14.7	15.2
10	4.73	6.68	9.91	11.7	13.2	15.1	16.1	16.7
20	6.01	8.45	12.5	14.8	16.6	19.1	20.4	21.2
30	6.74	9.46	14.0	16.5	18.6	21.3	22.8	23.7
40	7.26	10.2	15.0	17.7	19.9	22.9	24.5	25.5
50	7.66	10.7	15.8	18.6	21.0	24.1	25.8	26.9
60	7.98	11.2	16.4	19.4	21.8	25.1	26.9	28.1
80	8.49	11.9	17.5	20.6	23.2	26.7	28.6	29.9
1.0×10^2	8.89	12.4	18.2	21.5	24.2	27.9	29.9	31.2
2.0×10^2	10.1	14.1	20.7	24.4	27.5	31.6	34.0	35.5
5.0×10^2	11.7	16.3	23.9	28.2	31.7	36.5	39.3	41.1
1.0×10^3	12.9	18.0	26.3	31.0	34.8	40.2	43.3	45.3
2.0×10^3	14.1	19.6	28.6	33.8	38.0	43.8	47.2	49.4
5.0×10^3	15.7	21.8	31.7	37.4	42.5	48.5	52.3	54.8
1.0×10^4	16.9	23.4	34.1	40.1	45.1	52.1	56.2	58.9
2.0×10^4	18.1	25.0	36.4	42.9	48.2	55.6	60.0	63.0
5.0×10^4	19.7	27.2	39.5	46.5	52.2	60.3	65.1	68.3
1.0×10^5	20.9	28.8	41.8	49.2	55.3	63.8	68.9	72.3
2.0×10^5	22.1	30.5	44.1	51.9	58.3	67.3	72.7	76.3
5.0×10^5	23.7	32.6	47.2	55.5	62.3	71.9	77.7	81.6
1.0×10^6	24.9	34.3	49.5	58.2	65.3	75.4	81.4	85.6
2.0×10^6	26.1	35.9	51.8	60.9	68.3	78.9	85.2	89.5
5.0×10^6	27.7	38.1	54.9	64.5	72.4	83.5	90.2	94.8
1.0×10^7	28.9	39.7	57.2	67.2	75.4	87.1	94.0	98.8
2.0×10^7	30.2	41.4	59.5	70.0	78.4	90.5	97.8	102.8
5.0×10^7	31.8	43.6	62.5	73.4	82.3	94.8	102.4	107.7

续表

K（钨） ρ=19.3g/cm³	E_γ/MeV											
	0.5	0.6	0.7	1.0	1.25	1.50	2.0	3.0	4.0	6.0	8.0	10.0
1.5	0.28	0.38	0.43	0.7	0.8	0.9	1	0.9	0.8	0.6	0.5	0.5
2.0	0.36	0.43	0.56	0.93	1.1	1.2	1.4	1.4	1.3	1.0	0.9	0.85
5.0	0.76	0.92	1.1	1.8	2.2	2.5	2.8	3.2	2.9	2.4	2.1	2
10	1.1	1.3	1.6	2.4	3	3.5	3.8	4.3	4.1	3.4	3.1	2.9
20	1.4	1.7	2.0	3.0	3.7	4.4	4.7	5.4	5.2	4.4	4	3.7
30	1.6	1.9	2.3	3.4	4.2	4.9	5.3	6.1	6.0	5.0	4.6	4.2
40	1.7	2	2.4	3.7	4.5	5.2	5.7	6.6	6.5	5.4	5.0	4.6
50	1.8	2.2	2.6	3.9	4.7	5.5	6.0	6.9	6.9	5.8	5.3	4.9
60	1.9	2.3	2.8	4.0	4.9	5.7	6.3	7.2	7.2	6.1	5.5	5.1
80	2.0	2.4	2.9	4.3	5.2	6.1	6.7	7.7	7.6	6.5	6.0	5.4
1.0×10^2	2.1	2.5	3.0	4.5	5.6	6.4	7.0	8.1	8.0	6.8	6.3	5.7
2.0×10^2	2.4	2.9	3.4	5.1	6.2	7.2	8.0	9.2	9.2	7.8	7.2	6.6
5.0×10^2	2.7	3.3	4.0	5.9	7.2	8.3	9.2	10.7	10.6	9.1	8.5	7.8
1.0×10^3	3.0	3.7	4.4	6.5	7.9	9.1	10.2	11.8	11.9	10.2	9.4	8.7
2.0×10^3	3.3	4.0	4.8	7.2	8.7	9.9	11.1	12.9	13.0	11.1	10.3	9.6
5.0×10^3	3.8	4.5	5.4	8.0	9.7	11.0	12.4	14.4	14.6	12.5	11.6	10.8
1.0×10^4	4.0	4.9	5.8	8.5	10.4	11.8	13.4	15.5	15.7	13.5	12.5	11.7
2.0×10^4	4.3	5.2	6.2	9.3	11.1	12.6	14.3	16.6	16.7	14.4	13.4	12.5
5.0×10^4	4.7	5.7	6.8	10.1	12.1	13.7	15.6	18.1	18.3	15.8	14.7	13.7
1.0×10^5	5.0	6.1	7.2	10.7	12.9	14.5	16.6	19.2	19.5	16.8	15.6	14.6
2.0×10^5	5.3	6.5	7.7	11.4	13.6	15.3	17.5	20.3	20.6	17.8	16.6	15.5
5.0×10^5	5.7	7.0	8.2	12.2	14.6	16.4	18.7	21.8	22.1	19.1	17.8	16.7
1.0×10^6	6.0	7.3	8.7	12.8	15.3	17.3	19.7	23.0	23.4	20.2	18.8	17.1
2.0×10^6	6.2	7.6	9.0	13.4	16.0	18.0	20.6	24.1	24.4	21.2	19.7	18.5
5.0×10^6	6.7	8.1	9.4	14.2	17.0	19.1	21.9	25.6	25.9	22.3	20.8	19.5
1.0×10^7	7.0	8.4	10.0	14.9	17.7	19.9	22.8	26.7	27.0	23.5	21.8	20.5

续表

K（铀）$\rho=18.7g/cm^3$	E_γ/MeV											
	0.5	0.6	0.7	1.0	1.25	1.50	2.0	3.0	4.0	6.0	8.0	10.0
1.5	0.12	0.18	0.23	0.4	0.47	0.53	0.67	0.70	0.69	0.60	0.50	0.45
2.0	0.22	0.30	0.42	0.67	0.80	0.90	1.1	1.2	1.2	1.0	0.85	0.8
5.0	0.52	0.70	1.0	1.5	1.8	2.0	2.4	2.6	2.5	2.2	2.0	1.8
10	0.75	1.0	1.3	2.0	2.4	2.7	3.3	3.6	3.5	3.1	2.8	2.6
20	0.98	1.3	1.7	2.5	3.0	3.4	4.2	4.7	4.6	4.1	3.7	3.5
30	1.1	1.5	1.9	2.8	3.4	3.8	4.7	5.2	5.1	4.6	4.2	3.9
40	1.2	1.6	2.0	3.0	3.7	4.1	5.1	5.7	5.6	5.0	4.5	4.2
50	1.3	1.7	2.2	3.2	3.9	4.4	5.4	6.0	5.9	5.3	4.8	4.5
60	1.3	1.8	2.3	3.3	4.0	4.5	5.6	6.2	6.1	5.5	5.0	4.7
80	1.4	1.9	2.4	3.5	4.3	4.8	6.0	6.6	6.5	5.9	5.4	5.0
1.0×10^2	1.5	2.0	2.5	3.7	4.5	5.1	6.3	7.0	6.9	6.2	5.7	5.3
2.0×10^2	1.7	2.3	3.0	4.2	5.1	5.9	7.1	8.0	7.9	7.2	6.5	6.2
5.0×10^2	2.0	2.7	3.4	4.9	5.9	6.7	8.2	9.2	9.1	8.3	7.7	7.4
1.0×10^3	2.2	3.0	3.7	5.4	6.5	7.4	9.0	10.1	10.0	9.3	8.6	8.1
2.0×10^3	2.4	3.3	4.1	5.9	7.1	8.1	9.8	11.8	11.7	10.2	9.5	9.0
5.0×10^3	2.6	3.7	4.6	6.6	7.9	9.0	10.9	12.3	12.2	11.5	10.7	10.1
1.0×10^4	2.8	4.0	4.9	7.1	8.5	9.8	11.8	13.3	13.2	12.4	11.6	11.0
2.0×10^4	3.0	4.3	5.3	7.6	9.1	10.5	12.6	14.3	14.2	13.4	12.5	11.9
5.0×10^4	3.1	4.7	5.8	8.3	10.0	11.4	13.7	15.5	15.4	14.6	13.7	13.0
1.0×10^5	3.5	5	6.2	8.8	10.5	12.1	14.5	16.5	16.4	15.6	14.6	13.9
2.0×10^5	3.7	5.3	6.5	9.3	11.2	12.8	15.4	17.5	17.4	16.5	15.5	14.8
5.0×10^5	4.0	5.7	7.0	10.0	12.0	13.7	16.5	18.7	18.6	17.8	16.7	15.9
1.0×10^6	4.2	6.0	7.4	10.5	12.6	14.4	17.4	19.6	19.5	18.7	17.6	16.8
2.0×10^6	4.4	6.3	8.0	11.0	13.2	15.1	18.2	20.6	20.5	19.7	18.5	17.6
5.0×10^6	4.7	6.7	8.3	11.7	14.0	16.0	19.3	21.8	21.7	20.9	19.7	18.8
1.0×10^7	4.9	7.0	8.7	12.2	14.6	16.7	20.1	22.8	22.7	21.9	20.6	19.6

附表 7　反散射系数[17]

附表 7-1　0°入射到混凝土表面反散射系数(α)

源项	从混凝土表面散射角度				
	0°	30°	45°	60°	75°
30MeV	3.0×10^{-3}	2.7×10^{-3}	2.6×10^{-3}	2.2×10^{-3}	1.5×10^{-3}
24MeV	3.2×10^{-3}	3.2×10^{-3}	2.8×10^{-3}	2.3×10^{-3}	1.5×10^{-3}
18MeV	3.4×10^{-3}	3.4×10^{-3}	3.0×10^{-3}	2.5×10^{-3}	1.6×10^{-3}
10MeV	4.3×10^{-3}	4.1×10^{-3}	3.8×10^{-3}	3.1×10^{-3}	2.1×10^{-3}
6MeV	5.3×10^{-3}	5.2×10^{-3}	4.7×10^{-3}	4.0×10^{-3}	2.7×10^{-3}
4MeV	6.7×10^{-3}	6.4×10^{-3}	5.8×10^{-3}	4.9×10^{-3}	3.1×10^{-3}
^{60}Co	7.0×10^{-3}	6.5×10^{-3}	6.0×10^{-3}	5.5×10^{-3}	3.8×10^{-3}
0.5MeV	1.9×10^{-2}	1.7×10^{-2}	1.5×10^{-2}	1.3×10^{-2}	8.0×10^{-3}
0.25MeV	3.2×10^{-2}	2.8×10^{-2}	2.5×10^{-2}	2.2×10^{-2}	1.3×10^{-2}

附表 7-2　45°入射到混凝土表面反散射系数(α)

源项	从混凝土表面散射角度				
	0°	30°	45°	60°	75°
30MeV	4.8×10^{-3}	5.0×10^{-3}	4.9×10^{-3}	4.0×10^{-3}	3.0×10^{-3}
24MeV	3.7×10^{-3}	3.9×10^{-3}	3.9×10^{-3}	3.7×10^{-3}	3.4×10^{-3}
18MeV	4.5×10^{-3}	4.6×10^{-3}	4.6×10^{-3}	4.3×10^{-3}	4.0×10^{-3}
10MeV	5.1×10^{-3}	5.7×10^{-3}	5.8×10^{-3}	6.0×10^{-3}	6.0×10^{-3}
6MeV	6.4×10^{-3}	7.1×10^{-3}	7.3×10^{-3}	7.7×10^{-3}	8.0×10^{-3}
4MeV	7.6×10^{-3}	8.5×10^{-3}	9.0×10^{-3}	9.2×10^{-3}	9.5×10^{-3}
^{60}Co	9.0×10^{-3}	1.02×10^{-2}	1.1×10^{-2}	1.15×10^{-2}	1.2×10^{-2}
0.5MeV	2.2×10^{-2}	2.25×10^{-2}	2.2×10^{-2}	2.0×10^{-2}	1.8×10^{-2}
0.25MeV	3.6×10^{-2}	3.45×10^{-2}	3.1×10^{-2}	2.5×10^{-2}	1.8×10^{-2}

附表 7-3　0°入射到不锈钢表面反散射系数(α)

源项	从不锈钢表面散射角度				
	0°	30°	45°	60°	75°
30MeV	5.5×10^{-3}	4.7×10^{-3}	4.4×10^{-3}	3.8×10^{-3}	2.3×10^{-3}
18MeV	5.1×10^{-3}	4.5×10^{-3}	4.3×10^{-3}	3.8×10^{-3}	2.4×10^{-3}
10MeV	5.0×10^{-3}	4.5×10^{-3}	4.3×10^{-3}	3.9×10^{-3}	2.5×10^{-3}
6MeV	5.5×10^{-3}	4.9×10^{-3}	4.7×10^{-3}	4.2×10^{-3}	2.8×10^{-3}
4MeV	6.0×10^{-3}	5.4×10^{-3}	5.1×10^{-3}	4.8×10^{-3}	3.1×10^{-3}

附表 7-4　45°入射到不锈钢表面反散射系数(α)

源项	从不锈钢表面散射角度				
	0°	30°	45°	60°	75°
30MeV	6.6×10^{-3}	6.5×10^{-3}	6.3×10^{-3}	5.5×10^{-3}	4.6×10^{-3}
18MeV	6.5×10^{-3}	6.4×10^{-3}	6.2×10^{-3}	6.0×10^{-3}	5.6×10^{-3}
10MeV	6.1×10^{-3}	6.8×10^{-3}	7.1×10^{-3}	7.2×10^{-3}	7.2×10^{-3}
6MeV	6.0×10^{-3}	7.0×10^{-3}	8.5×10^{-3}	9.0×10^{-3}	9.5×10^{-3}
4MeV	7.1×10^{-3}	8.1×10^{-3}	1.0×10^{-2}	1.06×10^{-2}	1.15×10^{-2}

附表 7-5　0°入射到铅表面反散射系数(α)

源项	从铅表面散射角度				
	0°	30°	45°	60°	75°
30MeV	3.5×10^{-3}	3.0×10^{-3}	2.7×10^{-3}	2.4×10^{-3}	1.5×10^{-3}
18MeV	3.9×10^{-3}	3.4×10^{-3}	3.2×10^{-3}	2.8×10^{-3}	1.8×10^{-3}
10MeV	4.5×10^{-3}	3.9×10^{-3}	3.6×10^{-3}	3.2×10^{-3}	2.2×10^{-3}
6MeV	5.0×10^{-3}	4.5×10^{-3}	4.2×10^{-3}	3.8×10^{-3}	2.6×10^{-3}
4MeV	5.9×10^{-3}	5.2×10^{-3}	4.7×10^{-3}	4.2×10^{-3}	3.0×10^{-3}

附表 7-6　45°入射到铅表面反散射系数(α)

源项	从铅表面散射角度				
	0°	30°	45°	60°	75°
30MeV	4.1×10^{-3}	4.2×10^{-3}	4.1×10^{-3}	3.7×10^{-3}	3.2×10^{-3}
18MeV	4.9×10^{-3}	5.0×10^{-3}	5.0×10^{-3}	4.8×10^{-3}	4.5×10^{-3}
10MeV	5.4×10^{-3}	5.8×10^{-3}	6.0×10^{-3}	5.9×10^{-3}	5.8×10^{-3}
6MeV	6.5×10^{-3}	6.8×10^{-3}	7.0×10^{-3}	7.3×10^{-3}	7.8×10^{-3}
4MeV	6.5×10^{-3}	7.6×10^{-3}	8.3×10^{-3}	8.6×10^{-2}	9.0×10^{-3}

附表 8　特殊监测中常用放射性核素的 $m(t)$[155]

附表 8-1　氚特殊监测(尿样)：吸入、食入和注射途径的 $m(t)$

摄入后时间/d	食入、注射和吸入 HTO 后/(Bq·L^{-1}/Bq)	食入 OBT/(Bq/Bq)
1	2.3×10^{-2}	1.3×10^{-2}
2	2.1×10^{-2}	2.3×10^{-2}
3	2.0×10^{-2}	2.2×10^{-2}
4	1.9×10^{-2}	2.0×10^{-2}
5	1.7×10^{-2}	1.9×10^{-2}
6	1.6×10^{-2}	1.8×10^{-2}

续表

摄入后时间/d	食入、注射和吸入 HTO 后/(Bq·L⁻¹/Bq)	食入 OBT/(Bq/Bq)
7	1.5×10^{-2}	1.8×10^{-2}
8	1.4×10^{-2}	1.7×10^{-2}
9	1.3×10^{-2}	1.7×10^{-2}
10	1.2×10^{-2}	1.6×10^{-2}
70	1.0×10^{-3}	5.0×10^{-3}

附表 8-2　^{59}Fe 特殊监测：吸入、食入和注射途径的 $m(t)$　（单位：Bq/Bq）

摄入后的时间/d	吸入				食入和注射			
	F 类		M 类		食入		注射	
	全身	尿样	全身	尿样	全身	尿样	全身	尿样
1	4.5×10^{-1}	6.0×10^{-4}	5.0×10^{-1}	1.3×10^{-4}	7.3×10^{-1}	1.9×10^{-4}	9.8×10^{-1}	2.0×10^{-3}
2	3.8×10^{-1}	5.2×10^{-5}	2.8×10^{-1}	1.4×10^{-5}	3.8×10^{-1}	2.0×10^{-5}	9.7×10^{-1}	1.7×10^{-4}
3	3.3×10^{-1}	3.3×10^{-5}	1.8×10^{-1}	8.6×10^{-6}	2.1×10^{-1}	1.2×10^{-5}	9.5×10^{-1}	1.1×10^{-4}
4	3.0×10^{-1}	2.3×10^{-5}	1.4×10^{-1}	6.1×10^{-6}	1.4×10^{-1}	8.0×10^{-6}	9.4×10^{-1}	7.5×10^{-5}
5	2.8×10^{-1}	1.7×10^{-5}	1.2×10^{-1}	4.6×10^{-6}	1.1×10^{-1}	5.8×10^{-6}	9.2×10^{-1}	5.4×10^{-5}
6	2.8×10^{-1}	1.3×10^{-5}	1.2×10^{-1}	3.6×10^{-6}	9.6×10^{-2}	4.4×10^{-6}	9.1×10^{-1}	4.2×10^{-5}
7	2.7×10^{-1}	1.0×10^{-5}	1.1×10^{-1}	3.0×10^{-6}	9.1×10^{-2}	3.5×10^{-6}	8.9×10^{-1}	3.3×10^{-5}
8	2.7×10^{-1}	8.3×10^{-6}	1.1×10^{-1}	2.6×10^{-6}	8.9×10^{-2}	2.8×10^{-6}	8.8×10^{-1}	2.8×10^{-5}
9	2.6×10^{-1}	7.2×10^{-6}	1.1×10^{-1}	2.3×10^{-6}	8.7×10^{-2}	2.4×10^{-6}	8.7×10^{-1}	2.4×10^{-5}
10	2.6×10^{-1}	6.3×10^{-6}	1.0×10^{-1}	2.1×10^{-6}	8.5×10^{-2}	2.1×10^{-6}	8.5×10^{-1}	2.1×10^{-5}
80	1.0×10^{-1}	2.6×10^{-6}	7.5×10^{-2}	9.0×10^{-7}	7.5×10^{-2}	8.5×10^{-7}	7.5×10^{-1}	9.0×10^{-6}

附表 8-3　^{57}Co 特殊监测：吸入途径的 $m(t)$　（单位：Bq/Bq）

摄入后的时间/d	M 类				S 类			
	全身	肺	尿样	粪样	全身	肺	尿样	粪样
1	4.8×10^{-1}	5.7×10^{-2}	2.0×10^{-2}	1.0×10^{-1}	4.9×10^{-1}	6.4×10^{-2}	5.7×10^{-3}	1.1×10^{-1}
2	2.6×10^{-1}	5.6×10^{-2}	9.1×10^{-3}	1.4×10^{-1}	2.5×10^{-1}	6.2×10^{-2}	3.1×10^{-3}	1.5×10^{-1}
3	1.5×10^{-1}	5.5×10^{-2}	3.7×10^{-3}	7.2×10^{-2}	1.4×10^{-1}	6.1×10^{-2}	1.2×10^{-3}	7.9×10^{-2}
4	1.1×10^{-1}	5.4×10^{-2}	2.2×10^{-3}	3.0×10^{-2}	9.7×10^{-2}	6.1×10^{-2}	6.7×10^{-4}	3.3×10^{-2}
5	9.0×10^{-2}	5.3×10^{-2}	1.7×10^{-3}	1.2×10^{-2}	7.9×10^{-2}	6.0×10^{-2}	5.0×10^{-4}	1.3×10^{-2}
6	8.2×10^{-2}	5.2×10^{-2}	1.4×10^{-3}	5.0×10^{-3}	7.2×10^{-2}	5.9×10^{-2}	4.2×10^{-4}	5.4×10^{-3}
7	7.7×10^{-2}	5.1×10^{-2}	1.3×10^{-3}	2.3×10^{-3}	6.8×10^{-2}	5.8×10^{-2}	3.7×10^{-4}	2.4×10^{-3}
8	7.4×10^{-2}	5.0×10^{-2}	1.2×10^{-3}	1.3×10^{-3}	6.6×10^{-2}	5.8×10^{-2}	3.3×10^{-4}	1.3×10^{-3}
9	7.2×10^{-2}	4.9×10^{-2}	1.1×10^{-3}	8.6×10^{-4}	6.5×10^{-2}	5.7×10^{-2}	3.0×10^{-4}	8.2×10^{-4}
10	7.0×10^{-2}	4.8×10^{-2}	9.7×10^{-4}	6.9×10^{-4}	6.4×10^{-2}	5.6×10^{-2}	2.7×10^{-4}	6.5×10^{-4}
100	4.5×10^{-2}	2.5×10^{-2}	1.0×10^{-4}	8.5×10^{-5}	6.0×10^{-2}	6.0×10^{-2}	1.0×10^{-5}	9.0×10^{-5}

附表 8-4　^{57}Co 特殊监测：食入和注射途径的 $m(t)$　（单位：Bq/Bq）

摄入后的时间/d	食入						注射		
	$f_1=0.1$			$f_1=0.05$					
	全身	尿样	粪样	全身	尿样	粪样	全身	尿样	粪样
1	7.1×10^{-1}	2.8×10^{-2}	2.6×10^{-1}	7.1×10^{-1}	1.4×10^{-2}	2.7×10^{-1}	6.7×10^{-1}	3.2×10^{-1}	1.1×10^{-2}
2	3.4×10^{-1}	1.4×10^{-2}	3.5×10^{-1}	3.4×10^{-1}	7.2×10^{-3}	3.7×10^{-1}	5.3×10^{-1}	1.1×10^{-1}	2.5×10^{-2}
3	1.6×10^{-1}	5.5×10^{-3}	1.8×10^{-1}	1.5×10^{-1}	2.7×10^{-3}	1.9×10^{-1}	4.6×10^{-1}	4.7×10^{-2}	2.1×10^{-2}
4	8.6×10^{-2}	3.0×10^{-3}	7.3×10^{-2}	6.8×10^{-2}	1.5×10^{-3}	7.7×10^{-2}	4.1×10^{-1}	2.8×10^{-2}	1.3×10^{-2}
5	5.5×10^{-2}	2.2×10^{-3}	2.8×10^{-2}	3.7×10^{-2}	1.1×10^{-3}	3.0×10^{-2}	3.8×10^{-1}	2.2×10^{-2}	8.0×10^{-3}
6	4.2×10^{-2}	1.9×10^{-3}	1.1×10^{-2}	2.5×10^{-2}	9.5×10^{-4}	1.1×10^{-2}	3.6×10^{-1}	1.8×10^{-2}	5.2×10^{-3}
7	3.6×10^{-2}	1.7×10^{-3}	4.2×10^{-3}	1.9×10^{-2}	8.3×10^{-4}	4.3×10^{-3}	3.4×10^{-1}	1.6×10^{-2}	3.9×10^{-3}
8	3.3×10^{-2}	1.5×10^{-3}	1.7×10^{-3}	1.7×10^{-2}	7.4×10^{-4}	1.7×10^{-3}	3.2×10^{-1}	1.4×10^{-2}	3.1×10^{-3}
9	3.1×10^{-2}	1.3×10^{-3}	7.9×10^{-4}	1.6×10^{-2}	6.6×10^{-4}	6.8×10^{-4}	3.0×10^{-1}	1.3×10^{-2}	2.7×10^{-3}
10	2.9×10^{-2}	1.2×10^{-3}	4.3×10^{-4}	1.5×10^{-2}	5.9×10^{-4}	3.2×10^{-4}	2.9×10^{-1}	1.2×10^{-2}	2.3×10^{-3}
100	1.0×10^{-2}	5.0×10^{-5}	8.0×10^{-6}	7.5×10^{-3}	1.5×10^{-5}	1.5×10^{-5}	1.0×10^{-1}	7.0×10^{-4}	8.5×10^{-5}

附表 8-5　^{58}Co 特殊监测：吸入途径的 $m(t)$　（单位：Bq/Bq）

摄入后的时间/d	M 类				S 类			
	全身	肺	尿样	粪样	全身	肺	尿样	粪样
1	4.8×10^{-1}	5.7×10^{-2}	2.0×10^{-2}	1.0×10^{-1}	4.9×10^{-1}	6.4×10^{-2}	5.6×10^{-3}	1.1×10^{-1}
2	2.5×10^{-1}	5.5×10^{-2}	9.0×10^{-3}	1.4×10^{-1}	2.5×10^{-1}	6.1×10^{-2}	3.1×10^{-3}	1.5×10^{-1}
3	1.5×10^{-1}	5.3×10^{-2}	3.6×10^{-3}	7.0×10^{-2}	1.4×10^{-1}	6.0×10^{-2}	1.2×10^{-3}	7.7×10^{-2}
4	1.0×10^{-1}	5.2×10^{-2}	2.1×10^{-3}	2.9×10^{-2}	9.4×10^{-2}	5.9×10^{-2}	6.5×10^{-4}	3.2×10^{-2}
5	8.7×10^{-2}	5.1×10^{-2}	1.6×10^{-3}	1.2×10^{-2}	7.6×10^{-2}	5.8×10^{-2}	4.8×10^{-4}	1.3×10^{-2}
6	7.8×10^{-2}	5.0×10^{-2}	1.4×10^{-3}	4.8×10^{-3}	6.9×10^{-2}	5.7×10^{-2}	4.0×10^{-4}	5.2×10^{-3}
7	7.3×10^{-2}	4.8×10^{-2}	1.2×10^{-3}	2.2×10^{-3}	6.5×10^{-2}	5.6×10^{-2}	3.5×10^{-4}	2.3×10^{-3}
8	7.0×10^{-2}	4.7×10^{-2}	1.1×10^{-3}	1.2×10^{-3}	6.3×10^{-2}	5.5×10^{-2}	3.1×10^{-4}	1.2×10^{-3}
9	6.8×10^{-2}	4.6×10^{-2}	1.0×10^{-3}	8.0×10^{-4}	6.1×10^{-2}	5.4×10^{-2}	2.8×10^{-4}	7.7×10^{-4}
10	6.5×10^{-2}	4.5×10^{-2}	9.1×10^{-4}	6.4×10^{-4}	5.9×10^{-2}	5.2×10^{-2}	2.5×10^{-4}	6.1×10^{-4}
100	1.0×10^{-2}	9.0×10^{-3}	7.5×10^{-5}	4.5×10^{-5}	2.5×10^{-2}	2.5×10^{-2}	8.0×10^{-6}	6.5×10^{-5}

附表 8-6　^{58}Co 特殊监测：食入和注射途径的 $m(t)$　（单位：Bq/Bq）

摄入后的时间/d	食入						注射		
	$f_1=0.1$			$f_1=0.05$					
	全身	尿样	粪样	全身	尿样	粪样	全身	尿样	粪样
1	7.0×10^{-1}	2.7×10^{-2}	2.6×10^{-1}	7.1×10^{-1}	1.4×10^{-2}	2.7×10^{-1}	6.6×10^{-1}	3.2×10^{-1}	1.1×10^{-2}
2	3.4×10^{-1}	1.4×10^{-2}	3.4×10^{-1}	3.3×10^{-1}	7.1×10^{-3}	3.6×10^{-1}	5.2×10^{-1}	1.1×10^{-1}	2.5×10^{-2}
3	1.6×10^{-1}	5.3×10^{-3}	1.7×10^{-1}	1.4×10^{-1}	2.7×10^{-3}	1.8×10^{-1}	4.5×10^{-1}	4.6×10^{-2}	2.0×10^{-2}
4	8.4×10^{-2}	2.9×10^{-3}	7.1×10^{-2}	6.6×10^{-2}	1.5×10^{-3}	7.4×10^{-2}	4.0×10^{-1}	1.7×10^{-2}	1.3×10^{-2}
5	5.3×10^{-2}	2.2×10^{-3}	1.7×10^{-2}	3.6×10^{-2}	1.1×10^{-3}	2.9×10^{-2}	3.7×10^{-1}	2.1×10^{-2}	7.7×10^{-3}
6	4.1×10^{-2}	1.8×10^{-3}	1.0×10^{-2}	2.4×10^{-2}	9.1×10^{-4}	1.1×10^{-2}	3.4×10^{-1}	1.8×10^{-2}	5.0×10^{-3}

续表

摄入后的时间/d	食入						注射		
	$f_1=0.1$			$f_1=0.05$					
	全身	尿样	粪样	全身	尿样	粪样	全身	尿样	粪样
7	3.5×10^{-2}	1.6×10^{-3}	4.0×10^{-3}	1.9×10^{-2}	7.9×10^{-4}	4.0×10^{-3}	3.2×10^{-1}	1.5×10^{-2}	3.7×10^{-3}
8	3.1×10^{-2}	1.4×10^{-3}	1.6×10^{-3}	1.6×10^{-2}	7.0×10^{-4}	1.6×10^{-3}	3.0×10^{-1}	1.4×10^{-2}	2.9×10^{-3}
9	2.9×10^{-2}	1.2×10^{-3}	7.4×10^{-4}	1.5×10^{-2}	6.2×10^{-4}	6.4×10^{-4}	2.8×10^{-1}	1.2×10^{-2}	2.5×10^{-3}
10	2.7×10^{-2}	1.1×10^{-3}	4.0×10^{-4}	1.4×10^{-2}	5.5×10^{-4}	3.0×10^{-4}	2.7×10^{-1}	1.1×10^{-2}	2.2×10^{-3}
100	8.0×10^{-3}	2.0×10^{-5}	5.0×10^{-6}	4.5×10^{-3}	9.0×10^{-6}	1.5×10^{-6}	8.0×10^{-2}	2.0×10^{-4}	4.0×10^{-5}

附表 8-7　^{60}Co 特殊监测：吸入途径的 $m(t)$　　（单位：Bq/Bq）

摄入后的时间/d	M类				S类			
	全身	肺	尿样	粪样	全身	肺	尿样	粪样
1	4.9×10^{-1}	5.8×10^{-2}	2.0×10^{-2}	1.0×10^{-1}	4.9×10^{-1}	6.4×10^{-2}	5.7×10^{-3}	1.1×10^{-1}
2	2.6×10^{-1}	5.6×10^{-2}	9.2×10^{-3}	1.4×10^{-1}	2.5×10^{-1}	6.3×10^{-2}	3.1×10^{-3}	1.6×10^{-1}
3	1.5×10^{-1}	5.5×10^{-2}	3.7×10^{-3}	7.2×10^{-2}	1.4×10^{-1}	6.2×10^{-2}	1.2×10^{-3}	8.0×10^{-2}
4	1.1×10^{-1}	5.4×10^{-2}	2.2×10^{-3}	3.1×10^{-2}	9.8×10^{-2}	6.1×10^{-2}	6.7×10^{-4}	3.4×10^{-2}
5	9.1×10^{-2}	5.3×10^{-2}	1.7×10^{-3}	1.2×10^{-2}	8.0×10^{-2}	6.1×10^{-2}	5.0×10^{-4}	1.3×10^{-2}
6	8.3×10^{-2}	5.2×10^{-2}	1.5×10^{-3}	5.1×10^{-3}	7.3×10^{-2}	6.0×10^{-2}	4.3×10^{-4}	5.5×10^{-3}
7	7.8×10^{-2}	5.2×10^{-2}	1.3×10^{-3}	2.3×10^{-3}	6.9×10^{-2}	5.9×10^{-2}	3.8×10^{-4}	2.4×10^{-3}
8	7.6×10^{-2}	5.1×10^{-2}	1.2×10^{-3}	1.3×10^{-3}	6.8×10^{-2}	5.9×10^{-2}	3.4×10^{-4}	1.3×10^{-3}
9	7.4×10^{-2}	5.0×10^{-2}	1.1×10^{-3}	8.7×10^{-4}	6.6×10^{-2}	5.8×10^{-2}	3.1×10^{-4}	8.4×10^{-4}
10	7.2×10^{-2}	4.9×10^{-2}	1.0×10^{-3}	7.0×10^{-4}	6.5×10^{-2}	5.8×10^{-2}	2.8×10^{-4}	6.7×10^{-4}
100	5.0×10^{-2}	3.0×10^{-2}	1.0×10^{-4}	9.0×10^{-5}	3.9×10^{-2}	5.5×10^{-2}	1.5×10^{-5}	1.2×10^{-5}

附表 8-8　^{60}Co 特殊监测：食入和注射途径的 $m(t)$　　（单位：Bq/Bq）

摄入后的时间/d	食入						注射		
	$f_1=0.1$			$f_1=0.05$					
	全身	尿样	粪样	全身	尿样	粪样	全身	尿样	粪样
1	7.1×10^{-1}	2.8×10^{-2}	2.6×10^{-1}	7.1×10^{-1}	1.4×10^{-2}	2.7×10^{-1}	6.7×10^{-1}	3.2×10^{-1}	1.1×10^{-2}
2	3.5×10^{-1}	1.4×10^{-2}	3.5×10^{-1}	3.4×10^{-1}	7.3×10^{-3}	3.7×10^{-1}	5.3×10^{-1}	1.1×10^{-1}	2.6×10^{-2}
3	1.6×10^{-1}	5.5×10^{-3}	1.8×10^{-1}	1.5×10^{-1}	2.8×10^{-3}	1.9×10^{-1}	4.6×10^{-1}	4.7×10^{-2}	2.1×10^{-2}
4	8.7×10^{-2}	3.1×10^{-3}	7.3×10^{-2}	6.8×10^{-2}	1.5×10^{-3}	7.7×10^{-2}	4.2×10^{-1}	2.8×10^{-2}	1.3×10^{-2}
5	5.6×10^{-2}	2.3×10^{-3}	2.9×10^{-2}	3.7×10^{-2}	1.1×10^{-3}	3.0×10^{-2}	3.9×10^{-1}	2.2×10^{-2}	8.0×10^{-3}
6	4.3×10^{-2}	1.9×10^{-3}	1.1×10^{-2}	2.5×10^{-2}	9.6×10^{-4}	1.1×10^{-2}	3.6×10^{-1}	1.9×10^{-2}	5.3×10^{-3}
7	3.7×10^{-2}	1.7×10^{-3}	4.3×10^{-3}	2.0×10^{-2}	8.4×10^{-4}	4.3×10^{-3}	3.4×10^{-1}	1.6×10^{-2}	3.9×10^{-3}
8	3.4×10^{-2}	1.5×10^{-3}	1.8×10^{-3}	1.7×10^{-2}	7.5×10^{-4}	1.7×10^{-3}	3.3×10^{-1}	1.5×10^{-2}	3.2×10^{-3}
9	3.2×10^{-2}	1.3×10^{-3}	8.0×10^{-4}	1.6×10^{-2}	6.7×10^{-4}	7.0×10^{-4}	3.1×10^{-1}	1.3×10^{-2}	2.7×10^{-3}
10	3.0×10^{-2}	1.2×10^{-3}	4.4×10^{-4}	1.5×10^{-2}	6.1×10^{-4}	3.3×10^{-4}	3.0×10^{-1}	1.2×10^{-2}	2.4×10^{-3}
100	1.0×10^{-2}	6.8×10^{-5}	9.2×10^{-6}	9.0×10^{-3}	2.5×10^{-5}	5.0×10^{-6}	1.0×10^{-1}	7.0×10^{-4}	9.1×10^{-5}

附表 8-9　^{85}Sr 特殊监测：吸入途径的 $m(t)$　　　（单位：Bq/Bq）

摄入后的时间/d	F 类		S 类	
	全身	尿样	全身	尿样
1	4.8×10^{-1}	6.8×10^{-2}	4.9×10^{-1}	8.0×10^{-4}
2	3.2×10^{-1}	2.3×10^{-2}	2.5×10^{-1}	3.4×10^{-4}
3	2.4×10^{-1}	1.5×10^{-2}	1.3×10^{-1}	2.1×10^{-4}
4	2.0×10^{-1}	1.1×10^{-2}	8.9×10^{-2}	1.6×10^{-4}
5	1.7×10^{-1}	8.7×10^{-3}	7.1×10^{-2}	1.2×10^{-4}
6	1.6×10^{-1}	7.1×10^{-3}	6.3×10^{-2}	1.0×10^{-4}
7	1.5×10^{-1}	5.9×10^{-3}	6.0×10^{-2}	8.3×10^{-5}
8	1.4×10^{-1}	5.0×10^{-3}	5.8×10^{-2}	7.1×10^{-5}
9	1.3×10^{-1}	4.3×10^{-3}	5.6×10^{-2}	6.2×10^{-5}
10	1.3×10^{-1}	3.7×10^{-3}	5.5×10^{-2}	5.4×10^{-5}
100	2.5×10^{-2}	5.0×10^{-5}	1.2×10^{-2}	2.0×10^{-6}

附表 8-10　^{85}Sr 特殊监测：食入和注射途径的 $m(t)$　　　（单位：Bq/Bq）

摄入后的时间/d	食入，$f_1=0.3$		食入，$f_1=0.01$		注射	
	全身	尿样	全身	尿样	全身	尿样
1	7.2×10^{-1}	5.6×10^{-2}	7.1×10^{-1}	1.8×10^{-3}	7.7×10^{-1}	2.0×10^{-1}
2	4.2×10^{-1}	2.2×10^{-2}	3.2×10^{-1}	7.4×10^{-4}	6.7×10^{-1}	6.6×10^{-2}
3	2.7×10^{-1}	1.4×10^{-2}	1.3×10^{-1}	4.7×10^{-4}	6.0×10^{-1}	4.4×10^{-2}
4	2.0×10^{-2}	1.0×10^{-2}	5.3×10^{-2}	3.4×10^{-4}	5.4×10^{-1}	3.2×10^{-2}
5	1.6×10^{-1}	7.9×10^{-3}	2.3×10^{-2}	2.7×10^{-4}	5.0×10^{-1}	2.5×10^{-2}
6	1.4×10^{-1}	6.4×10^{-3}	1.1×10^{-2}	2.1×10^{-4}	4.6×10^{-1}	2.1×10^{-2}
7	1.3×10^{-1}	5.3×10^{-3}	6.7×10^{-3}	1.8×10^{-4}	4.3×10^{-1}	1.7×10^{-2}
8	1.2×10^{-1}	4.4×10^{-3}	5.0×10^{-3}	1.5×10^{-4}	4.1×10^{-1}	1.4×10^{-2}
9	1.2×10^{-1}	3.8×10^{-3}	4.2×10^{-3}	1.3×10^{-4}	3.9×10^{-1}	1.2×10^{-2}
10	1.1×10^{-1}	3.3×10^{-3}	3.8×10^{-3}	1.1×10^{-4}	3.7×10^{-1}	1.1×10^{-2}
100	3.0×10^{-2}	5.0×10^{-5}	9.0×10^{-4}	1.0×10^{-6}	9.2×10^{-2}	1.0×10^{-4}

附表 8-11　^{89}Sr 特殊监测：吸入、食入和注射途径的 $m(t)$　　　（单位：Bq/Bq）

摄入后的时间/d	吸入		食入		注射
	F 类	S 类	$f_1=0.3$	$f_1=0.01$	
	尿样	尿样	尿样	尿样	全身
1	6.7×10^{-2}	8.0×10^{-4}	5.6×10^{-2}	1.8×10^{-3}	2.0×10^{-1}
2	2.3×10^{-2}	3.3×10^{-4}	2.1×10^{-2}	7.4×10^{-4}	6.5×10^{-2}
3	1.5×10^{-2}	2.1×10^{-4}	1.4×10^{-2}	4.7×10^{-4}	4.3×10^{-2}
4	1.1×10^{-2}	1.6×10^{-4}	1.0×10^{-2}	3.4×10^{-4}	3.2×10^{-2}
5	8.6×10^{-3}	1.2×10^{-4}	7.8×10^{-3}	2.6×10^{-4}	2.5×10^{-2}
6	6.9×10^{-3}	9.8×10^{-5}	6.3×10^{-3}	2.1×10^{-4}	2.0×10^{-2}
7	5.7×10^{-3}	8.2×10^{-5}	5.1×10^{-3}	1.7×10^{-4}	1.7×10^{-2}
8	4.8×10^{-3}	6.9×10^{-5}	4.3×10^{-3}	1.5×10^{-4}	1.4×10^{-2}
9	4.2×10^{-3}	6.0×10^{-5}	3.7×10^{-3}	1.2×10^{-4}	1.2×10^{-2}
10	3.6×10^{-3}	5.3×10^{-5}	3.2×10^{-3}	1.1×10^{-4}	1.1×10^{-2}
100	4.0×10^{-5}	1.0×10^{-6}	2.5×10^{-5}	9.5×10^{-7}	9.5×10^{-5}

附表 8-12　^{90}Sr 特殊监测：吸入、食入和注射途径的 $m(t)$　　（单位：Bq/Bq）

摄入后的时间/d	吸入		食入		注射
	F 类	S 类	$f_1=0.3$	$f_1=0.01$	
	尿样	尿样	尿样	尿样	全身
1	6.8×10^{-2}	8.1×10^{-4}	5.6×10^{-2}	1.8×10^{-3}	2.0×10^{-1}
2	2.3×10^{-2}	3.4×10^{-4}	2.2×10^{-2}	7.6×10^{-4}	6.7×10^{-2}
3	1.6×10^{-2}	2.2×10^{-4}	1.4×10^{-2}	4.9×10^{-4}	4.5×10^{-2}
4	1.2×10^{-2}	1.6×10^{-4}	1.1×10^{-2}	3.6×10^{-4}	3.4×10^{-2}
5	9.2×10^{-3}	1.3×10^{-4}	8.3×10^{-3}	2.8×10^{-4}	2.7×10^{-2}
6	7.5×10^{-3}	1.1×10^{-5}	6.8×10^{-3}	2.3×10^{-4}	2.2×10^{-2}
7	6.3×10^{-3}	9.0×10^{-5}	5.7×10^{-3}	1.9×10^{-4}	1.8×10^{-2}
8	5.4×10^{-3}	7.7×10^{-5}	4.8×10^{-3}	1.6×10^{-4}	1.6×10^{-2}
9	4.7×10^{-3}	6.8×10^{-5}	4.2×10^{-3}	1.4×10^{-4}	1.4×10^{-2}
10	4.1×10^{-3}	6.1×10^{-5}	3.7×10^{-3}	1.2×10^{-4}	1.2×10^{-2}
100	1.0×10^{-4}	8.0×10^{-6}	1.0×10^{-4}	5.0×10^{-6}	5.0×10^{-4}

附表 8-13　^{106}Ru 特殊监测：吸入途径的 $m(t)$　　（单位：Bq/Bq）

摄入后的时间/d	F 类		M 类		S 类	
	全身	尿样	全身	尿样	全身	尿样
1	5.1×10^{-1}	3.5×10^{-2}	4.9×10^{-1}	5.4×10^{-3}	4.9×10^{-1}	2.2×10^{-3}
2	3.5×10^{-1}	1.1×10^{-2}	2.7×10^{-1}	2.1×10^{-3}	2.6×10^{-1}	1.0×10^{-3}
3	2.7×10^{-1}	7.6×10^{-3}	1.6×10^{-1}	1.3×10^{-3}	1.5×10^{-1}	5.9×10^{-4}
4	2.3×10^{-1}	6.8×10^{-3}	1.2×10^{-1}	1.2×10^{-3}	1.0×10^{-1}	5.1×10^{-4}
5	2.1×10^{-1}	6.3×10^{-3}	9.9×10^{-2}	1.1×10^{-3}	8.6×10^{-2}	4.7×10^{-4}
6	2.0×10^{-1}	5.8×10^{-3}	9.1×10^{-2}	1.0×10^{-3}	7.9×10^{-2}	4.4×10^{-4}
7	1.9×10^{-1}	5.4×10^{-3}	8.7×10^{-2}	9.7×10^{-4}	7.6×10^{-2}	4.1×10^{-4}
8	1.9×10^{-1}	5.0×10^{-3}	8.4×10^{-2}	9.1×10^{-4}	7.4×10^{-2}	3.8×10^{-4}
9	1.8×10^{-1}	4.7×10^{-3}	8.2×10^{-2}	8.6×10^{-4}	7.2×10^{-2}	3.5×10^{-4}
10	1.7×10^{-1}	4.4×10^{-3}	8.0×10^{-2}	8.1×10^{-4}	7.1×10^{-2}	3.3×10^{-4}
100	8.5×10^{-2}	2.5×10^{-4}	5.0×10^{-2}	1.0×10^{-4}	6.0×10^{-2}	2.5×10^{-5}

附表 8-14　^{106}Ru 特殊监测：食入和注射途径的 $m(t)$　　（单位：Bq/Bq）

摄入后的时间/d	食入		注射	
	全身	尿样	全身	尿样
1	7.2×10^{-1}	5.3×10^{-3}	8.7×10^{-1}	1.2×10^{-1}
2	3.5×10^{-1}	2.4×10^{-3}	8.2×10^{-1}	3.9×10^{-2}
3	1.6×10^{-1}	1.4×10^{-3}	7.8×10^{-1}	2.6×10^{-2}
4	8.4×10^{-2}	1.2×10^{-3}	7.4×10^{-1}	2.3×10^{-2}
5	5.3×10^{-2}	1.1×10^{-3}	7.1×10^{-1}	2.2×10^{-2}
6	4.1×10^{-2}	1.0×10^{-3}	6.9×10^{-1}	2.0×10^{-2}
7	3.6×10^{-2}	9.4×10^{-4}	6.6×10^{-1}	1.9×10^{-2}
8	3.3×10^{-2}	8.7×10^{-4}	6.4×10^{-1}	1.7×10^{-2}
9	3.1×10^{-2}	8.1×10^{-4}	6.2×10^{-1}	1.6×10^{-2}
10	3.0×10^{-2}	7.6×10^{-4}	6.0×10^{-1}	1.5×10^{-2}
100	1.0×10^{-2}	5.0×10^{-5}	2.0×10^{-2}	8.5×10^{-4}

附表 8-15　^{125}I 特殊监测：吸入、食入和注射途径的 $m(t)$　（单位：Bq/Bq）

摄入后的时间/d	吸入				食入		注射	
	F 类		气态					
	甲状腺	尿样	甲状腺	尿样	甲状腺	尿样	甲状腺	尿样
1	1.3×10^{-1}	3.0×10^{-1}	2.5×10^{-1}	5.7×10^{-1}	2.7×10^{-1}	6.2×10^{-1}	2.8×10^{-1}	6.4×10^{-1}
2	1.4×10^{-1}	2.7×10^{-2}	2.6×10^{-1}	4.9×10^{-2}	2.8×10^{-1}	5.9×10^{-2}	2.9×10^{-1}	5.2×10^{-2}
3	1.4×10^{-1}	1.7×10^{-3}	2.5×10^{-1}	3.2×10^{-3}	2.8×10^{-1}	3.7×10^{-3}	2.8×10^{-1}	3.3×10^{-3}
4	1.3×10^{-1}	2.0×10^{-4}	2.5×10^{-1}	3.6×10^{-4}	2.8×10^{-1}	4.2×10^{-4}	2.8×10^{-1}	4.0×10^{-4}
5	1.3×10^{-1}	1.3×10^{-4}	2.4×10^{-1}	2.4×10^{-4}	2.7×10^{-1}	2.7×10^{-4}	2.7×10^{-1}	2.7×10^{-4}
6	1.3×10^{-1}	1.5×10^{-4}	2.4×10^{-1}	2.8×10^{-4}	2.6×10^{-1}	3.1×10^{-4}	2.7×10^{-1}	3.2×10^{-4}
7	1.3×10^{-1}	1.7×10^{-4}	2.4×10^{-1}	3.3×10^{-4}	2.6×10^{-1}	3.6×10^{-4}	2.6×10^{-1}	3.7×10^{-4}
8	1.2×10^{-1}	2.0×10^{-4}	2.3×10^{-1}	3.7×10^{-4}	2.5×10^{-1}	4.1×10^{-4}	2.6×10^{-1}	4.1×10^{-4}
9	1.2×10^{-1}	2.2×10^{-4}	2.3×10^{-1}	4.1×10^{-4}	2.5×10^{-1}	4.5×10^{-4}	2.5×10^{-1}	4.5×10^{-4}
10	1.2×10^{-1}	2.4×10^{-4}	2.2×10^{-1}	4.4×10^{-4}	2.4×10^{-1}	4.9×10^{-4}	2.5×10^{-1}	4.9×10^{-4}
50	1.0×10^{-1}	5.5×10^{-4}	1.2×10^{-1}	9.0×10^{-4}	1.2×10^{-1}	9.5×10^{-4}	1.2×10^{-1}	9.5×10^{-4}

附表 8-16　^{129}I 特殊监测：吸入、食入和注射途径的 $m(t)$　（单位：Bq/Bq）

摄入后的时间/d	吸入				食入		注射	
	F 类		气态					
	甲状腺	尿样	甲状腺	尿样	甲状腺	尿样	甲状腺	尿样
1	1.3×10^{-1}	3.1×10^{-1}	2.5×10^{-1}	5.7×10^{-1}	2.7×10^{-1}	6.3×10^{-1}	2.8×10^{-1}	6.4×10^{-1}
2	1.4×10^{-1}	2.7×10^{-2}	2.6×10^{-1}	5.2×10^{-2}	2.9×10^{-1}	6.0×10^{-2}	2.9×10^{-1}	5.3×10^{-2}
3	1.4×10^{-1}	1.8×10^{-3}	2.6×10^{-1}	3.3×10^{-3}	2.9×10^{-1}	3.9×10^{-3}	2.9×10^{-1}	3.5×10^{-3}
4	1.4×10^{-1}	2.1×10^{-4}	2.6×10^{-1}	3.8×10^{-4}	2.9×10^{-1}	4.4×10^{-4}	2.9×10^{-1}	4.1×10^{-4}
5	1.4×10^{-1}	1.4×10^{-4}	2.6×10^{-1}	2.6×10^{-4}	2.9×10^{-1}	2.8×10^{-4}	2.9×10^{-1}	2.9×10^{-4}
6	1.4×10^{-1}	1.6×10^{-4}	2.6×10^{-1}	3.0×10^{-4}	2.8×10^{-1}	3.3×10^{-4}	2.9×10^{-1}	3.4×10^{-4}
7	1.4×10^{-1}	1.9×10^{-4}	2.5×10^{-1}	3.6×10^{-4}	2.8×10^{-1}	3.9×10^{-4}	2.8×10^{-1}	4.0×10^{-4}
8	1.3×10^{-1}	2.2×10^{-4}	2.5×10^{-1}	4.1×10^{-4}	2.8×10^{-1}	4.5×10^{-4}	2.8×10^{-1}	4.5×10^{-4}
9	1.3×10^{-1}	2.4×10^{-4}	2.5×10^{-1}	4.5×10^{-4}	2.8×10^{-1}	5.0×10^{-4}	2.8×10^{-1}	5.0×10^{-4}
10	1.3×10^{-1}	2.6×10^{-4}	2.5×10^{-1}	4.9×10^{-4}	2.7×10^{-1}	5.4×10^{-4}	2.8×10^{-1}	5.5×10^{-4}
50	1.1×10^{-1}	8.5×10^{-4}	2.4×10^{-1}	9.7×10^{-4}	2.6×10^{-1}	9.9×10^{-4}	2.7×10^{-1}	1.0×10^{-5}

附表 8-17　^{131}I 特殊监测：吸入、食入和注射途径的 $m(t)$　（单位：Bq/Bq）

摄入后的时间/d	吸入				食入		注射	
	F 类		气态					
	甲状腺	尿样	甲状腺	尿样	甲状腺	尿样	甲状腺	尿样
1	1.2×10^{-1}	2.8×10^{-1}	2.3×10^{-1}	5.3×10^{-1}	2.5×10^{-1}	5.8×10^{-1}	2.6×10^{-1}	5.9×10^{-1}
2	1.2×10^{-1}	2.3×10^{-2}	2.2×10^{-1}	4.3×10^{-2}	2.5×10^{-1}	5.1×10^{-2}	2.5×10^{-1}	4.5×10^{-2}
3	1.1×10^{-1}	1.4×10^{-3}	2.0×10^{-1}	2.5×10^{-3}	2.2×10^{-1}	3.0×10^{-3}	2.3×10^{-1}	2.7×10^{-3}
4	9.9×10^{-2}	1.5×10^{-4}	1.9×10^{-1}	2.7×10^{-4}	2.0×10^{-1}	3.1×10^{-4}	2.1×10^{-1}	2.9×10^{-4}
5	9.0×10^{-2}	8.9×10^{-5}	1.7×10^{-1}	1.7×10^{-4}	1.9×10^{-1}	1.8×10^{-4}	1.9×10^{-1}	1.9×10^{-4}

续表

摄入后的时间/d	吸入				食入		注射	
	F 类		气态					
	甲状腺	尿样	甲状腺	尿样	甲状腺	尿样	甲状腺	尿样
6	8.2×10^{-2}	9.6×10^{-5}	1.5×10^{-1}	1.8×10^{-4}	1.7×10^{-1}	2.0×10^{-4}	1.7×10^{-1}	2.0×10^{-4}
7	7.4×10^{-2}	1.0×10^{-4}	1.4×10^{-1}	1.9×10^{-4}	1.5×10^{-1}	2.1×10^{-4}	1.6×10^{-1}	2.2×10^{-4}
8	6.8×10^{-2}	1.1×10^{-4}	1.3×10^{-1}	2.0×10^{-4}	1.4×10^{-1}	2.2×10^{-4}	1.4×10^{-1}	2.3×10^{-4}
9	6.2×10^{-2}	1.1×10^{-4}	1.2×10^{-1}	2.1×10^{-4}	1.3×10^{-1}	2.3×10^{-4}	1.3×10^{-1}	2.3×10^{-4}
10	5.6×10^{-2}	1.1×10^{-4}	1.1×10^{-1}	2.1×10^{-4}	1.2×10^{-1}	2.3×10^{-4}	1.2×10^{-1}	2.3×10^{-4}
50	6.0×10^{-3}	5.8×10^{-5}	1.3×10^{-2}	5.9×10^{-5}	1.1×10^{-2}	1.0×10^{-4}	1.2×10^{-2}	9.5×10^{-5}
70	9.9×10^{-4}	1.0×10^{-5}	1.1×10^{-3}	1.0×10^{-5}	1.1×10^{-3}	1.0×10^{-5}	1.1×10^{-3}	1.0×10^{-5}
100	1.5×10^{-5}	1.1×10^{-7}	3.3×10^{-5}	1.5×10^{-7}	4.5×10^{-5}	1.0×10^{-7}	4.2×10^{-5}	1.5×10^{-7}

附表 8-18 ^{134}Cs 特殊监测：吸入、食入和注射途径的 $m(t)$ （单位：Bq/Bq）

摄入后的时间/d	吸入		食入		注射	
	F 类					
	全身	尿样	全身	尿样	全身	尿样
1	6.0×10^{-1}	7.9×10^{-3}	9.8×10^{-1}	1.6×10^{-2}	9.8×10^{-1}	1.7×10^{-2}
2	5.0×10^{-1}	1.1×10^{-2}	9.5×10^{-1}	2.3×10^{-2}	9.5×10^{-1}	2.3×10^{-2}
3	4.6×10^{-1}	8.8×10^{-3}	9.2×10^{-1}	1.8×10^{-2}	9.3×10^{-1}	1.8×10^{-2}
4	4.4×10^{-1}	6.8×10^{-3}	9.0×10^{-1}	1.4×10^{-2}	9.1×10^{-1}	1.4×10^{-2}
5	4.3×10^{-1}	5.4×10^{-3}	8.9×10^{-1}	1.1×10^{-2}	9.0×10^{-1}	1.1×10^{-2}
6	4.2×10^{-1}	4.4×10^{-3}	8.7×10^{-1}	9.2×10^{-3}	8.8×10^{-1}	9.2×10^{-3}
7	4.2×10^{-1}	3.7×10^{-3}	8.6×10^{-1}	7.7×10^{-3}	8.7×10^{-1}	7.8×10^{-3}
8	4.1×10^{-1}	3.2×10^{-3}	8.5×10^{-1}	6.7×10^{-3}	8.6×10^{-1}	6.7×10^{-3}
9	4.1×10^{-1}	2.9×10^{-3}	8.5×10^{-1}	6.0×10^{-3}	8.5×10^{-1}	6.0×10^{-3}
10	4.1×10^{-1}	2.6×10^{-3}	8.4×10^{-1}	5.4×10^{-3}	8.5×10^{-1}	5.5×10^{-3}
100	3.0×10^{-1}	1.0×10^{-3}	7.8×10^{-1}	2.8×10^{-3}	7.5×10^{-1}	3.5×10^{-3}

附表 8-19 ^{137}Cs 特殊监测：吸入、食入和注射途径的 $m(t)$ （单位：Bq/Bq）

摄入后的时间/d	吸入		食入		注射	
	F 类					
	全身	尿样	全身	尿样	全身	尿样
1	6.0×10^{-1}	7.9×10^{-3}	9.8×10^{-1}	1.6×10^{-2}	9.8×10^{-1}	1.7×10^{-2}
2	5.0×10^{-1}	1.1×10^{-2}	9.5×10^{-1}	2.3×10^{-2}	9.6×10^{-1}	2.3×10^{-2}
3	4.6×10^{-1}	8.8×10^{-3}	9.3×10^{-1}	1.8×10^{-2}	9.3×10^{-1}	1.8×10^{-2}
4	4.4×10^{-1}	6.8×10^{-3}	9.1×10^{-1}	1.4×10^{-2}	9.2×10^{-1}	1.4×10^{-2}
5	4.3×10^{-1}	5.4×10^{-3}	8.9×10^{-1}	1.1×10^{-2}	9.0×10^{-1}	1.1×10^{-2}
6	4.3×10^{-1}	4.5×10^{-3}	8.8×10^{-1}	9.2×10^{-3}	8.9×10^{-1}	9.3×10^{-3}
7	4.2×10^{-1}	3.8×10^{-3}	8.7×10^{-1}	7.8×10^{-3}	8.8×10^{-1}	7.8×10^{-3}
8	4.2×10^{-1}	3.3×10^{-3}	8.6×10^{-1}	6.7×10^{-3}	8.7×10^{-1}	6.8×10^{-3}
9	4.1×10^{-1}	2.9×10^{-3}	8.5×10^{-1}	6.0×10^{-3}	8.6×10^{-1}	6.0×10^{-3}
10	4.1×10^{-1}	2.6×10^{-3}	8.4×10^{-1}	5.5×10^{-3}	8.5×10^{-1}	5.5×10^{-3}
100	3.1×10^{-1}	1.2×10^{-3}	7.4×10^{-1}	4.0×10^{-3}	7.4×10^{-1}	4.6×10^{-3}

附表 8-20 ^{226}Ra 特殊监测：吸入、食入和注射途径的 $m(t)$ （单位：Bq/Bq）

摄入后的时间/d	吸入 M 类		食入		注射	
	全身	尿样	全身	尿样	全身	尿样
1	5.0×10^{-1}	1.6×10^{-3}	7.3×10^{-1}	2.9×10^{-3}	8.1×10^{-1}	1.5×10^{-2}
2	2.7×10^{-1}	3.1×10^{-4}	3.8×10^{-1}	5.7×10^{-4}	5.9×10^{-1}	2.6×10^{-3}
3	1.6×10^{-1}	2.1×10^{-4}	1.9×10^{-1}	3.7×10^{-4}	4.3×10^{-1}	1.8×10^{-3}
4	1.1×10^{-1}	1.5×10^{-4}	1.1×10^{-1}	2.6×10^{-4}	3.3×10^{-1}	1.2×10^{-3}
5	9.3×10^{-2}	1.1×10^{-4}	6.9×10^{-2}	1.8×10^{-4}	2.6×10^{-1}	8.6×10^{-4}
6	8.2×10^{-2}	7.7×10^{-5}	5.1×10^{-2}	1.3×10^{-4}	2.2×10^{-1}	6.0×10^{-4}
7	7.6×10^{-2}	5.7×10^{-5}	4.1×10^{-2}	9.1×10^{-5}	1.9×10^{-1}	4.3×10^{-4}
8	7.2×10^{-2}	4.3×10^{-5}	3.5×10^{-2}	6.6×10^{-5}	1.7×10^{-1}	3.1×10^{-4}
9	7.0×10^{-2}	3.4×10^{-5}	3.2×10^{-2}	4.8×10^{-5}	1.6×10^{-1}	2.3×10^{-4}
10	6.8×10^{-2}	2.7×10^{-5}	2.9×10^{-2}	3.6×10^{-5}	1.5×10^{-1}	1.7×10^{-4}
100	4.7×10^{-2}	7.8×10^{-6}	1.0×10^{-2}	2.6×10^{-6}	8.0×10^{-2}	1.0×10^{-5}

附表 8-21 ^{226}Ra 衰变产物特殊监测：吸入、食入和注射途径的 $m(t)$

（单位：Bq/Bq）

摄入后的时间/d	吸入 M 类		食入		注射	
	^{214}Pb	^{214}Bi	^{214}Pb	^{214}Bi	^{214}Pb	^{214}Bi
1	3.4×10^{-2}	3.4×10^{-2}	8.4×10^{-2}	8.2×10^{-2}	5.3×10^{-2}	5.2×10^{-2}
2	3.5×10^{-2}	3.4×10^{-2}	8.2×10^{-2}	8.1×10^{-2}	5.9×10^{-2}	5.8×10^{-2}
3	2.2×10^{-2}	2.2×10^{-2}	5.0×10^{-2}	5.0×10^{-2}	4.8×10^{-2}	4.7×10^{-2}
4	1.2×10^{-2}	1.2×10^{-2}	2.7×10^{-2}	2.7×10^{-2}	3.6×10^{-2}	3.6×10^{-2}
5	6.8×10^{-3}	6.7×10^{-3}	1.4×10^{-2}	1.4×10^{-2}	2.8×10^{-2}	2.8×10^{-2}
6	4.2×10^{-3}	4.2×10^{-3}	8.1×10^{-3}	8.1×10^{-3}	2.3×10^{-2}	2.2×10^{-2}
7	3.0×10^{-3}	3.0×10^{-3}	5.3×10^{-3}	5.3×10^{-3}	1.9×10^{-2}	1.9×10^{-2}
8	2.4×10^{-3}	2.4×10^{-3}	4.0×10^{-3}	4.0×10^{-3}	1.7×10^{-2}	1.7×10^{-2}
9	2.1×10^{-3}	2.1×10^{-3}	3.3×10^{-3}	3.3×10^{-3}	1.5×10^{-2}	1.5×10^{-2}
10	1.9×10^{-3}	1.9×10^{-3}	3.0×10^{-3}	3.0×10^{-3}	1.4×10^{-2}	1.4×10^{-2}
100	1.9×10^{-3}	1.8×10^{-3}	2.7×10^{-3}	3.0×10^{-3}	1.2×10^{-2}	1.4×10^{-2}

附表 8-22 ^{228}Ra 特殊监测：吸入、食入和注射途径的 $m(t)$ （单位：Bq/Bq）

摄入后的时间/d	吸入 M 类		食入		注射	
	全身	尿样	全身	尿样	全身	尿样
1	5.9×10^{-1}	1.6×10^{-3}	7.3×10^{-1}	2.9×10^{-3}	8.1×10^{-1}	1.5×10^{-2}
2	2.7×10^{-1}	3.1×10^{-4}	3.8×10^{-1}	5.7×10^{-4}	5.8×10^{-1}	2.6×10^{-3}
3	1.6×10^{-1}	2.1×10^{-4}	1.9×10^{-1}	3.7×10^{-4}	4.3×10^{-1}	1.7×10^{-3}
4	1.1×10^{-1}	1.5×10^{-4}	1.1×10^{-1}	2.6×10^{-4}	3.3×10^{-1}	1.2×10^{-3}

续表

摄入后的时间/d	吸入		食入		注射	
	M 类					
	全身	尿样	全身	尿样	全身	尿样
5	9.3×10^{-2}	1.0×10^{-4}	6.9×10^{-2}	1.8×10^{-4}	2.6×10^{-1}	8.6×10^{-4}
6	8.2×10^{-2}	7.6×10^{-5}	5.1×10^{-2}	1.3×10^{-4}	2.2×10^{-1}	6.0×10^{-4}
7	7.6×10^{-2}	5.7×10^{-5}	4.1×10^{-2}	9.1×10^{-5}	1.9×10^{-1}	4.3×10^{-4}
8	7.2×10^{-2}	4.3×10^{-5}	3.5×10^{-2}	6.6×10^{-5}	1.7×10^{-1}	3.1×10^{-4}
9	6.9×10^{-2}	3.4×10^{-5}	3.2×10^{-2}	4.8×10^{-5}	1.6×10^{-1}	2.3×10^{-4}
10	6.7×10^{-2}	2.7×10^{-5}	2.9×10^{-2}	3.5×10^{-5}	1.4×10^{-1}	1.7×10^{-4}
100	4.8×10^{-2}	7.0×10^{-6}	1.0×10^{-2}	3.5×10^{-6}	8.0×10^{-2}	1.0×10^{-5}

附表 8-23　^{228}Ra 衰变产物 ^{228}Ac 特殊监测：吸入、食入和注射途径的 $m(t)$[①]

（单位：Bq/Bq）

摄入后的时间/d	M 类	食入	注射
1	4.7×10^{-1}	6.9×10^{-1}	7.6×10^{-1}
2	2.7×10^{-1}	3.8×10^{-1}	5.9×10^{-1}
3	1.6×10^{-1}	1.9×10^{-1}	4.3×10^{-1}
4	1.1×10^{-1}	1.1×10^{-1}	3.3×10^{-1}
5	9.3×10^{-2}	7.0×10^{-2}	2.7×10^{-1}
6	8.2×10^{-2}	5.1×10^{-2}	2.2×10^{-1}
7	7.6×10^{-2}	4.1×10^{-2}	1.9×10^{-1}
8	7.2×10^{-2}	3.5×10^{-2}	1.7×10^{-1}
9	6.9×10^{-2}	3.2×10^{-2}	1.6×10^{-1}
10	6.7×10^{-2}	2.9×10^{-2}	1.4×10^{-1}

注：① 衰变产物的 $m(t)$ 值是单位活度内沉积母体的预计子体的测量活值（以下的衰变产物与此相同）。

附表 8-24　^{228}Th 特殊监测：吸入途径的 $m(t)$　　（单位：Bq/Bq）

摄入后的时间/d	M 类			S 类		
	全身	尿样	粪样	全身	尿样	粪样
1	5.0×10^{-1}	1.1×10^{-3}	1.1×10^{-1}	4.9×10^{-1}	1.3×10^{-5}	1.1×10^{-1}
2	2.6×10^{-1}	2.3×10^{-4}	1.5×10^{-1}	2.5×10^{-1}	3.3×10^{-6}	1.6×10^{-1}
3	1.5×10^{-1}	1.4×10^{-4}	7.9×10^{-2}	1.4×10^{-1}	1.9×10^{-6}	8.4×10^{-2}
4	1.1×10^{-1}	1.1×10^{-4}	3.3×10^{-2}	9.0×10^{-2}	1.6×10^{-6}	3.5×10^{-2}
5	9.2×10^{-2}	9.6×10^{-5}	1.3×10^{-2}	7.2×10^{-2}	1.4×10^{-6}	1.4×10^{-2}
6	8.5×10^{-2}	8.4×10^{-5}	5.3×10^{-3}	6.5×10^{-2}	1.2×10^{-6}	5.6×10^{-3}
7	8.2×10^{-2}	7.5×10^{-5}	2.3×10^{-3}	6.2×10^{-2}	1.1×10^{-6}	1.5×10^{-3}
8	8.0×10^{-2}	6.7×10^{-5}	1.2×10^{-3}	6.1×10^{-2}	1.0×10^{-6}	1.3×10^{-3}
9	8.0×10^{-2}	6.2×10^{-5}	7.3×10^{-4}	6.0×10^{-2}	9.7×10^{-7}	8.2×10^{-4}
10	7.9×10^{-2}	5.7×10^{-5}	5.7×10^{-4}	5.9×10^{-2}	9.1×10^{-7}	6.4×10^{-4}
100	7.6×10^{-2}	1.0×10^{-5}	6.7×10^{-5}	5.8×10^{-2}	6.5×10^{-7}	9.4×10^{-5}

附表 8-25 ^{228}Th 特殊监测：食入和注射途径的 $m(t)$　　　（单位：Bq/Bq）

摄入后的时间/d	食入						注射		
	$f_1=5.1\times10^{-4}$			$f_1=2.0\times10^{-4}$					
	全身	尿样	粪样	全身	尿样	粪样	全身	尿样	粪样
1	7.2×10^{-1}	1.7×10^{-5}	2.8×10^{-1}	7.2×10^{-1}	6.7×10^{-6}	2.8×10^{-1}	9.6×10^{-1}	3.8×10^{-2}	8.2×10^{-3}
2	3.3×10^{-1}	5.2×10^{-6}	3.9×10^{-1}	3.3×10^{-1}	2.1×10^{-6}	3.9×10^{-1}	9.5×10^{-1}	7.5×10^{-3}	1.5×10^{-3}
3	1.3×10^{-1}	2.4×10^{-6}	2.0×10^{-1}	1.3×10^{-1}	9.4×10^{-7}	2.0×10^{-1}	9.4×10^{-1}	4.4×10^{-3}	1.0×10^{-3}
4	5.0×10^{-2}	1.8×10^{-6}	8.1×10^{-2}	5.0×10^{-2}	7.2×10^{-7}	8.1×10^{-2}	9.4×10^{-1}	3.5×10^{-3}	6.0×10^{-4}
5	1.9×10^{-2}	1.5×10^{-6}	3.1×10^{-2}	1.9×10^{-2}	6.0×10^{-7}	3.1×10^{-2}	9.3×10^{-1}	2.9×10^{-3}	3.7×10^{-4}
6	7.4×10^{-3}	1.3×10^{-6}	1.2×10^{-2}	7.1×10^{-3}	5.0×10^{-7}	1.2×10^{-2}	9.3×10^{-1}	2.4×10^{-3}	2.4×10^{-4}
7	3.0×10^{-3}	1.1×10^{-6}	4.3×10^{-3}	2.7×10^{-3}	4.3×10^{-7}	4.4×10^{-3}	9.3×10^{-1}	2.1×10^{-3}	1.7×10^{-4}
8	1.4×10^{-3}	9.3×10^{-7}	1.6×10^{-3}	1.3×10^{-3}	3.7×10^{-7}	1.6×10^{-3}	9.3×10^{-1}	1.8×10^{-3}	1.3×10^{-4}
9	8.1×10^{-4}	8.2×10^{-7}	5.9×10^{-4}	5.3×10^{-4}	3.3×10^{-7}	5.9×10^{-4}	9.2×10^{-1}	1.6×10^{-3}	9.8×10^{-5}
10	5.9×10^{-4}	7.3×10^{-7}	2.2×10^{-4}	3.1×10^{-4}	2.9×10^{-7}	2.2×10^{-4}	9.2×10^{-1}	1.4×10^{-3}	7.8×10^{-5}
100	6.5×10^{-4}	—	—	2.5×10^{-4}	—	—	9.2×10^{-1}	5.5×10^{-5}	3.8×10^{-5}

附表 8-26 ^{228}Th 衰变产物特殊监测：吸入途径的 $m(t)$　　　（单位：Bq/Bq）

摄入后的时间/d	吸入							
	M 类				S 类			
	^{212}Pb		^{208}Tl		^{212}Pb		^{208}Tl	
	全身	肺	全身	肺	全身	肺	全身	肺
1	4.2×10^{-2}	4.6×10^{-3}	1.3×10^{-2}	1.5×10^{-3}	4.1×10^{-2}	5.1×10^{-3}	1.3×10^{-2}	1.7×10^{-3}
2	5.7×10^{-2}	1.2×10^{-2}	2.0×10^{-2}	4.0×10^{-3}	5.5×10^{-2}	1.3×10^{-2}	1.9×10^{-2}	4.5×10^{-3}
3	5.1×10^{-2}	1.8×10^{-2}	1.8×10^{-2}	6.3×10^{-3}	4.7×10^{-2}	2.0×10^{-2}	1.7×10^{-2}	7.1×10^{-3}
4	4.6×10^{-2}	2.3×10^{-2}	1.6×10^{-2}	8.2×10^{-3}	4.0×10^{-2}	2.6×10^{-2}	1.4×10^{-2}	9.3×10^{-3}
5	4.5×10^{-2}	2.7×10^{-2}	1.6×10^{-2}	9.7×10^{-3}	3.8×10^{-2}	3.1×10^{-2}	1.3×10^{-2}	1.1×10^{-2}
6	4.6×10^{-2}	3.0×10^{-2}	1.6×10^{-2}	1.1×10^{-2}	3.8×10^{-2}	3.5×10^{-2}	1.4×10^{-2}	1.2×10^{-2}
7	4.8×10^{-2}	3.3×10^{-2}	1.7×10^{-2}	1.2×10^{-2}	4.0×10^{-2}	3.8×10^{-2}	1.4×10^{-2}	1.4×10^{-2}
8	5.0×10^{-2}	3.5×10^{-2}	1.8×10^{-2}	1.2×10^{-2}	4.2×10^{-2}	4.0×10^{-2}	1.5×10^{-2}	1.4×10^{-2}
9	5.2×10^{-2}	3.6×10^{-2}	1.9×10^{-2}	1.3×10^{-2}	4.4×10^{-2}	4.2×10^{-2}	1.6×10^{-2}	1.5×10^{-2}
10	5.3×10^{-2}	3.7×10^{-2}	1.9×10^{-2}	1.3×10^{-2}	4.5×10^{-2}	4.4×10^{-2}	1.6×10^{-2}	1.6×10^{-2}
100	5.2×10^{-2}	2.7×10^{-2}	1.9×10^{-2}	8.8×10^{-3}	4.0×10^{-2}	4.3×10^{-2}	1.0×10^{-2}	1.0×10^{-2}

附表 8-27 ^{228}Th 衰变产物特殊监测：食入和注射途径的 $m(t)$

（单位：Bq/Bq）

摄入后的时间/d	食入				注射	
	$f_1=5.0\times10^{-4}$		$f_1=2.0\times10^{-4}$		$f_1=5.0\times10^{-4}$	
	^{212}Pb	^{208}Tl	^{212}Pb	^{208}Tl	^{212}Pb	^{208}Tl
1	6.2×10^{-2}	2.0×10^{-2}	6.2×10^{-2}	2.0×10^{-2}	7.5×10^{-2}	2.4×10^{-2}
2	7.6×10^{-2}	2.6×10^{-2}	7.6×10^{-2}	2.6×10^{-2}	1.8×10^{-1}	6.2×10^{-2}
3	4.8×10^{-2}	1.7×10^{-2}	4.8×10^{-2}	1.7×10^{-2}	2.6×10^{-1}	9.2×10^{-2}

续表

摄入后的时间/d	食入				注射	
	$f_1 = 5.0 \times 10^{-4}$		$f_1 = 2.0 \times 10^{-4}$		$f_1 = 5.0 \times 10^{-4}$	
	^{212}Pb	^{208}Tl	^{212}Pb	^{208}Tl	^{212}Pb	^{208}Tl
4	2.5×10^{-2}	8.8×10^{-3}	2.5×10^{-2}	8.8×10^{-3}	3.3×10^{-1}	1.1×10^{-1}
5	1.2×10^{-2}	4.1×10^{-3}	1.1×10^{-2}	4.1×10^{-3}	3.7×10^{-1}	1.3×10^{-1}
6	5.3×10^{-3}	1.9×10^{-3}	5.1×10^{-3}	1.8×10^{-3}	4.0×10^{-1}	1.4×10^{-1}
7	2.5×10^{-3}	8.9×10^{-4}	2.3×10^{-3}	8.4×10^{-4}	4.3×10^{-1}	1.5×10^{-1}
8	1.3×10^{-3}	4.6×10^{-4}	1.1×10^{-3}	4.1×10^{-4}	4.5×10^{-1}	1.6×10^{-1}
9	7.7×10^{-4}	2.8×10^{-4}	6.3×10^{-4}	2.3×10^{-4}	4.7×10^{-1}	1.7×10^{-1}
10	5.5×10^{-4}	2.0×10^{-4}	4.1×10^{-4}	1.5×10^{-4}	4.8×10^{-1}	1.7×10^{-1}
100	4.5×10^{-4}	1.0×10^{-4}	4.1×10^{-4}	5.8×10^{-5}	4.8×10^{-1}	

附表 8-28　^{232}Th 特殊监测：吸入途径的 $m(t)$　　　（单位：Bq/Bq）

摄入后的时间/d	M 类			S 类		
	全身	尿样	粪样	全身	尿样	粪样
1	5.0×10^{-1}	1.1×10^{-3}	1.1×10^{-1}	4.9×10^{-1}	1.3×10^{-5}	1.1×10^{-1}
2	2.6×10^{-1}	2.3×10^{-4}	1.5×10^{-1}	2.5×10^{-1}	3.3×10^{-6}	1.6×10^{-1}
3	1.5×10^{-1}	1.4×10^{-4}	8.0×10^{-2}	1.4×10^{-1}	1.9×10^{-6}	8.4×10^{-2}
4	1.1×10^{-1}	1.1×10^{-4}	3.3×10^{-2}	9.1×10^{-2}	1.6×10^{-6}	3.5×10^{-2}
5	9.2×10^{-2}	9.7×10^{-5}	1.3×10^{-2}	7.3×10^{-2}	1.4×10^{-6}	1.4×10^{-2}
6	8.5×10^{-2}	8.5×10^{-5}	5.3×10^{-3}	6.6×10^{-2}	1.3×10^{-6}	5.7×10^{-3}
7	8.3×10^{-2}	7.5×10^{-5}	2.3×10^{-3}	6.3×10^{-2}	1.1×10^{-6}	2.5×10^{-3}
8	8.1×10^{-2}	6.8×10^{-5}	1.2×10^{-3}	6.1×10^{-2}	1.0×10^{-6}	1.3×10^{-3}
9	8.0×10^{-2}	6.2×10^{-5}	7.4×10^{-4}	6.0×10^{-2}	9.8×10^{-7}	8.2×10^{-4}
10	8.0×10^{-2}	5.8×10^{-5}	5.7×10^{-4}	6.0×10^{-2}	9.2×10^{-7}	6.5×10^{-4}
100	7.8×10^{-2}	1.0×10^{-5}	7.5×10^{-5}	5.6×10^{-2}	6.2×10^{-7}	1.2×10^{-4}

附表 8-29　^{232}Th 特殊监测：食入途径的 $m(t)$　　　（单位：Bq/Bq）

摄入后的时间/d	$f_1 = 5.0 \times 10^{-4}$			$f_1 = 2.0 \times 10^{-4}$		
	全身	尿样	粪样	全身	尿样	粪样
1	7.2×10^{-1}	1.7×10^{-5}	2.8×10^{-1}	7.2×10^{-1}	6.7×10^{-6}	2.8×10^{-1}
2	3.3×10^{-1}	5.2×10^{-6}	3.9×10^{-1}	3.3×10^{-1}	2.1×10^{-6}	3.9×10^{-1}
3	1.3×10^{-1}	2.4×10^{-6}	2.0×10^{-1}	1.3×10^{-1}	9.4×10^{-7}	2.0×10^{-1}
4	5.1×10^{-2}	1.8×10^{-6}	8.1×10^{-2}	5.0×10^{-2}	7.3×10^{-7}	8.1×10^{-2}
5	1.9×10^{-2}	1.5×10^{-6}	3.1×10^{-2}	1.9×10^{-2}	6.0×10^{-7}	3.1×10^{-2}
6	7.4×10^{-3}	1.3×10^{-6}	1.2×10^{-2}	7.1×10^{-3}	5.0×10^{-7}	1.2×10^{-2}
7	3.0×10^{-3}	1.1×10^{-6}	4.4×10^{-3}	2.7×10^{-3}	4.3×10^{-7}	4.4×10^{-3}
8	1.4×10^{-3}	9.4×10^{-7}	1.6×10^{-3}	1.1×10^{-3}	3.8×10^{-7}	1.6×10^{-3}
9	8.1×10^{-4}	8.3×10^{-7}	6.0×10^{-4}	5.3×10^{-4}	3.3×10^{-7}	6.0×10^{-4}
10	5.9×10^{-4}	7.4×10^{-7}	2.2×10^{-4}	3.1×10^{-4}	3.0×10^{-7}	2.2×10^{-4}
100	5.5×10^{-4}	—	—	2.1×10^{-4}	—	—

附表 8-30　^{232}Th 特殊监测：注射途径的 $m(t)$　（单位：Bq/Bq）

摄入后的时间/d	$f_1 = 5.0 \times 10^{-4}$		
	全身	尿样	粪样
1	9.6×10^{-1}	3.8×10^{-2}	8.2×10^{-4}
2	9.5×10^{-1}	7.6×10^{-3}	1.5×10^{-3}
3	9.5×10^{-1}	4.4×10^{-3}	1.0×10^{-3}
4	9.4×10^{-1}	3.5×10^{-3}	6.0×10^{-4}
5	9.4×10^{-1}	2.9×10^{-3}	3.7×10^{-4}
6	9.4×10^{-1}	2.4×10^{-3}	2.4×10^{-4}
7	9.3×10^{-1}	2.1×10^{-3}	1.7×10^{-4}
8	9.3×10^{-1}	1.8×10^{-3}	1.3×10^{-4}
9	9.3×10^{-1}	1.6×10^{-3}	9.9×10^{-5}
10	9.3×10^{-1}	1.5×10^{-3}	7.9×10^{-5}
100	9.3×10^{-1}	7.5×10^{-5}	3.9×10^{-5}

附表 8-31　^{232}Th 衰变产物 ^{228}Ac 特殊监测：吸入、食入和注射途径的 $m(t)$
（单位：Bq/Bq）

摄入后的时间/d	吸入				食入		注射
	M 类		S 类		$f_1 =$ 2.0×10^{-4}	$f_1 =$ 5.0×10^{-4}	$f_1 =$ 5.0×10^{-4}
	肺	全身	肺	全身			
1	1.2×10^{-5}	1.1×10^{-4}	1.4×10^{-5}	1.1×10^{-4}	1.6×10^{-4}	1.6×10^{-4}	2.0×10^{-4}
2	3.0×10^{-5}	1.4×10^{-4}	3.4×10^{-5}	1.4×10^{-4}	1.8×10^{-4}	1.8×10^{-4}	4.5×10^{-4}
3	4.8×10^{-5}	1.3×10^{-4}	5.4×10^{-5}	1.2×10^{-4}	1.2×10^{-4}	1.2×10^{-4}	6.7×10^{-4}
4	6.5×10^{-5}	1.3×10^{-4}	7.4×10^{-5}	1.1×10^{-4}	6.4×10^{-5}	6.5×10^{-5}	8.5×10^{-4}
5	8.2×10^{-5}	1.3×10^{-4}	9.3×10^{-5}	1.1×10^{-4}	3.2×10^{-5}	3.3×10^{-5}	1.0×10^{-3}
6	9.8×10^{-5}	1.4×10^{-4}	1.1×10^{-4}	1.2×10^{-4}	1.6×10^{-5}	1.7×10^{-5}	1.2×10^{-3}
7	1.1×10^{-4}	1.6×10^{-4}	1.3×10^{-4}	1.4×10^{-4}	8.6×10^{-6}	8.9×10^{-6}	1.3×10^{-3}
8	1.3×10^{-4}	1.8×10^{-4}	1.5×10^{-4}	1.5×10^{-4}	5.1×10^{-6}	5.5×10^{-6}	1.4×10^{-3}
9	1.4×10^{-4}	1.9×10^{-4}	1.7×10^{-4}	1.7×10^{-4}	3.5×10^{-6}	3.9×10^{-6}	1.5×10^{-3}
10	1.6×10^{-4}	2.1×10^{-4}	1.8×10^{-4}	1.9×10^{-4}	2.8×10^{-6}	3.2×10^{-6}	1.6×10^{-3}
100	8.5×10^{-4}	9.6×10^{-4}	1.2×10^{-3}	1.2×10^{-3}	2.5×10^{-6}	3.8×10^{-6}	8.6×10^{-3}

附表 8-32　^{234}U、^{235}U 或 ^{238}U 特殊监测：吸入途径的 $m(t)$　（单位：Bq/Bq）

摄入后的时间/d	F 类		M 类		S 类		
	尿样	粪样①	肺②	尿样	肺	尿样	粪样
1	1.8×10^{-1}	5.6×10^{-2}	5.8×10^{-2}	2.3×10^{-2}	6.4×10^{-2}	7.0×10^{-4}	1.1×10^{-1}
2	6.4×10^{-3}	—	5.6×10^{-2}	1.1×10^{-3}	6.3×10^{-2}	4.4×10^{-5}	1.6×10^{-1}
3	5.1×10^{-3}	3.9×10^{-2}	5.5×10^{-2}	8.5×10^{-4}	6.2×10^{-2}	2.6×10^{-5}	8.4×10^{-2}
4	4.6×10^{-3}	—	5.4×10^{-2}	7.9×10^{-4}	6.1×10^{-2}	2.4×10^{-5}	3.5×10^{-2}
5	4.2×10^{-3}	6.24×10^{-3}	5.3×10^{-2}	7.3×10^{-4}	6.1×10^{-2}	2.2×10^{-5}	1.4×10^{-2}
6	3.8×10^{-3}	—	5.3×10^{-2}	6.9×10^{-4}	6.0×10^{-2}	2.0×10^{-5}	5.7×10^{-3}
7	3.5×10^{-3}		5.2×10^{-2}	6.5×10^{-4}	6.0×10^{-2}	1.9×10^{-5}	2.5×10^{-3}

续表

摄入后的时间/d	F 类		M 类		S 类		
	尿样	粪样①	肺②	尿样	肺	尿样	粪样
8	3.2×10^{-3}	—	5.1×10^{-2}	6.1×10^{-4}	5.9×10^{-2}	1.8×10^{-5}	1.3×10^{-3}
9	2.9×10^{-3}	—	5.0×10^{-2}	5.7×10^{-4}	5.8×10^{-2}	1.7×10^{-5}	8.2×10^{-4}
10	2.7×10^{-3}	—	5.0×10^{-2}	5.4×10^{-4}	5.8×10^{-2}	1.6×10^{-5}	6.5×10^{-4}
100	1.1×10^{-4}	—	2.5×10^{-2}	1.4×10^{-4}	5.4×10^{-2}	6.6×10^{-6}	1.2×10^{-4}

注：① F 类粪样数据来自参考文献[151]；

② 肺监测仅用于 ^{235}U。

附表 8-33　^{234}U、^{235}U 或 ^{238}U 特殊监测：食入和注射途径的 $m(t)$

（单位：Bq/Bq）

摄入后的时间/d	食入，$f_1=0.02$	食入，$f_1=0.002$	注射
1	1.3×10^{-2}	1.3×10^{-3}	6.5×10^{-1}
2	6.9×10^{-4}	7.0×10^{-5}	2.2×10^{-2}
3	3.7×10^{-4}	3.7×10^{-5}	1.8×10^{-2}
4	3.3×10^{-4}	3.3×10^{-5}	1.6×10^{-2}
5	3.0×10^{-4}	3.0×10^{-5}	1.5×10^{-2}
6	2.7×10^{-4}	2.7×10^{-5}	1.3×10^{-2}
7	2.5×10^{-4}	2.5×10^{-5}	1.2×10^{-2}
8	2.3×10^{-4}	2.3×10^{-5}	1.1×10^{-2}
9	1.1×10^{-4}	2.1×10^{-5}	1.0×10^{-2}
10	1.9×10^{-4}	1.9×10^{-5}	9.4×10^{-3}
100	8.9×10^{-5}	9.2×10^{-7}	6.4×10^{-4}

附表 8-34　^{237}Np 特殊监测：吸入途径的 $m(t)$　（单位：Bq/Bq）

摄入后的时间/d	M 类			
	肺	骨	尿样	粪样
1	5.8×10^{-2}	9.0×10^{-3}	6.2×10^{-3}	1.1×10^{-1}
2	5.6×10^{-2}	1.1×10^{-2}	1.3×10^{-3}	1.5×10^{-1}
3	5.5×10^{-2}	1.2×10^{-2}	7.0×10^{-4}	8.0×10^{-2}
4	5.4×10^{-2}	1.2×10^{-2}	4.8×10^{-4}	3.3×10^{-2}
5	5.3×10^{-2}	1.3×10^{-2}	3.4×10^{-4}	1.3×10^{-2}
6	5.3×10^{-2}	1.3×10^{-2}	2.6×10^{-4}	5.3×10^{-3}
7	5.2×10^{-2}	1.3×10^{-2}	2.0×10^{-4}	2.3×10^{-3}
8	5.1×10^{-2}	1.3×10^{-2}	1.7×10^{-4}	1.2×10^{-3}
9	5.0×10^{-2}	1.4×10^{-2}	1.4×10^{-4}	7.4×10^{-4}
10	5.0×10^{-2}	1.4×10^{-2}	1.3×10^{-4}	5.7×10^{-4}
100	3.5×10^{-2}	3.3×10^{-2}	7.3×10^{-5}	7.3×10^{-5}

附表 8-35　^{237}Np 特殊监测：食入和注射途径的 $m(t)$ 　　　　（单位：Bq/Bq）

摄入后的时间/d	食入			注射		
	骨	尿样	粪样	骨	尿样	粪样
1	1.4×10^{-4}	9.8×10^{-5}	2.8×10^{-1}	3.2×10^{-1}	2.2×10^{-1}	1.2×10^{-3}
2	1.8×10^{-4}	3.1×10^{-5}	3.9×10^{-1}	3.7×10^{-1}	4.4×10^{-2}	2.1×10^{-3}
3	2.0×10^{-4}	1.2×10^{-5}	2.0×10^{-1}	4.0×10^{-1}	2.2×10^{-2}	1.5×10^{-3}
4	2.1×10^{-4}	7.6×10^{-6}	8.1×10^{-2}	4.2×10^{-1}	1.4×10^{-2}	9.0×10^{-4}
5	2.1×10^{-4}	5.0×10^{-6}	3.1×10^{-2}	4.3×10^{-1}	9.2×10^{-3}	5.3×10^{-4}
6	2.2×10^{-4}	3.3×10^{-6}	1.2×10^{-2}	4.4×10^{-1}	6.1×10^{-3}	3.2×10^{-4}
7	2.2×10^{-4}	2.3×10^{-6}	4.4×10^{-3}	4.4×10^{-1}	4.2×10^{-3}	2.0×10^{-4}
8	2.2×10^{-4}	1.6×10^{-6}	1.6×10^{-3}	4.5×10^{-1}	2.9×10^{-3}	1.3×10^{-4}
9	2.2×10^{-4}	1.1×10^{-6}	6.0×10^{-4}	4.5×10^{-1}	2.1×10^{-3}	9.0×10^{-5}
10	2.2×10^{-4}	8.4×10^{-7}	2.2×10^{-4}	4.5×10^{-1}	1.6×10^{-3}	6.3×10^{-5}
100	2.6×10^{-4}	8.4×10^{-8}	—	4.5×10^{-1}	1.8×10^{-4}	1.3×10^{-5}

附表 8-36　^{238}Pu、^{239}Pu 或 ^{240}Pu 特殊监测：吸入途径的 $m(t)$ 　　（单位：Bq/Bq）

摄入后的时间/d	M 类			S 类		
	肺	尿样	粪样	肺	尿样	粪样
1	5.8×10^{-2}	2.3×10^{-4}	1.1×10^{-1}	6.4×10^{-2}	2.3×10^{-6}	1.1×10^{-1}
2	5.6×10^{-2}	1.3×10^{-4}	1.5×10^{-1}	6.3×10^{-2}	1.4×10^{-6}	1.6×10^{-1}
3	5.5×10^{-2}	7.8×10^{-5}	8.0×10^{-2}	6.2×10^{-2}	8.3×10^{-7}	8.4×10^{-2}
4	5.4×10^{-2}	5.3×10^{-5}	3.4×10^{-2}	6.1×10^{-2}	5.9×10^{-7}	3.5×10^{-2}
5	5.3×10^{-2}	3.9×10^{-5}	1.3×10^{-2}	6.1×10^{-2}	4.5×10^{-7}	1.4×10^{-2}
6	5.3×10^{-2}	3.0×10^{-5}	5.4×10^{-3}	6.0×10^{-2}	3.7×10^{-7}	5.7×10^{-3}
7	5.1×10^{-2}	2.4×10^{-5}	1.3×10^{-3}	6.0×10^{-2}	3.1×10^{-7}	2.5×10^{-3}
8	5.1×10^{-2}	2.0×10^{-5}	1.1×10^{-3}	5.9×10^{-2}	2.7×10^{-7}	1.3×10^{-3}
9	5.0×10^{-2}	1.7×10^{-5}	7.6×10^{-4}	5.8×10^{-2}	2.4×10^{-7}	8.2×10^{-4}
10	5.0×10^{-2}	1.5×10^{-5}	5.8×10^{-4}	5.8×10^{-2}	2.2×10^{-7}	6.5×10^{-4}
100	3.1×10^{-2}	8.5×10^{-6}	7.8×10^{-5}	4.8×10^{-2}	1.8×10^{-7}	1.0×10^{-4}

附表 8-37　^{238}Pu、^{239}Pu 或 ^{240}Pu 特殊监测：食入和注射途径的 $m(t)$

（单位：Bq/Bq）

摄入后的时间/d	食入				注射			
	$f_1 = 5.0 \times 10^{-4}$		$f_1 = 1.0 \times 10^{-4}$		$f_1 = 1.0 \times 10^{-5}$		$f_1 = 5.0 \times 10^{-4}$	
	尿样	粪样	尿样	粪样	尿样	粪样	尿样	粪样
1	3.4×10^{-6}	2.8×10^{-1}	6.7×10^{-7}	2.8×10^{-1}	6.7×10^{-8}	2.8×10^{-1}	8.2×10^{-3}	1.6×10^{-3}
2	2.6×10^{-6}	3.9×10^{-1}	5.2×10^{-7}	3.9×10^{-1}	5.2×10^{-8}	3.9×10^{-1}	4.5×10^{-3}	4.3×10^{-3}
3	1.4×10^{-6}	2.0×10^{-1}	2.9×10^{-7}	2.0×10^{-1}	2.9×10^{-8}	2.0×10^{-1}	2.6×10^{-3}	4.2×10^{-3}
4	9.3×10^{-7}	8.1×10^{-2}	1.9×10^{-7}	8.1×10^{-2}	1.9×10^{-8}	8.1×10^{-2}	1.7×10^{-3}	3.1×10^{-3}
5	6.5×10^{-7}	3.1×10^{-2}	1.3×10^{-7}	3.1×10^{-2}	1.3×10^{-8}	3.1×10^{-2}	1.2×10^{-3}	2.2×10^{-3}
6	4.7×10^{-7}	1.2×10^{-2}	9.4×10^{-8}	1.2×10^{-2}	9.4×10^{-9}	1.2×10^{-2}	8.9×10^{-4}	1.5×10^{-3}
7	3.6×10^{-7}	4.4×10^{-3}	7.1×10^{-8}	4.4×10^{-3}	7.1×10^{-9}	4.4×10^{-3}	6.7×10^{-4}	1.0×10^{-3}

续表

摄入后的时间/d	食入				注射			
	$f_1 = 5.0 \times 10^{-4}$		$f_1 = 1.0 \times 10^{-4}$		$f_1 = 1.0 \times 10^{-5}$		$f_1 = 5.0 \times 10^{-4}$	
	尿样	粪样	尿样	粪样	尿样	粪样	尿样	粪样
8	2.8×10^{-7}	1.6×10^{-3}	5.5×10^{-8}	1.6×10^{-3}	5.5×10^{-9}	1.6×10^{-3}	5.3×10^{-4}	7.1×10^{-4}
9	2.2×10^{-7}	6.0×10^{-4}	4.4×10^{-8}	6.0×10^{-4}	4.4×10^{-9}	6.0×10^{-4}	4.2×10^{-4}	5.0×10^{-4}
10	1.8×10^{-7}	2.2×10^{-4}	3.6×10^{-8}	2.2×10^{-4}	3.6×10^{-9}	2.2×10^{-4}	3.5×10^{-4}	3.6×10^{-4}
100	7.8×10^{-8}	3.2×10^{-8}	—	—	—	—	1.0×10^{-4}	6.6×10^{-5}

附表 8-38　^{241}Am 特殊监测：吸入途径（M 类）的 $m(t)$　（单位：Bq/Bq）

摄入后的时间/d	肺	骨	尿样	粪样
1	5.8×10^{-2}	7.5×10^{-3}	1.8×10^{-3}	1.1×10^{-1}
2	5.6×10^{-2}	8.3×10^{-3}	2.3×10^{-4}	1.5×10^{-1}
3	5.5×10^{-2}	8.6×10^{-3}	1.3×10^{-4}	8.0×10^{-2}
4	5.4×10^{-2}	8.8×10^{-3}	9.0×10^{-5}	3.3×10^{2}
5	5.3×10^{-2}	8.9×10^{-3}	7.2×10^{-5}	1.3×10^{-2}
6	5.3×10^{-2}	9.1×10^{-3}	6.3×10^{-5}	5.3×10^{-3}
7	5.2×10^{-2}	9.2×10^{-3}	5.8×10^{-5}	2.3×10^{-3}
8	5.1×10^{-2}	9.3×10^{-3}	5.4×10^{-5}	1.2×10^{-3}
9	5.0×10^{-2}	9.4×10^{-3}	5.1×10^{-5}	7.4×10^{-4}
10	5.0×10^{-2}	9.4×10^{-3}	4.9×10^{-5}	5.7×10^{-4}
100	2.2×10^{-2}	2.1×10^{-2}	2.9×10^{-5}	8.7×10^{-5}

附表 8-39　^{241}Am 特殊监测：食入和注射途径的 $m(t)$　（单位：Bq/Bq）

摄入后的时间/d	食入			注射		
	骨	尿样	粪样	骨	尿样	粪样
1	1.3×10^{-4}	3.0×10^{-5}	2.8×10^{-1}	2.6×10^{-1}	6.2×10^{-2}	3.7×10^{-3}
2	1.4×10^{-4}	4.6×10^{-6}	3.9×10^{-1}	2.9×10^{-1}	7.5×10^{-3}	4.4×10^{-3}
3	1.5×10^{-4}	2.2×10^{-6}	2.0×10^{-1}	3.0×10^{-1}	3.9×10^{-3}	2.6×10^{-3}
4	1.5×10^{-4}	1.3×10^{-6}	8.1×10^{-2}	3.0×10^{-1}	2.4×10^{-3}	1.3×10^{-3}
5	1.5×10^{-4}	9.5×10^{-7}	3.1×10^{-2}	3.0×10^{-1}	1.8×10^{-3}	6.4×10^{-4}
6	1.5×10^{-4}	7.6×10^{-7}	1.2×10^{-2}	3.0×10^{-1}	1.5×10^{-3}	3.1×10^{-4}
7	1.5×10^{-4}	6.6×10^{-7}	4.4×10^{-3}	3.0×10^{-1}	1.3×10^{-3}	1.6×10^{-4}
8	1.5×10^{-4}	5.9×10^{-7}	1.6×10^{-3}	3.0×10^{-1}	1.2×10^{-3}	9.7×10^{-5}
9	1.5×10^{-4}	5.4×10^{-7}	6.0×10^{-4}	3.0×10^{-1}	1.1×10^{-3}	6.9×10^{-5}
10	1.5×10^{-4}	4.9×10^{-7}	2.2×10^{-4}	3.1×10^{-1}	9.6×10^{-4}	5.7×10^{-5}
100	3.5×10^{-4}	7.9×10^{-8}	2.2×10^{-8}	6.1×10^{-1}	1.0×10^{-4}	2.7×10^{-5}

附表 8-40　^{242}Cm 特殊监测：吸入、食入和注射途径的 $m(t)$　（单位：Bq/Bq）

摄入后的时间/d	吸入,M类			食入		注射	
	肺	尿样	粪样	尿样	粪样	尿样	粪样
1	5.7×10^{-2}	1.8×10^{-3}	1.1×10^{-1}	3.0×10^{-5}	2.8×10^{-1}	6.2×10^{-2}	3.7×10^{-3}
2	5.5×10^{-2}	2.3×10^{-4}	1.5×10^{-1}	4.5×10^{-6}	3.9×10^{-1}	7.4×10^{-3}	4.4×10^{-3}
3	5.4×10^{-2}	1.3×10^{-4}	7.9×10^{-2}	2.2×10^{-6}	1.9×10^{-1}	3.8×10^{-3}	2.6×10^{-3}
4	5.3×10^{-2}	8.8×10^{-5}	3.3×10^{-2}	1.3×10^{-6}	8.0×10^{-2}	2.4×10^{-3}	1.3×10^{-3}
5	5.2×10^{-2}	7.0×10^{-5}	1.3×10^{-2}	9.3×10^{-7}	3.1×10^{-2}	1.8×10^{-3}	6.2×10^{-4}
6	5.1×10^{-2}	6.1×10^{-5}	5.2×10^{-3}	7.4×10^{-7}	1.1×10^{-2}	1.4×10^{-3}	3.0×10^{-4}
7	5.0×10^{-2}	5.6×10^{-5}	2.2×10^{-3}	6.4×10^{-7}	4.3×10^{-3}	1.2×10^{-3}	1.6×10^{-4}
8	4.9×10^{-2}	5.2×10^{-5}	1.1×10^{-3}	5.7×10^{-7}	1.6×10^{-3}	1.1×10^{-3}	9.4×10^{-5}
9	4.8×10^{-2}	4.9×10^{-5}	7.1×10^{-4}	5.2×10^{-7}	5.7×10^{-4}	1.0×10^{-3}	6.6×10^{-5}
10	4.8×10^{-2}	4.7×10^{-5}	5.5×10^{-4}	4.7×10^{-7}	2.1×10^{-4}	9.2×10^{-4}	5.5×10^{-5}
100	1.8×10^{-2}	1.0×10^{-5}	6.2×10^{-5}	6.7×10^{-8}	1.1×10^{-8}	9.0×10^{-5}	4.8×10^{-5}

附表 8-41　^{244}Cm 特殊监测：吸入、食入和注射途径的 $m(t)$　（单位：Bq/Bq）

摄入后的时间/d	吸入,M类			食入		注射	
	肺	尿样	粪样	尿样	粪样	尿样	粪样
1	5.8×10^{-2}	1.8×10^{-3}	1.1×10^{-1}	3.0×10^{-5}	2.8×10^{-1}	6.2×10^{-2}	3.7×10^{-3}
2	5.6×10^{-2}	2.3×10^{-4}	1.5×10^{-1}	4.6×10^{-6}	3.9×10^{-1}	7.5×10^{-3}	4.4×10^{-3}
3	5.5×10^{-2}	1.3×10^{-4}	8.0×10^{-2}	2.2×10^{-6}	2.0×10^{-1}	3.9×10^{-3}	2.6×10^{-3}
4	5.4×10^{-2}	9.0×10^{-5}	3.3×10^{-2}	1.3×10^{-6}	8.1×10^{-2}	2.4×10^{-3}	1.3×10^{-3}
5	5.3×10^{-2}	7.2×10^{-5}	1.3×10^{-2}	9.5×10^{-7}	3.1×10^{-2}	1.8×10^{-3}	6.4×10^{-4}
6	5.3×10^{-2}	6.3×10^{-5}	5.3×10^{-3}	7.6×10^{-7}	1.2×10^{-2}	1.5×10^{-3}	3.1×10^{-4}
7	5.2×10^{-2}	5.8×10^{-5}	2.3×10^{-3}	6.6×10^{-7}	4.4×10^{-3}	1.3×10^{-3}	1.6×10^{-4}
8	5.1×10^{-2}	5.4×10^{-5}	1.2×10^{-3}	5.9×10^{-7}	1.6×10^{-3}	1.2×10^{-3}	9.7×10^{-5}
9	5.0×10^{-2}	5.1×10^{-5}	7.5×10^{-4}	5.4×10^{-7}	6.0×10^{-4}	1.1×10^{-3}	6.9×10^{-5}
10	5.0×10^{-2}	4.9×10^{-5}	5.7×10^{-4}	4.9×10^{-7}	2.2×10^{-4}	9.6×10^{-4}	5.7×10^{-5}
100	3.0×10^{-2}	2.2×10^{-5}	7.7×10^{-5}	7.9×10^{-8}	3.2×10^{-8}	1.4×10^{-4}	5.1×10^{-5}

附表 8-42　^{252}Cf 特殊监测：吸入、食入和注射途径的 $m(t)$　（单位：Bq/Bq）

摄入后的时间/d	吸入,M类			食入		注射	
	肺	尿样	粪样	尿样	粪样	尿样	粪样
1	5.8×10^{-2}	1.3×10^{-3}	1.1×10^{-1}	2.1×10^{-5}	2.8×10^{-1}	4.6×10^{-2}	1.1×10^{-2}
2	5.6×10^{-2}	1.1×10^{-4}	1.5×10^{-1}	3.8×10^{-6}	3.9×10^{-1}	3.8×10^{-3}	1.9×10^{-2}
3	5.5×10^{-2}	2.2×10^{-5}	8.0×10^{-2}	2.6×10^{-7}	2.0×10^{-1}	2.6×10^{-4}	1.1×10^{-2}
4	5.4×10^{-2}	1.5×10^{-5}	3.3×10^{-2}	1.3×10^{-8}	8.1×10^{-2}	3.9×10^{-5}	4.9×10^{-3}
5	5.3×10^{-2}	1.4×10^{-5}	1.3×10^{-2}	1.2×10^{-8}	3.1×10^{-2}	2.5×10^{-5}	1.9×10^{-3}
6	5.2×10^{-2}	1.4×10^{-5}	5.3×10^{-3}	1.2×10^{-8}	1.2×10^{-2}	2.4×10^{-5}	7.5×10^{-4}
7	5.2×10^{-2}	1.4×10^{-5}	2.3×10^{-3}	1.2×10^{-8}	4.4×10^{-3}	2.4×10^{-5}	2.9×10^{-4}
8	5.1×10^{-2}	1.4×10^{-5}	1.2×10^{-3}	1.2×10^{-8}	1.6×10^{-3}	2.4×10^{-5}	1.2×10^{-4}
9	5.0×10^{-2}	1.3×10^{-5}	7.5×10^{-4}	1.2×10^{-8}	5.9×10^{-4}	2.4×10^{-5}	6.1×10^{-5}
10	4.9×10^{-2}	1.3×10^{-5}	5.8×10^{-4}	1.2×10^{-8}	2.2×10^{-4}	2.4×10^{-5}	3.8×10^{-5}
100	2.9×10^{-2}	8.5×10^{-6}	8.8×10^{-5}	1.0×10^{-8}	1.0×10^{-8}	2.4×10^{-5}	2.4×10^{-5}

参 考 文 献

[1] BLATZ H. Radiation hygiene handbook[M]. New York：McGraw-Hill,1959：6-13.

[2] 国务院.放射性同位素与射线装置安全和防护条例[EB/OL].（2005-09-14)[2008-04-28]. http：//www. gov. cn/zhengce/content/ 2008-03/28/ content_5013. htm.

[3] BROBECK W M. Particle accelerator safety manual[M]. Rockville：National Center for Radiological Health,1968.

[4] BETHESDA M D. National council on radiation protection and measurements[J]. American journal of roentgenology,1974,121(4)：905-906.

[5] 中华人民共和国国家质量监督检疫检验总局.电离辐射防护与辐射源安全基本标准：GB 18871—2002 [S].北京：中国标准出版社,2002.

[6] 潘自强,刘华,周永增,等译.国际放射防护委员会 2001 年建议书(ICRP 第 103 号出版物)[R].北京：原子能出版社,2008.

[7] LAMARSH J R,BARATTA A J. Introduction to nuclear engineering[M].3rd ed. 2001：103-104.

[8] Office of Technical Services. Radiological health handbook［M］. Washington D. C.：Office of Technical Services,1960.

[9] ANDREWS H L. Radiation Biophysics[M].2nd ed. New Jersey：Prentice-Hall,Inc,1974：34.

[10] WHITE G. X-ray Attenuation coefficients：NBS report 1003［R］. Washington D. C.：US Government Printing Office,1952.

[11] Atomic Energy of Canada. Reproduced with permission from Technical Bulletin NS-2[R]. Ottawa,Canada：1966.

[12] THORNE M C. ICRP publication 60：1990 recommendations of the international commission on radiological protection：annals of the ICRP,21(1-3),1991[J]. Annals of nuclear energy,1992,19(1)：51-52.

[13] 中华人民共和国国家卫生和计划生育委员会.放射工作人员健康要求：GBZ 98—2017[S].北京：原子能出版社,2007.

[14] 方杰.辐射防护导论[M].北京：原子能出版社,1991.

[15] 中国科学院工程力学研究.γ射线屏蔽参数手册[M].北京：原子能出版社,1976.

[16] National Council on Radiation Protection and Measurements. Structural shielding design and evaluation for medical use of X rays and Gamma rays of energies up to10MeV：NCRP report No. 49［R］. Washington D. C.：National Council on Radiation Protection and Measurements,1976.

[17] National Council on Radiation Protection and Measurements. Structural shielding design and evaluation for megavoltage x-and gamma-ray radiotherapy facilities：NCRP report No. 151［R］. Washington D. C.：National Council on Radiation Protection and Measurements,2005.

[18] National Council on Radiation Protection and Measurements. Radiation protection for particle accelerator facilities：NCRP report No. 144[R]. Washington D. C.：National Council on Radiation Protection and Measurements,2003.

[19] National Council on Radiation Protection and Measurements. radiation protection design guidelines for 0. 1-100MeV particle accelerator facilities：NCRP report No. 51[R]. Washington D. C.：National Council on Radiation Protection and Measurements,1977.

[20] 《注册核安全工程师岗位培训丛书》编委会.核安全相关法律法规(修订版)[M].北京：经济管理出

版社,2013.

[21]　《注册核安全工程师岗位培训丛书》编委会.核安全综合知识(修订版)[M].北京:经济管理出版社,2013.

[22]　《注册核安全工程师岗位培训丛书》编委会.核安全专业务实(修订版)[M].《注册核安全工程师岗位培训丛书》.北京:经济管理出版社,2013.

[23]　《注册核安全工程师岗位培训丛书》编委会.核安全案例分析(修订版)[M].北京:经济管理出版社,2013.

[24]　国际放射防护委员会.国际放射防护委员会2007年建议书[M].潘自强,译.北京:原子能出版社,2008.

[25]　International Commission on Radiological Protection. Limits for intakes of radionuclides by workers: ICRP publication 30 (Part 1) [R]. Annals of the ICRP,1980,4(3-4): 1.

[26]　International Commission on Radiological Protection. Human respiratory tract model for radiological protection: ICRP publication 66[R]. Annals of the ICRP,1994,24 (1-3).

[27]　卫生部工业卫生实验所.全国放射性同位素和射线装置事故汇编(1954—1987年)[G].北京,1988.

[28]　卫生部卫生法制与监督司,公安部三局.全国放射事故案例汇编(1988—1998年)[G].北京:中国科学技术出版社,2001.

[29]　环境保护部核与辐射安全监.2004—2013年全国辐射事故汇编[G].北京:原子能出版社,2015.

[30]　国家核安全局.国家核安全局年报(2014—2016年)[EB/OL].(2015-08-03)[2017-07-12]. http://nnsa. mee. gov. cn/zhxx_8953/haqnb/.

[31]　陈刚.国际原子能法汇编[M].北京:原子能出版社,2012.

[32]　陆浩,刘华,王毅韧.中华人民共和国核安全法解读[M].北京:中国法制出版社,2018.

[33]　第十届全国人民代表大会常务委员会第三次会议.中华人民共和国放射性污染防治法[EB/OL].(2003-06-28)[2012-11-13]. http://www. gov. cn/bumenfuwu/2012-11/13/content_ 2601283. htm.

[34]　第九届全国人民代表大会常务委员会第二十四次会议.中华人民共和国职业病防治法[EB/OL].(2001-10-27)[2005-08-31]. http://www. gov. cn/banshi/2005-08/31/content_648. htm.

[35]　丛慧玲.实用辐射安全手册[M].北京:原子能出版社,2006.

[36]　李德平,潘自强.辐射防护手册:第一分册 辐射源与屏蔽[M].北京:原子能出版社,1987.

[37]　潘自强,程建平,等.电离辐射防护与辐射源安全:上册[M].北京:原子能出版社,2007.

[38]　潘自强.电离辐射环境监测与评价[M].北京:原子能出版社,2007.

[39]　王建龙,何仕均,等.辐射防护基础教程[M].北京:清华大学出版社,2012.

[40]　环境保护部辐射环境监测技术中心.核技术应用辐射安全与防护[M].杭州:浙江大学出版社,2012.

[41]　潘自强.辐射安全手册[M].北京:科学出版社,2011.

[42]　夏益华,陈凌.高等电离辐射防护教程[M].哈尔滨:哈尔滨工程大学出版社,2010.

[43]　杨朝文.电离辐射防护与安全基础[M].北京:原子能出版社,2010.

[44]　李德平,潘自强.辐射防护手册:第三分册 辐射安全[M].北京:原子能出版社,2009.

[45]　阿蒂克斯 F H.放射物理和辐射剂量学导论[M].雷家荣,崔高显,译.北京:原子能出版社,2013.

[46]　HERMAN C,JOHNSON T E. Health Physics[M]. New York: The McGraw-hill Companies,Inc. , 2009.

[47]　中华人民共和国国家卫生和计划生育委员会.职业性内照射个人剂量监测规范:GBZ 129—2016[S].北京:中国标准出版社,2016.

[48]　中华人民共和国国家卫生健康委员会.职业性外照射个人剂量监测规范:GBZ 128—2016[S].北京:中国标准出版社,2019.

[49]　清华大学工程物理系辐射防护与环境保护研究室.辐射防护概论[M].北京:清华大学出版社,2008.

［50］ 范深根，娄云.放射性和辐射的安全使用［M］.北京：中国科学技术出版社，2001.

［51］ 李德平，潘自强.辐射防护手册：第五分册 辐射危害与医学监督［M］.北京：原子能出版社，1991.

［52］ 帕特森 H W，托马斯 R H.加速器保健物理［M］.刁会昌，王义民，杜德林，等译.北京：原子能出版社，1983.

［53］ 中国计量测试学会电离辐射专业委员会.辐射剂量学常用数据［M］.北京：中国计量出版社，1987.

［54］ 张穹，王玉庆.放射性同位素与射线专职安全和防护条例释义［M］.北京：中国法制出版社，2005.

［55］ 潘自强.我国天然辐射水平和控制中一些问题的讨论［J］.辐射防护，2001，21(5)：257-268.

［56］ 夏益华.辐射防护基本点的演变［J］.辐射防护，2006，26(2)：113-121.

［57］ 《电子直线加速器运行的辐射安全问题》国际原子能机构第 188 号技术报告［R］.1979.

［58］ 何仕均.电离辐射工业应用的防护与安全［M］.北京：原子能出版社，2009.

［59］ 中国民主法制出版社.中华人民共和国环境影响评价法［M］.北京：中国民主法制出版社，2002.

［60］ 法律出版社法规出版中心.中华人民共和国民用核设施安全监督管理条例［M］.北京：法律出版社，2003.

［61］ 核电厂核事故应急管理条例［M］.北京：中国法制出版社，1994.

［62］ 中华人民共和国核材料管制条例［M］.北京：中国法制出版社，1987.

［63］ 民用核安全设备监督管理条例［M］.北京：中国法制出版社，2007.

［64］ 放射性同位素与射线装置安全和防护条例［M］.北京：中国法制出版社，2005.

［65］ 放射性物品运输安全管理条例［M］.北京：中国法制出版社，2009.

［66］ 国务院法制办公室农林城建资源环保法制司，环境保护部政法司，辐射源安全监管司编著.放射性废物安全管理条例释义［M］.北京：中国法制出版社，2013.

［67］ 环境保护部政策法规司，环境保护部环境影响评价司.建设项目环境保护管理条例释义［M］.北京：中国法制出版社，2017.

［68］ 放射工作卫生防护管理办法［M］.北京：中国法制出版社，2002.

［69］ 放射性同位素与射线装置安全许可管理办法［M］.北京：中国法制出版社，2006.

［70］ 放射工作人员职业健康管理办法［M］.北京：中国法制出版社，2007.

［71］ 放射性同位素与射线装置安全和防护管理办法［M］.北京：中国法制出版社，2011.

［72］ 辐射安全培训规定：GB 11924—1989［S］.北京：中国标准出版社，1989.

［73］ 中华人民共和国卫生部.密封放射源及密封 γ 放射源容器的放射卫生防护标准：GBZ 114—2006［S］.北京：中国标准出版社，2006.

［74］ 中华人民共和国卫生部.γ 射线工业 CT 放射卫生防护标准：GBZ 175—2006［S］.北京：中国标准出版社，2006.

［75］ 中华人民共和国卫生部.X 射线行李包检查系统卫生防护标准：GBZ 127—2002［S］.北京：中国标准出版社，2002.

［76］ 中华人民共和国卫生部.便携式 X 射线检查系统放射卫生防护标准：GBZ 177—2006［S］.北京：中国标准出版社，2006.

［77］ 中华人民共和国国家卫生和计划生育委员会.工业 X 射线探伤放射防护要求：GBZ 117—2015［S］.北京：中国标准出版社，2015.

［78］ 中华人民共和国卫生部.工业 γ 射线探伤卫生防护标准：GBZ 132—2008［S］.北京：中国标准出版社，2008.

［79］ 中华人民共和国国家卫生和计划生育委员会.工业 X 射线探伤室辐射屏蔽规范：GBZ/T 250—2014［S］.北京：中国标准出版社，2014.

［80］ 中华人民共和国卫生部.γ 射线和电子束辐照装置防护检测规范：GBZ 141—2002［S］.北京：中国标准出版社，2002.

［81］ 中华人民共和国国家质量监督检验检疫总局，中国国家标准化管理委员会.辐射加工用电子加速器工程通用规范：GB/T 25306—2010［S］.北京：中国标准出版社，2010.

[82] 中华人民共和国国家卫生健康委员会.核医学放射防护要求：GBZ 120—2020[S].北京：中国标准出版社,2006.

[83] 中华人民共和国卫生部.医用放射性废物的生防护管理：GBZ 133—2009[S].北京：中国标准出版社,2009.

[84] 中华人民共和国卫生部.放射性核素敷贴治疗卫生防护标准：GBZ 134—2002[S].北京：中国标准出版社,2002.

[85] 中华人民共和国卫生部.生产和使用放射免疫分析试剂（盒）卫生防护标准：GBZ 136—2002[S].北京：中国标准出版社,2002.

[86] 中华人民共和国国家卫生和计划生育委员会.粒籽源永久性植入治疗的放射卫生防护要求：GBZ 178—2017[S].北京：中国标准出版社,2017.

[87] 中华人民共和国国家质量监督检验检疫总局,中国国家标准化管理委员会.临床核医学的患者防护与质量控制规范：GB 16361—2012[S].北京：中国标准出版社,2012.

[88] 中华人民共和国国家卫生健康委员会.放射治疗放射防护要求：GBZ 121—2020[S].北京：中国标准出版社,2017.

[89] 中华人民共和国卫生部.电子加速器放射治疗放射防护要求：GBZ 126—2011[S].北京：中国标准出版社,2011.

[90] 中华人民共和国卫生部.医用 γ 射束远距治疗防护与安全标准：GBZ 161—2004[S].北京：中国标准出版社,2004.

[91] 中华人民共和国卫生部.X、γ 射线头部立体定向外科治疗放射卫生防护标准：GBZ 168—2005[S].北京：中国标准出版社,2005.

[92] 中华人民共和国国家卫生健康委员会.移动式电子加速器术中放射治疗的放射防护要求：GBZ/T 257—2014[S].北京：中国标准出版社,2014.

[93] 中华人民共和国国家质量监督检验检疫总局,中国国家标准化管理委员会.远距治疗患者放射防护与质量保证要求：GB 16362—2010[S].北京：中国标准出版社,2010.

[94] 中华人民共和国卫生部.X 射线计算机断层摄影放射防护要求：GBZ 165—2012[S].北京：中国标准出版社,2012.

[95] 中华人民共和国卫生部.X 线诊断中受检者器官剂量的估算方法：GB/T 16137—1995[S].北京：中国标准出版社,1995.

[96] 中华人民共和国国家卫生和计划生育委员会.医用 X 射线诊断卫生防护标准：GBZ 130—2020[S].北京：中国标准出版社,2020.

[97] 中华人民共和国国家卫生健康委员会.医用 X 射线治疗卫生防护标准：GBZ 131—2017[S].北京：中国标准出版社,2017.

[98] 中华人民共和国国家卫生和计划生育委员会.车载式医用 X 射线诊断系统的放射防护要求：GBZ 264—2015[S].北京：中国标准出版社,2015.

[99] 中华人民共和国国家质量监督检验检疫总局,中国国家标准化管理委员会.医用 X 射线诊断受检者放射卫生防护标准：GB 16348—2010[S].北京：中国标准出版社,2010.

[100] Sullivan's Trilinear Chart of Nuclides[R]. Washington D. C. : Government Printing Office,1957.

[101] KOHMAN T P. Natural radioactivity[M]// BLATZ H. Radiation hygiene handbook. New York：McGraw-Hill,1959：6-13.

[102] BETHESDA M D. National council on radiation protection and measurements[R]. NCRP Report 94,1987.

[103] LAMARSH J R,BARATTA A J. Introduction to nuclear engineering. 3rd ed. Upper Saddle River：Pearson Education,2001：103-104.

[104] Radiological health handbook[M]. Washington D. C. : Office of Technical Services,1960.

[105] HOWARD L A. Radiation biophysics[M]. 2nd ed. Pearson Education,Inc,1974：34.

[106] WHITE G. X-ray attenuation coefficients[M]. Washington D. C.：US Government Printing Office，1952：1003

[107] Technical Bulletin NS-2[R]. Ottawa，Ontario，Canada：Atomic Energy of Canada，Ltd，1966.

[108] ALMEN A，AHLGREN L，MATTSSON S. Absorbed dose to technicians due to induced activity in linear accelerators for radiation therapy[J]. Phys. Med. Biol.，1991，36：815-822.

[109] LARIVIERE P D. Radiotherapy technologist dose from high-energy electron medical accelerators [J]. Health Phys.，1985，49(6)：1105-1114.

[110] MCGINLEY P H，WRIGHT B A，MEDING C J. Dose to radiotherapy technologists from air activation[J]. Med. Phys.，1984，11：855-858.

[111] O'BRIEN P，MICHAELS H B，GILLIES B，et al. Radiation protection aspects of a new high-energy linear accelerator[J]. Med. Phys. 1985，12(1)：101-107.

[112] RAWLINSON J A，ISLAM M K，GALBRAITH D M. Dose to radiation therapists from activation at high-energy accelerators used for conventional and intensity-modulated radiation therapy[J]. Med. Phys.，2002，29(4)：598-608.

[113] 中国科学院工程力学研究所. γ射线屏蔽系数手册[M]. 北京：原子能出版社，1976.

[114] MUTIC S，LOW D A. Whole-body dose from tomotherapy delivery[J]. International Journal of Radiation Oncology Biology Physics，1998，42(1)：229-232.

[115] DODGERS J E. Radiation therapy vault shielding calculational methods when IMRT and TBI procedures contribute[J]. Journal of Applied Clinical Medical Physics，2001，2(3)：157.

[116] MUTSCHELLER A. Further studies on physical standards of protection against roentgen-ray dangers[J]. Radiology，1926，6：314-319.

[117] NCRP. National Council on Radiation Protection and Measurements，Implementation of the Principle of as Low as Reasonably Achievable (ALARA) for Medical and Dental Personnel，NCRP Report No. 107 [R]. National Council on Radiation Protection and Measurements，Bethesda，Maryland，1990.

[118] NCRP. National Council on Radiation Protection and Measurements，Neutron Contamination from Medical Electron Accelerators，NCRP Report No. 79[R]. National Council on Radiation Protection and Measurements，Bethesda，Maryland，1984.

[119] MAO X S，KASE K R，LIU J C，et al. Neutron sources in the Varian Clinac 2100C/2300C medical accelerator calculated by the EGS4 code[J]. Health Phys.，1997，72(4)：524-529.

[120] SHULTIS J K，FAW R E. Radiation shielding[M]. Upper Saddle River：Prentice Hall PTR，1996.

[121] IAEA. International Atomic Energy Agency. Radiological Safety Aspects of the Operation of Electron Linear Accelerators，Technical Reports Series No. 188[R]. International Atomic Energy Agency，Vienna，1979.

[122] KIRN F S，KENNEDY R J. How much concrete for shielding：Betatron X-rays[J]. Nucleonics，1954，12(6)：44.

[123] TAYLOR P L，RODGERS J E，SHOBE J. Scatter fractions from linear accelerators with X-ray energies from 6 to 24MV[J]. Med. Phys.，1999，26(8)：1442-1446.

[124] MCGINLEY P H，LONG K，KAPLAN R. Production of photoneutrons in a lead shield by high-energy X-rays[J]. Phys. Med. Biol.，1988，33：975-980.

[125] MCGINLEY P H. Photoneutron production in the primary barriers of medical accelerator rooms [J]. Health Phys.，1992，62(4)：359-362 (Errata 63(3)，366).

[126] MCGINLEY P H. Photoneutron fields in medical accelerator rooms with primary barriers constructed of concrete and metals[J]. Health Phys.，1992，63(6)：698-701.

[127] MCCALL R C，KLECK J H. Neutron shielding for linac primary barriers with steel or lead plus

concrete[J]. Med. Phys. ,1994,21: 975.

[128]　KASE K R,NELSON W R,FASSO A,et al. Measurements of accelerator-produced leakage neutron and photon transmission through concrete[J]. Health Phys. ,2003,84(2): 180-187.

[129]　MCGINLEY P H,BUTKER E K. Laminated primary ceiling barriers for medical accelerator rooms [J]. Phys. Med. Biol. ,1994,39: 1331-1336.

[130]　MCGINLEY P H. Shielding techniques for radiation oncology facilities[M]. 2nd ed. Madison, Wisconsin: Medical Physics Publishing,2002.

[131]　MCGINLEY P H,JAMES J L. Maze design methods for 6MeV and 10 MeV accelerators[J]. Radiat. Prot. Manage. ,1997,14(1): 59-64.

[132]　NELSON W R,LARIVIERE P D. Primary and leakage radiation calculations at 6,10 and 25 MeV [J]. Health Phys. ,1984,47(6): 811-818.

[133]　AL-AFFAN I A. Estimation of the dose at the maze entrance for X-rays from radiotherapy linear accelerators[J]. Med. Phys. ,2000,27(1): 231-238.

[134]　TOCHILIN E,LARIVIERE P D. Neutron leakage characteristics related to room shielding[C]// HEATON H T,JACOBS R. Proceedings of a Conference on Neutrons from Electron Medical Accelerators,NBS Special Publication 554,U. S. Government Printing Office,Washington,1979.

[135]　MCGINLEY P,HUFFMAN K E. Photon and neutron dose equivalent in the maze of a high-energy medical accelerator facility[J]. Radiat. Prot. Manage. ,2000,17: 43-46 (Errata 17,4).

[136]　MCGINLEY P H,MINER M S. A method of eliminating the maze door of medical accelerator rooms[J]. Radiat. Prot. Manage. ,1995,12(5): 29-37.

[137]　MCCALL R C,MCGINLEY P H,HUFFMAN K E. Room scattered neutrons[J]. Med. Phys. , 1999,26(2): 206-207.

[138]　KASE K R,MAO X S,NELSON W R,LIU,et al. Neutron fluence and energy spectra around the Varian Clinac 2100C/2300C medical accelerator[J]. Health Phys. ,1998,74(1): 38-47.

[139]　MCGINLEY P H,BUTKER E K. Evaluation of neutron dose equivalent levels at the maze entrance of medical accelerator treatment rooms[J]. Med Phys. ,1991,18(2): 279-281.

[140]　MAERKER R E,MUCKENTHALER F J. Neutron fluxes in concrete ducts arising from incident epicadmium neutrons: calculations and experiment[J]. Nucl. Sci. Eng. ,1967,30: 340.

[141]　KERSEY R W. Estimation of neutron and gamma radiation doses in the entrance mazes of SL75-20 linear accelerator treatment rooms[J]. Medicamundi,1979,24: 151-155.

[142]　WU R K,MCGINLEY P H. Neutron and capture gamma along the mazes of linear accelerator vaults[J]. J. Appl. Clin. Med. Phys. ,2003,4(2): 162-171.

[143]　TOCHILIN E,LARIVIERE P D. Neutron leakage characteristics related to room shielding[R]// HEATON H T,JACOBS R. Proceedings of a Conference on Neutrons from Electron Medical Accelerators,NBS Special Publication 554,U. S. Government Printing Office,Washington,1979.

[144]　MCCALL R C. Shielding for thermal neutrons[J]. Med. Phys. ,1997,24(1): 135-136.

[145]　LALONDE R. The effect of neutron-moderating materials in high-energy linear accelerator mazes [J]. Phys. Med. Biol. ,1997,42: 335-344.

[146]　UWAMINO Y,NAKAMURA T,OHKUBO T,et al. Measurement and calculation of neutron leakage from a medical electron accelerator[J]. Med. Phys. ,1986,13(3): 374-384.

[147]　MCGINLEY P H. Direct shielded doors[J]. RSO Magazine,2001,6(5): 11-19.

[148]　ACR. Worker safety in radiation therapy suites: automatic door systems may pose danger[J]. ACR Newsletter,2000,56(6): 11.

[149]　BARISH R J. Minimizing entrance door thickness for directentry radiotherapy rooms[J]. Health Phys. ,2005,89(2): 168-171.

[150] 周永增. ICRP 94 年人类呼吸道模型[J]. 辐射防护,1996,16(4):278-289.

[151] IAEA. Methods for assessing occupational radiation doses due to intakes of radionuclides, IAEA safety reports series No. 37[R]. 2004.

[152] NCRP. Limitation of exposure to ionizing radiation, NCRP report No. 116[R]. National Council on Radiation Protection and Measurements, Bethesda, Maryland, 1993.

[153] ICRP. Recommendations of the international commission on radiological protection, ICRP Publication 60[M]. New York: Elsevier Science, 1991.

[154] NUMARK N J, KASE KR. Radiation transmission and scattering for medical linacs producing X rays of 6 and 15MV: comparison of calculations with measurements[J]. Health Phys. , 1985, 48(3): 289-295.

[155] ICRP Individual monitoring for internal exposure of workers, ICRP Publication 78[M]. Printed and bound in Great Britain by BPC Wheatons Led, Exeter, 1997.

[156] UNSCEAR S. Effects of ionizing radiation[R]. United Nations Scientific Committee on the Effects of Atomic Radiation, UNSCEAR 2000 Report to the General Assembly, with Scientific Annexes, VOLUME: SOURCES, 2000.